普通高等教育案例版系列教材

供药学、药物制剂、临床药学、中药学、制药工程、医药营销等专业使用

案例版

生 药 学

第 2 版

主　编　姬生国　高建平
副主编　苟占平　刁云鹏　吴修红　车苏容
编　者　(按姓氏笔画排序)

刁云鹏(大连医科大学)　　马鸿雁(广东药科大学)
王　飞(辽宁中医药大学)　　王晓琴(内蒙古医科大学)
车苏容(福建中医药大学)　　刘　芳(长治医学院)
刘恩荔(山西医科大学)　　杨光义(湖北医药学院)
吴修红(黑龙江中医药大学)　陈全成(厦门大学)
苟占平(广东医科大学)　　周玉生(南华大学)
孟令锴(牡丹江医学院)　　赵云生(宁夏医科大学)
高建平(山西医科大学)　　姬生国(广东药科大学)
黄泽豪(福建中医药大学)　　董永和(包头医学院)
税丕先(西南医科大学)　　蔡广知(长春中医药大学)
潘利明(广东药科大学)

科学出版社

北 京

郑 重 声 明

为顺应教学改革潮流和改进现有的教学模式,适应目前高等医学院校的教育现状,提高医学教学质量,培养具有创新精神和创新能力的医学人才,科学出版社在充分调研的基础上,首创案例与教学内容相结合的编写形式,组织编写了案例版系列教材。案例教学在医学教育中,是培养高素质、创新型和实用型医学人才的有效途径。

案例版教材版权所有,其内容和引用案例的编写模式受法律保护,一切抄袭、模仿和盗版等侵权行为及不正当竞争行为,将被追究法律责任。

图书在版编目(CIP)数据

生药学 / 姬生国,高建平主编 . —2 版 . —北京:科学出版社,2017.1
ISBN 978-7-03-048876-3

I.①生… Ⅱ.①姬… ②高… Ⅲ.①生药学-医学院校-教材 Ⅳ.①R93

中国版本图书馆 CIP 数据核字(2016)第 136769 号

责任编辑:李国红 周 园 / 责任校对:张怡君
责任印制:李 彤 / 封面设计:陈 敬

科学出版社 出版
北京东黄城根北街 16 号
邮政编码:100717
http://www.sciencep.com

北京建宏印刷有限公司 印刷
科学出版社发行 各地新华书店经销

*

2010 年 5 月第 一 版 开本:787×1092 1/16
2017 年 1 月第 二 版 印张:20
2023 年 1 月第九次印刷 字数:576 000
定价:118.00 元
(如有印装质量问题,我社负责调换)

前　言

我们在《生药学》(案例版,第2版)的编写中结合教材中案例的特点,重新编排了教材章节,优化了教材内容,充分体现了新形势下生药学教学的特色,并探索推进案例教学的教学模式,使之更加适合教学需要和人才培养目标。

本教材分为上篇总论和下篇各论两部分。总论的安排是以生药学基础理论知识为基础,以生药鉴定的实际操作为依据,结合影响生药学发展的两大核心问题(资源问题和质量问题),本着以读者学习为目的,全面统筹,综合分析,以质量和资源为主线,分5章编写。第三章介绍了影响生药质量的因素,第四章以生药鉴定的过程编写,使读者能够全面了解生药鉴定的知识,有利于对各论中每味生药知识的掌握。

本教材中生药拉丁名的写法,根据国际惯例和2015年版《中华人民共和国药典》(以下简称《中国药典》),把表示植物或动物属名的词和(或)其他相关词放在最前面,把表示药用部分的名词放在其后面,其他修饰药用部分的词放在最后。各论中每味生药的"理化鉴定"项下描述涉及的定性鉴别方法和含量测定方法均按照2015年版《中国药典》的规定方法进行检测和测定。

本教材编写分工如下:姬生国负责第一章和第四章的编写;高建平负责第三章和第六章的编写及第七章至第九章的马兜铃科至景天科的统稿,参加编写的人员有黄泽豪、董永和、税丕先、孟令锴;刁云鹏负责第二章的编写及第九章杜仲科至使君子科的统稿,参加编写的,有王晓琴、陈全成、刘芳;吴修红负责第九章伞形科的编写及桃金娘科至菊科的统稿,参加编写的人员有蔡广知、车苏容、赵云生、杨光义、周玉生;苟占平负责第五章和第九章香蒲科至棕榈科的编写及单子叶植物、动物药、矿物药的统稿,参加编写的人员有刘恩荔、王飞、潘利明、马鸿雁;教材中药材及饮片图由参编老师提供,车苏容提供教材中简图及粉末显微图;姬生国主编通审全部书稿,负责对整本教材书稿的最终把关。

本教材在编写过程中,得到了各编写院校和科学出版社的大力支持,编写的内容参考了大量同类书刊并借鉴了同行们的经验,在此表示衷心感谢。我们以专业的精神,本着负责的原则,由主编、副主编及有关院校编委反复审核、修改,最终成稿,但限于我们的知识水平、能力和经验,教材中难免存在不足之处,敬请广大读者及各高校师生批评指正,并提出宝贵意见,我们将根据您的建议和意见进行修订和完善。

编　者

2016年6月

目　　录

上篇　总　　论

下篇 各 论

上篇 总 论

第一章 绪 论

生药学是药学专业的专业课。通过学习,使学生掌握生药的真伪鉴定及品质评价的方法,以及常用生药的资源及利用情况和影响生药质量的因素,并通过质量评价研究寻找优质的或新的生药资源并使其可持续利用。

第一节 生药学的研究内容及任务

一、生药学及相关概念

药物(medicine,drug)是指具有治疗、诊断、预防疾病和保健作用的物质。

中药(traditional Chinese medicines,TCMs)是指在传统中医理论指导下应用于临床的药物的统称,包括中药材(Chinese crude drugs)、中药饮片(decoction pieces)及中成药(Chinese patent medicines)。广义的中药范围更广,包括了草药(herbal medicine)及民族药(national medicine)如藏药、蒙药、维药等。

中药材既可以指经过炮制后供调配中医处方煎服、磨成细粉服用或调制应用的饮片,也是供中药厂生产中成药或提取有效化学成分的原料药。中药饮片指中药材经过净制、切制、炮制,制成符合临床医疗需要的加工品。中成药指以中药材或中药饮片为原料,根据临床处方的要求,采用相应的制备工艺和加工方法,制备成的随时可以应用的成方制剂,包括丸剂、散剂、片剂、胶囊剂等多种剂型。草药是指地方民间草医用以治病或地区性口碑相传的民间药,中药和草药统称为中草药。

生药(crude drugs)是指以天然来源的、未经加工或只经简单加工的、具有医疗或保健作用的植物类、动物类和矿物类药材。一般是指取自生物的药物,兼有生货原药之意,如植物类(大黄、人参、薄荷、金银花、大青叶等)、树脂类(乳香、没药、松香等)、动物类(全蝎、水蛭、鹿茸、牛黄等)、矿物类(朱砂、石膏、自然铜等)。此外,植物中制取的淀粉、黏液质、挥发油;自植物、动物中制取的油脂、蜡类,以及一些医用敷料如棉、毛和滤材如白垩、石棉、白陶土等,也列入生药的范畴。国外生药一般不包括矿物药。中药饮片、草药、中草药、中药材、药材、生药的涵义有时较难明确区分,在生药学教材中,上述名词都将随习惯适当应用。

生药学(pharmacognosy)是一门研究生药的科学,即是应用本草学、植物学、动物学、化学、药理学、中医学等学科知识,来研究生药的基源鉴定、生产加工、活性成分、质量评价、药理作用、医疗用途及资源利用等的科学。

二、生药学的研究内容及任务

生药学的研究内容随着科学的发展也有所变化,在我国以往的《生药学》教材中其研究内容也有所不同。李承祜(1952年)称其为研究各种生药的来源、形态、性状、组织、成分、鉴别、应用及其他各项的科学。徐国钧、赵守训(1958年)称其为利用植物学、化学、药理学等科学知识来研究生药的名称、来源、形态、性状、组织、成分、效用和栽培、采制、贮藏的学问。楼之岑(1965年)称其为利用科学方法来研究生药的来源、生产、化学成分和分析鉴定的一门科学。综上所述,结合我国教学研究实践,生药学是应用本草学、植物学、动物学、化学、药理学和中医学等学科知识,来研究生药(药材)的名称、来源、生产、采制、鉴定、化学成分和医疗用途的科学。现今生药学的研究内容见生药学概念。

生药学的任务,主要是解决生药的资源问题及质量问题。

(一) 生药资源问题

1. 生药资源的调查与保护 生药资源包括植物药、动物药及矿物药资源,是在一定的气候条件、生态环境下形成的自然群体。生药资源,尤其是野生生药资源是生药学研究的前提和保障,因此,为保障生药资源的可持续利用与发展,必须对我国的生药资源进行系统调查,在充分了解其自然再生能力的基础上,进行科学、合理的开发利用。自新中国成立以来,已经开展了三次大规模的中药资源普查,基本摸清了我国生药资源的种类、分布和民间应用情况。生药资源中以植物类居多,种类超过100个的科有毛茛科、大戟科、蔷薇科、豆科、伞形科、萝藦科、茜草科、玄参科、菊科、百合科和兰科等。总体上我国生药资源是丰富的,但人均占有量少。随着我国经济的发展和人民生活水平的提高,中医药在人民的医疗保健中起的作用越来越重要,加重了生药资源保护与需求的矛盾。对生药资源过度的开发利用,使一些药用植(动)物资源相继面临枯竭,如甘草、厚朴、杜仲、黄连、黄柏、黄芪、麻黄、肉苁蓉、松贝、冬虫夏草、麝香、熊胆、蛤蚧等资源的破坏十分严重,人参、霍山石斛、铁皮石斛等野生资源已很难发现,虎骨、犀角等动物资源也濒临灭绝。为此,我国编写、颁发了《珍稀濒危保护植物名录》《野生药材资源保护管理条例》等文件和条例,被列入保护的野生植物达300余种,如人参、黄连、杜仲、肉苁蓉、铁皮石斛等;被列入保护的动物种类达250余种,如梅花鹿、中华大蟾蜍、林麝、黑熊、乌梢蛇等。

2. 生药资源的发现与研究 主要手段有:①利用生物的亲缘关系寻找新资源;②从历代医书、本草中发掘新药源;③从民族药、民间药中开发新药资源;④利用生物技术开发新药和活性物质;⑤从海洋生物中开发新药和活性物质。有关内容参见第五章第二节和第三节。

(二) 生药质量问题

1. 生药的真实性鉴定 不符合国家药品标准规定的品种,以及假冒正品的均为伪品。由于生药种类繁多,来源复杂,用药习惯的差异,类同品、代用品及民间药不断涌现,使中药同名异物、同物异名及伪品等现象普遍存在。生药品种的真实性,直接关系到实验研究结果的真实性、临床疗效的有效性及用药的安全性。生药中以假乱真或掺伪的现象时有发生,特别是贵重药材中发现较多,如以亚香棒虫草、地蚕、人工伪制虫草及白僵蚕冒充冬虫夏草等;以淀粉加工的,或用果实种子包以黄土,或使用其他动物的结石冒充牛黄。只有具有丰富的生药学知识,运用生药的基源鉴定、性状鉴定、显微鉴定、理化鉴定、DNA分子标记鉴定等方法,才能鉴定、辨别生药的真伪,确保生药品种的正确。

2. 生药的有效性评价 生药中含有的化学成分是影响生药有效性的物质基础,准确对这些化学成分进行质量评价是保证生药临床安全性和有效性的关键因素。目前生药质量标准是国家对药品质量及检验方法所作的技术规定,是药品生产、经营、使用、检验和监督管理部门共同遵循的法定依据。质量稳定且达到国家标准的生药是临床用药安全有效的前提,因此,需要制订规范的生药质量标准,有效控制生产过程中及产品的质量。随着科技的发展,生药质量评价更科学、更规范,从测定单一化学成分的含量作为质量评价指标,到多成分共同评价,新的质量评价方法如指纹图谱技术、一测多评技术等方法在生药质量评价中的应用,使生药质量评价逐步形成规范化、标准化全方位的质量评价体系。

3. 生药的安全性评价 包括生药的内源性毒性成分分析及其限量,如2015年版《中国药典》规定含双酯型生物碱以新乌头碱、次乌头碱和乌头碱的总量计,不得过0.020%;也包括外源性有害物质如重金属、农药残存、黄曲霉毒素等的检测与限量等,保障人民用药安全。

4. 生药生产的规范化 为了规范中药材生产,保证中药材质量,促进中药材标准化、现代化,必须要使药材生产过程规范化与规模化,为此,国家食品药品监督管理局颁布了《中药材生产质量管理规范》(试行)(good agricultural practice,GAP),自 2002 年 6 月 1 日起实施。GAP 以控制产品质量为核心,以制订科学的符合中药材社会化生产的标准操作规程为手段,以实现生产优质高效的中药材为目标,以达到药材"真实、优质、稳定、可控"为最终目的。GAP 的制定与发布为中药材生产提出了应遵循的要求和准则,对所有中药材和生产基地都是统一的。2016 年 2 月 3 日国家虽然取消了 GAP 认证,但是如何从源头控制中药产品的质量,制订更为科学的符合中药材社会化生产的标准操作规程,仍然是摆在我们面前的重要任务。

第二节 生药学的产生与发展

一、我国古代重要本草著作简介

我国古代记载药物来源及应用知识的书籍,称为本草著作或本草。这些著作是古人遗留下来的珍贵财富,是继承和发扬我国医药文化的基础,也对世界医药学的发展起到了推动作用。我国历代主要本草著作简介见表 1-1。从古代出现本草著作,到生药学成为独立学科的 19 世纪中叶,这一时期,生药学在世界各国都处于传统的本草学时期。

表 1-1 我国历代主要本草著作简介

书名	成书年代	作者	收载药数量	备注
神农本草经(本经)	东汉末期	不详	365 种	分上、中、下三品。系统总结了汉代以前的药学知识,是已知我国最早的药物著作。原书已失传
本草经集注(集注)	南北朝·梁(公元 456~536 年)	陶弘景	730 种	全书共 7 卷。以《本草》为据,增《名医别录》所用药物 365 种。原书已失传
新修本草(唐本草)	唐(公元 659 年)	苏敬、李勣等 22 人	850 种(增 114 种,《集注》中有药物被分条)	共 53 卷,分药图、图经、本草三部分。是我国历史上第一部官修本草,采用图文对照的撰写方法。现仅有残本 10 卷,补辑 1 卷
本草拾遗	唐(公元 739 年)	陈藏器	712 种	包括序例 1 卷、拾遗 6 卷、解纷 3 卷。收载《新修本草》未载药物。原书已失传
海药本草	五代(公元 907~960 年)	李珣	124 种	共 6 卷。主要记载外来药物
开宝本草(开宝新详定本草)	宋(公元 973 年)	刘翰、马志等 9 人	983 种(增 133 种)	目录 1 卷,记载药材 20 卷。对《新修本草》在编纂和传抄中出现的谬误进行了修订。原书已失传
《嘉祐补注神农本草》(嘉祐本草)	宋(公元 1060 年)	掌禹锡等	1082 种	全书 20 卷。新增药物 99 种。与《图经本草》各有分工,相互呼应。原书已失传
图经本草(《本草图经》)	宋(公元 1061 年)	苏颂等	780 种	共 20 卷,目录 1 卷。全书药物内容分图谱和说明两部分,在 635 种药名之下绘制了 933 幅药图。原书已失传
经史证类备急本草(证类本草)	宋(公元 1108 年前)	唐慎微	1746 种	共 31 卷。以《嘉祐本草》为基础,图文对照,方药兼收。我国现存最早的完整本草
本草纲目	明(公元 1596 年)	李时珍	1892 种	共 52 卷,列为 16 部,部各分类,类凡 62,标名为纲,列事为目。增药 374 种,增方 8161 条;附图 1110 幅,附方 11 096 条
本草纲目拾遗	清(公元 1765 年)	赵学敏	921 种(新增 716 种)	共 10 卷。主要收载本草纲目未载的药物,如西洋参、冬虫夏草。无图

二、生药学的产生与我国生药学的发展

19世纪中叶,生药学从药物学中分出,成为一门独立的学科。德国学者 T. W. Martius 被认为是这门学科的先驱者,在1832年出版的 *Grundriss der Pharmakognosie des Pflanzenreiches* 中正式使用 Pharmakognosie 这一学科名称。中文生药学一词,初见于1880年日本学者大井玄洞的译著《生药学》,此系德文 Pharmakognosie 的日译。我国学者赵燏黄(1905年留学日本)于1934年与徐伯鋆合编了《现代本草学——生药学》上册,1937年叶三多编写了《生药学》下册。这两本书是当时介绍近代生药学的中文著作,也是生药学课程的教材。

新中国成立后,全国各省市先后成立了中医学院中药系和中医药研究机构,各医(药)科大学药学专业普遍开设了生药学、中药鉴定学等课程,先后出版了一批生药学教材,主要有李承祜1952年主编的《生药学》,徐国钧、赵守训1958年主编的《生药学》,楼之岑1965年主编的《生药学》。1960年南京药学院编写组总结了我国传统中药材应用实际,编著出版了我国第一部大型教学参考书《药材学》,内容以我国常用药材为主,除了来源、栽培生产、加工炮制、性状和显微鉴别、化学成分、效用等内容外,还增加了传统中药的采制、鉴别、品质规格、储藏等方面的内容。同时,南京药学院在1960年编写的《药材学讲义》和1963年编写的《药材学》教学用书,对我国生药学的内容定位起到了关键性的作用。此后出版的生药学教材,内容均以我国习用药材为主。

我国的生药学研究的成就主要体现在:开展了三次(1959~1962年、1970~1972年、1983~1987年)全国中药资源调查和品种整理工作。通过调查,相继发现了许多丰富的新药源,如新疆的紫草、甘草、贝母、阿魏、蛔蒿,青海的枸杞、党参,西藏的胡黄连、大黄,青海和西藏的东莨菪属植物,云南的砂仁、诃子、马钱子、儿茶、芦荟,广西的安息香,广东和广西的降香、苏木、土沉香、萝芙木、羊角拗,东北地区的缬草、鼠李皮、野生麦角等,其中不少品种过去是依靠进口的。对作为甾体激素类和避孕药物合成原料的薯蓣属植物,进行了广泛的调查研究,为制药工业提供了可靠的资料。出版了一大批中药方面的专著,如《中药鉴定参考资料》《中药材手册》《中药志》《药材学》《全国中草药汇编》及《全国中草药汇编彩色图谱》《中药大辞典》《新华本草纲要》《中国本草图录》《中国民族药志》《中药资源学》《中国中药资源志要》《中国中药区划》《中国常用中药材》《中国药材地图集》和《中国民间单验方》等。随着研究工作的开展,国家法定标准《中国药典》也在不断完善。

近年来生药学的研究工作有了重大进展,首先是生物技术在生药研究方面有了广泛应用,DNA测序、RAPD分析、PCR-AFLP分析等分子生物技术逐渐成熟,DNA分子标记技术已经广泛应用于生药学研究,体现在中药材鉴别中,以及研究种内变异等方面。其次是新药研发方面,从中药材中筛选有效成分部位或有效成分,再将其或有效成分衍生物研发成新药,是新药研发的重要手段。随着我国药学家屠呦呦教授因创制新型抗疟药青蒿素和双氢青蒿素于2015年获得诺贝尔生理学或医学奖,更带动了中药新药研发的热情。再者,生药学正走向海洋药物的研究,海洋生物物种复杂多样,所含化学成分结构新颖、复杂,常有较强的特殊生物活性,是新药研发的很好资源。

第三节　生药的分类与记载

一、生药的分类法

我国生药品种繁多,为了便于学习、研究和应用,必须将它们按一定的规律,分门别类,加以叙述。不同的书籍,为了不同的目的,可以采用不同的分类方法。常见的分类方法如下所示。

1. 按天然属性及药用部位分类　首先将生药分为植物药、动物药和矿物药。植物药再依不同的药用部位分为根类、根茎类、皮类、茎木类、叶类、花类、果实类、种子类和全草类等。这种分类法便于学习和研究生药的外形和内部构造,便于掌握各类生药的性状和显微特征及其鉴定方法,也便于比较同类的不同生药间在性状和显微特征上的异同,有利于学习和提高传统的药材性状鉴别。

2. 按化学成分分类　根据生药中所含的有效成分或主要成分的类别来分类,如含苷类生药、含生物碱类生药、含挥发油类生药等。这种分类法便于学习和研究生药的有效成分,也有利于研究有效成分与疗效的关系,以及含同类成分的生药与科属之间的关系。

3. 按自然系统分类　根据生药的原植(动)物在分类学上的位置和亲缘关系,按门、纲、目、科、属和种分类排列。这种分类法便于学习和研究同科同属生药在形态、性状、组织构造、化学成分与功效等方面的共同点,并比较其特异性,以揭示其规律性,有利于寻找具有类似成分、功效的植(动)物,扩大生药资源。

4. 按药理作用或中医功效分类　根据生药的药理作用或中医功效来分类,如按现代药理作用分为:作用于神经系统的生药、作用于循环系统的生药等,或按中医功效分为解表药、清热药、补益药等。这种分类法便于学习和研究生药的作用与效用,有利于与临床结合,也可以与所含活性成分相结合。

5. 其他分类法　在历史上,我国现知最早的本草著作《神农本草经》,就是按药物毒性和用药目的的不同分为上、中、下三品。《本草纲目》将药物分为水、火、土、石、草、谷、菜、果、木、器、虫、鳞、介、禽、兽、人等16部,又把各部的药物按其生态及性质分为60类,如把草部分为山草、芳草、湿草、毒草、蔓草、水草、石草、苔、杂草等,并把亲缘关系相近的植物排列在一起。《中国药典》《中药大辞典》《中药志》等专著均按中文名的笔画顺序,以字典形式编排,这是一种最简单的编排法,便于查阅,但各生药间缺少相互联系,故教材中不采用此法。

二、生药的记载大纲与拉丁名

（一）生药的记载大纲

生药学教材各论中所载生药是按一定次序进行叙述的。其中对于较重要的生药叙述比较详细,对较次要的生药叙述则比较简单。兹将记载大纲分别说明如下。

1. 名称　包括中文名、拉丁名。

2. 基源　或称来源,包括原植(动)物的科名、植(动)物名称、拉丁学名和药用部位。有些生药的名称与原植(动)物名称是一致的,如人参的原植物为人参、蛤蚧的原动物为蛤蚧;有些生药名称与原植(动)物名不同,如大青叶的原植物名称为菘蓝、龟甲的原动物为乌龟。

3. 植(动)物形态　叙述原植(动)物的主要外形特征及生长习性,便于野外采集,也有助于对生药性状的理解,尤其是全草类生药。对植物形态的详细描述,应查考《中国药用植物志》《中国植物志》《中药志》及各省市所编的植物志与中药志等。

4. 产地　生药的主产地。对栽培的生药来讲,是指主要的栽培地区;对野生的生药来讲,是指主要的采收地区。多数野生生药的原植物分布区比较广,而其采收地区比较窄。

5. 采制　简述生药的采收、产地加工、干燥、储藏和炮制的要点和注意点。对需要特殊采制的生药则作有关介绍。

6. 性状　叙述生药的外部形态、颜色、大小、质地、断面特征和气、味等特点。利用感观或借助放大镜正确掌握和熟悉生药的性状特征,这对于识别和鉴定生药具有重要的意义。

7. 显微特征　记载生药在显微镜下能看到的组织构造和粉末特征,或显微化学反应的结果。熟悉生药的显微特征,对于鉴定外形相似及破碎或粉末状的生药具有特别重要的意义,这是生药真实性鉴定的手段之一。在生药学教学中,生药的显微观察、显微特征的描述及绘图技术是重要的基本技能。

8. 化学成分　记述已知化学成分或活性成分的名称、类别及主要成分的结构与含量,并记述其在植物体内的生物合成、分布、积累动态及其与生药栽培、采制、储藏等的关系。生药的化学成分,尤其是活性成分或有效成分是生药产生疗效的物质基础,也是生药理化鉴定与品质评价的依据。

9. 理化鉴定 记载利用物理或化学方法对所含化学成分所做的定性鉴别,采用薄层色谱法对化学成分分析。

10. 含量测定 常用的方法有紫外-可见分光光度法、薄层扫描法、气相色谱法和高效液相色谱法等。

11. 药理作用 记述生药及其化学成分的现代药理实验研究结果,有利于联系其功能、主治,有利于理解其临床疗效的作用原理。

12. 功效 包括性味、归经、功能、主治、用法与用量等。性味、归经与功能是中医对中药药性和药理作用的认识,主治是指生药应用于何种疾病或医学上的价值。对于生药的功能,既要记载中医传统用药的经验,也要记载现代医学的内容。

13. 附注 记叙与该生药有关的其他内容,如类同品、同名异物的生药、掺杂品、伪品等,或同种不同药用部位的生药及其化学成分,或含相同化学成分的资源植物等。

▌（二）生药的拉丁名

生药的拉丁名是国际上通用的名称,便于国际间的交流与合作研究。

生药的拉丁名通常由两部分组成,第一部分是来自植(动)物的学名的词或词组,置前。第二部分是药用部位的名称,置于第一部分之后,用第一格表示,常见的有:根 Radix、根茎 Rhizoma、茎 Caulis、木材 Lignum、枝 Ramulus、树皮 Cortex、叶 Folium、花 Flos、花粉 Pollen、果实 Fructus、果皮 Pericarpium、种子 Semen、全草 Herba、树脂 Resina 和分泌物 Venenum 等。

第一部分的植(动)物学名的词或词组有多种形式:①原植(动)物的属名(第二格),如黄芩 Scutellariae Radix(原植物 *Scutellaria baicalensis Georgi*)、牛黄 Bovis Calculus(原动物 *Bos taurus domesticus Gmelin*);②原植(动)物的种名(第二格),如颠茄草 Belladonnae Herba(原植物 *Atropa belladonna* L.);③兼用原植(动)物的属名和种名(第二格),用以区别同属他种来源的生药,如青蒿 Artemisiae Annuae Herba、茵陈 Artemisiae Scoporiae Herba、羚羊角 Saigae Tataricae Cornu;④原植物(第二格)和其他附加词,附加词置于药用部分之后用以说明具体的性质或状态,如熟地黄 Rehmanniae Radix Preparata、鹿茸 Cervi Cornu Pantotrichum。

有些生药的拉丁名中没有药用部位的名称,直接用原植(动)物的属名或种名。例如,①某些菌藻类生药,如海藻 Sargassum(属名)、茯苓 Poria(属名);②由完整动物制成的生药,如斑蝥 Mylabras(属名)、蛤蚧 Gecko(种名);③动植物的干燥分泌物、汁液等无组织的生药,如麝香 Moschus(属名)、芦荟 Aloe(属名)。有些生药的拉丁名采用原产地的土名或俗名,如阿片 Opium、五倍子 Galla。

矿物类生药的拉丁名,一般采用原矿物拉丁名,如朱砂 Cinnabaris、雄黄 Realgar。

在过去的教科书和文献中,多数是将药用部位的名称放在前面,属、种名放在后面。

第二章　生药的化学成分

生药之所以能够广泛应用于医疗保健等领域,并发挥重要作用,主要是由于其含有一定量的有效成分(active constituent)。然而生药中的化学成分往往是一个十分复杂的体系,含有结构、物理化学性质都不尽相同。例如,甘草中含有三萜皂苷类(如甘草酸)、黄酮类(如甘草苷、异甘草苷)及多糖、草酸钙等成分。现代药理研究表明,甘草酸等三萜类成分为其抗炎、抗过敏、治疗胃溃疡作用的主要有效成分。

同样,生药的毒性也与其化学成分有着密切的关系。由于误食或过量服用某些生药,而中毒甚至死亡的事件在人们的日常生活中也屡有发生。因此,了解生药化学成分,对于科学合理地使用生药材就显得尤为重要。

近年来,由于微量分离纯化技术,如高效液相色谱(high performance liquid chromatography,HPLC)、离心分配色谱(centrifugal partition chromatography,CPC)、超临界流体技术(supercritical fluid extraction,SFE)及结构鉴定方法如高分辨质谱、二维磁共振谱、X 射线衍射等方法的不断发展,以及在线进行分离鉴定的液相质谱联用、液相核磁联用技术等,使得人们对于生药的化学成分有了更为全面的了解。

生药无论是单味药还是复方,成分都十分复杂,作用物质基础不明确,服用剂量不准确,难于进行有效地质量控制等问题,一直都是制约中药发展的一大"瓶颈"。而对于生药化学成分的深入研究,为生药的质量控制提供了很好的物质保证,同时与先进的分析化学技术、药理学手段相结合,可以科学有效地制定中药质量控制标准,有力地推动中药现代化和国际化进程。

第一节　化学成分的生物合成

一、概　述

人们早期对生药化学成分的研究,主要集中在化学成分的结构和药理活性方面,但随着研究成果的不断增加,人们将结构化学和植物生物化学相结合,产生了许多新兴的交叉学科如中药细胞工程学、中药活性成分的代谢调控、植物组织培养、生物转化等。不过,这些研究的发展都离不开对植物体内生物代谢和生物调节规律的认识,其中最为重要的方面就是对生物合成途径的研究。

植物体通过一些基本的生物合成反应来制备重要的生物合成中间体如乙酰辅酶 A(zctylCoA)、莽草酸(shikimic acid)、甲戊二羟酸(mevalonic acid)、脱氧木酮糖磷酸酯(deoxyxylulosephosphate)等。其中乙酰辅酶 A 是由糖分解途径的产物丙酮酸通过氧化脱羧反应而来,也可以通过脂肪酸的 β 氧化产生。许多的重要天然产物如苯酚、脂肪酸、蒽醌类化合物均来源于乙酰辅酶 A。莽草酸由磷酸烯醇式丙酮酸(糖分解途径的中间体)和 4-磷酸赤鲜糖结合而成,是生物体合成木脂素、黄酮、芳香族氨基酸的重要原料之一。甲戊二羟酸是由三分子的乙酰辅酶 A 形成,甲戊二羟酸焦磷酸化后以头尾相接或尾尾相连方式形成萜类、甾体类化合物。脱氧木酮糖磷酸酯是糖分解途径的中间体丙酮酸和 3-磷酸甘油醛结合生成,同样也参与萜类化合物的生物合成。此外,氨基酸也是合成肽、蛋白质、生物碱和抗生素的重要中间体,如鸟氨酸等脂肪族氨基酸主要来源于三羧酸循环,而苯丙氨酸、色氨酸、酪氨酸则是来源于莽草酸(图 2-1)。

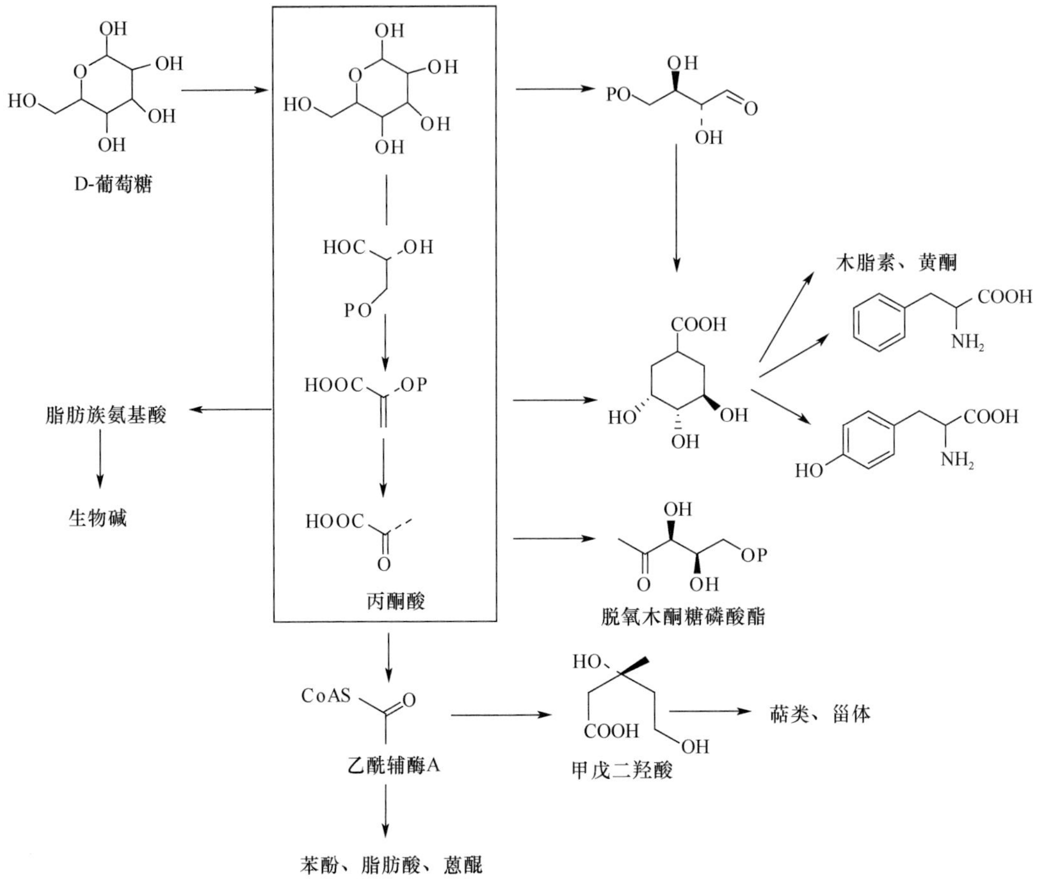

图 2-1 植物的一次代谢过程

生物合成的反应主要包括:烷基反应、Wagner-meerwein 重排、Mannich 反应、转氨基反应、脱羧反应、氧化还原反应等,涉及多种生物催化酶,如脱氢酶、单氧化酶、糖苷化酶、胺氧化酶等。

二、生物合成研究意义

生物合成是复杂的、多样性的体内代谢途径。虽然不同种属,甚至不同地区的植物体内生物合成酶系不尽相同,但同种类型化合物之间的生物合成途径仍具有一定的共性,因此对各种类型天然产物的生物合成途径的研究对生药化学成分研究和开发有着重要的意义。

1. 辅助天然产物的结构鉴定 生药中化学成分的结构往往较为复杂,利用传统的化学沟通法和波谱学手段难以准确地鉴定其化学结构。因此,在结构解析中可利用天然产物的生物合成规律作为辅助指导,来确定天然产物的准确结构,人们在最初解析吗啡、胆固醇的化学结构时,就利用了生物合成规律。

2. 有利于生药活性成分的仿生合成 生药中的活性成分在原药材中含量往往较少,无法满足人们的需要,同时大量采收生药对于植物资源也会造成相当严重的破坏。如果利用有机合成手段,定向全合成或半合成某些活性天然产物也存在着产率低、无法工业化生产等难点。因此,人们提出了仿生合成(biomimetic)、代谢调控、生物合成酶的克隆等相关的概念,用于定向合成生药中的活性成分。仿生合成是指在天然产物体内生物合成途径的基础上,模仿生物合成的途径对天然产物进行化学合成的方法。代谢调控同样是在天然产物体内生物合成途径的基础上,以植物细胞或器官作为研究载体,通过改变培养条件(优化培养条件,添加诱导子、前体化合物、代谢合成抑制剂等)来实现有效成分的定向合成与富集。此外,在生物合成途径的基础上,对于生物合成中重要酶的克隆和表达研究,同样有力地推动了生药有效成分的生产。

3. 有助于天然产物的化学分类 不同种属的植物通常存在一定的标志性化学成分,可作为植物化学分类的依据。但在自然界中往往会出现不同种属植物中含有相同植物成分的情况,因此,在利用化学成分进行植物分类时,还需要考虑到该种成分在不同植物中的生物合成途径是否一致。

三、生物合成的研究方法

生物体中所含的次级代谢产物可谓多种多样、五花八门,如何阐明这些成分的体内合成途径就成为摆在科研工作者面前的一个主要难题。随着生物技术手段的不断发展和完善,人们开始利用遗传缺陷性生物体和同位素标记化合物进行生物合成研究。生物合成的方法通常是先根据植物化学成分的结构和已有的生物合成反应,推测可能的生物合成前体,并饲喂该前体到生物体内进行代谢,然后分离代谢产物,分析饲喂的前体是否参与代谢产物的合成。通常的生物合成研究方法有分离器官和组织技术、同位素示踪技术突变系和生物合成抑制剂的应用、生物合成酶及基因技术等。

(一)分离器官和组织技术

在 20 世纪初提出的植物组织培养技术,认为植物细胞由于受到整体植物的控制,其内在的某些基因无法表达,故不同部位的植物细胞表现出不同的生理功能,当植物细胞与植物体分离后,可以在适当的条件下形成细胞组织即外植体,它可以在离体条件下分裂生长、脱分化、再分化形成再生植株。植物组织培养技术的不断成熟与完善,为利用植物器官和组织进行生物合成研究奠定了良好的基础。利用植物器官和组织进行研究可以消除由于季节等不定因素所造成的影响。目前可分离的植物器官包括根尖、茎尖、叶、花、未成熟的果实、种子等;可分离组织包括花药组织、胚乳、皮层等。利用这样的培养技术,可以有效地获取所要研究植物的外植体,并以其作为工具进行生物合成途径的研究。

(二)同位素示踪技术

在生物合成途径的研究中同位素 ^{3}H 和 ^{14}C 经常被使用。首先需要将研究的化学成分的可能前体进行同位素标记,然后饲喂于植物愈伤组织或植物体,经过一定时间的培养后,分离纯化该化合物,并测定是否有放射性。如果分离的次级代谢产物具有放射性,则表明饲喂前体可能参与了生物合成。不过还需要通过次级代谢产物的降解,进一步地研究证实。如果在降解产物中,检测到放射性碎片即可说明所饲喂的前体是该次级代谢物的真正前体。目前,人们已经利用同位素示踪技术阐明了多种化合物的生物合成途径,如赖氨酸是烟碱的合成前体;乙酸经过甲戊二羟酸合成胆固醇。

(三)突变系和生物合成抑制剂的应用

突变系(mutant)是研究次级代谢产物生物合成途径的有效手段。目前,所获取的主要是一些缺乏某些特定酶的微生物突变体系。突变体系中酶的缺失,会造成生物合成途径的阻断,使得阻断步骤前的代谢中间体量大大增加,同时加入可能的阻断步骤后的代谢产物,又可以维持生物体的正常生物代谢过程,以此来研究体内的生物合成途径,但目前该方法仅限于微生物体系,植物体系尚未成功的获取突变系用于生物合成途径研究,另外,使用一些酶的抑制剂同样可以达到阻断某些生物合成反应的目的,从而进行生物合成途径的研究。

(四)生物合成酶及基因工程技术

在生物体内的生物合成反应实质是多个酶催化反应过程,生物合成酶是生物合成中的关键因素。人们尝试着从酶学的角度上来阐明生物合成途径,使用各种生物学方法,在保持酶活力的前提下,对各种关键合成酶进行分离纯化、鉴定;同时利用基因工程技术,将合成酶的遗传基因整合到微生物中,制备工程菌,使生物合成酶得以高表达,再利用这些酶进行生物途径的催化反应研究。该种研究方式是目前最为先进的生物合成研究方法。

四、基本的生物合成途径

植物中次级代谢产物的生物合成途径主要包括:乙酸-丙二酸途径(acetate-malonate pathway)、甲戊二羟酸途径(mevalonic acid pathway)、桂皮酸途径(cinnamic acid pathway)、氨基酸途径(amino acid pathway),以及上述多个途径组成的复合途径。

(一)乙酸-丙二酸途径

该种生物途径是合成脂肪酸(fat acid)、多聚酮(polyketide)、醌类(quinone)及酚类(phenols)成分的主要途径。

1. 脂肪酸 天然的脂肪酸类成分均是以乙酰辅酶A(acetyl-CoA)和丙二酸单酰辅酶A(malonly-CoA)在脂肪酸合成酶的催化作用下产生。首先,乙酰辅酶A与丙二酸单酰辅酶A发生Claisen缩合,生成乙酰乙酸,然后与丙二酸单酰辅酶A发生Claisen缩合,延长脂肪链的长度。

2. 多聚酮及酚类 多聚酮和酚类化合物的生物合成与脂肪酸不同之处在于以乙酰辅酶A为原料只通过缩合过程来延长碳链,生成的聚酮类中间体,再经不同途径环合而形成酚类成分。

3. 醌类 醌类化合物的生物合成同样也是通过乙酸-丙二酸途径形成聚酮类化合物,并以不同的方式缩合形成醌类化合物,如大黄中蒽醌类成分的生物合成。

(二)甲戊二羟酸途径

甲戊二羟酸途径是合成萜类的主要生物途径。3分子的乙酰辅酶A经过Claisen缩合、羟醛缩合等反应形成甲戊二羟酸,然后进一步形成焦磷酸二甲基烯丙酯,并以其为基本结构单元,通过头尾、尾尾相连的方式形成焦磷酸香叶酯(单萜前体)、焦磷酸金合欢酯(倍半萜前体)、焦磷酸香叶香叶酯(二萜前体)及反式角鲨烯(三萜和甾体的前体)。

著名的抗肿瘤药物紫杉醇为二萜类化合物,其骨架主要是以植物体内的GGPPi(牻牛基牻牛醇焦磷酸)为起始物,通过甲戊二羟酸途径合成,而其结构中乙酰基则来源于乙酸,C-13位酯基侧链来自苯丙氨酸。

(三)桂皮酸途径

桂皮酸途径是具有C_6—C_6骨架的天然产物如苯丙素类(phenylpropanoids)、香豆素类(coumarins)、木质素类(lignans)等的重要合成途径。其中莽草酸、桂皮酸、阿魏酸等为重要中间体。

(四)氨基酸途径

氨基酸途径是合成生物碱的重要途径,不同结构类型的生物碱,来源于不同种类的氨基酸。氨基酸通常首先发生脱氨基反应,生成胺类成分,再经过一系列的氧化还原、甲基化、重排等反应,生成不同类型的生物碱。例如,两分子酪氨酸,分别发生脱胺和脱羧反应,然后通过曼尼希反应(Mannich)生成苄基异喹啉的基本骨架。随后在生物体内进一步地发生氧化、甲基化及酚类氧化偶联反应等,产生吗啡烷型、阿扑啡型、原小檗碱型及双苄基异喹啉型等类型生物碱。

(五)复合途径

复合途径是生物体合成复杂天然产物的重要途径,包括:乙酸-丙二酸-桂皮酸途径;乙酸-丙二酸-甲戊二羟酸途径;氨基酸-甲戊二羟酸途径;氨基酸-乙酸-丙二酸途径等。黄酮类化合物的生物合成实际上是乙酸-丙二酸-桂皮酸的复合途径,首先以桂皮酸途径生成的桂皮酰辅酶A为原料,通过 3 分子丙二酸单酰辅酶 A 延长碳链,形成聚酮类成分,在查耳酮合成酶的作用下,发生 Claisen 反应形成查耳酮;同时,以查耳酮为前体,进一步形成不同类型的黄酮类衍生物。

第二节 生药的化学成分

一、糖 和 苷

(一) 糖类

1. 结构与分类　糖类(saccharide)又称碳水化合物(carbohydrates),广泛存在于自然界中,是植物光合作用的初生代谢产物,也是绝大多数天然产物生物合成的初始原料。植物光合作用产生的葡萄糖,是植物体重要的能量物质;各种粮食作物中的淀粉,为人类提供了主要的食物来源,核糖和脱氧核糖是 DNA 和 RNA 的重要组成。另外,有些生药中糖类在抗肿瘤、抗肝炎、提高免疫力、抗衰老、抗病毒等方面还具有独特的生物活性。糖类在自然界中分布十分广泛,常常占植物干重的 $70\% \sim 80\%$。糖类成分可分为:单糖、低聚糖、多糖。现分述如下。

(1) 单糖类:具有多羟基的醛或酮碳骨架的化合物,其具有 $(CH_2O)_n$ 结构通式。现已发现的单糖数目近 300 种,自然界中从 $n = 3 \sim 8$ 的糖均有存在,其中以五碳、六碳糖最多。植物中单糖的及其衍生物如下。

1) 五碳醛糖(aldopentose):由 5 个碳组成的多羟基醛类成分,如 L-阿拉伯糖(L-ribose,Ara),D-木糖(D-xylose,Xyl)。

2) 甲基五碳醛糖(methyl aldopentose):如 L-鼠李糖(L-rhamnose,Rha)。

3) 六碳醛糖(aldohexose):为最为常见的单糖类成分,如 D-葡萄糖(D-glucose,Glc),D-半乳糖(D-galactose,Gal)。

4) 六碳酮糖(ketohexose):如 D-果糖(D-fructose,Fru)。

5) 去氧糖(deoxysugars):单糖结构中的一个或两个羟基被氢原子取代的糖称为去氧糖,常见的有 6-去氧糖、2,6-去氧糖等。天然产物中强心苷类成分中多含有去氧糖。

6) 氨基糖(amino sugar):是指当单糖上的一个和几个醇羟基被氨基所取代。天然氨基糖主要为 2-氨基-2 去氧醛糖,广泛分布于微生物、低等植物和动物体中。现已发现的该类成分有近 70 种,在很多抗生素如链霉素、庆大霉素、卡那霉素中均含有该类结构。

7) 糖醛酸(uronic acid):单糖中的伯醇(CH_2OH)被氧化为羧酸的化合物。糖醛酸主要存在于苷类成分中,常见的有葡萄糖醛酸、半乳糖醛酸。

8) 糖醇(alditol):是指当单糖结构中的羰基被还原成羟基的化合物,多具有甜味。另外,有些形成环状如肌醇等,因此又称之为多元环醇(cyclitols)。

(2) 低聚糖类(oligosaccharides):由 $2 \sim 9$ 个单糖通过糖苷键连接而形成的直链或支链的聚糖。根据含有单糖的数目可将其分为二糖、三糖、四糖等。在植物中最常见到的二糖是蔗糖,由葡萄糖和果糖组成。它是高等植物在体内储存能量的一种主要形式,在甘蔗、甜菜中含量高达 15%。三糖主要是在蔗糖的结构基础上再连接 1 个糖分子,如棉子糖、龙胆三糖。四糖中常见的有水苏糖(stachyose),是由 2 分子半乳糖、1 分子果糖、1 分子葡萄糖组成。

(3) 多糖类(polyaccharides,又称多聚糖):由 10 个以上的单糖通过糖苷键连接而成的糖类成分。通常为几百到几千个单糖组成的大分子。可以由同一种单糖组成,也可以由几种不同的单糖所构成,前者被称之为均多糖(homopolysaccharide);后者称为杂多糖(heterosaccharide)。研究表明许多的生药中的多糖类成分具有显著的药理活性。例如,人参多糖有明显的抗肿瘤和抗突变作用;虫草多糖具有较强的免疫调节作用;灵芝多糖具有抗肿瘤和抗衰老等活性。

2. 理化性质 单糖通常极性较大,易溶于水,难溶于有机溶剂,具有甜味。单糖由于分子中存在多个手性碳,因此具有旋光性,是鉴别糖及其衍生物的重要物理性质。此外,低聚糖的性质与单糖相似,但多糖的性质则发生明显变化,多数为无定型粉末,无甜味,难溶于冷水,在热水中形成胶状溶液,不溶于有机溶剂。

3. 鉴别方法

(1) Molish 反应:又称 α-萘酚反应。取生药材水提液加入 α-萘酚的乙醇溶液数滴,摇匀后沿管壁小心加入约 1ml 浓硫酸,切勿摇动,可观察两层液面交界处的紫色环。其反应原理是:糖在浓硫酸的作用下脱水形成糠醛类衍生物,与 α-萘酚作用形成紫红色复合物,在糖液和浓硫酸的液面间形成紫色环。该反应是一种判断提取物中是否含有糖类成分的重要方法之一,所有的糖类成分均呈现阳性反应。此外,葡萄糖醛酸、甲酸和乳酸也可呈现颜色近似的显色反应。

(2) Fehling 反应:生药的水浸液加 Fehling 试剂(碱性酒石酸铜试液)后置于沸水浴中,加热数分钟,若有还原性糖类成分存在,糖可将铜离子还原,产生砖红色氧化亚铜沉淀。若有非还原性低聚糖或多糖存在,则需水解后,才能与 Fehling 试剂呈阳性反应。

(3) 糖脎试验:生药提取液与盐酸苯肼共热,即生成黄色的糖脎结晶。镜检结晶,可根据结晶形状而鉴定糖的种类。其主要利用了糖分子的羰基与苯肼形成糖腙,然后再与 2 分子的苯肼反应得到具有结晶性的糖脎。

(二) 苷类

苷类(glycosides)又称配糖体,是指由糖或糖的衍生物与苷元(非糖部分)通过化学键连接而形成的一类化合物。它是一类结构类型相当庞大的化合物群,几乎所有类型的天然产物如黄酮、香豆素、苯丙素、萜类及生物碱等均可作为苷元与糖类成分形成苷类化合物。根据苷的成键原子可将苷类分为氧苷、硫苷、氮苷、碳苷等,其中氧苷最多、最为常见。

1. 氧苷(O-苷)

(1) 醇苷(alcoholic glycoside):是指苷元的醇羟基与糖脱去一分子水而形成的化合物。该类型成分在自然界中含量丰富,主要分布在藻类、红景天科、豆科、五加科、葫芦科、毛茛科、伞形科等生药中。例如,人参皂苷 Rg1 具有抗肿瘤作用,甘草酸(glycyrrhizic acid)有促肾上腺皮质激素样的生物活性,临床作为抗炎药,也用于胃溃疡的治疗。

甘草酸(glycyrrhizic acid)   人参皂苷(ginsenoside)

(2) 酚苷(phenolic glycoside):是通过苷元部分的酚羟基与糖的半缩醛或半缩酮羟基缩合而成,主要存在于鼠李科、茜草科、豆科、百合科、杜鹃花科等植物中。例如,秦皮苷(fraxin)具有显著的抗菌、利尿作用;天麻苷(gastrodin)具有镇痛作用;大黄中的泻下活性成分为番泻苷 A (sennoside A)。

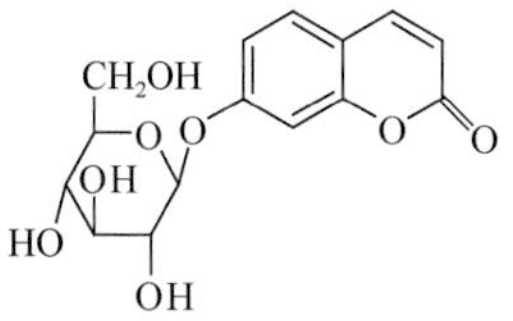

秦皮苷(fraxin) 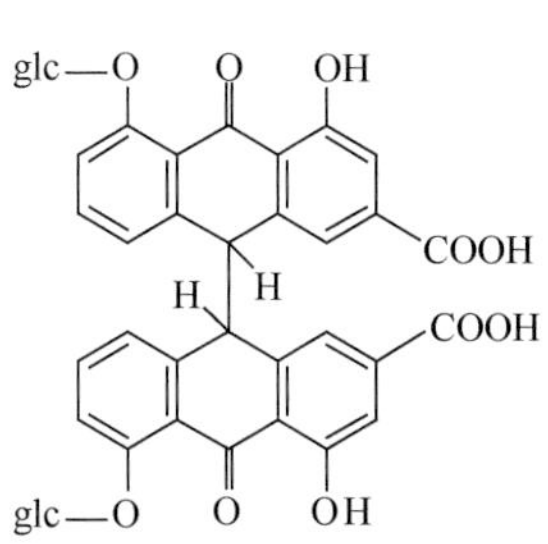　　番泻苷A(sennoside A) 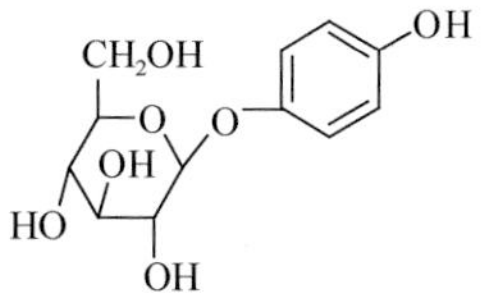　　天麻苷(gastrodin)

（3）氰苷（cyanogenic glycoside）：是指一类 α-羟腈的苷,现已发现近60种该类化合物。该类苷多数易水解,尤其是在酸或酶的催化下更易水解。生成的带有 α-羟腈的苷元很不稳定,分解成氢氰酸。氢氰酸具有止咳作用,但可引起中毒。例如,苦杏仁中苦杏仁苷（amygdalin）属于氰苷类成分,因此苦杏仁不宜过量服用。

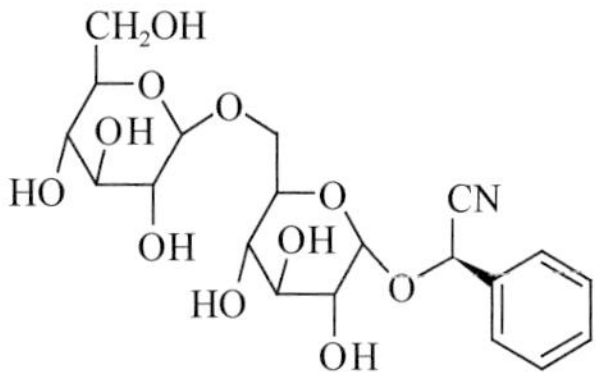

苦杏仁苷(amygdalin)

（4）酯苷（ester glycosides）：是苷元上的羧基与糖的半缩醛羟基缩合而成。中药中含有的五环三萜皂苷类成分,通常以齐墩果酸、熊果酸结构中的羧基与糖单元形成酯苷。

2. 碳苷（C-苷） 苷元碳原子与糖上的碳原子直接连接而成的化合物称碳苷。碳苷的苷元主要有黄酮类、蒽醌类及酚酸类等,尤以黄酮碳苷最多。例如,葛根素（puerarin）,具有明显的扩张冠状血管的作用,可增加冠状动脉流量、降低血压及治疗心律失常。

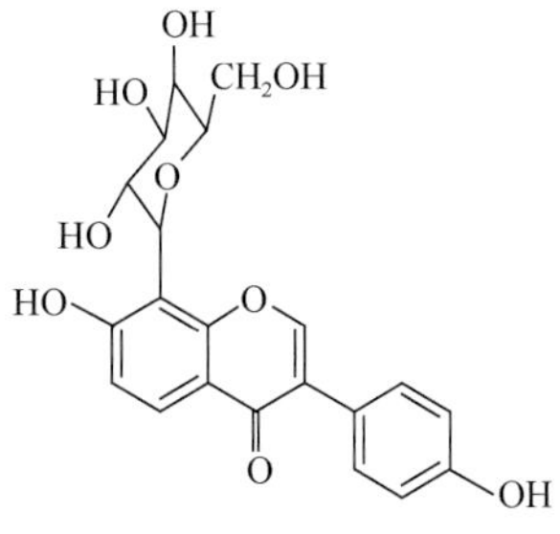

葛根素(puerarin)

3. 氮苷（N-苷） 苷元上的胺基与糖缩合而成的化合物称氮苷,如腺苷（adenosine）、鸟苷（guanosine）、虫草素（cordycepin）、巴豆苷（crotonside）等均属于氮苷。

4. 硫苷（S-苷） 是指苷元的巯基与糖的羟基脱一分子水缩合而成的化合物。此类成分在自然界中较为少见,主要分布在十字花科植物中,如黑芥子中的黑芥子苷（sinigrin）及白芥子中的白芥子苷（sinalbin）等均属于硫苷,具有很好的消炎止痛作用。

二、醌 类

醌类（quinones）化合物是一类重要的活性成分,指分子结构中具有不饱和环二酮结构（醌式结构）的天然有机化合物,主要包括苯醌（benzoquinones）、萘醌（naphthoquinones）、菲醌（phenanthraquinones）和蒽醌（anthraquinones）四种基本骨架。其主要分布在高等植物、苔藓、地衣中,蓼科,豆科,茜草科及百合科等科植物中分布最为广泛,此类成分多具有泻下、抗菌、抗肿瘤、抗氧化等药理活性。

（一）结构与分类

1. 苯醌类 主要包括邻苯醌和对苯醌两大类,如朱砂根中分离得到的对苯醌类成分密花树醌（rapanone）,具有抗痢疾及抗阴道滴虫活性。

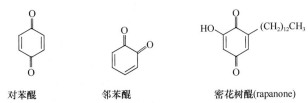

对苯醌　　　　邻苯醌　　　　密花树醌(rapanone)

2. 萘醌类 天然萘醌类主要包括2种结构骨架,根据二酮的取代位置进行划分:α-(1,4)型、β-(1,2)型,从自然界得到的绝大多数为α-萘醌类。例如,从紫草中分得的具有止血、抗炎、抗菌及抗癌作用的紫草素（shikonin）及其衍生物,均属于α-(1,4)萘醌类化合物。

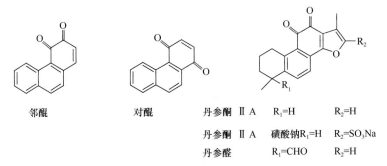

α-(1,4)萘醌　　　　β-(1,2)萘醌　　　　紫草素(shikonin)

3. 菲醌类 它包括邻醌及对醌两种类型,主要分布在唇形科、豆科、兰科、蓼科等科植物中。例如,唇形科植物丹参干燥根中含有大量的邻醌型的菲醌化合物（亦称丹参酮）,如丹参酮ⅡA（tanshinone ⅡA）、丹参酮ⅡA磺酸钠（sodium tanshinone ⅡA sulfonate）、丹参醛（tanshinaldehyde）等。丹参酮类成分具有良好的抗菌、抗氧化、抗炎及抗肿瘤活性。

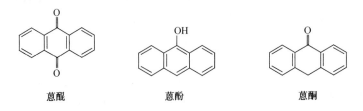

邻醌　　　　　　对醌　　　　丹参酮　ⅡA　　R₁=H　　　　R₂=H

丹参酮　ⅡA　磺酸钠R₁=H　R₂=SO₃Na

丹参醛　　　　　R₁=CHO　　R₂=H

4. 蒽醌类 它是天然醌类成分中数量最多的一类化合物,包括蒽醌衍生物及不同程度的还原产物（蒽酚、蒽酮、二蒽酮）,主要分布在蓼科、茜草科、豆科植物中。例如,蓼科植物大黄中含有大量的蒽醌类化合物,诸如大黄酚（chrysophanol）、大黄素（emodin）、大黄素甲醚（physcion）、大黄酸（rhein）、芦荟大黄素（aloe-emodin）等。

蒽醌　　　　　　蒽酚　　　　　　蒽酮

大黄酚(chrysophanol)	R₁＝CH₃	R₂＝H
大黄素(emodin)	R₁＝CH₃	R₂＝OH
大黄素甲醚(physcion)	R₁＝CH₃	R₂＝OCH₃
大黄酸(rhein)	R₁＝H	R₂＝COOH
芦荟大黄素(aloe-emodin)	R₁＝H	R₂＝COOH

(二) 理化性质

游离醌类成分多具有脂溶性,易溶于氯仿、丙酮、乙醚、乙酸乙酯、苯等有机溶剂。成苷后,同样极性会大大增加,水溶性增强,易溶于热水、碱水。其结构稳定,小分子的游离醌类有一定的升华性。

(三) 鉴别反应

醌类的颜色反应主要取决于其氧化还原性质及分子中的酚羟基的取代位置。

(1) 与碱的反应:羟基蒽醌类与碱液反应呈红色或紫红色,加酸后红色消失,加碱又显红色。

(2) Borntrager 反应:生药粉末加碱液,过滤,滤液显红色,加盐酸酸化后变为黄色,加乙醚后,乙醚层显黄色,分取乙醚层,加碱液、醚层变为无色,水层显红色。

(3) Feigl 反应:醌类成分结构中二酮结构可以起到电子传递作用,使得酮与邻二硝基苯反应,生成紫色化合物,也可以用于检验药材中是否含有蒽醌类成分。主要步骤如下:含有蒽醌成分的生药材的氯仿或苯提取物适量,加入 1% NaOH 溶液,4% HCHO 和 5% 邻二硝基苯数滴,混合均匀后置于水浴上加热,5min 内产生紫色。

(4) 与金属络合反应:由于蒽醌类成分中酚羟基和羰基之间的空间距离较近,使得蒽醌类成分可与金属离子发生络合,从而产生颜色反应。例如,0.5%乙酸镁甲醇溶液,可以与 α-OH 蒽醌呈现橘黄色;如果结构中进一步引入 β-OH,则呈现蓝色。该反应条件简单,因此也是一种羟基蒽醌类成分常用的显色方法。

三、黄 酮 类

黄酮类(flavonoids)化合物是广泛存在于植物中的一类重要的天然产物。最初发现的该类成分均为黄色或淡黄色,因此称为黄酮。该类成分主要以苷的形式存在,也有游离体(苷元)形式存在于植物的各个部位。随着人们对于黄酮类成分的深入研究,在植物药中发现了许多具有显著药理活性的黄酮类化合物如具有显著扩张冠状动脉作用的葛根素(puerarin)、芦丁(rutin);具有保肝活性的水飞蓟宾(silybin);具有抗氧化作用的儿茶素(catechin),以及具有抗肿瘤作用的杜荆素(vitexin)等。可以说,黄酮类成分是目前研究的最为透彻的一类天然产物。据统计,截止到 2003 年,黄酮类化合物总数已近 10 000 个。

(一) 结构与分类

黄酮类化合物最先的定义为以 2-苯基色原酮(2-phenyl-chromone)为基本母核的一类化合物。随着人们对于该类成分认识的不断加深,现在将黄酮类化合物的定义扩展为两个具有酚羟基的苯环(A-与 B-环)通过中央三碳原子相互连接而成的一系列化合物。

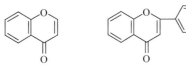

色原酮(chromone)　　2-苯基色原酮　　黄酮基本骨架C₆-C₃-C₆
(2-phenyl-chromone)

1. 黄酮及黄酮醇　主要分布在被子植物中,在芸香科、菊科、玄参科、唇形科、豆科、桑科植物中分布广泛,如槐花中的槲皮素(quercetin)和山柰酚(kaempferol)、很多生药中均含有的芦丁(rutin)。

槲皮素(quercetin)　　　　　　　山柰酚(kaempferol)

2. 二氢黄酮及二氢黄酮醇　二氢黄酮是在黄酮的结构母核基础上,2,3 位双键氢化而成,结构中的超共轭体系被破坏,因此该类成分常为无色,分子结构处于非平面状态。此类成分主要分布在蔷薇科、芸香科、菊科、豆科等 80 余科植物中。例如,陈皮中具有调节血压作用的橙皮苷(neo-hesperidin)及甘草中含量较高的甘草苷(liquiritin)等。

甘草苷(liquiritin)　　　　　　橙皮苷(neohesperidin)

3. 异黄酮类　异黄酮类化合物具有 3-苯基色原酮结构,也就是 B 环连接在 C 环的 3 位上。主要分布在豆科、鸢尾科植物中。例如,葛根中的异黄酮类成分大豆素(daidzein)、葛根素(puerarin)。

大豆素(daidzein)　　　　　　葛根素(puerarin)

4. 黄烷类　实际上包括黄烷、黄烷醇两类,其主要特点是二氢黄酮结构中 C 环羰基被还原为羟基或脱去。此类成分的一个典型代表为儿茶素类成分,是儿茶中的主要活性成分,其中包括儿茶素(catechin)、表儿茶素(epicatechin)。

儿茶素(catechin)　　　　　　表儿茶素(epicatechin)

5. 查耳酮类　是 C 环开裂所得到的一系列化合物。通常情况下,二氢黄酮在碱性条件下,可开环形成查耳酮,而查耳酮在酸性条件下又可发生环合生成二氢黄酮,两者之间存在互变。中药红花中的红花苷(carthamin)及苦参中的苦参醇 D(kushenol D) 等均属于此类成分。另外,二氢查耳酮类成分还可作为食品添加剂中的甜味剂使用。

査尔酮类(chalcones)

(二) 理化性质

多为结晶性固体,黄酮苷类成分多为无定形粉末,游离黄酮如黄酮、黄酮醇、异黄酮等为平面结构,无旋光性,而二氢黄酮、二氢黄酮醇、黄烷等类型化合物结构中具有手性碳原子,因此具有光学活性,黄酮苷类成分由于结构中引出糖分子,多具有旋光性。另外,游离黄酮类化合物难溶于水,易溶于甲醇、乙醇、乙酸乙酯等有机溶剂,成苷后,水溶性大大增加,糖链越长,水溶性往往越好。

(三) 鉴别反应

显 色 反 应

(1) 盐酸-镁粉反应:为鉴定黄酮类化合物最常用的颜色反应,黄酮、二氢黄酮、二氢黄酮醇及其苷类可与盐酸-镁粉发生显色反应,产生紫色或蓝色,而查耳酮、异黄酮、儿茶素等均不发生显色反应。例如,取 1~2ml 生药槐花的乙醇提取物,加入 2~3 滴浓盐酸,振摇后,再加入少量的镁粉,产生紫红色,提示其含有黄酮类成分。此外,还可以用盐酸-锌粉作为反应试剂。

(2) 四氢硼钠反应:这是二氢黄酮的专属性显色反应,产生红色或紫色,其他类型的黄酮类成分不显色。

(3) 与金属络合反应:黄酮结构单元中的 3,5 位羟基或邻二酚羟基与金属离子反应,生成有色络合物,常用的络合剂有铝盐、铅盐、锆盐、氯化锶等金属盐。例如,三氯化铝可以与芦丁反应,产生黄色化合物,可以用于药材中总黄酮类成分的定性、定量分析。再如,游离黄酮醇类化合物槲皮素可与 2% 二氯氧锆发生络合反应,产生黄色,而加入 2% 柠檬酸甲醇后,黄色不会褪去,该显色反应利用了锆离子与黄酮 3,5 位羟基及 4 位酮羰基发生络合反应,形成黄色络合物,3-羟基、4-酮羰基结构与锆离子形成的络合物较稳定,在柠檬酸的作用下,不会发生解离,因此黄色不会消失,利用这样一些络合反应,可以简单、有效地确定一些黄酮类成分的羟基取代位置。

(4) 硼酸显色反应:若含有 5-羟基的黄酮类成分或 2′-羟基查耳酮,在酸性条件下,可以与硼酸发生反应,呈现亮黄色,并具有明显的荧光。

(5) 碱性试剂:黄酮类成分在碱性溶液中颜色加深,二氢黄酮在碱性条件下呈现橙色或红色,主要是因为生成了查耳酮类化合物。

此外,Molish 反应、三氯化铁显色反应、Gibbs 反应等均可在黄酮类成分的鉴别中得以应用。

四、强 心 苷 类

强心苷(cardiac glycosides)是一类对心脏具有显著生理活性的甾体苷类,主要用于治疗充血性心力衰竭及节律障碍等心脏疾患。

(一) 结构与分类

强心苷元属甾体衍生物,其结构特征是甾体母核的 C-17 位上连接一个不饱和内酯环。

1. 甾体母核部分　强心苷元中的甾体母核部分的 A、B、C、D 四个环的稠合方式为 B/C 环反式。C/D 环多为顺式,个别反式。A/B 环则有顺式和反式两种稠合方式,但大多数是顺式,如洋地黄毒苷元;少数为反式,如乌沙苷元。

2. 不饱和内酯环部分　根据甾体母核 C-17 位上连接的不饱和内酯环的不同,可将强心苷分为两类。

（1）甲型强心苷（强心甾烯类）

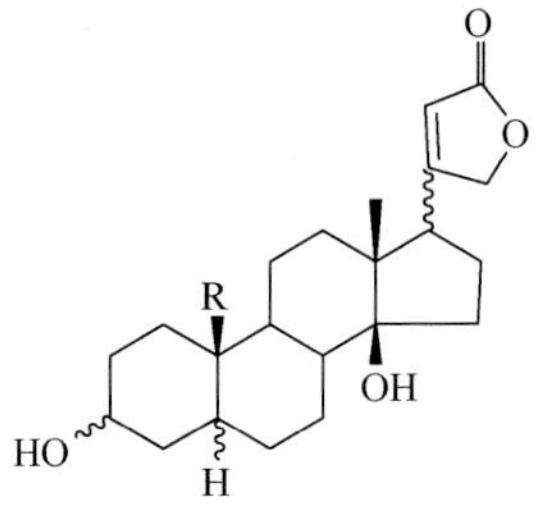

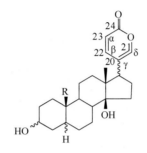

甲型

（2）乙型强心苷（蟾蜍甾烯类）

乙型

（二）理化性质

1. 性状　多为无色结晶或无定形粉末,具有旋光性。C-17 位上的侧链为 β-构型者味苦,而 α-构型者味不苦,但无强心作用。强心苷对黏膜有刺激性。

2. 溶解性　一般可溶于丙酮、甲醇、乙醇及水等极性溶剂,微溶于乙酸乙酯、含醇氯仿、难溶于乙醚、苯、石油醚等非极性溶剂。

（三）鉴别反应

1. 甾体母核的显色反应

（1）乙酸-浓硫酸反应（Liebermann-Burchard 反应）:溶于氯仿,加乙酐-浓硫酸（20∶1）混合液数滴,反应液呈黄→红→蓝→紫→绿的颜色变化,最后褪色。

（2）Salkowski 反应:样品溶于氯仿,加浓硫酸,氯仿层显血红色,硫酸层显绿色荧光。

（3）三氯化锑反应:样品溶于滤纸或薄层板,喷以三氯化锑氯仿液,100℃加热,显灰蓝、蓝、灰紫斑点。

2. C-17 位不饱和内酯环的颜色反应

（1）Legal 反应:试剂为亚硝酰铁氰化钠和氢氧化钠醇溶液。颜色为深红或蓝色。

（2）Raymond 反应:试剂为间二硝基苯和氢氧化钠醇溶液。颜色为紫红或蓝色。

（3）Kedde 反应:试剂为 3,5-二硝基苯甲酸和氢氧化钠醇溶液。颜色为深红或红色。

（4）Baljet 反应:试剂为苦味酸和氢氧化钠醇溶液。颜色为橙或橙红色。

3. α-去氧糖的颜色反应 Keller-Kiliani(K-K)反应。

强心苷溶于少量 Fe^{3+}[$FeCl_3$ 或 $Fe_2(SO_4)_3$]的冰醋酸,沿管壁滴加浓硫酸,界面和乙酸产生颜色变化。如有 2-去氧糖存在,乙酸层渐呈蓝色或蓝绿色。主要是由于浓硫酸对苷元所起的作用渐渐扩散向下层,呈现的颜色与苷元的种类有关,如毛花苷丙呈草绿色,羟基毛花苷丙呈洋红色。

α-去氧糖的显色反应,试剂包括冰醋酸、浓硫酸和三氯化铁。若在此条件下,能水解出游离的 α-去氧糖,乙酸层渐呈蓝色。需要注意的是,这一反应是 α-去氧糖的特征反应,但只对游离的 α-去氧糖或 α-去氧糖与苷元连接的强心苷呈色。α-去氧糖和葡萄糖或其他羟基糖连接的双糖、三糖及乙酰化的 α-去氧糖,由于在此条件下不能水解出 α-去氧糖而不呈色。

五、皂 苷 类

(一) 结构与分类

皂苷(saponins)是存在于植物界的一类结构复杂的苷类化合物,其苷元大多属于具有螺甾烷及其生源相似的甾族化合物或三萜类化合物。由于其水溶液振摇后可产生持久性的泡沫,故称皂苷。

1. 甾体皂苷 甾体皂苷元有螺旋甾烷醇类、异螺旋甾烷醇类、呋甾烷醇类和变形螺旋甾烷醇类等,他们的基本碳架均为螺旋甾烷及其异构体异螺旋甾烷。

(1)螺旋甾烷醇和异螺旋甾烷醇类:甾体皂苷元由 27 个碳原子组成,分子中都含有 A、B、C、D、E 和 F 六个环,其中 A、B、C、D 环为具有环戊烷骈多氢菲结构的甾体基本母核。E 环和 F 环以螺缩酮形式相连接,它们与甾体母核共同组成了螺旋甾烷的结构。

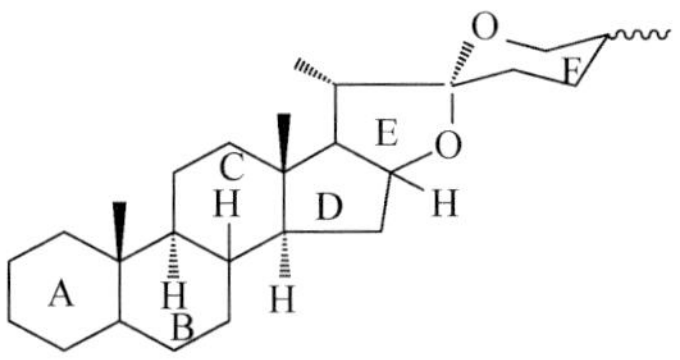

螺旋甾烷

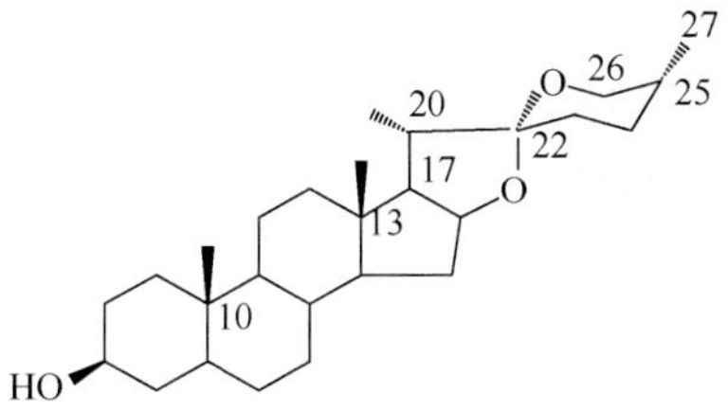

螺旋甾烷醇

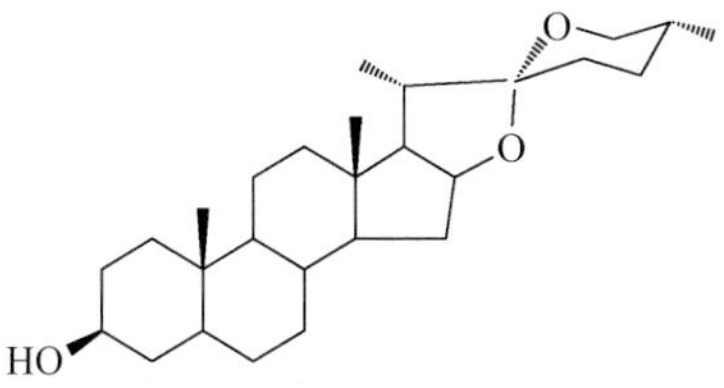

异螺旋甾烷醇

(2)呋甾烷醇类:是螺旋甾烷醇和异螺旋甾烷醇类 F 环并环,C^{26}-OH 苷化形成的呋甾烷皂苷,均为双糖链皂苷。

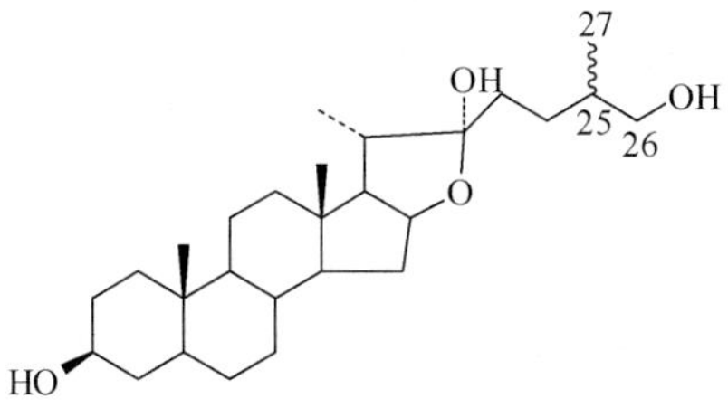

呋甾烷醇

（3）变形螺旋甾烷醇类：基本结构与螺旋甾烷醇类相同，F 环为五元四氢呋喃环。

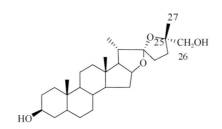

变形螺旋甾烷醇

2. 三萜皂苷 三萜皂苷的苷元为三萜类衍生物，其基本骨架由 6 个异戊二烯单位、30 个碳原子组成。根据皂苷元的结构，三萜皂苷可分为四环三萜皂苷和五环三萜皂苷两大类。

（1）四环三萜皂苷：羊毛脂甾烷型，如猪苓酸 A；达玛烷型，如人参皂苷 Rb$_1$。

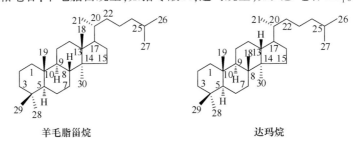

羊毛脂甾烷　　　　　　　　　　　　达玛烷

（2）五环三萜皂苷：齐墩果烷型又称 β-香树脂烷型，此类皂苷元以齐墩果烷最为常见；乌索烷型又称 α-香树脂烷型或熊果烷型，其代表化合物为熊果酸（乌索酸）；羽扇豆烷型，最常见的化合物有白桦脂醇和白桦脂酸。

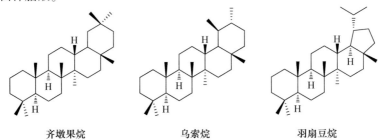

齐墩果烷　　　　　　　乌索烷　　　　　　　羽扇豆烷

（二）理化性质

1. 性状

（1）相对分子质量较大，不易结晶，大多为白色或乳白色无定形粉末，仅少数为晶体，如常春藤皂苷为针状晶体，而皂苷元大多有完美的结晶。

（2）多数具有苦、辛辣味，其粉末对人体各部位的黏膜有较强的刺激性，尤以鼻内黏膜最为敏感。

（3）多具吸湿性。

（4）大多数甾体皂苷属于中性皂苷，而多数三萜皂苷属于酸性皂苷。

2. 溶解性 大多数皂苷极性较大，易溶于水、含水稀醇、热甲醇和乙醇，难溶于丙酮、乙酸乙酯等。皂苷在含水丁醇或戊醇中有较大的溶解度，可利用此性质从溶液中用丁醇或戊醇提取，借以与亲水性大的糖类、蛋白质等分离。

皂苷水解成次皂苷后，在水中的溶解度随之降低，易溶于中等极性的醇、丙酮、乙酸乙酯等。皂苷完全水解后生成的皂苷元则不溶于水，而溶于石油醚、苯、乙醚、氯仿等低极性溶剂。皂苷有一定的助溶性能，可促进其他成分在水中的溶解。

3. 表面活性（发泡性）　皂苷有降低水溶液表面张力的作用，多数皂苷的水溶液经强烈振摇后能产生持久性的泡沫，并不因加热而消失。注意含蛋白质和黏液质的水溶液虽也能产生泡沫，但不能持久，加热后很快消失。

4. 溶血性　皂苷的水溶液大多能破坏红细胞，产生溶血现象。溶血强度的大小可用溶血指数来衡量。所谓溶血指数是指皂苷在一定条件下使血液中红细胞完全溶解的最低浓度。

（三）鉴别反应

1. 乙酐-浓硫酸（Liebermann-Burchard）**反应**　取生药70%乙醇提取液1ml，水浴蒸干，加乙酐1ml溶解残渣，移入小试管中，沿管壁加浓硫酸1ml，两液的交界处出现紫色环。可用以区别甾体皂苷和三萜皂苷，甾体皂苷最后呈蓝绿色，三萜皂苷最后呈红色或紫色。

2. 氯仿-浓硫酸反应　样品溶于氯仿，加入浓硫酸后，则氯仿层呈现红色或蓝色，硫酸层呈现绿色荧光。

六、木 脂 素 类

（一）结构与分类

木脂素（lignans）为具有两个苯丙烷基（C^6-C^3）通过化学键相连而形成的一类重要天然产物，连接位置主要集中在β，β′或8,8′-碳上。化学键的类型可以是醚键、酯键、碳碳键。目前，已经分离得到2500余种木脂素类成分，并具有显著的药理活性如抗肿瘤、抗病毒、保肝等。木脂素类成分结构类型较多，主要包括二苄基丁烷类（dibenzylbutanes）、二苄基丁内酯类（dibenzyltyrolactones）、芳基萘类（arylnaphthalenes）、联苯环辛烯类（dibenzocyclooctenes）、骈双四氢呋喃类（furofurans）、四氢呋喃类（tetrahydrofurans）、新木脂素（neolignans）、降木脂素（norlignans）等。其中前四种类型的木脂素为生药中常见的结构类型，而新木脂素和降木脂素在植物中则较为少见。

1. 二苄基丁烷类　是两分子的苯丙素（C^6-C^3）通过8,8′位连接而成的木脂素。此类成分被认为是其他木脂素类成分的合成中间体，如来源于植物 *Larrea divaricata* 中具有抗氧化活性的去甲二氢愈创木脂酸（nordihydroguaiaretic acid）。

2. 二苄基丁内酯类　以二苄基丁烷为前体8,8′（γ,γ′）位形成内酯的木脂素类成分，如中药牛蒡子中含量丰富的牛蒡子苷（arctiin）等。

牛蒡子苷（arctiin）

3. 芳基萘类　以二苄基丁烷为前体，7,7′位与苯环相连，形成四氢萘结构的木脂素类成分。其中最具代表性的抗肿瘤活性天然产物鬼臼毒素（podophyllotoxin）就属于此种类型的木脂素。

鬼臼毒素（podophyllotoxin）

4. 联苯环辛烯类 两个苯丙素单元中的苯基的 C^2-$C^{2'}$ 同时相连,构成一类与两个苯环相骈合的连氧取代环辛烯结构骨架,形成了联苯辛烯型木脂素。此类成分主要来源于五味子科植物,多具有良好的保肝、抗病毒及降低血清转氨酶的活性。从五味子(*Schisandra chinensis* (Turcz.)Baill.)果实中获得的五味子甲素(deoxyshizandrin)等属于此类成分。

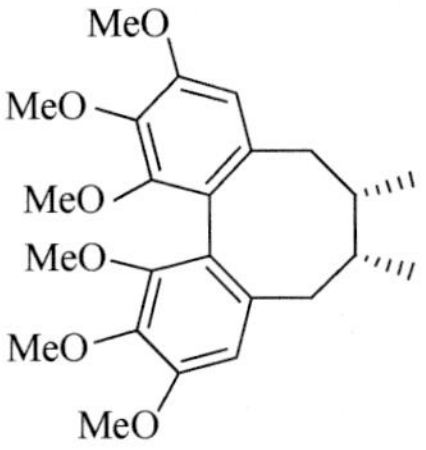

五味子甲素(deoxyshizandrin)

(二) 理化性质

为无色结晶,一般不具有挥发性,不能随水蒸气蒸馏。游离的木脂素为亲脂性成分,一般不溶于水,易溶于乙醚、乙酸乙酯、氯仿、乙醇等有机溶剂。木脂素结构中存在多个手性碳,大部分具有旋光性,并且遇酸碱易发生异构化反应,因此在提取此类有效成分时,需要避免与酸碱接触,防止发生结构变化。

七、香豆素类

(一) 结构与分类

香豆素类(courmarin)是具有邻羟基桂皮酸内酯类化合物的总称,多数具有芳香气味。广泛分布于在伞形科、芸香科、瑞香科、菊科、豆科、茄科等植物中。目前,从自然界中分离出约 1400 种此类化合物,它们都具有苯骈 α-吡喃酮母核的基本骨架。结构中通常被羟基、异戊烯、烷氧基等基团取代,其中 7-OH 香豆素最为常见。根据香豆素结构中取代基的类型和位置,可以将其分为 3 类:简单香豆素类、呋喃香豆素类、吡喃香豆素类。

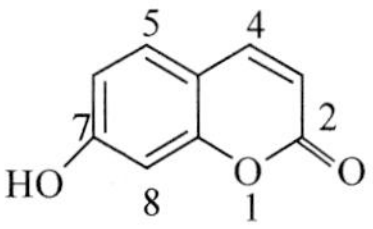

7-羟基香豆素

1. 简单香豆素类 是指仅仅在苯环上有取代,而没有再形成其他的五(六)元环的香豆素类,如蛇床子中的蛇床子素(osthole)等均属于简单香豆素。

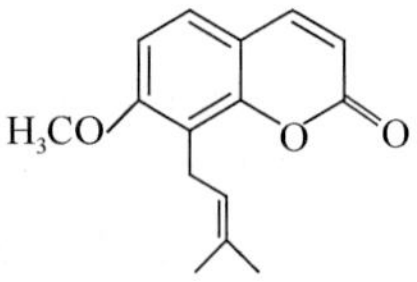

蛇床子素(osthole)

2. 呋喃香豆素类(furocoumarins) 在母核的 6,7 位或 7,8 位形成新的呋喃环,而形成的一系列化合物,参与成环的基团通常为羟基和异戊烯基。当 7 位羟基与 6 位异戊烯基缩合形成呋喃环时,称为线型呋喃香豆素,如补骨脂中的补骨脂素(psoralen)等,属于线型呋喃香豆素类。

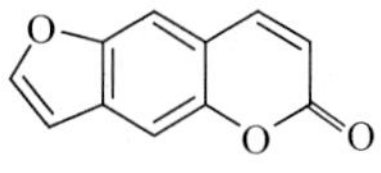

补骨脂素(psoralen)

当7位羟基与8位异戊烯基缩合形成呋喃环时,称为角型呋喃香豆素,如白芷中含有的白芷内酯(angelicin,又名异补骨脂内酯)均归为角型呋喃香豆素类。

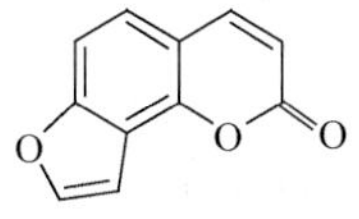

白芷内酯(angelicin)

3. 吡喃香豆素类(pyrocoumarines)　母核的7位羟基与6位碳或者8位碳上的异戊烯基缩合,形成具有吡喃环的一系列化合物。与呋喃香豆素类似,如果结构中的吡喃环与苯骈 α-吡喃酮结构处于一条直线上,则称为线型吡喃香豆素,如花椒内酯(xanthyetin)。

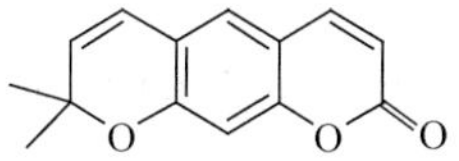

花椒内酯(xanthyetin)

如果结构中的吡喃环与苯骈 α-吡喃酮结构处于折线形,则称为角型吡喃香豆素。即结构中7位羟基与8位异戊烯基缩合形成吡喃环。目前发现的角型吡喃香豆素数量要多于线型吡喃香豆素,如花前胡苷Ⅱ(praeroside Ⅱ)。

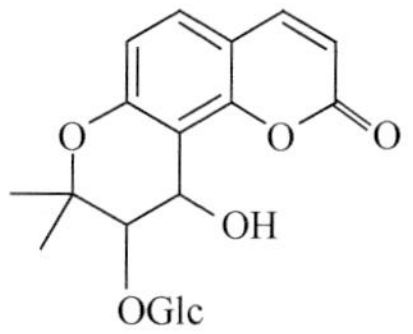

花前胡苷Ⅱ(praeroside Ⅱ)

(二) 理化性质

大多为无色或浅黄色结晶性固体,并且具有芳香性。小分子的香豆素类成分具有挥发性,不溶于水,易溶于丙酮、氯仿、乙醚等有机溶剂。香豆素苷类成分一般为无定形粉末,无芳香性,可溶于水、乙醇、甲醇,但难溶于氯仿、乙醚等弱极性溶剂。大多数香豆素类成分具有荧光,在紫外灯下观察可看到蓝色、黄色、绿色荧光,是识别香豆素类成分的重要方法。

(三) 鉴别方法

1. 异羟肟酸铁反应　利用香豆素内酯环在碱性条件下开裂,可与盐酸羟胺缩合生成异羟肟酸,再与$FeCl_3$反应呈现红色。异羟肟酸铁反应主要是针对香豆素结构中内酯环的显色反应。取生药粉末的甲醇提取液,加7%盐酸羟胺的甲醇溶液与10%氢氧化钠的甲醇溶液各数滴,水浴微热,冷后,加稀盐酸调节 pH 至3~4,加1% 三氯化铁试液,溶液显红色或紫色,则提取液中有含有内酯环的化合物。盐酸羟胺试液不稳定,需置于冰箱中保存。

2. 酚羟基显色反应　香豆素类化合物通常具有酚羟基取代,可以与三氯化铁等酚类试剂呈现颜色反应。另外,Gibbs 反应和 Emerson 反应也可以用于酚羟基的显色,但必须在游离酚羟基对位无取代的情况下,才能发生阳性显色反应,其主要原理是利用游离酚羟基对位的活泼氢可与 Gibbs 试剂(2,6-二氯苯醌氯亚胺)或 Emerson 试剂(氨基安替比林、铁氰化钾)发生缩合反应,形成有色产物。

(四) 生物活性

香豆素及其衍生物具有多方面的生物活性。例如,蛇床子中的蛇床子素能够治疗脚癣、阴道滴虫等疾病,中药白芷中的白芷素可显著地扩张冠状动脉;此外中药补骨脂中的补骨脂素具有光敏活性,在阳光紫外线的照射下,会引起皮肤色素沉淀,可用于治疗白斑病。

八、生 物 碱 类

生物碱(alkaloids)的最初定义是指自然界中含氮的有机化合物,但更为准确的定义是指结构中含有负氧化态氮原子,且氮原子多处在杂环上的一类碱性化合物,它不包括:低分子胺类、氨基酸类、肽类、蛋白质、核酸和维生素类。生物碱类成分在植物中分布十分广泛,如双子叶植物:豆科、茄科、防己科、罂粟科、毛茛科等。目前为止发现的生物碱类化合物500余个,有些表现出很好的药理活性,如阿片中的镇痛成分吗啡,黄连中抗菌、抗炎成分小檗碱(berberine,黄连素),麻黄中的平喘成分麻黄碱,强效的乙酰胆碱酯酶抑制剂石杉碱甲等。

(一) 结构与分类

生物碱的分类:按照生物碱的基本结构可分为60余种,常见结构类型如下所示。

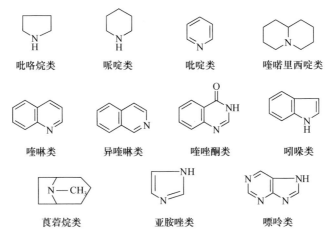

生物碱类成分结构类型较为复杂,可根据生源途径、化学结构及来源进行分类,其中根据化学结构特征进行分类最为常见。从化学结构角度,生物碱可分为杂环衍生物、有机胺类、肽生物碱类。

1. 杂环衍生物 是指氮原子处于杂环上的有机化合物,包括吡咯类衍生物、吡啶类衍生物、莨菪烷类衍生物、喹啉类衍生物、异喹啉类衍生物、吲哚类衍生物、吖啶酮类衍生物、喹唑啉类衍生物等。

(1)吡咯类衍生物(pyrrolidines):具有中枢镇静作用,但活性较阿托品弱的红古豆碱(cuscohygrine);具有抗肿瘤活性的野百合碱(monocrotaline);用于治疗小儿麻痹症及其后遗症的天然产物一叶萩碱(securinine)等,均属于吡咯类生物碱。

(2)吡啶类衍生物(pyridine):是由吡啶或六氢吡啶衍生的生物碱,如来源于中药苦参中的苦参碱(matrine)和氧化苦参碱(oxymatrine),槟榔果实中的槟榔碱(zrecoline)等。

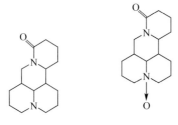

苦参碱(matrine)　　　氧化苦参碱(oxymatrine)

（3）莨菪烷（tropane）类衍生物：主要包括颠茄生物碱（belladonna alkaloids）和古柯生物碱（coca alkaloids）。植物颠茄叶中的生物碱莨菪碱（hyoscyamine）和东莨菪碱（scopolamine）等，可用于预防晕动症（如晕车等）。

古柯生物碱则是由伪莨菪醇和有机酸缩合而成，植物古柯中含有的古柯碱（cocaine），可作为局部麻醉药使用，但具有成瘾性，因此应用受到限制。

（4）喹啉类衍生物：在蓝果树科植物喜树的树皮中发现的喜树碱（camptothecine），早期临床表明具有很好的抗肿瘤活性，主要是对于拓扑异构酶 I 的抑制，但该化合物具有很大的毒副作用，随后人们又从喜树中发现了一个新化合物 10-羟基喜树碱（10-hydroxycamptothecine），其毒副作用小，抗肿瘤活性优于喜树碱。因此，目前在临床上具有一定的应用。

（5）异喹啉类衍生物（isoquinoline）：异喹啉类生物碱是最大的一类生物碱，主要包括 1-苄基异喹啉型（1-benzylisoquinoline）、原小檗碱型（protoberberine）、阿朴芬型（aporphine）、吗啡烷型（morphine）等。

植物罂粟中含有大量的生物碱，其中罂粟碱（papaverine）、那可丁（narcotine）等均属于苄基异喹啉型，具有镇咳、解痉作用。中药乌头中的强心成分去甲乌药碱（higenamine）也是异喹啉类衍生物。

黄连中的代表性成分小檗碱（又名黄连素，berberine），小檗科和毛茛科的多种植物均含有异喹啉类衍生物，具有很好的抗菌、抗炎和抗阿米巴原虫的作用。中药延胡索中具有镇痛、镇静作用的四氢帕马丁（corydalis B，延胡索乙素），也均属于原小檗碱型异喹啉生物碱。

黄连素（berberine）　　　　延胡索乙素（corydalis B）

（6）吲哚类衍生物：吲哚类生物碱是指结构中含有吲哚环结构的一类生物碱，主要存在于萝芙木属、马钱属、长春花属植物及微生物中。毒扁豆种子中含有的乙酰胆碱酯酶抑制剂毒扁豆碱（physostigmine）；微生物麦角菌核中含有的麦角新碱（ergometrine）、麦角胺（ergotamine），还有抗肿瘤药物长春新碱（vincristine）等，均为吲哚类生物碱。

（7）萜类生物碱：指具有萜类化合物骨架的生物碱类化合物，其中二萜类生物碱最为常见。毛茛科植物乌头根中具有镇痛作用的乌头碱（aconitine），就属于二萜类生物碱；兰科植物金钗石斛干燥茎中的主要成分石斛碱（dendrobine）为倍半萜类生物碱。

2. 有机胺类　通常指氮原子不处于环状结构上的生物碱，中药麻黄中的麻黄碱（ephedrine）和伪麻黄碱（pseudoephedrine）。

（二）理化性质

大多数的生物碱为结晶固体，少数为粉末；有固定的熔点。一些含有酯键的小分子生物碱在常温下为液体，如烟碱（nicotine）、槟榔碱（arecoline）、毒藜碱（anabasine）。生物碱通常为无色或白色，多具苦味，自然界中的多为左旋，并可受溶剂的影响产生变旋现象。

生物碱通常易溶于甲醇、乙醇、丙酮、乙醚、苯，难溶于水，但由于多具有碱性，可以与有机酸或无机酸结合成盐而溶于水，但也有一些生物碱可以与硅钨酸、苦味酸成盐后，在水中析出沉淀，如盐酸小檗碱难溶于水。水溶性生物碱主要包括季铵碱和氮氧化物，如前面介绍的小檗碱属于季铵碱，因此易溶于水，而氧化苦参碱为氮氧化物同样也具有一定的水溶性。另外，有些生物碱结构中含有羧基、酚羟基或内酯环，使其多具有两性，可溶于酸液和碱液。因此，在提取、鉴别生物碱时要充分考虑其溶解性，来制订合理的试验方案。

（三）鉴别反应

（1）沉淀反应：生物碱最常用的鉴别反应为沉淀反应。沉淀反应是利用生物碱在酸性条件下，与某些沉淀剂反应生成弱酸性不溶性复盐或络合物沉淀。生物碱的沉淀剂最常用的有如下几种。

1）碘化铋钾试剂（Dragendoff 试剂，$BiI_3 \cdot KI$）：在酸性溶液中与生物碱反应生成橘红色沉淀。

2）碘-碘化钾试剂（Wagner 试剂，$I_2 \cdot KI$）：在酸性溶液中与生物碱反应生成棕红色沉淀。

3）碘化汞钾试剂（Mayer 试剂，$HgI_2 \cdot KI$）：在酸性溶液中与生物碱反应生成白色或黄白色沉淀。

4）硅钨酸试剂（Bertrand 试剂，$SiO_2 \cdot I_2WO_3$）：在酸性溶液中与生物碱反应生成灰白色沉淀。

5）磷钼酸试剂（Sonnenschein 试剂，$H_3PO_4 \cdot I_2MoO_3$）：在中性或酸性溶液中与生物碱反应生成鲜黄或棕黄色沉淀。

6）苦味酸试剂（Hager 试剂）：在中性溶液中与生物碱生成淡黄色沉淀。

7）氯化金试剂（$HAuCl_4$试剂）：在酸性溶液中与生物碱反应生成黄色晶形沉淀。

（2）显色反应：生物碱能与某些试剂生成特殊的颜色。常用的显色试剂有：矾酸铵-浓硫酸试液（Mandelin 试剂）、钼酸铵（钠）-浓硫酸试液（Frohde 试剂）、甲醛-浓硫酸试剂（Marquis 试剂）、浓硫酸、浓硝酸。例如，托品烷类生物碱可与浓硝酸反应：取供试品约 10mg，加发烟硝酸 5 滴，置于水浴上蒸干，得黄色残渣，放冷，加乙醇 2~3 滴润湿，加固体氢氧化钾一小粒，即呈深紫色。此外，大多数生物碱与 Mandelin 试剂反应，呈现不同的颜色，如阿托品呈红色、马钱子碱呈血红色、吗啡呈现棕色等。

九、萜　类

萜类（terpenoids）化合物是在自然界中分布广泛、种类繁多、骨架庞杂，且具有广泛生物活性的一类重要成分。其基本骨架为 n 个异戊二烯单元所组成（$n=1~8$）。根据结构中异戊二烯单元的数目可分为单萜（monoterpenoids）、倍半萜（sesquioterpe-noids）、二萜（diterpenoids）、二倍半萜（sesterterpenoids）、三萜（triterpenoids）、四萜（tetrater-penoids）等。

（一）结构与分类

1. 单萜　通常将两个异戊烯基单元构成的萜类化合物称为单萜。结构中含有 10 个碳原子，多具有挥发性，是植物挥发油（精油）的重要组成部分。其主要分布在唇形科（如薄荷、藿香）、菊科（如木香、白术）、伞形科（如茴香、当归）、芸香科（如花椒）、姜科（如生姜、姜黄等）。

几种常见的单萜类化合物如下所示。

（1）薄荷醇（menthol）：唇形科植物薄荷（*Mentha haplocalyx* Briq.）的干燥地上部分中含有大量的单萜类化合物。

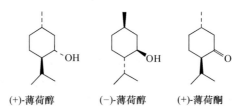

(+)-薄荷醇　　　　(−)-薄荷醇　　　　(+)-薄荷酮

（2）樟脑（camphor）：属于蒎烷型单萜，类似物还包括龙脑（borneol）、异龙脑（isoborneol）等。其是樟树中挥发油的主要成分，是医药生产的重要原料，主要作为强心剂和刺激剂使用。

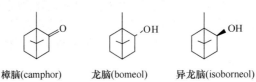

樟脑(camphor)　　龙脑(borneol)　　异龙脑(isoborneol)

2. 倍半萜（sesquiterpenoids） 是指骨架由 3 个异戊二烯单位构成、含 15 个碳原子的化合物类群。数量是萜类化合物中最多的一类，广泛分布于植物、微生物、昆虫、海洋生物中。具有控制植物生长、昆虫保幼激素、抗菌、驱虫、抗肿瘤等生理和药理作用，也是植物挥发油的重要组成成分。

几种常见的倍半萜类化合物如下所示。

（1）青蒿素（artemisinin）：属于过氧化物倍半萜，是从中药青蒿中分离到的抗恶性疟疾的有效成分，由于其在水及油中均难溶解，影响了其临床应用。为改善其溶解性，对其进行了结构修饰研究，并发现了抗疟效价高、速效的双氢青蒿素（dihydroqinghaosu）和蒿甲醚（artemether）等，成为目前在临床上广泛应用的药物。

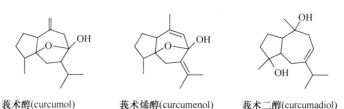

青蒿素(artemisinin)　　双氢青蒿素(dihydroqinghaosu)　　蒿甲醚(artemether)

（2）莪术醇（curcumol）：是中药莪术中的主要活性成分之一，此外，莪术烯醇（curcu-menol），莪术二醇（curcumadiol）等多种具有抗肿瘤活性的愈创木烷型倍半萜类化合物，临床上主要用于宫颈癌的治疗。

莪术醇(curcumol)　　莪术烯醇(curcumenol)　　莪术二醇(curcumadiol)

3. 二萜类（diterpenoids） 是指骨架由 4 个异戊二烯结构单位组成，含 20 个碳原子的一系列化合物。广泛分布于植物界，许多植物分泌的乳汁、树脂等均以二萜衍生物成分为主，目前在海洋生物中也发现大量的二萜类成分，如紫杉醇、穿心莲内酯、丹参酮、雷公藤内酯等均属于此类成分。几种常见的二萜类化合物如下所示。

（1）紫杉醇（taxol）：1997 年 Wani 等从红豆杉树皮中分离得到紫杉醇，发现其具有强大的抗肿瘤活性，属于具有紫杉烷骨架的二萜类成分。1992 年底，经美国 FDA 批准上市销售，用于治疗卵巢癌、乳腺癌和肺癌，颇受医药界重视，临床需求量极大。其在紫杉树皮中含量较高。

紫杉醇(taxol)

（2）丹参酮：中药丹参中也含有松香烷二萜类成分，如丹参酮ⅡA（tanshinone ⅡA）、丹参酮Ⅰ（tanshinone I）和隐丹参酮（cryptotanshinone）等，具有抗氧化、抗菌、抗肿瘤和心血管作用。

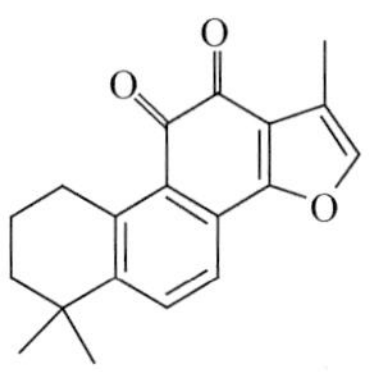

丹参酮ⅡA 丹参酮Ⅰ 隐丹参酮
(tanshinone ⅡA) (tanshinone Ⅰ) (cryptotanshinone)

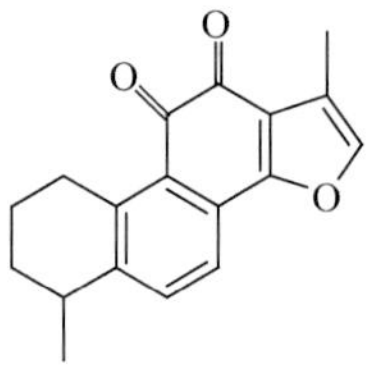

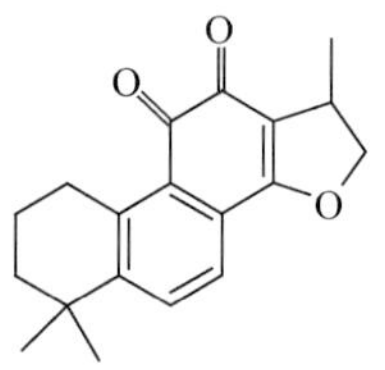

（3）穿心莲内酯:中药穿心莲中含有大量的半日花烷型二萜,如穿心莲内酯（androgapholide）、新穿心莲内酯（neoandrographolide）、脱水穿心莲内酯（dehydroandrographolide）和去氧穿心莲内酯（deoxyandrographolide）等。它们具有抗菌、抗炎、抗肿瘤等药理活性。目前穿心莲内酯及其合成衍生物在临床上已广泛地应用于治疗急性菌痢、胃肠炎、咽喉炎、感冒发热等。

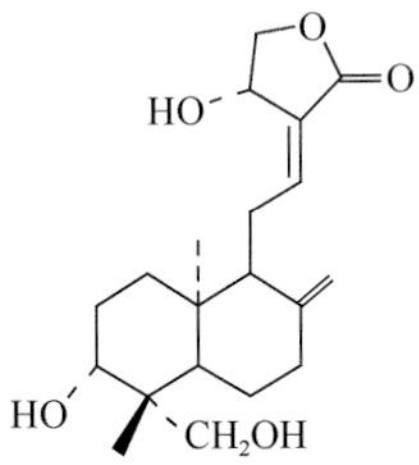

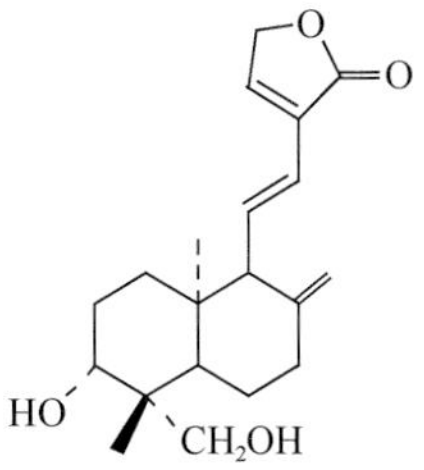

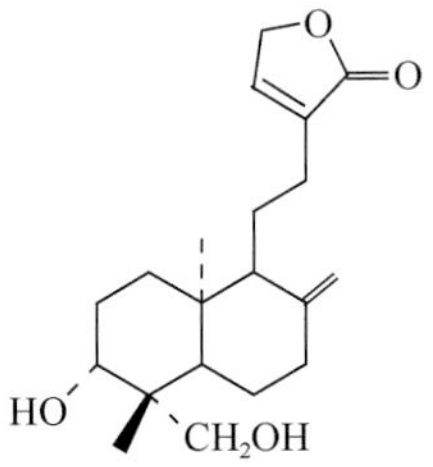

穿心莲内酯 脱水穿心莲内酯 去氧穿心莲内酯 新穿心莲内酯
(andrographolide) (dehrdroandrographolide) (deoxyandrographolidee) (neoandrographoli)

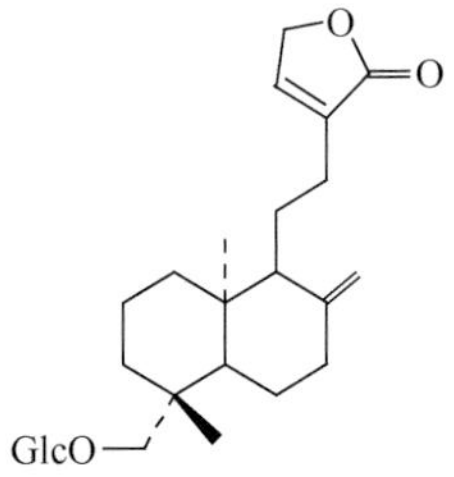

（4）银杏内酯（ginkgolide）:银杏除含有黄酮类成分外,还含有一类结构特殊的二萜类化合物,如银杏内酯A（ginkgolide A）、银杏内酯B（ginkgolide B）等。此类成分具有抗血小板凝聚、抗老年痴呆等药理活性。

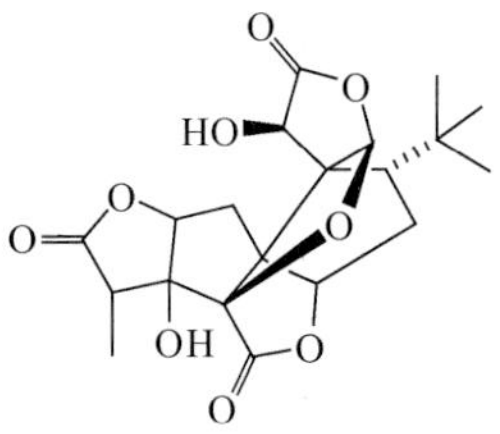

银杏内酯A(ginkgolide A) 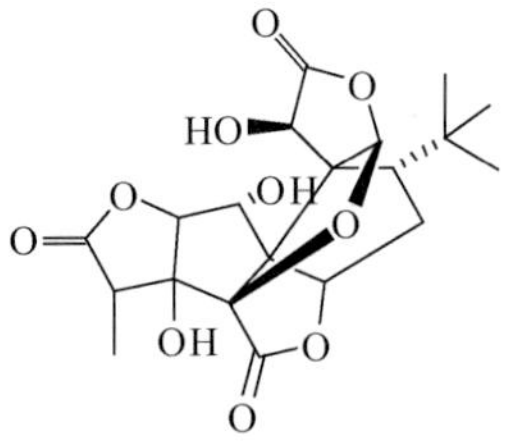 银杏内酯B(ginkgolide B)

（二）理化性质

单萜和倍半萜多为具有挥发性的油状液体,而二萜和二倍半萜多为结晶性固体。结构中往往含有多个手性碳,具有光学活性,对于酸碱、高温较敏感,易发生异构化反应。另外,萜类成分亲脂性强,易溶于极性小的有机溶剂。萜类成苷后水溶性增加,易溶于甲醇、乙醇等溶剂。

（三）鉴别反应

（1）双键加成反应:含有双键的萜类化合物可与 Tilden 试剂（亚硝基酰氯）发生加成反应,产物通常为蓝色-绿色,可以用于鉴别不饱和萜类成分。

（2）羰基加成反应:含有羰基的萜类成分可以与亚硫酸氢钠发生加成反应,生产结晶性产物,加酸或加碱后可使其分解。

此外,吉拉德试剂（Girard）是一类连有季铵基团的酰肼,常用的 Girard P 和 Girard T 试剂,可与含有羰基的萜类化合物反应,生成亲水性产物,但在酸性条件下,生成的产物又可以被还原成原始的萜类成分。

十、环烯醚萜苷类

（一）结构与分类

环烯醚萜（iridoids）为臭蚁二醛（iridodial）的缩醛衍生物。从化学结构看，环烯醚萜又是含有环戊结构单元且具有一定特殊性质的环状单萜衍生物，该类化合物包括取代环戊烷环烯醚萜（iridoid）和环戊烷开裂的裂环环烯醚萜（secoiridoid）两种基本碳架。

环烯醚萜骨架　　　　裂环环烯醚萜骨架

环烯醚萜及其苷在植物界分布较广，以双子叶植物，尤其是玄参科、唇形科、茜草科和龙胆科等植物中较为常见。

（二）理化性质

（1）环烯醚萜苷和裂环环烯醚萜苷大多数为白色结晶体或粉末，多具有旋光性，味苦。

（2）环烯醚萜苷类易溶于水和甲醇，可溶于乙醇、丙酮和正丁醇，难溶于氯仿、乙醚和苯等亲脂性有机溶剂。

（三）鉴别方法

（1）环烯醚萜苷易被水解，生成的苷元为半缩醛结构，其化学性质活泼，容易进一步聚合，从而难以得到结晶性苷元。苷元遇酸、碱、羟基化合物和氨基酸等都能变色。例如，游离的苷元，遇到氨基酸类加热，即显深红色至深蓝色，最后生成蓝色沉淀，与皮肤接触，也能使皮肤染成蓝色。中药玄参、地黄等炮制后变黑，也是由于这类成分起作用。玄参中含有玄参苷（harpagoside），地黄中含有梓醇（catalpol）等，在共存的酶的作用下，水解成苷元，苷元发生聚合而成黑色。

（2）苷元溶于冰醋酸溶液中，加少量铜离子，加热显蓝色。

十一、挥 发 油

挥发油（volatileoil）又称精油（essential oil），是一类常温下能挥发，可随水蒸气蒸馏的油状液体的总称。挥发油类成分主要存在于种子植物，尤其是芳香植物中，如菊科植物苍术、白术、泽兰、木香，芸香科植物芸香、降香、花椒、佛手等，伞形科植物前胡、防风、川芎、白芷、当归、羌活、独活等，唇形科植物薄荷，姜科植物郁金、姜黄、莪术，木兰科植物五味子等。其主要存在于腺毛、油室、油细胞及油管中。

（一）结构与分类

通常挥发油的组成比较的复杂，主要包括萜类、芳香族化合物、脂肪族化合物及一些含有杂原子的小分子化合物。

1. 萜类化合物　　主要是单萜、倍半萜和它们的含氧衍生物，而且含氧衍生物多半是生物活性较强或具有芳香气味的主要成分，如薄荷油含薄荷醇（menthol）8%左右。

2. 芳香族化合物　　如桂皮醛（cinnamaldehyde）存在于桂皮油中，茴香醚（anethole）为八角茴香油及茴香油中的主要成分。

3. 脂肪族化合物　　如甲基正壬酮（methyl nonylketone）在鱼腥草、黄柏果实及芸香挥发油中存在。

(二) 理化性质

①在常温下大多为无色或微带淡黄色,也有少数具有其他颜色;②挥发油大多数具有香气或特异气味,有辛辣烧灼的感觉;③不溶于水,而易溶于各种有机溶剂;④挥发油几乎均有光学活性且具有强的折光性,折光率为 1.43~1.61;⑤与空气及光线接触,常会逐渐氧化变质失去香味,因此应储存于棕色瓶内,装满、密塞,并在阴凉处低温保存。

十二、其他成分

(一) 鞣质

1. 结构与分类　鞣质(tannin)为没食子酸(或其聚合物)的多元醇酯和黄烷醇及其衍生物的聚合物组成的多元酚。广泛存在于生药中,结构中的多元酚不稳定,容易变色,产生沉淀使得中药制剂质量下降,常被作为无效成分除去,主要包括没食子酸鞣质(gallotannin)和原花色素(proanthocyanidin)。没食子酸鞣质是指葡萄糖(或多元醇)与几个没食子酸缩合形成的化合物。

2. 理化性质　①大多为无定形粉末,相对分子质量为 500~3000,由于结构中含有较多的酚羟基,很容易氧化变色,通常为棕黄色或褐色;②可溶于水、丙酮、乙醇等溶剂,不溶于弱极性的溶剂如氯仿、乙醚等,并有弱酸性;③具有还原性,极易氧化,可与重铬酸钾、高锰酸钾、钨钼酸等发生氧化还原反应,并产生颜色变化,可作为鞣质的定量检测方法;④可以与蛋白质反应形成沉淀,如有些含有鞣质的植物果实,可使人感觉到涩味,其原因是鞣质可与口腔唾液蛋白结合形成沉淀。另外结构中的邻二羟基可以与金属离子(Ca^{2+},Mn^{2+},Cu^{2+}等)络合形成沉淀,用于鞣质的分离、提取。

3. 鞣质的生物活性　鞣质在很多生药中均有存在,往往被认为是无效成分被除去,但近年来发现不少生药中的鞣质类成分具有良好的药理活性。①抗病毒作用:近年来发现一些鞣质类成分具有一定的抗艾滋病活性,如仙鹤草素在 10μg/ml 以下的剂量,就具有很强的抗 HIV 生长作用,其抑制活性主要与其对 RNA 逆转录酶的抑制、阻止病毒黏附细胞有关。②抗心血管疾病:鞣质的抗心血管疾病的作用主要与其抗氧化、清除自由基作用有关,如葡萄籽中的鞣质类成分有很强的抗氧化作用。③抗肿瘤作用:鞣质抗肿瘤的作用机制,主要表现在抗突变、抑制增殖、拓扑异构酶的抑制作用等,如鞣花酸鞣质可强烈抑制肿瘤诱导剂的诱变作用。此外,茶叶中的茶多酚类成分也具有显著的抗诱变作用。④解毒作用:鞣质可以对多种毒素产生抑制,可以与重金属、蛇毒等结合形成沉淀,减少机体的吸收,从而起到有效的解毒作用。

(二) 二苯乙烯类

二苯乙烯类(stilbenes)主要分布于葡萄科、豆科、大戟科、百合科,如白藜芦醇(resveratrol)、白皮杉醇(piceatannol)等均属于二苯乙烯类化合物。中药虎杖中含有大量的二苯乙烯类成分,其中虎杖苷(polygonin)具有很强的保肝、抗血小板凝聚等药理活性。此外,著名中药何首乌中的一类主要成分也为二苯乙烯苷类,以 2,3,5,4′-四羟基二苯乙烯-2-O-β-D-葡萄糖苷的含量最高,大于 1%。

白藜芦醇(resveratrol)

(三) 含硫化合物

天然产物中含硫的化合物极为少见,主要分布在一些具有特殊气味的植物中如大蒜、葱、芥子等,大蒜在加工过程中产生的蒜氨酸(alliin)、蒜辣素(allicin),为大蒜中主要的抗菌成分,其结构中含有硫丙基半胱氨酸亚砜的结构。中药白芥种子中的白芥子苷(sinalbin)也为含硫化合物。

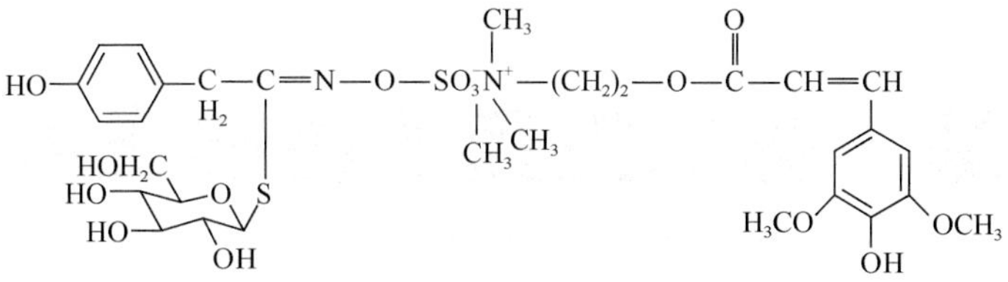

白芥子苷(sinalbin)

（四）氰基化合物

氰基化合物在自然界中常以苷的形式存在。此类成分往往水解后会产生氢氰酸,具有一定的毒性。例如,中药苦杏仁中的苦杏仁苷(amygdalin),以及中药垂盆草中的垂盆草苷(sarmentosin)均为氰苷类成分。

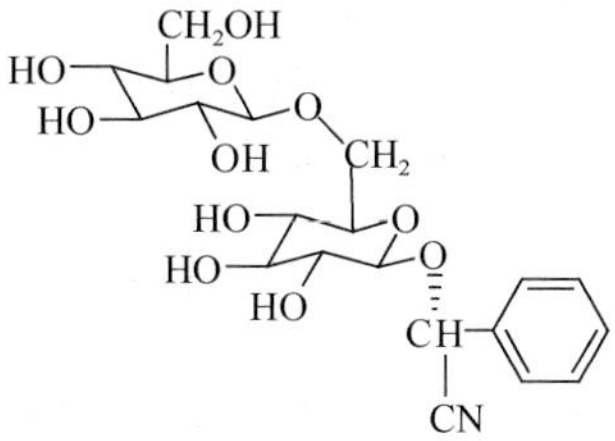

苦杏仁苷(amygdalin)

第三章　影响生药质量的主要因素

影响生药质量的因素有人为因素和自然因素。自然因素包括来源、自身遗传与变异、生长环境等;人为因素包括种植、采收、加工、炮制、运输、储藏等方面。现重点介绍几种影响生药质量的因素。

第一节　来　　源

要把握生药质量,首先要正本清源。生药的来源包括药用植(动)物种和药用部位。来源于《中国药典》收载的药用(动)植物生药为正品,其余的为代用品、混淆品或伪品。为保证生药质量,生药中不得掺入非《中国药典》规定的植(动)物部位。

一、种质对生药质量的影响

种质是影响生药质量的内因,正确鉴定生药基源,确定物种是至关重要的。生药有效成分多来源于次生代谢产物,不同种类的植(动)物由于遗传特性的不同,合成与积累次生代谢产物的种类及量可能存在着很大差异。

生药的同名异物、同物异名现象普遍存在,严重影响生药的质量。例如,《中国药典》收载的防己应为防己科植物粉防己 *Stephania tetrandra* S. Moore 的干燥根。市售防己却多达 10 余种,有粉防己、木防己 *Cocculus orbiculatus* (L.) DC. 、广防己 *Aristolochia fangchi* Y. C. Wu ex L. D. Chow et S. M. Hwang 等,分属防己科和马兜铃科,其中粉防己含有肌肉松弛成分,可作“汉肌松”的原料;而广防己含马兜铃酸,具有肾毒性,如果误用就有可能导致中毒。

据统计,2015 年版《中国药典》收载的 618 种中药材中多基源生药有 149 种,占收载总数的 24%。有些来源于不同基源植物的生药,质量差异较大。例如,2015 年版《中国药典》收载的柴胡来源于伞形科植物柴胡 *Bupleurum chinense* DC. 或狭叶柴胡 *Bupleurm scorzonerifolium* Willd. 的干燥根。高效液相色谱法对样品中柴胡皂苷 a、c、d(saikosaponin a,c,d) 的含量测定结果表明,19 个产地的柴胡中柴胡皂苷 a、c、d 之和为 0.62% ~ 3.04%,两个产地的狭叶柴胡中柴胡皂苷 a、c、d 之和为 0.86% ~ 0.91%。

物种的变异会影响到生药品质。药用植物经长期栽培,植株的遗传特性可能会发生一定程度的变异,形成不同的类型,其次生代谢产物可能有差异。例如,红花(*Carthamus tinctorius* L.)是菊科 1~2 年生草本植物,栽培与用药历史悠久,由于长期的自然和人工选择,形成了适合不同气候条件栽培的人工居群或品种。有含量测定的实验结果表明,不同红花品种间总黄酮及芦丁、山奈酚-3-*O*-芸香糖苷的含量存在显著差异,总黄酮含量为 1.62% ~ 7.82%,其中以合肥红花、亳州红花、鱼台红花含量较高;山奈酚-3-*O*-芸香糖苷的含量为 0.085% ~ 0.895%,其中以合肥红花、亳州红花、鱼台红花含量较高。在新疆、山西同一年份种植时,不同品种间含量存在显著差别,而同一品种总黄酮含量及芦丁、山奈酚-3-*O*-芸香糖苷的含量虽有变化但小于品种间的差异。

植物化学成分种内变异,即种内次生代谢产物的多型性现象,称为化学宗(chemical races 或 chemodemes)、化学变种(chemovarietas)或化学型(chemotypes),是影响生药质量的一个重要因素。例如,蛇床子 *Cnidium monnieri*(L.)Cuss. 种内香豆素成分的变化与其地理分布具有相关性,蛇床子可分为 3 个化学型：类型Ⅰ以蛇床子素和线型呋喃香豆素为主要成分，分布于福建、浙江、江苏等亚热带常绿阔叶林区域；类型Ⅱ以角型呋喃香豆素为主要成分，分布于辽宁、黑龙江、内蒙古等温带针阔叶混交林区域；类型Ⅲ以蛇床子素、线型和角型呋喃香豆素同时存在，属于混合的过渡类群，分布于河南、河北、山西等暖温带落叶阔叶林区域的过渡地带。过渡类群样品的香豆素成分变化还表现为量和质的变化，即从南到北，蛇床子素的含量逐渐降低直至检测不出，而角型呋喃香豆素则从无到有且含量逐渐升高，同时形成过渡交叉类型。再如，对国产野生薄荷 *Mentha haplocalyx* Briq. 居群样品的挥发油成分分析结果，将其归为 6 个化学型，即薄荷酮-胡薄荷酮型（menthone-pulegone type）、胡椒酮型（piperitone type）、氧化胡椒酮-氧化胡椒烯酮型（piperitoneoxide-piperitenoneoxide type）、芳樟醇-氧化胡椒酮型（linalool-piperitoneoxide type）、香芹酮型（carvone type）和薄荷醇-乙酸薄荷酯型（menthol-menthylacetate type）。

二、药用部位对生药质量的影响

药用植物不同器官与组织，表现出对有效成分不同的积累规律，从而导致有效成分在植株不同部位存在很大差异。

有些药用植物不同的器官或组织中有效成分的分布差异较大。例如，细辛来源于马兜铃科植物北细辛 *Asarum heterotropoides* Fr. Schmidt var. *mandshuricum*（Maxim.）Kitag.、汉城细辛 *Asarum sieboldii* Miq. var. *seoulense* Nakai 或华细辛 *Asarum sieboldii* Miq.，研究表明细辛的地上部分含有一定量的马兜铃酸，而根和根茎中马兜铃酸类成分极微或几乎检测不到，因此，2005 年版《中国药典》将细辛的药用部位从全草调整为根及根茎，确保细辛的用药安全。用高效液相色谱法测定贯叶金丝桃（*Hypericum perforatum* L.）根、茎、叶、花、果实中金丝桃素的含量，结果表明花中含量最高，茎中含量甚微，因此，药材采收在夏、秋两季开花时采割地上部分。

麻黄与麻黄根虽然同出一种植物，但两者功效相反，早在《本草纲目》述"麻黄发汗之气，驷不能御，而根节止汗"。麻黄主要含有生物碱，即麻黄碱，具有发汗、平喘、利尿、抗炎、解热抗病毒、兴奋中枢神经系统及升高血压作用；而麻黄根含有降压作用的麻黄根碱 A、B、C（ephedradine A，B，C）。

第二节 产 地

产地的影响包括生态环境、产区历史等。不同生长环境形成了生药产区生态适宜性。产地的环境包括空气、土壤、灌溉水、动物饮用水等应符合国家相应标准。不同的植物要求的生态环境也各不相同，有的以光或温度为主导因子，有的以土壤肥力为主导因子，这些生态因子随着地理区域的不同会发生改变，而且这些生态因子通常是综合起作用的，它们的时空变化对药用植（动）物产生不同的效应，影响生药的质量。

一、环境因素的影响

（一）光照

在诸多环境因素中，太阳辐射是药用植物生产决定性的因素。光照时间、光照强度等影响各种化学成分在植物体内积累。例如，颠茄露天栽培，阿托品含量为 0.703%，而荫蔽条件下栽培，含量为 0.38%。穿心莲原产热带雨林区，其总内酯含量与温度、日照条件有关，在北京全日照条件下，蕾期时叶穿心莲内酯总含量较遮荫条件下高 10%～20%。含挥发油植物如薄荷等栽培到阳光充足的地方，叶的腺毛密度增加，挥发油含量提高，而栽培在阴处的薄荷含薄荷脑较多，薄荷酮较少。

（二）温度

温度是药用植物生活的重要条件之一，温度的改变能影响植物体内酶的活性和生化反应速度，从而影响植物的生长发育和有效成分的形成。各种植物对温度的改变反应并不一致，但在一定的范围内，气温的升高对多数植物的生长发育及活性成分积累有利。颠茄、秋水仙、欧乌头、紫花洋地黄和欧薄荷等植物有效成分含量都与年平均温度成正相关性。毒芹在苏格兰并不产生毒性的毒芹碱；欧乌头的根在寒冷气候条件栽培可渐变为无毒的，而生长在温暖的地中海地区就变为有毒的。

（三）降水量

降水量的多少对植物活性成分的形成和积累有影响。例如，欧莨菪 Scopolia carniolica Jacq. 在高加索地区含阿托品达 1%，而栽培在瑞典的只含 0.3% ~ 0.5%；颠茄叶中生物碱在克里米亚可达 1.29%，而在圣彼得堡为 0.41% ~ 0.6%；曼陀罗在原苏联的萨拉托夫叶中生物碱含量约 0.4%，而在圣彼得堡只含 0.28%；罂粟在中亚西亚旱地上栽培能产生数量多、品质好的生物碱。同一地区不同年份的洋地黄叶中苷的积累变化，很大程度上与降水量有关。一些植物，如缬草根和芫荽果实中的挥发油，白芥子中的脂肪油和白芥子苷（sinalbin）都随雨量的增加而增加，而欧薄荷的挥发油含量则在中等雨量时最高。

（四）土壤

土壤的性质、pH 对植物的分布和生长都有一定的影响，甘草是钙质土壤的指示植物，它的分布基本上限于北纬 40° 的平行线两侧，东起我国的东北、内蒙古，西至地中海沿岸。各种土壤环境生长的野生乌拉尔甘草的甘草酸含量依次为栗钙土＞棕钙土＞风沙土＞盐碱化草甸土＞次生盐碱化草甸土＞碳酸盐黑钙土。土壤中氮元素增加常可提高茄科植物生物碱的积累，氨态的氮肥施用能促进颠茄生物碱的合成，而施用碳酸铵则可使生物碱积累获得最大效益。土壤的湿度对药用植物活性成分的积累也有显著影响。栽培在沼泽地的缬草挥发油含量较干地的少，甚至完全不能产生挥发油。植物体内微量元素也是植物生活中所必需的，某些微量元素在植物体内的积累除与土壤中这种元素的有无有关外，与土壤的湿度也有关。例如，植物体内铜的含量可随土壤的湿度增加而减少，灌水中含氧量的增加也可增加植物体内铜的含量。

二、中药材的道地性

我国幅员辽阔，地理气候条件复杂多样，因而也出现了大量的与产地相联系的道地药材。如甘肃的当归、青海的大黄、宁夏的枸杞、云南的三七、四川的黄连、广东的春砂仁、河南的怀地黄、浙江的元胡和东北的人参等。道地药材（Dao-di Herbs；famous-region drugs）指经过临床长期应用优选出来的，在特定地域，通过特定生产过程所产的，较在其他地区所产的同种药材品质佳、疗效好，具有较高知名度的药材，是在一定的地域内形成的，具有明显的地理性。其实质之一为同种异地，其品质和疗效要优于其他产地的药材，这种差异是由物种本身所具有的遗传特征和环境因素共同作用的结果。所以，从生物学意义上讲，"道地"的形成是基因与环境之间相互作用的产物，主要依赖于其优良的物种遗传基因，特定的自然生态环境。遗传基因为内在因素，自然生态环境为外在因素。这里的"特定"不是由研究者根据研究目的方便划定的，而是由一定的土壤、光照、温度、湿度等环境因素所决定的，有着比较稳定的边界，药用植物对这个特定环境长期适应而产生某些获得性遗传的种内变异，形成一个比较稳定的"地方居群"，从而形成质优的道地药材，这一特定地区则被称为道地产区或道地产地。

道地药材的形成与我国传统中医药理论亦有密切关系，包含着我国历代医药学家的智慧和临床实践经验。例如，生药菊花，始载于《神农本草经》，列为上品。随着对菊花认知的不断深入，至《本草纲目》中已录有百余种。因产地和加工方式及中医临床应用的原因，目前菊花道地品种主要有亳菊、杭菊、贡菊、滁菊等。道地药材命名通常在药名前冠以地名,如川贝母、关黄柏、浙玄参等。少数道地药材名前为该药材传统的或主要的集散地或进口地,而不是指产地,如藏红花(即西红花)是指番红花最初经由西藏传入我国,广木香是指由广东进口而来。

依据道地药材的地理分布,通常主要分为关药、北药、怀药、江南药、川药、云药、贵药、广药、西药。北药通常指华北、西北地区和内蒙古地区所出产的优质药材,亦有将东北地区产的药材划分到北药范围。例如,著名的"四大北药":潞党参、北(西)大黄、北黄芪、岷当归。怀药泛指河南境内所产的优质药材。河南地处中原,怀药分南北两大产区,著名的"四大怀药"为怀地黄、怀山药、怀牛膝、怀菊花。浙药亦称杭药、温药,包括浙江及沿海大陆架所产的优质药材,著名的"浙八味"为白术(於术)、杭白芍、浙玄参、延胡索、杭菊花、杭麦冬、温郁金(山茱萸)、浙贝。著名浙药还有温厚朴、天台乌药、杭白芷等。广药又称"南药",系指广东、广西南部及海南、台湾等地产的优质药材,著名的"四大南药"为槟榔、阳春砂、巴戟天、益智。

第三节　采　收

野生、家种、家养植(动)物生药的合理采收、加工与储存,对保证生药质量、保护和扩大药源及生药资源的可持续利用等方面具有重要意义。生药的合理采收,与药用植(动)物的种类、药用部分、采收季节密切相关。药用植物有效成分在其体内的积累与个体的生长发育、居群的遗传变异、生长的环境因素等密切相关。因此,合理的采收应视品种、入药部位的不同,把有效成分的积累动态与药用部分的产量变化结合起来考虑,以药材质量的最优化和产量的最大化为原则,确定最佳采收期。只有这样,才能获得高产、优质的生药。

一、采收期的确定

生药的合理采收,最重要的是确定最佳采收期,即有效成分的含量高而药用部分产量也相对较高的时期。采收期直接影响到生药的产量和质量,因而采收期因生药具体情况而不同。

1. 采收期与生药质量　质量是指药用部分的品质符合药用要求,药材的生育期不同,有效成分的含量也不同。定期采挖药用部分,测定主要成分或有效成分的动态变化,可了解采收期与生药质量的关系,如黄连中小檗碱含量大幅度增加的趋势一直延续到第6年,而一年中又以7月份含量最高,因而黄连的最佳采收期是第6年的7月份。

2. 采收期与生药产量　产量是指单位面积内药用部分的重量。定期采挖药用部分,测定其生物学重量和干重,了解不同生育期物质积累的动态变化,从而获得药用部分重量的迅速增长期与产量高峰期。

3. 采收期的确定　有效成分的积累动态与药用部分产量的关系因植物基原而异,必须根据具体情况加以研究,以确定最佳采收期。常见的有下述情况:①有效成分含量有显著的高峰期,而药用部分产量变化不显著,则含量高峰期即为最佳采收期;②有效成分含量高峰期与药用部分产量高峰期不一致时,则取有效成分的总含量最大值为最佳采收期。

$$有效成分的总量=药用部位单产量×有效成分百分含量$$

二、一般采收原则

目前很多生药有效成分尚不明确,因此,利用传统的采药经验及根据各种药用部分的生长特点,分别掌握合理的采收季节是十分必要的,一般而言有如下采收原则。

1. 根及根茎类　一般宜在植物生长停止,花叶萎谢的休眠期,或在春季发芽前采集,如大黄、党参等。但也有例外,如柴胡、明党参在春天采收较好,人参、太子参则夏季采收较好。对野生植物而言,地上部分完全枯萎后,不易寻找,故多在花叶尚存时采收。

2. 叶类及全草类 应在植物生长最旺盛,花前期或盛花期采收。但有些叶类生药如桑叶宜在霜后采收,枇杷叶须落地后收集。

3. 皮类 树皮多在春夏之交采收,易剥离,伤口容易愈合。根皮多在秋季采收。有些树种生长周期长,有效成分含量低,大量环剥的树皮会造成树体死亡,故应注意资源的保护和再生。

4. 花类 一般在花开放时采收。有些则于花蕾期采收,如槐米、金银花、丁香等。但除虫菊宜在花蕾半开放时采收,红花则在花冠由黄变橙红时采收。

5. 果实和种子类 多在已成熟和将成熟时采收。少数用未成熟的幼果,如枳实。有的在成熟经霜后采收,如山茱萸。种子应在完全成熟后采收。

6. 菌、藻、孢粉类 采收情况不一,如麦角在寄主(黑麦等)收割前采收,茯苓在立秋后采收较好,马勃在子实体刚成熟时采收等。

7. 动物类 其采收因种类不同而异。有翅昆虫在清晨露水未干时捕捉,以卵鞘入药的,如桑螵蛸,则在虫卵孵化成虫之前采收,以成虫入药的,需在活动期捕捉。两栖动物如蛤士蟆,则宜在"冬眠期"时捕捉。鹿茸需在清明后角化前采收。

三、采 收 方 法

生药的药用部分不同,采收方法不同。采收方法的正确与否,直接影响到药材的产量与质量。常见的有以下几种采收方法。

1. 采摘 适用于果实、种子及部分花类生药。药材成熟期不一致时可分批采摘,如辛夷花、连翘、栀子等。采摘时不要损伤到未成熟药材,以免影响其继续生长。

2. 收割 适用于全草与花类的生药。选晴天割地上部分,或割取花序或果穗,再晒干或阴干。

3. 采挖 适用于根与根茎类生药。采挖时土壤不宜过湿、过干,要找准位置,避免挖伤。因采挖致使药材受损,将降低药材的质量。

4. 击落 适用于高大的木本或藤本植物的果实、种子类生药。例如,枳实、枳壳,以器械或木棒打击树干、树枝,然后收集落下的生药。在击落时在地下可垫上草席或席子,以减轻药材摔伤。

5. 剥皮 适用于树皮和根皮类药材。树干剥皮常采用环剥方法:按规定长度环切树皮(但环切不宜超过圆周的一半),再从一端垂直纵切至另一端,用刀从纵切口处左右轻拨动,使树皮与木质部分离,即可剥下树皮。环剥要选择气温较高、无降雨的天气,不要损伤木质部,如杜仲、黄柏皮等。根皮的剥离方法与树干剥皮方法相同,也可采用木棒轻轻捶打根部,使根皮与木质部分离,然后抽去或剔除木质部,如远志、牡丹皮、五加皮等。

四、采收中注意事项

1. 扩大药用部分 采收时应注意扩大药用部分,如杜仲为乔木,药用主要为树皮部分,但通过对树皮、树枝、叶及种子中化学成分的分析,其枝、叶中也含有与树皮相似成分,故可代杜仲皮入药。同一植物体有多个部分入药时要兼顾各自的适宜采收期,如菘蓝在夏、秋采收叶,作大青叶用,同时注意冬季采挖其根,做板蓝根,故在采收时要注意适时适度,以免影响其根的生长和质量。动物类药材中,类似的还有以僵蛹代僵蚕等情况。

2. 保护野生药源

(1)计划采药:不要积压浪费,有些中草药久存易失效,如铃兰。

(2)合理采收:只用地上部分要留根,一般要采大留小,采密留稀,合理轮采。动物药材如以锯茸代砍茸、活麝取香等。

(3)封山育药:有条件的地方,在查清当地药源和实际需要之后,把所属山地分区轮采,实行封山育药。

第四节 产 地 加 工

一、产地加工的目的与任务

（一）产地加工的目的

凡在产地对药材进行初步处理如清洗、修整、干燥等，称之为"产地加工"（processing in producing area）或称"初加工"。产地加工是将药用植物经过干燥等措施，使之成为"药材"。目的是为了保持有效成分的含量，保证药材的品质，达到医疗用药的要求，并且便于包装、运输和储藏。总体上都要达到色泽好、体形完整、含水量适度、香气散失少、不变味、有效物质破坏少的目的。

（二）产地加工的任务

1. 纯净药材　去除非药用部分、杂质、泥沙等。
2. 保证用药安全　降低或消除药材的刺激性及毒副作用。
3. 保证疗效　初处理后，药材的有效成分稳定不受破坏，符合标准。
4. 包装成件　利于储藏运输，到达目的地后便于炮制加工。

二、产地加工的方法

（一）拣、洗

除去杂草、泥沙及非入药的部分。根据不同品种的要求，根及根茎类药材要取出残基、叶鞘和叶柄和须根，如川芎、贯众。同时药材需趁鲜水洗，再行加工处理。具有芳香气味的生药一般不用水淘洗，生地等药材洗则变质，也不可水洗。

（二）切

一些根茎类药材，如丹参、白芷、前胡、牛膝、射干、虎杖、商陆、葛根、玄参等，应趁鲜切成片、块或段，再行干燥。不易干透的果实类药材如宣木瓜、枳壳、佛手等，应先切开后再干燥。皮类药材如杜仲、厚朴、肉桂等，也应采后趁鲜切成块、片或卷成筒，再行干燥。切片能缩小体积，便于运输和炮制。具有挥发性成分或有效成分易氧化的药材，不宜切成薄片干燥，以免降低药材质量，如当归、川芎等。

（三）蒸、煮、烫

某些含淀粉、糖质及黏液质较多的药材不易干燥，有的同时含有使自身某些成分分解或转化的酶，需经蒸、煮、烫处理，则易干燥。蒸是将药材盛于笼屉中置沸水锅上加热，利用蒸汽进行热处理。煮和烫是将药材置于沸水中煮熟的热处理。有的药材需要煮如白芍、明党参，有的需要蒸如天麻、红参等，有的药材需要烫如太子参。蒸煮或浸烫时应注意掌握火候、水温和时间，以刚熟透为度，蒸烫过度会使药材软烂，有损质量。

（四）发汗

鲜药材加热或半干燥后，停止加温，再密闭堆积使之发热，使其内部水分向外蒸发，变软、变色、增加香味或减少刺激性，有利于干燥。当堆内空气含水气达到饱和，遇堆外低温，水气就凝结成水珠附于药材的表面，如人出汗，故习称这一加工过程为发汗。发汗是药材产地加工中常用的、独特的工艺，它能有效地使药材内外干燥一致，加快干燥速度，并能使某些挥发油渗出，化学成分产生变化，药材干燥后更显得油润、光泽，或香气更浓烈，如厚朴、玄参、杜仲、续断、茯苓等必须通过发汗，才能具有特殊色泽。

（五）揉、搓

有些药材在干燥过程中易导致皮肉分离或空松，故在干燥时揉搓，使皮、肉紧贴并达到油润、饱满、柔软的目的,如玉竹、党参等。

（六）干燥

干燥是产地加工的重要环节,除鲜用药材外,大部分要进行干燥,以保证生药质量。

1. 干燥目的　及时除去新鲜药材中的大量水分,避免发霉、虫蛀及有效成分的分解与破坏,保证药材质量,利于储藏、运输。理想的方法要求干燥时间短,使干燥的温度不致破坏药材成分,并能保持原有的色泽和气味。

干燥温度常因所含成分不同而异。一般含苷类和含生物碱类生药的干燥温度为 50～60℃,这样可抑制所含酶的作用而避免成分的分解;含维生素 C 的多汁果实可用 70～90℃迅速干燥,不能立即干燥时可进行冷藏;含挥发油的生药一般宜在 35℃以下,避免挥发油散失。

2. 干燥方法　包括晒干法、阴干法和烘干法。晒干法是利用日光直接晒干,适用于肉质根类。含挥发油类的生药及外表色泽或所含有效成分受日晒易变色、变质、开裂的生药均不宜采用晒干法。阴干法是将生药置于通风室内或屋檐下阴处,使水分自然散发,主要用于芳香性花类、叶类、草类生药。烘干法可不受天气的限制,烘干温度需慢慢升高,以防新鲜生药遇高热淀粉粒发生糊化。不适于上述方法干燥的生药,可用石灰干燥器进行干燥,此法也适用于易变色的生药。

3. 干燥新技术

（1）远红外干燥:原理是电能转变为远红外线辐射出去,被干燥物体的分子吸收后产生共振,引起分子、原子的振动和转动,导致物体变热,经过热扩散、蒸发现象或化学变化,最终达到干燥目的。近年来远红外线用于药材、饮片及中成药的干燥,与日晒、火力热烘或电烘烤等法比较,具有干燥速度快、脱水率高、加热均匀及对细菌、虫卵等有杀灭作用的优点。

（2）微波干燥:一种感应加热和介质加热,药材中的水和脂肪等不同程度地吸收微波能量,并把它转变成热能,具有干燥速度快、加热均匀、产品质量高等优点。

第五节　包装、储藏、运输

生药在包装、储存保管及运输中,因受环境的影响,常会发生霉烂、虫蛀、变色和泛油等现象,导致生药变质,影响和失去疗效。因此在生药生产过程中应规范生产管理。

一、包　　装

1. 药材包装前　应检查并清除劣质品及异物。质量检验部门应对每批药材,按中药材国家标准或经审核批准的中药材标准进行检验。检验项目应至少包括药材性状与鉴别、杂质、水分、灰分与酸不溶性灰分、浸出物、指标性成分或有效成分含量。农药残留量、重金属及微生物限度均应符合国家标准和有关规定。

2. 包装　应按标准操作规程操作,并有批包装记录,其内容应包括品名、规格、产地、批号、重量、包装工号、包装日期等。

3. 包装材料　所使用的包装材料应是清洁、干燥、无污染、无破损,并符合药材质量要求。

4. 包装说明　在每件药材包装上,应注明品名、规格、产地、批号、包装日期、生产单位,并附有质量合格的标志。另外,易破碎的药材,应使用坚固的箱盒包装;毒性、麻醉性、贵细药材,应使用特殊包装,并应贴上相应的标记。

二、储　　藏

生药的储藏是生药流通使用中的一个重要环节,是保证生药质量必不可少的重要组成部分。生药资源丰富、品种繁多、特性各异,其仓储养护具有一定的复杂性。因此,生药的仓储养护,既需要有传统的经验,又要有科学的新技术,以达到合理储存生药,保证品质与疗效的目的。

（一）常见的变质现象

1. 发霉 空气中存在大量的真菌孢子,当其散落在生药的表面,在适当温度(25℃左右)和湿度(相对湿度在85%以上或生药含水超过15%以上)适宜的环境,如阴暗不通风的场所和足够的营养条件下,即萌发成菌丝,分泌酵素,分解和腐蚀药材,使生药腐坏,如白芷、山药、葛根、当归、川乌等,若发现有绿色、黄色、橙色、红色、棕色,以致黑色等多种颜色、斑点,即为发霉的征象。预防生药霉烂的最彻底方法,就是使霉菌在生药上不能生长,另外就是消灭寄附在生药上的真菌,使它们不再传播。其防霉措施,主要是控制库房的湿度在65%~70%为宜,生药含水量不能超过其本身的安全水分,一般含水量应保持在15%以下。

2. 虫蛀 虫害对生药的影响甚大。生药因含有淀粉、蛋白质、脂肪和糖类等,即成为害虫的良好滋生地,适宜的温湿度及药材含水量均能促进害虫的繁殖。一般螨类生长的适宜温度在25%左右,相对湿度在80%以上,繁殖最旺期在5~10月。生药中最易被虫蛀的大多是粉型、肉型、香气浓、甜味大者,动物药材如蛤蚧、白花蛇,根及根茎类药材如党参、白芷、贝母、防风、泽泻等,果实种子类的药材如白莲肉、葶苈子等。

防治措施可分为物理法的和化学法:物理防治方法包括太阳曝晒、烘烤、低温冷藏、密封等。化学防治方法可用低剂量的磷化铝熏蒸,结合低氧法进行,还可探索试用低毒高效的新杀虫剂。此外,用高频介质电热、黑光灯诱杀蛀虫,利用某种生药挥发性的气味,可以防止同处存放的生药虫蛀。夏天太阳直射温度达50℃左右,可将害虫致死。

3. 变色 各种生药都有固定的色泽,色泽是生药品质的标志之一,如玄参要黑,丹参要紫,黄连要黄。如果储存不当,色泽改变,则意味着生药变质。质地轻薄的花类药材,如款冬花,沾水则变色,大黄、白芍亦不可用沸水浸泡,以免变色失效。

引起变色的原因有多种:如生药所含成分的结构中有酚羟基,在酶的作用下,经过氧化、聚合,形成了大分子的有色化合物,使生药变色。含黄酮类、鞣质类等成分的生药,因生药中所含糖及糖醛酸分解产生糠醛及其类似化合物,与一些含氮化合物缩合成棕色色素;或因生药中含有的蛋白质中氨基酸与还原糖作用而生成大分子的棕色物质。此外,经常日晒、烘烤时温度过高、虫蛀发霉、储藏过久也会引起生药变色。

4. 泛油 又称走油,指含油生药的油质泛于生药的表面,以及某些生药受潮、变色后表面泛出的油样物质。易泛油的生药主要包括三类:含脂肪油较多的子仁类中药,如柏子仁、桃仁、杏仁等,出现色泽加深,油质渗透外表;含黏液质、糖质较多的根茎类、子仁类中药,如天冬、玉竹、枸杞子等出现质地软化,外表发黏,色泽加深;含脂肪油、蛋白质较多的动物类中药如九香虫、乌梢蛇、狗肾等,出现色泽加深,外表油状明显,躯体易残,具有哈喇气味,肉桂质地变糠也是泛油的征兆。

泛油的原因有多种。温度高时,药材所含的油质就往外溢出。储藏时间久,药材某些成分会自然变质,或长期接触空气表面泛出油样物质。防治方法有:晾晒法,将饮片在阳光下晾晒3~4h,不宜曝晒,适用于根茎类饮片,如党参、白术、板蓝根等;吸潮法,将饮片置于干燥箱内吸潮,适用于多数饮片,如天冬、怀牛膝、枸杞子等;冷冻法,将饮片置于冰箱内冷冻,温度控制在−15℃左右,此方法适用于质坚韧的动物类饮片,如乌梢蛇、蕲蛇、狗肾等;烘烤法,将饮片置于远红外干燥箱内加热干燥,适用于一般根茎类饮片,如天冬、党参、肉苁蓉等,宜低温干燥,对一般动物类饮片,如蜈蚣、乌梢蛇、蕲蛇等,宜中温干燥。

此外,由于化学成分自然分解、挥发、升华而不能久存的生药,应注意储存期限,其他久存易风化失水、有效成分易分解的、易挥发的,应装入塑料袋或密闭容器内,避光、避风。

（二）储藏的特点

1. 生药品种繁多,特性各异 储藏的方法可根据药材的特性分类保管,如剧毒药马钱子、生乌头、生半夏等必须与非毒药分开,专人专管。容易吸湿霉变的药材,应特别注意通风干燥,必要时可翻晒或烘烤。含淀粉、蛋白质、糖类等营养成分,容易虫蛀的药材,应储存在容器中,放置干燥通风处,经常检查,必要时进行灭虫处理。少数贵重药材也应与一般药材分开,专人管理。

2. 储藏期 生药中含有多种化学成分,储藏时间过长,会受到外界环境的影响或内部次生代谢成分分解的影响而逐渐变化、失效,所以在仓储中应做到"先入先出,推陈出新"。对于存放期过久的药材要及时处理,对一些含挥发性成分及成分不稳定的生药,应规定储藏时间,对于储藏期已霉变虫蛀的药材及时发现、及时处理。

3. 气候环境的影响 我国南方与北方区域所栽培的生药都有各自特色,生药品种在储藏保管中,对温度、水分、空气、日光都有特定的要求,有各自特点,应有严格的日常管理制度,保持经常性的检查,保证库房干燥、清洁、通风。

(三) 储藏时养护的要求

1. 控制温度 大多数真菌和仓虫来说,最适宜生长、繁殖的温度是 $18 \sim 35℃$,所以夏季最易生虫、发霉。只要把仓储的气温控制在 $17℃$ 以下或 $36℃$ 以上,便可避免霉、蛀。处理的方法可利用自然界的高温或低温,最好的方法是安装调温设备,个别数量少或贵重的生药如麝香、牛黄等,可冷藏保存。

2. 控制湿度 湿度包括生药含水量和空气相对湿度。生药安全水量含量为 $8\% \sim 11\%$。一般来说,当生药含水量在 13% 以下,空气相对湿度在 70% 以下时,各种真菌、仓虫会因缺水而死亡。这两个指标必须同时控制,当生药含水量低而空气相对湿度高,那么生药会吸收空气中水分而增加含水量,致使生药生霉变质。

(四) 储藏方法

1. 密封储藏 在密封条件下,生药的呼吸作用可逐渐消耗密闭环境中的氧气,增加二氧化碳的含量,使仓虫窒息死亡或减少仓虫的为害,保证生药的品质。可用容器或用复合聚丙薄膜袋,进行真空密封。

2. 石灰缸储藏 生石灰具有极强的吸水能力,因此在储药缸的底部放置适量的生石灰块,把一些易受潮、虫蛀的生药放入石灰缸中密闭储藏,如海龙、海马、蛤蚧等。石灰一般可使用一年,已吸湿的石灰要及时更换。

3. 对抗储藏 含有香气的生药可与易生虫的生药共储,以达到驱虫、防蛀的目的,又称"对抗养护",如牡丹皮与泽泻一起存放,牡丹皮不易变色,泽泻不易虫蛀;花椒、细辛、荜澄茄、樟脑等,都可单独与有腥气的动物药一起存放,可防虫;白酒的蒸气能使害虫不易生存,如瓜蒌、枸杞、龙眼肉可直接洒酒在药材上。

4. 自然干燥 将不易走油、变味的生药放在日光下晾晒或暴晒,使生药自然干燥,既可使生药水分减少,又可杀死害虫。

5. 气调储藏 O_2 浓度对药材变异的影响大,通过充氮或二氧化碳调节库内的气体成分,使库内充满 98% 以上的氮气或二氧化碳,而氧气含量不到 2% 则使害虫缺氧窒息而死。气调储藏的杀虫效果与温度、氧浓度的高低有关。温度越高,氧浓度越低,杀虫效果越好。温度每提高 $4 \sim 6℃$,气调处理时间就相应缩短一半。在 $28℃$,O_2 浓度 1% 以下,经 $72h$ 气调密封处理,可基本保证库内储存物不发霉、不腐烂、不变质。这种方法还具有无毒、无污染、成本低等优点。

6. 除氧剂封存技术 利用除氧剂与储藏系统内的氧发生化学反应,生成一种稳定的氧化物,将氧气去除,以达到保存药材品质的目的。优点是除氧剂具有连续的除氧能力,可维持稳定的低氧浓度,并方便检查,安全性强,操作简单。

7. 核辐射灭菌 联合国世界卫生组织、国际原子能机构及粮食组织关于辐照食品卫生标准联合专家委员会认为,经 $10^4 Gy$ 剂量以下辐照,食品不会产生致癌性。我国近年已把此项技术应用于中药材和中成药的灭菌储藏研究。实验证明,钴射线有很强的灭菌能力。γ 射线用于灭菌十分理想,对生药有效成分影响较小,灭菌效果好,低剂量照射药品后,含菌量可达到国家标准,高剂量照射药品后,可达到彻底灭菌。但对人体有伤害,要加强防护。

三、运　输

参照国家有关中药材生产管理规范,生药批量运输时,不应与其他有毒、有害、易串味物质混装。运载容器应具有较好的通气性,以保持干燥,并应有防潮措施。

第六节　炮　制

中药炮制是按照中医中药的基本理论,结合中药材自身性质、临床用药及生产的需求而进行的特殊处理加工过程。炮制是将药材通过净制、切制、炮炙处理,制成一定规格的饮片,以适应调剂、制剂及临床应用的需要,保证用药安全、稳定和有效。

一、炮制的发展概况

炮制在历史上又称"炮炙"、"制造"、"修治"、"修事"。医药史上"炮炙"一词最早见于《金匮玉函经》,虽然名称不同,但记载的内容都是一致的,现代多用"炮制"一词。"炮"代表各种与火有关的加工处理技术,"制"代表各种更广泛的加工处理方法。中药必须经过炮制之后才能入药,这是中医用药的一个特点。

中药炮制的发展大致可分为四个时期:春秋战国至宋代(公元前722年~公元1279年)是中药炮制技术的起始和形成时期;金元明时期(1280~1644年)是炮制理论的形成时期;清代(1645~1911年)是炮制品种和技术的扩大应用时期;现代(1911年以后)是炮制振兴、发展时期。

《五十二病方》(西汉)为我国最早的医方文献,其中记载了挑拣、切、渍、炙、煅、熬、蒸、煮等多种炮制方法。

《神农本草经》(东汉)最早提出了中药炮制的理论原则,如"阴干暴干,采造时月(采治时造),生熟,土地所出,真伪陈新,并各有法。若有毒宜制,可用相畏相杀者"。

《雷公炮制论》(隋代)是我国第一部制药专著,书中记述了药物的各种炮制方法,大致有44种,并对炮制的作用也进行了介绍。该书的问世标志着中药炮制学作为一门独立的学科从中医药中分列出来。唐代苏敬等修订的《新修本草》是由国家颁布的世界上最早的药典,首次规定米酒、米醋入药,将炮制内容列为法定的内容。

《太平惠民和剂局方》是宋代颁布的第一部国家成药规范,该书收载了185种药材的炮制方法,强调"依法炮制""修制合度"。

《本草蒙筌》在炮制理论上有大的发展,指出"凡药制造,贵在适中,不及则功效难求,太过则气味反失",指出"酒制升提,姜制发散。入盐走肾脏,仍使软坚;用醋注肝经,且资住痛。童便制,除劣性降下;米泔制,去燥性和中。乳制滋润回枯,助生阴血;蜜炙甘缓难化,增益元阳。陈壁土制,窃真气聚补中焦;麦麸皮制,抑酷性勿伤上膈。乌豆汤,甘草汤渍曝,并解毒至令平和"等辅料的作用。

明代李时珍的《本草纲目》载药1892种,其中有330味中药记有"修治"专项,综述了前代炮制经验。

《炮制大法》为明代出版的我国第二部制药专著,该书记载了439种药物的炮制方法,用简明的笔法描述了各药出处、采集时间、优劣鉴别、炮制辅料操作程序及药物储藏,在前人的基础上有所发展,并归纳出"雷公炮制十七法"。

清代康熙年间出版了第三部炮制专著《修事指南》,该书收录药物232种,较为系统地叙述了各种药物的炮制方法。

《中国药典》从1963年版起正式列出了炮制一项,并制定了"药材炮制通则",使中药炮制管理步入法制化。从20世纪50年代开始,全国中医院校的中药专业均开设了中药炮制课程,相关的中医中药科研院所也开展了中药炮制研究。随着社会的发展,人民用药需求量的不断增加,中药炮制的形式已由作坊式加工向工业化、现代化生产迈进。

　　炮制是中药的重要特色:中药与日本汉方药的最大的一个区别就在于汉方药不懂炮制,如地黄不分生地、熟地,也不用有毒的中药,而中药炮制却有"化腐朽为神奇"的功效,其中最典型的例子就是乌头,这种药材并不是我国独有,在日本的北海道等地也有生产,由于它的最小致死量和有效剂量之间的差别非常小,因此在国外被视为无效药,可是乌头却是中医温经散寒的良药,在治疗许多疾病时都有"出神入化"的功效,原因就在于炮制减毒。

二、炮制的目的

　　中药材来源于自然界的植物、动物、矿物,这些天然药物或质地坚硬、粗大,或含有杂质泥沙,或含有毒性成分等,所以都需要经过加工炮制后方可应用。中药炮制的目的有以下几个方面。

　　1. 提高净度　　中药在使用前除去泥沙、虫卵、变质的部分、非药用部分及混入的其他药物和杂质等,以保证所用药材的质量。

　　2. 增强药物疗效　　中药经炮制成饮片以后,其药效成分溶出率往往高于生药,并且易于吸收,从而增强疗效,例如,生黄连中小檗碱在水中的溶出率为58.2%,而酒炙黄连为90%,炮制品明显高于生品。再如,多数种子外有硬壳,其药效成汤不易煎出,经"火制"炒熟后种皮爆裂,便于成汤煎出,这就是后人"逢子必炒"的根据和用意。

　　3. 降低或消除药物毒副作用　　有的药物虽有较好的疗效,但因毒性或不良反应太大,临床应用不安全,往往可通过炮制降低其毒性或不良反应。例如,苍耳子、蓖麻子、相思子等都含有毒性蛋白质,经过"火制"后,其毒蛋白变性,从而达到减毒的炮制目的。炮制也可以除去或降低不良反应,如临床上遇到失眠、心神不安的患者而又大便稀溏时,此时用柏子仁宁心安神,但生柏子仁有滑肠致泻的不良反应,服后使患者会出现腹泻症状,因此,将柏子仁去油脂制成柏子仁霜后应用就清除其不良反应了。

　　实验证明,商陆炮制后LD_{50}可提高1.66~10.47倍,按LD_{50}(腹腔注射给药)从大到小(即毒性从小到大)的次序排列为:清蒸品>醋煮品>水煮品>软化品>商陆原药材。

　　4. 改变或缓和药物性能　　中医采用寒、热、温、凉和辛、甘、酸、苦、咸来表达中药的性能。性味偏盛的药物在临床应用时会带来一定的不良反应,如太寒伤阳、太热伤阴、过酸损齿伤筋、过苦伤胃耗液、过甘生湿助满、过辛损津耗液、过咸助生痰湿等。经过炮制可转变或缓和药物偏盛的性和味,如生甘草性味甘凉,具有清热解毒、清肺化痰的功效,常用于咽喉肿痛、痰热咳嗽、疮疡肿毒、解毒,如《伤寒论》中的"甘草汤"、"桔梗汤"所用的甘草就是生甘草。炙甘草性味甘温,善于补脾益气、缓急止痛,常入温补剂中使用,如"四君子汤"、"炙甘草汤"中的甘草就用炙甘草。

　　5. 改变或增强药物作用的部位和趋向　　"五味所入"的中医理论(酸入肝、苦入心、甘入脾、辛入肺、咸入肾)在炮制理论中被引申为"醋制入肝、入盐走肾、甘缓益元"等。为了临床准确地应用药物,需要有目的地运用炮制方法,使药物按用药意图、有选择地去发挥最佳疗效,如生姜主入肺,发散力强,可主用于发汗解表;干姜主入心,温燥力强,可用于回阳救逆;煨姜主入胃,止呕力强,主用于和中止呕;姜炭主入脾,止血力强,主用于温经止血。

　　炮制可以转变药物的作用趋势(升降沉浮),一般而言,味辛、甘、性温、热、质轻的药物,属阳,作用为升浮(如麻黄、桂枝等);而味酸、咸、苦、性寒、质重的药物,属阴,作用为沉降(如大黄等)。

　　6. 矫味矫臭便于服用　　动物类药物或其他有特殊臭味的药物往往在服用时引起恶心呕吐等反应,为了便于服用,常利用炮制的方法矫正臭味。常用的炮制方法有:酒炙、蜜炙、醋制、麸制、炒黄、水漂等,如五灵脂为动物类药物,其臭味大,常用醋制的方法炮制;人中白的臊味极大,常用明煅的方法炮制;紫河车为人的胎盘,其腥味重,常用酒蒸的方法炮制。还有一些蛇类淬后既可使之酥、脆,又可除腥去臭。虫类药物、脏器类药物也都需要矫正臭味,如龟甲、鳖甲等经砂烫醋淬后既可使之酥、脆,又可除腥去臭。

7. 便于调剂和制剂　一些矿物药和贝壳类药物质地坚硬,不利于调剂制剂,如自然铜、磁石、穿山甲等必须经过炮制,采用煅、煅淬、砂烫等炮制方法使质地变酥、脆,易于粉碎,利于有效成分的煎出。例如,龟板生品的热水浸出物仅 2.27%,经砂烫醋淬炮制后的制龟板其含量为 13.98%,其溶出率增大 6 倍多,由此可见通过炮制可有效地调剂制剂。

大部分药材是要经过切制,制成饮片方可入药,这样可以扩大药材的表面积,利于有效成分的煎出。

8. 利于储运及保存药效　炮制后的药材含水量符合《中国药典》规定,避免了霉烂变质,同时杀灭虫卵防止卵孵化等,有利于药材的储藏、保存药效。有些含苷类的药物,经加热处理能使其中与苷类共存的酶失去活性,便于苷类成分药效的稳定保存,如黄芩、杏仁等。某些药材经炮制加处理后,能更好地防止走油、变色、粘连等变异现象发生,以保存药效、确保质量。

三、炮制的方法

案例 3-1

　　患者,男 32 岁,农民,患泄泻月余,每日 4~5 次,身体消瘦,肠鸣便稀,绕脐隐痛,便时尤甚,胃脘胀满,纳食减少,无里急后重及脓血便,经乡医院三次诊治,连服苍术 15g,藿香 10g,扁豆 15g,白术 15g,神曲 12g,7 剂,腹泻如故,患者携带处方及两剂药找另一老中医看病。查其舌苔白微腻,脉沉缓,正当夏季,湿气重,患者显为寒湿伤中,脾失健运,清浊不分,传导失司所致,宜用芳香化湿之法,观其先服处方与病机吻合,审其药物亦与处方相符,为何连服 7 剂竟毫无效验呢? 又一细看,原来所用药物皆为生品。于是医师要患者将扁豆、白术土炒,苍术、神曲焦炒,煎服如前,两剂泻止痛消,纳增神爽,病获痊愈。

问题:

　　1. 扁豆、白术土炒,苍术、神曲焦炒后药性有何变化?

　　2. 此方中扁豆、白术土炒,苍术、神曲炒焦起到什么作用?

《炮制大法》(缪希雍·明代)的卷首将古代的炮制方法归纳为 17 种:炮、爁、煿、炙、煨、炒、煅、炼、制、度、飞、伏、镑、摋、晒、曝及露,后人称为"雷公炮制十七法"。近代的炮制方法是在古代炮炙方法的基础上,经过不断实践逐渐充实丰富起来的,可分成以下类型。

（一）一般修制

1. 拣　或称"挑",是把药材中的杂质及非药用部分拣去,或是将药材拣选出来。

2. 筛　利用竹筛或铁丝编的筛子,除去药材中的细小部分或杂物。

3. 簸　用竹匾或簸箕簸去杂物或分开轻重不同之物。

4. 揉　质脆而薄的药材,为了使成细小碎片,可将药材放在粗眼筛子上面,用手揉之,使其破碎而过筛,如桑叶、马兜铃等。

5. 拌　为了增加某种饮片的药性,将药材与另一种辅料药材同时拌和,使辅料附在药材上。辅料有固体辅料,如朱砂、青黛等;液体辅料多用动物的血,如鳖血拌柴胡、猪血拌丹参。

6. 去毛　有些药材的表面有毛状物,如不除去服用时可能黏附或刺激咽喉的黏膜使咽喉发痒,甚至引起咳嗽,如枇杷叶要刷去毛,金樱子挖去毛,鹿茸可以火燎去毛,马钱子可以烫去毛等。

7. 捣或击　一些粒小体硬的药材不便于切片,可敲碎用。

8. 制绒　如大腹皮、茵蒿等常研压使其松解成绒,供煎剂应用。

(二) 水制

1. 洗 药材在采集后表面多少附有泥沙,要洗净后才能供药用。有些质地疏松或黏性大的软性药材在水中洗的时间不能长,否则不利于切制,如莱菔子、当归、瓜蒌皮等;有些种子类药材含有大量的黏液质,下水即结成团,不易散开,故不能水洗,如葶苈子、车前子等,可用簸筛等方法除去附着的泥沙。

2. 淘 种子或果实类细小药材,如夹杂有泥土等物,要在水中淘洗,如牛蒡子。

3. 漂 是用水溶去部分有毒成分,如半夏、天南星、附子等。另外有些药材含有大量盐分,在应用前需要漂去,如肉苁蓉、海藻、昆布等。

4. 泡 目的是使药材附着的一些有机物质在水中泡软发酵而除去,如龟板、鳖甲。

5. 飞 使药材成为细粉,多用于矿物类药材。水飞:将药材与水一起研磨,水的用量以能研成糊状为度,再加水搅拌,倾取混悬液,沉淀加水继续研,直到全部研细为止,混悬液静置后分取沉淀物,干燥,研散。

6. 去心 某些药材的"心"(指木质部分)有时需要除去,如远志。

(三) 火制

根据药物的性质和临床的需要,使药物干燥、酥松、焦黄或炭化,主要采用炒(炙)、煨、炮、煅、烘、焙、烤、燎等火制方法。

1. 炒 经过修制或加工切制的干燥药材,置于锅内用火加热,不断翻动至一定程度称为炒,是常用的一种火制法,又分清炒和加辅料炒两类。

(1) 清炒:根据炒的程度不同,分炒黄、炒焦、炒炭。

1) 炒黄:炒至表面黄色,内部基本无变化,并能嗅到药材所散发出的固有气味;外部鼓起爆裂,如炒白芍、炒党参、炒杏仁、炒枣仁、炒王不留行。

2) 炒焦:炒至外面焦黄或焦褐,内部淡黄并有焦香气味为度,如焦六神曲、焦山楂,此类药物炒焦,可增强健脾消食作用。

3) 炒炭:炒至表面枯黑,内部焦黄或褐为度,此谓炒炭存性,为防止炒后全部炭化而失去药性,出锅后及时翻动,促使热量散发,如地榆炭、槐花炭。炒炭可增强止血、收敛作用。

(2) 辅料炒:根据所加辅料不同,分麸炒、土炒、米炒等。加液体辅料(蜜、酒、醋等)炒称"炙"。

1) 麸炒:利用麦麸加热时发生的烟以薰黄药材的方法称为麸炒。麸炒药物多能增强健脾和胃之功,并能减少药物中的不良刺激,或起到矫味、矫臭作用。

2) 土炒:用灶心土与药材同炒,使药材成焦黄色或土黄色的方法。因灶心土性味辛温,有温中、止血、止呕之效,可中和胃酸,与药材同炒可增强补脾和胃、止呕止泻功能。

3) 米炒:将药材同大米同炒,借助热力与米的烟气将药材薰黄,这样能使药材增强补中益气的作用,并能降低药材的燥性、毒性。

4) 蜜炙:用蜜炒药材的方法。蜂蜜性味甘平,有补中润肺、缓急宁嗽、解毒矫味的作用,所以蜜炙的药物能增强补中润肺之作用。

5) 酒炙:药物加酒炙炒的一种方法。酒甘辛大热,能引药上行、活血通络。药材经酒炙后可缓和寒性,增强活血通络作用,有助于生物碱、挥发油的溶解煎出以提高疗效,也有矫臭矫味之作用,如酒炒黄芩、川连、当归、桑寄生、牛膝等。

6) 醋炙:药材与米醋同拌炒的一种方法。乙酸苦微温,能引药入肝,增强行气止痛作用,能与药物中游离生物碱结合成可溶性盐,使有效成分易于煎出,并有矫味除腥除臭之作用。

7) 盐炒(炙):将食盐或盐水与药材拌炒的一种方法。盐味咸寒,能清热凉血、入肾软坚、防腐、矫臭矫味。

8) 姜汁炙:药物加姜汁拌炒的方法。生姜辛温,有驱寒性、健胃止呕、解毒之作用。

9) 油炙:用油炸或油拌炒药材的方法。常用芝麻油、羊脂油使药材炙后酥脆、易于粉碎、有效成分易煎出，并可去毒。

2. 煨　将药材用湿纸、面团包裹置于炭火中、烘房中烘烤，或放于锅内烫炒的方法，以除去不利于治疗的油脂、挥发性物质，达到缓和药性的目的。煨法可分为下列几种：面裹煨、纸浆煨、隔纸煨、直接煨。

3. 煅　用强火烧制药物的方法，使药材松脆、性能改变、有效成分易于煎出、药材易于加工、粉碎。煅可分为明煅、暗煅两类。

(1) 明煅：将药材直接置火上或锅内煅烧，直火煅烧至药材红透为止，如磁石、自然铜、礞石、牡蛎、石决明等；或将药物置坩埚内煅，使熔化、发生气泡，待完全冷却后取出，如白矾煅后为枯矾，硼砂(月石)煅后为煅月石等。亦有将直火煅红之药材，迅速投入醋或药汁盆中，使其酥脆、易碎、可反复煅淬，如煅磁石、煅自然铜、煅炉甘石等。

(2) 暗煅(焖煅或干馏)：将药材放于锅中，上盖一小锅，合缝处以黄泥封固，上压一重物，小锅上放数粒米，以文火烤烧，等米变焦黄，停火后取出药材。本法适于煅炭，如血余炭、艾叶炭、棕榈炭等。

4. 烘、焙、烤　此三法都是把原生药或半成品，经加热使药物干燥，便于保储、粉碎制剂。烘、焙、烤一般在烘房进行或用炉灶之余热来干燥药材，为了不致影响药材质量，必须掌握好温度，一般干燥温度不超过80℃，烘焙时间在半小时之内。含挥发油及芳香性生药，温度应控制在50℃以下。

5. 燎　是用炭火将药物的外刺、毛、须根烧去的方法，如金毛狗脊、升麻、刺猬皮等。鹿茸的茸毛一般用燎法将毛燎焦，再用利刀刮净。

(四) 水火共制

凡将药物通过水、火共同加热，由生变熟、由硬变软、由坚变酥，以改变性能、减低毒性和烈性、增强疗效，同时也起矫味作用的制法，统称水火共制法。本法包括蒸、煮、焯。

1. 蒸　将药材置于蒸罐或笼中隔水加热的方法，能改变药性、增强疗效，便于加工切片，利于保存，如酒蒸熟地、酒蒸大黄等。

2. 煮　将药材置于水或药液中加热煮的方法，以消除药物的毒性、刺激性或不良反应，如醋煮芫花等。

3. 焯　药物在沸水中短时间处理的方法，有助于除去非药用部分及破坏酶的活性，使有效成分得以保存，如杏仁、桃仁焯后搓去皮尖，并破坏其苦杏仁苷酶，以保存有效成分苷。

(五) 其他炮制方法

1. 发酵　将药物加水加温，在一定温湿度条件下，使其发酵生上菌丝，如六神曲、豆豉。

2. 发芽　将灿稻、大麦、黑大豆等用水浸湿润，在一定温度下使其发芽，发芽之目的主要在于增加药物的健脾和胃、助消化、解表邪的作用，如谷芽、麦芽、大豆卷等。

3. 制霜　将含油脂的药物去壳研碎，用数层草纸纱布包裹、压榨去其油脂，反复数次至无油为度，所得粉末称"霜"。制霜的目的可减低毒性、缓和药性，如巴豆霜、千金子霜、蒌仁霜、苏子霜等。

4. 染衣　药物的外表拌上另一种药粉，以加强主药的作用，如朱砂拌茯苓、茯神，朱砂拌灯芯，青黛拌灯芯，称朱茯苓、朱茯神、朱灯芯、黛灯芯。

5. 制曲　按曲方配全药材分别或混合加工研成粉末，用面粉调糊作黏合剂，做成方形小块，再通过发酵法以制成曲，如六神曲、采芸曲、半夏曲等。

案例3-1解析：

生白术、生扁豆、生苍术、生神曲未经炒制，其健脾燥湿、健胃消积的功效得不到发挥，也不能助藿香化浊之功。而上述中药经土炒、焦炒之后，芳香温燥，化湿祛浊，诸药力专效捷，2剂即愈，此即为炮制之精妙。

第四章 生药的鉴定

第一节 生药鉴定的目的和意义

生药鉴定(identification of crude drug)是依据国家药典及有关政策法规等,利用传统的和现代的技术方法对生药的真实性、纯度及品质优良度进行评判,以保证临床用药的安全性和有效性。

一、品种整理,规范正名

我国数千年的中医药文化知识经过历代的本草著作记载,使得中医药文化得到传承,由于一些文献在传承过程中的缺失,以及当时记载这些本草著作时,地区、语言及使用方法的差异,出现了同名异物、同物异名,品种混乱的现象。因此,有必要对古代本草著作进行考证,确定正确的种名,便于研究。例如,对虎掌、天南星的本草考证,通过调查研究,核对现用药材,加以科学鉴定后,证实虎掌为掌叶半夏 *Pinellia pedatisecta* Schott 的块茎,天南星为异叶天南星 *Arisaema heterophyllum* Blume 的块茎。这一结果纠正了《本草纲目》中将天南星并在虎掌之下,视两者为同一物的错误。药用植物的多样性也是造成生药混乱的原因,如金银花的原植物有 20 余种,只有忍冬科植物忍冬 *Lonicera japonica* Thunb. 的花才是金银花的正品来源,石斛有 48 种,贯众的同名异物竟达 58 种。在生药的同物异名现象中,因产销地区不同,同一药物各地都有不同的地方土名和习用名称,如益母草在全国不同地区所使用的名称也不一样,如坤草、天芝麻或田芝麻、三角胡麻、千层塔、血母草、红花艾等。因此,必须对同名异物、同物异名的生药进行调查研究,加以科学鉴定,澄清品名,进行品种整理,保证生药品种的真实性、疗效和用药安全。

二、生药质量评价的标准化

鉴于上述生药的多基源、代用品、易混品、同物异名、同名异物的现象,如何更好地鉴定生药是药品监管部门及相关企业面临的重大难题。传统的质量评价方法已不能满足现代生药学的快速发展的需求,由于质量评价方法的不完善出现了多起安全性事件,给中药临床应用带来极大挑战。例如,马兜铃酸引起的肾病事件,主要由于服用了含马兜铃酸的生药关木通、广防己等引起的,国家食品药品监督管理局开始限制、禁止含有马兜铃酸的中药,并取消了关木通的药用标准。服用生何首乌治疗白发导致的肝损伤,有毒土三七误当三七使用引起肝损害,亚香棒虫草混入冬虫夏草会引起头晕、呕吐、心悸等,有剧毒的东莨菪根混入苍术中制造了"苍术造假"事件,含土大黄苷的土大黄误当大黄使用造成制售假药,山银花冒充金银花,以竹节参、菊三七、莪术、木薯淀粉伪制品等冒充三七,这些现象直接影响到生药的质量,严重影响到临床的安全和疗效。因而,开展生药的鉴定研究,制定生药质量标准,使生药标准化、规范化,对保证和提高生药的品质,具有十分重要的意义。

三、寻找和利用新药资源,发展中药事业

随着我国医药事业的蓬勃发展,全国广泛开展的中药资源普查、民间用药调查整理,以及对常

用中药材品种整理和质量研究工作的深入开展,不断涌现出疗效确切,资源丰富的新品种,如满山红、九里香、雷公藤、绞股蓝、两面针等。根据植物亲缘关系及地理分布,发掘本国资源,对过去长期依赖进口的生药,在国内已发现其亲缘植物或其代用品,并已投入生产。例如,血竭,系棕榈科植物麒麟竭 *Daemonorops draco* Bl.,产于印度尼西亚等地,为我国长期依赖进口的药材,后经考查发现,剑叶龙血树 *Dracaena cochinchinensis*(Lour.)S. C. Chen. 在我国云南使用迄今已有 500 余年历史,经鉴定研究,原卫生部以"广西血竭"为名批准生产。又如中药沉香系产自印度尼西亚、越南、柬埔寨,为瑞香科植物沉香 *Aquilaria agallocha* Roxb 含树脂的木材,为我国长期进口药材,经调查研究,发现我国海南、广东、广西产的同属植物白木香 *Aquilaria sinensis*(Lour.)Gilg 可做沉香入药。上述中药的发现与应用,大大改变了单独依靠进口药材的局面。再如我国东北地区用于治疗气管炎疗效较好的满山红(兴安杜鹃 *Rhododendron dauricum* L.)在一些地区虽无此种,但从本地区同类植物中寻找,结果西北的小叶枇杷(烈香杜鹃 *Rhododendron anthopogonoides* Maxim)、广东的紫花杜鹃 *Rhododendron mariae* Hance 等相继被发掘利用。

第二节 生药鉴定的一般程序与方法

生药鉴定的一般程序包括生药的取样、真实性鉴定、纯度鉴定、品质优良度鉴定及报告。真实性鉴定内容包括基源鉴定、性状鉴定、显微鉴定、理化鉴定及生物检定等项。纯度鉴定内容包括杂质检查、灰分含量测定、水分含量测定。品质优良度鉴定内容包括挥发油、浸出物及有效成分的含量测定。方法如下所示。

1. 取样 选取供检定用样品的方法。取样要求具有随机性、全面性、样品具有代表性。取样过程必须认真做好以下环节。

(1)仔细检查包装的完整性、清洁程度及有无水迹、霉变或其他物质污染等,注意品名、产地、规格等级及包件式样是否一致等,并详细记录。

(2)取样件数。在同一批包件中抽取样品总包件数在 100 件以下的,取样 5 件;100~1000 件按 5% 取样;超过 1000 件的,超过部分按 1% 取样;不足 5 件的逐件取样;对于贵重生药,不论包件多少均逐件取样。

(3)取样方法及取样量。每一包件至少在 2~3 个不同部位各取样品 1 份;包件大的应从 10cm 以下的深处在不同部位分别抽取;对破碎的、粉末状的或大小在 1cm 以下的药材和饮片,可用采样器(探子)抽取样品;对包件较大或个体较大的药材,可根据实际情况抽取有代表性的样品。每一包件取样量规定:一般生药 100~500g;粉末状生药 25g;贵重生药 5~10g。

(4)将抽取的样品混匀,即为抽取样品总量。若抽取样品总量超过检验用量数倍时,可按四分法再取样,即将所有样品摊成正方形,依对角线划"×",使分为四等份,取用对角两份。再如上操作,反复数次,直至最后剩余量能满足供检验用样品量为止。

(5)最终抽取的样品量,一般不得少于检验所需用量的 3 倍,即 1/3 供实验室分析用,另 1/3 供复核用,其余 1/3 留样保存,保存期至少一年。

2. 真实性鉴定 指对生药的基源或品种的真实性鉴定。确定生药的真伪。"真"指的是生药正品,即符合国家药品标准所收载的品种;"伪"指的是伪品,即不符合国家药品标准规定的品种,以及假冒正品的均为伪品。

3. 纯度鉴定 指影响生药质量的杂质检查,包括混入的有机杂质,无机杂质,超出规定的水分及灰分等。

4. 品质优良度鉴定 指对生药中所含有的主要有效物质的测定,包括了浸出物的含量测定、挥发油的含量测定及有效成分的含量测定。

5. 报告 根据对检品的真实性、纯度及品质优良度的实验结果,报告"合格或不合格"、"符合或不符合规定"及"能否供药用"等结论,并保留完整的、真实的原始检验记录,以备审核。经主管部门审核后,签发报告书,并做好检品留样工作。将上述检验结果,形成正式检验报告。

第三节 真实性鉴定

一、基源鉴定

基源鉴定(identification of original plant)又称来源鉴定,是应用植(动、矿)物分类学的知识,对生药的来源进行鉴定,确定其正确的学名以保证来源品种的正确性。以植物类生药鉴定为例,具体方法可分为以下几个方面。

1. 观察植物形态 对完整的植物标本,仔细观察根、茎、叶、花和果实等各器官的形态特征,微小的特征可借助于放大镜或解剖镜观察。对不完整的检品,除少数鉴定特征十分突出的品种外,一般要深入到产区采集实物鉴定。

2. 核对文献 根据观察到的形态特征,结合产地、别名、效用等线索查阅植物分类方面的著作,如《中国高等植物科属检索表》《中国植物志》《中国药用植物图鉴》《中国高等植物图鉴》等。中药品种鉴定方面的著作如《全国中草药汇编》《中药大辞典》《中药志》《中药鉴别手册》等文献。若所查文献不完善和在主要鉴别特征上有分歧,还需进一步查对原始文献,即指第一次发现该种(新种)植物的植物工作者,根据该植物的标本,描述记载其特征予以初次定名的文献。

3. 核对标本 在初步确定植物的科、属、种后,可以到有关植物标本馆核对已定学名的植物标本。对于难确定的标本可核对模式标本(发表新种时所描述的植物标本),或送有关分类学专家请求协助鉴定。

二、性 状 鉴 定

性状鉴定(macroscopical identification)属于传统经验鉴定方法。利用眼睛、鼻子、嘴巴、手、耳朵感觉器官对生药进行看、闻、尝、摸进行判断,或利用水试、火试的方法对生药的形状、颜色、光泽、表面特征、质地、断面特征、气、味进行鉴别的方法,主要适用于观察完整的生药及饮片。

"看"即仔细观察生药的形状如圆柱状、圆锥状、球形、结节状、纺锤形、片状等;颜色如类白色、黄棕色、深棕色等;光泽如金刚光泽、玻璃光泽、绢丝光泽等;表面特征如光滑、粗糙、总皱纹、横环纹、狮子头、蚯蚓头、蝴蝶片、网状纹理、疙瘩丁、方胜纹、虎皮斑、黄马褂等;断面特征如车轮纹、菊花心、朱砂点、金井玉栏、颗粒性、粉性、角质样、纤维性等。

"闻"即嗅闻生药散发出的气感,如辛凉香气、败油气、酸臭气等。

"尝"即用舌尖接触生药表面,或取少量生药入口咀嚼能感觉到的味感(剧毒药尝味要小心,尝后立即吐出并漱口),如味辛、苦、极苦、甜而特异、口咀嚼有砂粒感、黏牙等。

"摸"即用手触摸生药,以判断生药的质地及折断现象,如硬软、结松、轻重、韧脆、弹柔及粉质、角质、油润、绵性、柴性、黏性等。

传统经验鉴别术语为性状鉴定积累了丰富的经验,如党参有"皮松肉紧有狮子盘头",野山参有"芦长碗密枣核节,紧皮细纹珍珠须",海马有"马头蛇尾瓦楞身",生动地表现出生药鉴别特征。又如丹皮以皮细肉厚,亮星(丹皮酚结晶)多者为佳,甘草、党参以味甜为佳,乌梅、木瓜、山楂以味酸(含有机酸)者为佳,黄连、黄柏以色愈黄、味愈苦(含小檗碱)为佳,肉桂以富油性、香气浓、味甜辣(含挥发油)为佳,荜菝、黑胡椒以味辛辣为佳等。

水试法是利用生药在水中发生沉浮溶解、颜色变化、透明度、膨胀性、旋转性、黏性、酸碱变化等现象进行鉴别的方法。例如,苏木投热水中,染水成红色,加酸后显黄色,再加碱后,复显红色。番红花放入水中呈黄线下沉,柱头膨大呈喇叭状,三分支,内有一短裂缝,染水成黄色。秦皮水溶液呈黄绿色,在紫外光下呈天(碧)蓝色荧光。丁香入水花萼筒垂直向下沉或半沉于水。

火试法是利用生药高温加热或燃烧后产生的颜色、烟雾、响声、膨胀、熔融聚散等变化现象进行鉴别的方法。例如,沉香燃烧冒浓烟,有黑色的油状物渗出,香气浓烈。海金沙置于火中燃烧发出爆鸣声且有闪光,无灰渣残留。青黛燃烧可冒出紫红色烟雾。这些传统的鉴别经验可作为鉴别手段之一。

植物类生药的性状鉴定要点如下所示。

1. 根类生药 大多为被子植物的根,或以根为主带有部分根茎。通常无节和节间,一般无芽和叶。双子叶植物的根多为直根系,主根发达呈圆柱形如牛膝、白芍,圆锥形如黄芩、川乌,纺锤形、块形如何首乌;主根顶端带有根茎称为"芦头"。个别主根不发达如徐长卿、龙胆等。表面粗糙,有栓皮、皮孔、支根、须根痕等。质地硬而坚实或体轻松泡,断面平坦、纤维性、角质样、颗粒性等。中心无髓,木质部发达,有放射状纹理。单子叶植物多为须根系,呈圆柱形,有的须根膨大成块状根,呈纺锤形如麦门冬、天门冬、郁金等。表面无栓皮、皮孔,多光滑。断面中柱小,皮层宽广,内皮层明显,中心有髓部。鉴定时应注意有无异型维管束,断面纹理,有无分泌组织等特征。

2. 根茎类生药 以植物的地下茎入药,包括根状茎、块茎、鳞茎或球茎。表面有节和节间,以单子叶植物的根茎为明显,节上常见有退化的鳞片状叶,有时可见叶痕和芽痕,周围或下侧有不定根或根痕。蕨类植物根茎的表面常有鳞片或鳞毛,有的周围密布整齐的叶柄基。断面可观察根茎或叶柄基部横断面分体中柱的数目及排列情况。双子叶植物根茎多有须根或须根痕,表面粗糙如黄连、苍术等,断面中心有髓部。单子叶植物块茎多呈类球形(半夏、天南星)、纺锤形(香附)、不规则块状(天麻),根状茎圆柱形(石菖蒲、山药),鳞茎球形或扁球形(川贝母、浙贝母),表面无栓皮,断面维管束小点成环或散在,中心无髓。鉴定时应注意有无异型维管束,分泌组织等特征。

3. 茎类生药 以植物的地上茎或茎的一部分入药,包括木本植物的枝条、木质藤本的茎、草本植物的茎或茎髓等。其呈圆柱形,也有呈方柱形或扁圆柱形,有明显的节和节间,有的节部膨大并残存小枝痕、叶痕或芽痕。草质茎干缩后常形成纵向隆起的棱线及凹沟;木质茎表面较粗糙,木栓层时有纵横裂纹,皮孔易察见。双子叶植物茎的横断面呈放射状结构,草质茎木部不发达,髓疏松或成空洞,木质茎木部发达,皮部薄;单子叶植物茎不呈放射状结构,维管束散在,无明显的髓部。

4. 木类生药 木本植物茎形成层以内的部分,通常以木材入药。鉴别时应观察形状、色泽、表面特征、质地、气味,以及横切面、纵切面等,还可以通过水试、火试的方法鉴别。

5. 皮类生药 木本双子叶植物或裸子植物茎或根形成层外的部分,可分为枝皮、干皮或根皮。其构造由外向内依次为周皮、皮层、中柱鞘及韧皮部,有的外侧为一死亡组织,称为落皮层。有的则刮去外皮。从外形上观察通常呈现板片状、卷片状、槽状、筒状或双筒状,较大的树干近地面处剥下的呈靴筒状。根皮形状较不规则,卷曲度不均一。外表面通常有平滑、鳞片状、皱纹、裂纹、皮孔、着生钉刺或毛刺或附着有苔藓、地衣等斑块;内表面一般平滑,颜色较深,常有因干燥收缩而形成纵皱纹,有时因内侧组织有纤维存在而形成纵纹理或网状皱纹,有的内表面可见一定形状的结晶性析出物。折断面的特征根据皮的各部组织的组成及排列方式不同而异。富含薄壁组织而无纤维或石细胞群的易折断,断面平坦;富含石细胞群或含大量草酸钙簇晶的折断面呈颗粒性;含有大量纤维的一般难折断,断面呈纤维性;组织中纤维束与薄壁细胞层成相间排列的可层层剥离,呈层片状,折断时有胶质丝状物相连或有粉尘出现,说明组织中含有大量的淀粉粒。

6. 叶类生药 采用植物的干燥叶,大多为单叶,如大青叶、枇杷叶;也有是复叶的小叶,如番泻叶;也有是带叶的枝梢,如侧柏叶。首先将皱缩的叶片湿润展平,观看叶的组成即单叶或复叶(如夹有梗枝,其叶痕在同一水平面上,叶痕旁无芽痕,则为复叶的小叶轴;若叶痕旁有芽痕,叶序为互生或对生,则为茎枝)。再观察叶片的形状、大小、质地、色泽、叶尖、叶缘、叶基、上下表面特征及叶脉形状,叶柄的有无、长短及着生情况。观察叶上下表面特征时应注意有无角质层、是否光滑无毛、是否一面或两面被毛,茸毛生长部位、特征等;有的叶片对光透视可见透明的腺点。叶柄的平直或扭曲也有一定的鉴别意义。

7. 花类生药 包括单花或花序。有未开放的花蕾或已开放的花朵;或花的某一部分如花冠、花丝、柱头、花粉。鉴定时应注意观察花的形状、大小、色泽、花组成中各部的数目、排列状况、有无毛茸及气味等,必要时湿润后在解剖镜下观察。花序则应注意其类型及苞片或总苞的特征。

8. 果实类生药　包括完整的果实,果实的一部分如果皮、果核、果皮维管束,整个果穗及果柄、宿萼等。另有商品以果实出售,以种子入药的也归列于果实类。鉴定时应观察果实的类型、形状、大小、颜色、顶部、基部、表面和切断面特征,以及有无残存苞片、花萼、雄蕊、柱基及果柄。果实类生药的表面有的具光泽或被粉霜,有的有隆起的棱线,有的有凹下的油点(油室),有的着生毛茸。对完整的果实,注意所含种子的数目、形状、大小、色泽及表面特征。

9. 种子类生药　大多为完整的种子,少数用种皮、种仁,或以附属物假种皮。观察种子的形状、大小、颜色及表面特征,如种脐、种脊、合点、珠孔位置和形状,各种纹理、突起、毛茸、种阜的有无及纵横剖面等。剥去种皮后,注意有无胚乳。一般无胚乳种子的内胚乳仅为一层透明膜状物,子叶发达,有胚乳种子的内胚乳有的富油质,有的呈角质样,子叶富油质或粉性。有的种皮与胚乳交错排列,形成大理石样纹理(如槟榔),有的外胚乳与内胚乳折合交错形成槟榔样纹理(如肉豆蔻)。有的种子入水后种皮破裂,有黏液渗出(如葶苈子、车前子)。

10. 全草类生药　以草本植物的全株入药,或草本植物的地上部分或带叶的花枝、果枝,少数为灌木的草质茎。可以根据植物包含的器官,如茎、叶、花、果实、种子等分别观察,观察茎时应注意形状、颜色、叶序、花序、折断面特征等。

三、显 微 鉴 定

显微鉴定(microscopical identification)是利用显微镜对生药及成方制剂中药味的组织、细胞或内含物等特征进行鉴别的一种方法,是生药鉴别的重要手段之一。其适用于性状鉴定不易识别的生药,性状相似不易区别的多来源生药、破碎生药、粉末生药及用粉末生药制成的丸散锭丹等中药成方制剂的鉴定。

（一）显微鉴定常用的方法

进行显微鉴定,首先要根据观察的对象和目的,选择具有代表性的生药,制作不同的显微片。根据制片的方法,可分为切片法和非切片法。切片法利用切片刀将材料切制而成。可分为徒手切片法、滑走切片法、石蜡切片法、明胶切片法、冰冻切片法、火棉切片法、超薄切片法等。非切片法是用物理和化学的方法,将材料组织分离成单个细胞或薄片,或将整个材料进行整体封藏。可分为整体封固法、粉末制片法、离析法、涂片法、压片法、透明法、磨片法等。

1. 切片　选取生药适当部位,采用显微切片的方法,制作成显微片观察。对于根、根茎、茎藤、皮类等,一般制作横切片观察,必要时制纵切片;叶类生药可作通过主脉的横切片及表面片,果实、种子类生药须作横切片及纵切片;木类生药需制横切面、径向纵切面和切向纵切面三种显微片观察。

2. 整体透化封固片　扁平而薄,难于撕取表皮的叶片、花被片等。可切割成适当大小(0.5cm×0.5cm)的小块,置载玻片中央,用水合氯醛透化处理至材料透明后,加稀甘油制片即可。

3. 涂片或压片　将材料涂抹成或压成一均匀薄层,在做成临时或永久制片。该法主要应用于遗传学方面的研究,在生药鉴定中应用的较少,如浆果果肉的制片。涂片法制作是将新鲜或经固定的材料放在载玻片中央,用解剖刀压住材料,并往载玻片的一边拖过,使材料成一薄层,用稀甘油封片即可。压片法制作是将材料置于载玻片上,用解剖刀或解剖针捣碎分散,盖上盖玻片。用拇指轻压盖玻片,使组织散成一薄层,可进行观察。

4. 表面制片　鉴定叶、花、果实、种子、全草等类生药,可取叶片、萼片、花冠、果皮、种皮制表面片,加适宜试液,观察各部位的表面(皮)特征。

5. 粉末制片　生药粉末可选用蒸馏水、稀甘油、甘油醋酸溶液、水合氯醛溶液或其他适当溶液处理后观察。水合氯醛液透化装片是常用显微鉴定中临时制片方法,具体操作为取切片或粉末少许,置载玻片上,滴加水合氯醛溶液,在小火焰上微微加热透化,加热时须续加水合氯醛液至透化清晰为度。透化完成后滴加少许稀甘油,可以防止水合氯醛结晶的析出,加盖玻片。

6. **解离组织片** 利用化学试剂使组织中各细胞之间的胞间层溶解而使细胞相互分离。可观察细胞的完整形态及立体结构,适用于纤维、导管及木化、栓化、角质化等彼此不易分离的组织的观察。例如,样品中薄壁组织占大部分,木化组织少或分散存在的,可用氢氧化钾法,如样品坚硬木化较多时,可用硝铬酸法或氯酸钾法等。

7. **细胞内含物鉴定** 观察生药组织切片或粉末中的后含物时,一般用甘油乙酸试液或蒸馏水装片观察淀粉粒,并利用偏振光显微镜观察未糊化淀粉粒的偏光现象;用甘油装片观察糊粉粒,加碘试液,显棕色或黄棕色,加硝酸汞试液显砖红色。如欲观察菊糖,可用水合氯醛液装片不加热立即观察。草酸钙结晶于装片中加入硫酸溶液逐渐溶解,并析出针状硫酸钙结晶;碳酸钙(钟乳体)加入稀盐酸溶解,同时有气泡产生;硅质加硫酸不溶。黏液于装片中加钌红试液显红色。脂肪油、挥发油或树脂,加苏丹Ⅲ试液呈橘红色、红色或紫红色;加乙醇脂肪油不溶解,挥发油则溶解。

8. **细胞壁性质鉴定**
(1)木质化细胞壁:装片中加间苯三酚试液及浓盐酸显红色或紫红色。
(2)木栓化或角质化细胞壁:装片中加苏丹Ⅲ试液,呈橘红色至红色。
(3)纤维素细胞壁:装片中加氯化锌碘试液或先加碘试液再加硫酸溶液显蓝色或紫色。
(4)硅质化细胞壁:装片中加入硫酸无变化。

9. **细胞及细胞内含物的测量** 观察细胞和后含物时,常需要测量其直径、长短(以μm计)作为鉴定依据之一。测量可用目镜测微尺进行。先将目镜测微尺用载台测微尺标化,计算出每一小格的长度,应用时将测得目的物的小格数,乘以每一小格的长度,即得目的物的大小。

(二)各类生药显微鉴定要点

1. 根类生药
(1)组织构造根据维管系统,区别其为双子叶植物根的初生构造、次生构造或是单子叶植物根。

多数双子叶植物为次生构造,有形成层,韧皮部位于外方,木质部位于内方,有射线,大多无髓。少数为初生构造,中柱小、韧皮部束及木质部束数目少,相间排列,初生木质部呈星芒状,一般无髓;单子叶植物根多为初生构造,维管束中无形成层,韧皮部束和木质部束数目多,相间排列成一圈,无射线,有髓。

双子叶植物根为次生构造。最外层为木栓层,少数是由表皮增厚起保护作用,如白头翁、紫苑;或由表皮及部分皮层细胞的壁发生木栓化形成后生皮层,如乌头、玄参。皮层狭窄,一般初生皮层已不存在,为栓内层积累的次生皮层,韧皮部较发达。木质部有的导管及木纤维等发达,木射线细狭,如巴戟天、远志等;有的导管稀疏地呈放射状排列,木射线宽广,如白芍、人参、黄芪、甘草等。应注意导管的形状、直径、排列形式;木纤维的形状、大小及分布。根大多无髓,少数有明显的髓部,如龙胆、乌头等。

单子叶植物根通常无次生构造,最外面为表皮,细胞外壁有时增厚或与表皮内侧数列细胞壁木栓化或木质化增厚形成根被如百部。皮层宽广,内皮层凯氏点明显可辨。髓部大,多为薄壁细胞,少数细胞壁木化增厚,如土麦冬、细花百部。

分泌组织多分布在韧皮部,如桔梗、党参等的乳汁管,人参、三七等的树脂道,木香的油室,当归的油室或油管,细辛、青木香的油细胞。草酸钙结晶的类型有:簇晶、针晶、砂晶、方晶、柱晶。此外,注意淀粉粒、纤维、石细胞的形状。

常见的异常构造(三生维管组织):双子叶植物根中有异常构造如髓维管束(髓束)、木间韧皮部(内涵韧皮部)、多环维管束、复合维管束等,广泛地存在于各种植物类群中,有的整科植物有,有的仅少数属或少数种有。且不同植物中异常构造的类型及存在部位也不同,因而对根类、根茎类或茎类生药的鉴别有重要意义。

1）髓维管束：存在于髓部的维管束，可由木质部及韧皮部组成，也可能仅有韧皮部（桔梗科）。

2）木间韧皮部：存在于次生木质部中的韧皮部，又称内涵韧皮部，如沉香。

3）多环维管束：在正常维管束的外方，出现若干同心性环状排列的三生维管组织。在正常维管束活动停止后，由中柱鞘细胞产生新的形成层，形成薄壁组织后再分化成维管组织之后，又在外方的薄壁组织（中柱鞘衍生组织）中产生新的形成层，如牛膝、商陆、紫茉莉、鸡血藤等。

4）复合维管束：三生维管组织出现在正常构造的皮层、中柱鞘、韧皮部或髓部中，散在或呈环状排列，其三生形成层均呈小环状，对正常形成层而言是异心型的，如蓼科的何首乌、大黄等。

此外有些双子叶植物的根，在次生木质部内形成数个木栓细胞带，称为木间木栓。通常由次生木质部薄壁组织细胞木栓化形成的，如黄芩、紫草等。

（2）粉末特征：以具有鉴别特征的细胞后含物、厚壁组织、分泌组织为重点，其次是表皮、下皮、根被或木栓组织、内皮层、导管及管胞。薄壁组织、筛管、伴胞、形成层及中柱鞘等薄壁性细胞，一般无显著鉴别特征。

1）淀粉粒：应注意形状、大小，脐点明显与否、形状及位置，层纹明显与否、层纹的粗细及疏密度等。

2）菊糖：菊科、桔梗科植物所特有，无一定结晶形状。一般用水合氯醛液（不加热）装片或用乙醇装片，菊糖结晶大多呈扇状、球形团块，久置逐渐溶化。

3）结晶：有草酸钙和碳酸钙结晶。单子叶植物有含硅酸盐结晶（硅质块），如白及、香附、砂仁、豆蔻等。观察草酸钙结晶时，应注意结晶的形状、大小、疏密度及在细胞中的分布如苍术、白术及龙胆的细小针晶充塞于薄壁细胞中；天冬、麦冬、半夏、山药的针晶较细长、成束地存在于薄壁细胞中。观察方晶时应注意是否形成了晶鞘纤维等；观察簇晶时应注意其形状、大小及棱角锐、钝等特征，如人参中簇晶多棱角大多锐尖，唐古特大黄中簇晶棱角多钝；砂晶主要存在于茄科、苋科等科植物中。例如，川牛膝含晶细胞内砂晶密集或聚于一角隅；牛膝含晶细胞内砂晶大多散在；麻黄薄壁细胞及纤维上嵌入的草酸钙砂晶形成嵌晶薄壁细胞和嵌晶纤维。碳酸钙结晶（钟乳体）形态不规则，常分布于桑科、爵床科等科植物中，注意其形状、大小及分布。

4）纤维：纤维多碎断、成束或单个散在，注意其长度、直径、壁增厚及木质化程度、纹孔及孔沟形状等。有的初生壁及次生壁界线明显，且有分离现象，如黄芪；有的纤维表面有裂纹或碎裂成短髯状，前者如南柴胡，后者如北柴胡。此外，还要注意有无晶鞘纤维、嵌晶纤维、分隔纤维等。

5）石细胞：多成群或散生，也有与木栓细胞或薄壁细胞相毗连。注意形状、大小、壁的厚度、纹孔及孔沟情况，一般无内含物，有的可见淀粉粒，如虎杖；有的可见针晶，如苍术；有的可见方晶；有的含有色物质，如长萼栝楼根。

6）分泌组织：首先辨别分泌细胞、分泌腔（室）、分泌管（道）或乳汁管。

A. 分泌细胞：注意形状、大小、壁厚薄、内含物性质及颜色，以及与周围细胞的排列关系。大多含挥发油，如青木香、细辛、菖蒲有油细胞；有的含油树脂，色较深，经水合氯醛液透化后也不溶解，如姜、高良姜有树脂细胞。

B. 分泌腔：一般为油室，多破碎，偶见较小的完整油室。注意辨别其形成方式是裂生的、溶生的还是裂溶生的，以及分泌物的颜色等特征。

C. 分泌管：有油管及树脂道。多见其纵断面碎片，周围分泌细胞有时不明显，常可见管道中的条状分泌物，注意条状分泌物的颜色及直径。

D. 乳汁管：多碎断，注意其直径、内含物颜色及特征，有时可见其侧面有短小细胞链。

7）表皮：常见于单子叶植物中，双子叶植物仅见于较细根，如紫菀、细辛、白薇。注意形状、大小、垂周壁增厚与否、增厚情况、颜色及有无内含物。少数根有毛状物，如麦冬；根茎表皮可能有气孔，注意气孔的形状、大小及副卫细胞数。

有表皮的植物，一般常有下皮，表面观可见其与表皮上下相叠，注意区分表皮及下皮，下皮细胞层数、形状、大小、垂周壁厚度及增厚情况，平直成弯曲及木化与否。有的下皮细胞间夹杂有分泌细胞,如细辛;有的下皮细胞有色素,如紫菀。注意根茎可能有叶绿体;头部可能有叶柄残基及毛茸。

8) 木栓组织:双子叶植物较普遍存在,单子叶植物根茎中也有细胞壁木栓化形成。常呈多层重叠,棕色。表面观呈多角形,垂周壁薄或稍厚,平直或细波状弯曲,少数可见纹孔。横断面观细胞扁平,径向壁基本整齐,注意其颜色、形状、大小、壁增厚情况及有无内含物。木栓细胞形态变化较少,不易找到明显的鉴别特征,但有的木栓细胞间夹有石细胞层,并与木栓细胞层交替排列,形成硬栓部与软栓部,如苍术、白术;有的木栓细胞内含有色物质,如虎杖木栓细胞有棕红色物;有的木栓细胞壁浅红色或浅紫红色,如赤芍;有的木栓细胞壁厚,且木化,易彼此分离,如藁本、辽藁本。

9) 导管及管胞:多碎断,注意导管分子的长短、直径、次生壁增厚纹理、穿孔位置及特点,尤以增厚纹理及穿孔较为重要。管胞为蕨类、裸子植物(除麻黄)的鉴别特征。注意其颜色、大小及次生壁增厚纹理。

10) 薄壁细胞:包括皮层、髓部、韧皮部、木质部及射线的薄壁细胞。注意有的薄壁细胞壁上有微细的斜向交错纹理,如当归韧皮薄壁细胞及伞形科植物根,根茎的韧皮部,木质部薄壁细胞;有的薄壁细胞壁上的纹孔集成纹孔团(群),如泽泻、胡黄连;有的薄壁细胞纹孔明显,呈裂缝状,有一定的排列方向,如粉草薢、绵草薢;有的纹孔大小不一,垂周壁念珠状增厚明显,如青木香;有的细胞内含类圆形核状物,如地黄。

2. 根茎类生药

(1) 组织构造:根据中柱、维管束的类型,区别其为蕨类植物、双子叶植物或单子叶植物的根茎。

蕨类植物根茎的最外层,多为厚壁性的表皮及下皮细胞,基本薄壁组织较发达。中柱的类型有原生中柱,双韧管状中柱,网状中柱。此外,有的在薄壁细胞间隙生有单细胞腺毛(如绵马贯众)。

双子叶植物根茎大多为木栓层;皮层中有时可见根迹维管束;中柱维管束无限外韧型,环列;中心有髓。

单子叶植物根茎的最外层多为表皮,有的皮层外侧局部形成木栓组织(如半夏、姜),或皮层细胞木栓化形成后生皮层(如藜芦),皮层中有叶迹维管束,内皮层大多明显;中柱中散有多数有限外韧维管束,也有周木维管束(如菖蒲)。

(2) 粉末特征:与根类相似。鳞茎、块茎、球茎常含大量淀粉粒;鳞茎的鳞叶表皮常可观察到气孔。单子叶植物根茎较易见环纹导管。蕨类植物根茎只有管胞,无导管。

3. 茎藤类生药

(1) 组织构造:应根据维管束的排列情况及类型,区别双子叶植物茎或单子叶植物茎。双子叶植物草质茎的最外层多为表皮;皮层外侧为厚角组织,有的可见内皮层;中柱鞘往往分化为纤维或夹杂有石细胞;束中形成层明显;次生韧皮部大多成束状或板状;髓射线宽,髓较大。次生构造最外层为表皮或木栓组织,形成层连续成环。木质茎的最外层多为木栓组织;皮层为次生皮层;中柱鞘厚壁组织连续成环或断续;形成层环明显,次生韧皮部及次生木质部成筒状结构;射线较狭;髓较小。

单子叶植物茎最外层为表皮,其基本组织中散生许多有限外韧型维管束,无髓。

裸子植物茎的构造与双子叶植物木本茎类似,但木质部多为管胞,通常无导管,韧皮部为筛胞。

(2) 粉末特征:茎藤类药材显微观察注意点基本同根、根茎类。

4. 木类生药

(1) 组织构造:通常从三个切面观察(图4-1)。横切面观察到年轮为同心的环轮。木射线呈辐射状分布,观察木射线宽度、密度,导管与木薄壁细胞的比例及分布形式,导管、木纤维的形状、直径等。径向纵切面应注意观察木射线的高度及细胞类型(同型细胞射线或异型细胞射线),木射线在径向纵切面呈横带状,与轴向的导管、木纤维、木薄壁细胞相垂直,同时观察导管的类型,导管分

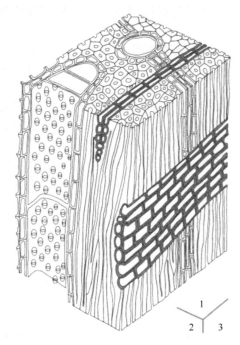

图 4-1　木类药材的三个切面（降香三切面）

1. 横切面；2. 切向纵切面；3. 径向纵切面

子的长短、直径及有无侵填体，木纤维的类型及大小、壁厚度、纹孔等。切向纵切面主要观察木射线的宽度、高度及类型，木射线在切向纵切面呈棱形，其宽度是指最宽处的细胞列数。高度是指从上至下的细胞层，同时观察导管、木纤维等。

（2）粉末特征以导管、韧型纤维、纤维管胞的形态特征和细胞后含物为主要鉴别点。

5. 皮类生药

（1）组织构造：来源于被子植物（主要是双子叶植物）及裸子植物形成层以外的部分，包括主要为周皮、皮层及韧皮部。注意木栓细胞的层数、颜色、细胞壁的增厚程度及有无木栓石细胞。皮层狭窄是由栓内层形成的次生皮层。韧皮部占大部分，注意韧皮射线的宽度、射线弯曲或平直或偏向一边。有的皮类生药的韧皮束中，纤维（如黄柏、桑白皮）或石细胞（如杜仲）切向集结成若干层带与筛管、韧皮薄壁组织相间排列。还应注意树脂道、油细胞、乳管等分泌组织及草酸钙结晶。

（2）粉末特征：不应有木质部的组织，如导管、管胞等。注意木栓细胞、纤维、石细胞、分泌组织及草酸钙结晶。

6. 叶类生药

（1）组织构造：通过主脉做横切片，观察上、下表皮、叶肉及主脉维管束。注意上、下表皮细胞的形状、大小、外壁、气孔、角质层厚度、有无茸毛等特征。叶肉部分观察栅栏组织细胞的形状、大小、列数及所占叶肉的比例，通过叶脉（如番泻叶、荷叶），其下有结晶细胞层（如颠茄、曼陀罗），上下表皮内侧有的（等面型叶如桉叶、番泻叶）；海绵组织细胞中分布大型油室（如桉叶），乳汁管（如桑叶），分枝状石细胞（如茶叶），腺毛（广藿香）。主脉维管组织的形状、类型及周围或韧皮部外侧有无纤维层。

（2）表面片：注意上、下表皮细胞的形式，垂周壁的弯曲度、增厚状况及有无纹孔，角质层纹理，气孔的类型及副卫细胞数。上表皮细胞呈多角形或稍不规则，气孔少或无，有的外壁呈乳头状突起（如荷叶），下表皮细胞垂周壁呈波状弯曲，气孔多，有的外壁呈乳头状突起（如箭叶淫羊藿）。毛茸为叶类生药的重要鉴别特征，注意观察非腺毛的细胞数或列数、颜色、形状、平直或弯曲、长短、壁的厚度及其表面形态。菊科植物中非腺毛顶端细胞呈水平方向延长，近中部连接几个短细胞，成T形毛，顶端细胞左右两臂的长短。唇形科植物叶的腺毛，头部呈扁球形，主要由8细胞组成，外被角质层，柄单细胞而短，形成腺鳞。显微常数如栅表比、气孔指数及脉岛数，对鉴别亲缘相近的同属植物的叶具有一定意义。

栅表比：叶片的1个表皮细胞下的栅栏细胞的平均数目。一般在同种植物中是比较恒定的，可用来区分同属不同种的药材。

气孔指数：指单位面积上气孔数占表皮细胞数与气孔数之和的百分比。

脉岛数：指每平方毫米单位面积中脉岛的数目。脉岛是指最细小叶脉把叶肉分割成最小面积，可用以作种间区别的参数。

（3）粉末特征：与叶的表面制片基本一致，但毛茸多碎断。

7. 花类生药　可将苞片、花萼、花冠、雄蕊或雌蕊等分别做表面制片，或将完整的花做表面制片观察，也有将萼筒做横切面观察。苞片、花萼的构造与叶相似，但其叶肉组织不甚分化，呈海绵组织状;有的苞片几乎全由厚壁性纤维性细胞组成。花冠上表皮细胞常呈乳头状或绒毛状突起,有的有油室(如丁香),也有管状分泌细胞(如红花)。雄蕊中花粉囊表皮层内侧是纤维层细胞,有网状、条状、螺旋状、环状或点状增厚,多木化。花粉粒为重要特征,注意其形状、大小、萌发孔或萌发沟状况、外壁构造及雕纹等,如金银花、洋金花、红花为圆球形、丁香为三角形、闹羊花为四分体型等;表面有的光滑(如番红花、槐米),有的有刺状突(如菊花、旋覆花、红花、金银花),有的有辐射状纹理如洋金花或有网状纹理(如蒲黄)。雌蕊柱头的表皮细胞特别是顶端的表皮细胞常呈乳头状突起,或分化成绒毛状(如番红花),但也有不突起的(如洋金花)。

8. 果实类生药

(1) 组织构造:一般观察果皮的组织特征,可分外果皮、中果皮及内果皮,内、外果皮相当于叶的上、下表皮,中果皮相当于叶肉。外果皮为1列表皮细胞。有的含橙皮苷结晶(如花椒),散在油细胞(如五味子),分化成非腺毛(如乌梅、枸橘、覆盆子),分布有腺毛(如吴茱萸、补骨脂)或腺鳞(如蔓荆子);有不规则网状纹理(如连翘)、平直线状纹理(如五味子)或呈颗粒状(如山茱萸),也有下皮细胞分化成石细胞(如胡椒)。中果皮为多列薄壁细胞,有细小维管束散在,常分布有油室(如花椒)、油细胞(五味子)、油管(如小茴香)。内果皮的变异较大,有的散在石细胞,有的形成结晶细胞层(如芫蔚子),有的为镶嵌细胞层(如伞形科植物果实),也有分化为纤维层(如花椒)或石细胞层(如乌梅、牛蒡子)。

(2) 粉末特征:注意外果皮细胞的形状、垂周壁的增厚状况、角质层纹理及非腺毛、腺毛的有无及其特征;分泌组织、厚壁组织及草酸钙结晶的有无;内果皮细胞的形态。

9. 种子类生药

(1) 组织构造:观察种皮的构造。有的种皮只有1列细胞,较多的种皮由数列不同的细胞组织构成。为1列薄壁细胞(如鸦胆子),形成非腺毛(如牵牛子),分化为厚壁木化的非腺毛(如马钱子),形成腺毛(如急性子);镶嵌有石细胞(如杏仁、桃仁),全部为石细胞(如五味子、天仙子);黏液细胞层(如芥子、车前子),栅状细胞层(如豆科植物种子),也有每个栅状表皮细胞靠外壁胞腔中含草酸钙球状结晶体(如芝麻)。表皮以下有栅状细胞层(如牵牛子、菟丝子);油细胞层(如姜科植物种子);姜科植物种子种皮最内层细胞的内壁及侧壁增厚,胞腔偏于外侧,内含硅质块。此外,种皮中可有色素细胞、支持细胞、石细胞、纤维等。注意观察外胚乳、内胚乳或子叶细胞的形状、细胞壁增厚状况。

(2) 粉末特征:观察种皮的表面观及断面观形态特征,毛茸、分泌组织、草酸钙结晶、糊粉粒、淀粉粒等,糊粉粒是种子类生药特有的鉴别特征。

四、理 化 鉴 定

理化鉴定(physico-chemical identification)是利用物理或化学的方法,对生药及其制剂中所含主要化学成分或有效成分进行定性和定量分析,鉴定生药品质优劣的一种方法。随着生药有效成分研究的深入和现代仪器分析技术的提高,生药的鉴定从宏观和微观的形态学鉴定向有效成分和药效鉴定方向发展,理化鉴定的方法和手段也正在不断地更新和发展。常用的理化鉴定方法有如下几种。

(一)一般理化鉴别试验

通过对生药物理性质的测定鉴定生药,如通过测定密度、硬度、折光率、旋光度、黏稠度、熔点、沸程等鉴定树脂类、液体类、矿物类等生药。利用生药中所含有的化学成分结合特定的化学试剂能产生特殊的现象,如沉淀、颜色反应等。例如,含有蒽醌类成分的生药在碱水溶液中显红色。含有皂苷类成分的生药水溶液强烈振摇后能产生持久泡沫。马钱子胚乳薄片置白磁板上,加1%钒酸铵的硫酸溶液1滴,迅速显紫色(示番木鳖碱);另取切片加发烟硝酸1滴,显橙红色(示马钱子碱)。甘草粉末置白磁板上,加80%硫酸1~2滴,显橙黄色(示甘草甜素反应)。

（二）显微化学试验

显微化学试验（microchemical reaction）是利用生药中所含有的化学成分遇到化学试剂能产生沉淀、结晶、颜色变化等现象，利用显微镜下观察反应结果鉴定生药的方法。

（1）将生药切片或粉末置载玻片上，滴加各种试液，加盖玻片，稍放置，在显微镜下观察产生的结晶、沉淀或颜色。例如，黄连粉末滴加稀盐酸或30%硝酸，镜检可见黄色结晶析出，加热后结晶溶解并显红色。直立百部鲜块根切片，滴加氯化金试液，皮层细胞中有微黄色玫瑰花状结晶。肉桂粉末的氯仿提取液，滴在载玻片上，滴加2%盐酸苯肼1滴，镜检可见黄色针状或杆状结晶。

（2）将生药提取液置于载玻片上，滴加各种试液，显微镜下观察反应。例如，槟榔粉末酸水提取液滴于载玻片上，加碘化铋钾试液，即发生浑浊，镜检可见石榴红色球形或方形结晶。

（3）显微化学定位试验：确定生药有效成分在生药组织构造中的部位。例如，北柴胡横切片加1滴无水乙醇-浓硫酸（1∶1）液，镜检可见木栓层，栓内层和皮层显黄绿色～蓝绿色，提示柴胡皂苷主要存在于以上部位。

（三）微量升华试验

微量升华试验（microsublimation）利用生药中所含的某些化学成分，在一定温度下能升华的性质，获得升华物，在显微镜下观察其形状、颜色及化学反应作为鉴别特征。例如，茶叶的升华物为白色针状结晶（咖啡因），加浓盐酸1滴溶解后再加氯化金试液，有黄色针状结晶析出（咖啡因氯化金络盐）。大黄粉末升华后镜检可见黄色颗粒状、针状、羽状结晶，加碱液结晶溶解并显红色。牡丹皮、徐长卿粉末升华可见长柱状或针状、羽状结晶（牡丹酚）。薄荷粉末升华后可见无色针簇状结晶，在结晶上加浓硫酸2滴及香荚兰醛结晶少许，显橙黄色，再加蒸馏水1滴即变紫红色。斑蝥的升华物在130～140℃为白色柱状或小片状结晶（斑蝥素），加碱后溶解，再加酸又析出结晶。

（四）荧光分析

荧光分析利用生物中的某些化学成分，接受自然光或紫外光照射时，能发生荧光，其特性和强度可以进行定性或定量分析。通常可直接取生药饮片、粉末或其浸出液，载紫外灯光（365nm或254nm）下观察。例如，黄连饮片木质部显金黄色荧光；牛膝饮片显黄白色荧光；牛蒡子显蓝白色荧光；浙贝母粉末显亮淡绿色荧光；大黄粉末显深棕色荧光；秦皮的水浸液显天蓝色荧光（自然光下亦明显）；香加皮的水或乙醇浸出液显紫色荧光。

有些生药本身不产生荧光，但以酸或碱处理，或经其他化学方法处理后，可使某些成分在紫外光下变成可见色彩。例如，芦荟溶液与硼砂共热，所含芦荟素即反应显黄绿色荧光；枳壳乙醇浸出液滴在纸上，干后喷0.5%乙酸镁甲醇溶液，烘干显淡蓝色荧光。有些生药表面附有地衣或真菌，也可能有荧光出现。因此荧光分析还可用于检查某些生药的变质情况。

（五）分光光度法

分光光度法是通过测定被测物质在某些特定波长处或一定波长范围内光的吸收度，对该物质进行定性和定量分析的方法。

1. 紫外-可见分光光度法（ultraviolet-visible spectrometry） 利用生药中化学成分在200～760nm波长范围内电磁波有特征吸收时建立的光谱分析方法。该方法定量分析基础是朗伯-比尔（Lambert-Beer）定律，即物质在一定波长的吸光度与它的吸收介质的厚度和吸光物质的浓度呈正比。生药中含有的黄酮类、蒽醌类、皂苷类等成分的总含量测定均可以使用该法测定。

2. 红外分光光度法（infrared spectrometry） 一般用2.5～15mm（或按波数计为4000～667cm^{-1}）红外区吸收光谱进行物质的定性、定量分析的方法。该法灵敏度和精密度较低。红外光谱（或称振转光谱）的特征性很强，特别是7～15mm一段称为"指纹区"，吸收峰多，而且尖锐，主要用于物质的鉴别和分析结构。近红外光谱（near infrared spectroscopy, NIRS）是指波长介于780～2500nm的可见光区域（波数介于12 500～4000cm^{-1}）的电磁波，为有机物中含氢基团（C—H、O—

H、N—H、S—H)分子振动的倍频及合频吸收,信息量丰富。由于倍频与合频跃迁的概率比基频跃迁小得多,有机物在近红外光谱区域的吸收强度比相邻的中红外光谱区域及紫外可见光谱区域都要小1~5个数量级,同时,由于待测样品不需要经过复杂的前处理,样品中的所有化学成分的信息完全被获得,造成每一个波长点都可能是有多组分光谱的重叠,这些都给近红外光谱法分析带来困难,也决定了近红外光谱分析方法有别于传统的分析方法。结合化学计量学的方法,对近红外光谱数据进行统计分析,从冗杂的化学背景中提取出所需的化学信息,通过数学建模的方法,建立一系列的数学模型,从而实现对待测样品的定量分析和定性分析。

3. 原子吸收分光光度法(atomic absorption spectrophotometry)　基于从光源辐射出的待测元素特征光波通过样品蒸气时,被蒸气中该待测元素的基态原子所吸收,测定辐射光强度减弱的程度,以求出供试品中待测元素含量的一种方法。原子吸收遵循一般分光光度法的吸收定律,比较标准品和供试品的吸收度,即可求得样品中待测元素的含量,常用以测定生药中的微量金属元素的含量。

（六）色谱法

色谱法(chromatography)又称层析法,是一种对混合物进行分离和分析的物理化学方法,也是生药化学成分分离和鉴别的重要方法之一。根据分离原理可分为吸附色谱、分配色谱、离子交换色谱与排阻色谱等;根据分离方法可分为纸色谱法、薄层色谱法、柱色谱法、气相色谱法、高效液相色谱法等。

1. 纸色谱法(paper chromatography)　以纸为载体,纸上所含水分或其他物质为固定相,用流动相进行展开的分配色谱。生药鉴别时,样品在色谱中所显主点的颜色(或荧光)和位置,应与对照品在色谱中所显的主斑点相同。

2. 薄层色谱法(thin layer chromatography , TLC)　将适当的吸附剂或载体涂布于玻璃板、塑料或铝片上,制成薄层板,待点样、展开后,与适当的对照物(对照品或对照生药)按同法在同板上所得的色谱图或主斑点作对比,用以进行生药鉴别。一般用于定性鉴别,根据生药中所含主要化学成分的性质,制备成供试品溶液,选择薄层板和展开剂,获得斑点清晰、R_f值稳定的色谱图,可见光下有颜色的可以直接观察,不显色的可以在紫外灯(254nm 或 365nm)下观察,或喷以显色试剂显色后观察,也可以在薄层板中加入荧光剂,采用荧光猝灭法检视。薄层扫描法对生药进行定量分析,由于精密度、灵敏度、准确度及重现性等不能满足含量测定的要求,现在很少应用。

3. 气相色谱法(gas chromatography , GC)　流动相为气体,称为载气,通常多为氮气。色谱柱分为填充柱和毛细管柱两种,填充柱内装吸附剂、高分子多孔小球或涂渍固定液的载体。毛细管柱内壁或载体经涂渍或交联固定液。样品注入进样口被加热气化,在色谱柱内,样品中各组分气、液两相中进行反复分配,因分配系数的不同而达到分离,先后由柱出口进入检测器,产生讯号,由记录仪记录色谱图。根据组分的量与检测响应值(峰面积)成正比,以进行定性和定量分析。定量分析方法有如下几种。①外标法,即标准曲线法。②归一法,即测量每一个峰的峰面积,单个峰的峰面积除以样品中各峰面积之总和(即总面积),得到该组分的百分数。若操作条件稳定,在一定的进样量范围内,也可用峰高归一法。③内标法,是在样品中加入一定量纯物质作为内标物,并根据样品和内标物的重量比和相应峰面积(或峰高)比,求得组分的含量。④追加法,即取一定量样品作一色谱图;再于同量样品中精确加入待测组分的纯品一定量,再作一色谱图,测量该组分的峰面积,两次之差即为追加的纯品峰面积,根据纯品的量,可计算样品中组分的量,由于进样量不易控制,故以内标法为多用。

4. 高效液相色谱法(high performance liquid chromatography , HPLC)　将具有不同极性的单一溶剂或不同比例的混合溶剂、缓冲液等作为流动相。用泵将流动相压入装有填充剂的色谱柱,经进样阀注入供试品,由流动相带入柱内,在柱内各成分被分离后,依次进入检测器,色谱信号由记录仪或积分仪记录。色谱柱填充剂有硅胶,用于正相色谱;化学键合固定相,根据键合的基团不同用于反相或正相色谱,其中最常用的是十八烷基硅烷键合硅胶,可用于反相色谱或离子对色谱;离子交换填料用于离子交换色谱;凝胶或玻璃微孔球等用于排阻色谱。检测器为紫外光检测器、荧光检测器、示差检测器和蒸发-光散射(ELSD)检测器等。蒸发-光散射检测器适于无紫外吸收的物质的分析。该法对生药中化学成分含量测定具有快速、灵敏和准确的特点,被广泛应用。

五、生物检定

生物检定又称生物测定,是利用药物对生物(离体或离体组织)所起的作用,以测定药物的效价或作用强度的一种方法。它以药物的药理作用为基础,以生物统计为工具,运用特定的实验设计在一定条件下比较供试品和相当的标准品或对照品所产生的特定反应,通过等反应剂量间比例的运算或限值剂量引起的生物反应程度,从而测定供试品的效价、生物活性或杂质引起的毒性。其适用于结构复杂或理化方法不能测定含量,或者理化测定不能反映其临床生物活性的药物,如含强心苷成分的洋地黄等,需通过药理作用的观察并用效价单位来表示,即利用生物体在一定条件下,对某种生物发生一定程度药理反应的药量(最小剂量)作为效价单位。通常采用标准品和样品对照的方法来确定样品的效价单位。所谓标准品就是选定一批与样品成分相同的药物,并规定其中一定量作为一个效价单位,然后把样品和标准品在同一条件下进行比较,试出样品的作用与标准品多少单位的作用相同,即含有多少单位。例如,洋地黄标准品每克含 10 个效价单位,用鸽子试验致死量为 90.5mg/kg,如样品洋地黄致死量为 100mg/kg,两者相比标准品的强度是样品的 1.1 倍,即样品每克含 9.05 单位。生药来源广泛、多变,炮制工艺复杂,往往含有多活性成分和具有多种药理作用,仅仅控制少数成分不能完全控制其质量和反映临床疗效。通过在现有含量测定的基础上增加生物活性测定,综合评价其质量,能更好地保证临床使用安全有效。目前黄芩、连翘、穿心莲、鱼腥草等生药的生物测定研究取得了一定的进展。该技术将成为生药质量控制发展的新趋势。

六、DNA 分子标记鉴定

DNA 分子标记鉴定是以 DNA 多态性为基础的遗传标记。DNA 分子作为遗传信息的直接载体,信息量大,不受环境因素和生物体发育阶段及器官组织差异的影响,每一个体的任一体细胞均含有相同的遗传信息;多态性几乎遍及整个基因组;部分分子标记可分析微量 DNA 和古化石样品。该技术具有下列特点。①遗传稳定性:DNA 分子作为遗传信息的直接载体,不受外界因素和生物体发育阶段及器官组织差异的影响,每一个体的任一体细胞均含有相同的遗传信息。②遗传多样性:DNA 分子标记技术直接测定遗传物质本身(DNA 序列)的变化,不同物种、种内变异等均可在 DNA 序列上存在差异,通过比较这些差异来鉴别物种就是 DNA 分子标记鉴定(identification by DNA molecular marker)。由于 DNA 分子不同区域(基因区和非编码区)在生物进化过程中所承受的选择压力不同,使得 DNA 分子的不同区域有不同程度的遗传多样性。因此,选择适当的 DNA 分子标记技术即可在属、种、亚种、居群或个体水平上对研究对象进行准确地鉴别。③化学稳定性:DNA 分子比其他生物大分子,如蛋白质(包括同工酶)等具有较高的化学稳定性。即便是陈旧标本中所保存下来的 DNA 仍可用于 DNA 分子标记的研究。

随着该技术的发展和成熟,生药分子鉴定已进入实用阶段。2010 年版《中国药典》及其增补本首次收载了蕲蛇和乌梢蛇的特异性 PCR 鉴别法,以及川贝母的 PCR-RFLP 鉴别法。在 2015 年版《中国药典》中,又收载了中药材 DNA 条形码分子鉴定指导原则。

DNA 分子标记技术被广泛用于药用植物的遗传多样性、系统学、分类学等方面的研究,现今逐渐应用到生药的鉴定领域。DNA 分子作为遗传信息的载体,信息含量大,在同种内具有高度的遗传稳定性,且不受外界环境因素和生物发育阶段及器官组织差异的影响。因此,用 DNA 分子特征作为遗传标记对生药进行鉴别更为准确可靠,适用于近缘种、易混淆品种、珍稀品种等生药的鉴定。

（一）DNA 遗传标记技术的方法及原理

1. 限制性片段长度多态性（restriction fragment length polymorphism，RFLP） 是利用限制性内切酶能识别 DNA 分子的特异序列并切开的特性，将不同物种 DNA 切割成大小不等、数量不同的片段，经电泳分离、Southern 印迹法可显示出 RFLP 谱带。RFLP 的标记量大，用于 RFLP 的探针可以是核糖体 DNA、叶绿体 DNA，也可以是总 DNA，可为研究植物类群特别是属间、种间甚至品种间的亲缘关系、系统发育与演化提供有力的依据，也用于基因定位等研究。

2. 聚合酶链式反应（polymerase chain reaction，PCR） 又称无细胞分子克隆技术，是一种模拟体内 DNA 复制过程的体外酶促合成核酸片段的技术。以待扩增的双链 DNA 为模板，由一对人工合成的寡核苷酸引物（一般长度为 15~25 个核苷酸）介导，通过 DNA 聚合酶在体外进行 DNA 序列扩增。在经过变性、复性、延伸过程的约 30 个循环后，能在短时间内将痕量的靶 DNA 扩增数百万倍。

3. 随机扩增多态性 DNA（random amplified polymorphic DNA，RAPD）**和任意引物 PCR**（arbitrary primed PCR，AP-PCR）**技术** 是在 90 年代初几乎同时发明的。RAPD 技术是采用较短的单个随机引物（一般约 10 个核苷酸）对模板 DNA 进行非特异性扩增，获得一组不连续的 DNA 片段。扩增片段具有种、品种、品系及单株特异性。RAPD 技术不需物种特异的探针和引物，适用于未知序列的基因组 DNA 的检测。AP-PCR 技术的原理与 RAPD 技术相同，不同点在于引物的长度，AP-PCR 是用 20~30 个核苷酸长度的任意引物进行扩增。

4. 扩增片段长度多态性（amplified fragment length polymorphism，AFLP） 是继 RFLP、RAPD 后发展最快的 DNA 分子标记技术。它首先对样品 DNA 用限制性内切酶进行酶切，再用人工合成的寡聚核苷酸接头（artificial oligo nucleotide adapter）与酶切片段连接作为扩增反应的模板，用含有选择性碱基的引物对模板 DNA 进行 PCR，扩增产物经放射性同位素标记、聚丙烯酰胺凝胶电泳分离，最后根据凝胶上 DNA 扩增片段长度的不同检出多态性。

5. 简单序列重复（Simple Sequence Repeat，SSR） 即微卫星序列（microsatelllite DNA），是以 1~6 个核苷酸为基本重复单位的串联重复序列，其长度多在 100bp 以内，广泛存在于各类真核生物基因组中。SSR 标记和 RFLP 标记一样具有稳定性强、位置确定和共显性等优点，同时又具有 RAPD 标记的低成本和技术简单的特点。SSR 标记技术的关键在于根据 SSR 座位两侧相对保守的单拷贝序列设计出特异性的引物，一般为 18~24bp。由于微卫星序列可在多个等位基因间显示差异，因而在物种的遗传图谱构建、揭示物种的起源和进化、遗传多样性分析、亲缘关系鉴定、DNA 指纹图谱构建、品种鉴定、基因表达等与遗传和育种相关的研究领域中有着广阔的应用前景。

简单序列重复区间扩增多态性（inter-simple sequence repeat，ISSR）是以微卫星重复序列为引物，通常为 16~18 个核苷酸（由 1~4 个碱基组成的串联重复序列和几个非重复的锚定碱基组成）。ISSR 标记的最大特点就在于基因组上只有与锚定的核苷酸匹配的位点才能结合，提高了 PCR 扩增反应的专一性。如果 ISSR 的引物中有一个是随机引物，则又称为随机扩增微卫星多态性（random amplified microsatellite polymorphisms，RAMP）。ISSR 标记技术是一种用于分析物种、种群、不同品系，甚至是个体间遗传差异的理想方法。

6. DNA 序列分析（DNA sequencing） 基于 PCR 技术的 DNA 直接测序法，是以双链或单链 DNA 为模板，以 PCR 扩增引物作为测序引物，采用全自动 DNA 序列测序仪进行。用于 DNA 测序的基因主要有叶绿体基因组的 *rbc*L、*mat*K 与核基因组的 rRNA、ITS 等（植物类），以及线粒体基因组的 cty-b（动物类）。*rbc*L 基因分辨率高，变异较均一分布，进化速率差异大，一般用于科级以上分类群研究。*mat*K 基因一般用于种一级分类群亲缘关系研究。rRNA 基因在植物中以重复连续排列方式存在，包含进化速率不等的编码区、非编码转录区和转录区，可选择较保守的片断如 18S、5S 的 rRNA 进行各种亲缘关系研究。ITS（内转录间隔区）在核糖体 DNA 中位于 18S 与 26S 基因之间，由 5.8S 基因分为 ITS1 和 ITS2 两段，一般用于种下一级分类群的亲缘关系研究。

运用 DNA 测序技术建立正品药材及伪品和混淆品的原动植物的基因序列数据库,然后对待检测样品进行测序,对照数据库即可鉴定出中药材的真伪,也可以鉴定中药材种属关系及道地性等特征。

DNA 条形码技术(DNA barcoding)是在 DNA 序列分析基础上发展的一种新技术,即利用一段或几段标准 DNA 序列对生物物种进行快速、准确和自动化的鉴定。这些标准 DNA 序列被称作 DNA 条形码。线粒体细胞色素 c 氧化酶亚基Ⅰ(COⅠ)基因被认为是行之有效的适用于动物物种鉴定的条形码序列。植物还没有通用的条形码序列,一般推荐 ITS/ITS2 或与其他片段的组合,如 ITS+*mat*K+*rbc*L。

■ (二) DNA 分子标记技术在生药鉴定中的应用

1. 在药用植物的分类、鉴定中的应用 传统的分类方法是依据形态学特征建立的植物系统学,具有一定的局限性。应用分子遗传标记技术来研究种间、属间的 DNA 变异情况从而揭示物种的亲缘关系,为物种鉴定及系统学研究提供依据。

采用 PCR 产物直接测序法测定石杉科药用植物的 *matk*、*rbc*L 基因和 *psb*A-*trn*H 基因间区序列分析确立了石杉科及属内的分类学地位。随着分子生物学技术的发展,植物 DNA 序列由于进化速率上的差异而被广泛用于不同分类阶元的系统发育研究,其中核糖体 DNA 中 ITS 因其基因片段短、扩增和测序容易而被越来越广泛地用于植物分类学的研究。国内外大量研究表明 ITS 区序列在探讨古老原始的被子植物科内系统发育关系,揭示被子植物的起源与进化过程中具有非常重要的意义。

2. 在中药材鉴别中的应用 首先要解决的问题是能否从陈旧的生药样品中提得生药本身的 DNA,并能用于 PCR 扩增,这方面已有成功的报道。用 RAPD 方法对人参、西洋参、三七及 4 种人参伪品的 DNA 进行 PCR 扩增,所得 DNA 指纹图谱可用于区别人参属的 3 种生药及伪品。用 RAPD 技术对蛇类生药的鉴别研究结果表明,该方法可以准确地区别乌梢蛇及其混淆品、金钱白花蛇及其伪品。在中药材海马和龟板的鉴别中,通过线粒体 DNA 部分基因片段的序列分析,亦能准确地区分出不同种。

3. 在道地生药鉴定中的应用 道地生药与非道地生药的本质区别是作用物质基础有效成分的差异,其形成主要受遗传因子和环境因子的影响。一般来说遗传因子是内因(控制着有效成分的合成),环境因子是外因,只能对遗传基因的表现起修饰作用。同时针对生物体内 DNA 分子的不同区段其遗传的保守性和变异性的不同,选择适当的方法。利用 DNA 分子遗传标记技术,研究 DNA 分子中保守较低的区段,便可达到准确区分出道地生药和非道地生药的目的。青藏高原 3 个区域 5 个具有代表性的地方的 13 个冬虫夏草样本的随即扩增多态 DNA(RAPD)分析结果表明,来自同一地方的样本间遗传差异甚微,同一区域不同地方的样本间遗传差异较大。这说明冬虫夏草地理群体间存在着遗传分化,可作为有效的遗传标记,用于研究虫草的遗传与多样性,进而用于道地生药的鉴别。

第四节 纯 度 鉴 定

一、杂 质 检 查

生药的杂质,系指来源与规定不同的物质,如砂石、泥块、尘土等,或者来源与规定相同,但其性状或部位与规定不符的物质。检查方法可取规定量的样品,摊开,用肉眼或扩大镜(5~10 倍)观察,将杂质拣出,如其中有可以筛分的杂质,则通过适当的筛,将杂质分出。然后将各类杂质分别称重,计算其在样品中的百分数。如生药中混存的杂质与正品相似,难以从外观鉴别时,可进行显微、理化鉴别试验,证明其为杂质后,计入杂质重量中。对个体大的生药,必要时可破开,检查有无虫蛀、霉烂或变质情况,杂质检查所用的样品量,一般按生药取样法称取。

二、水分测定

水分的测定,是为了保证生药不因所含水分超过限度而发霉变质。水分测定的方法常用的有烘干法、甲苯法和减压干燥法。供测定用的生药样品,一般先破碎成直径不超过 3mm 的颗粒或碎片,直径和长度在 3mm 以下的花类、种子类、果实类药材,可不破碎。

1. 烘干法 适用于不含或少含挥发性成分的生药。取样品 2~5g,平铺于干燥至恒重的扁形称量瓶中,厚度不超过 5mm,疏松样品不超过 10mm,精密称定,打开瓶盖在 100~105℃干燥 5h,将瓶盖盖好,移置干燥器中,冷却 30min,精密称定重量,再在上述温度干燥 1h,冷却,称重,至连续两次称重的差异不超过 5mg 为止。根据减失的重量,计算供试品中含有水分的百分数。

2. 甲苯法 适用于含挥发性成分的生药,用化学纯甲苯直接测定,必要时甲苯可先加少量蒸馏水,充分振摇后放置,将水层分离弃去,经蒸馏后使用。使用前,全部仪器应清洁,并置烘箱中烘干。测定时取样品适量(相当于含水量 1~4ml),精密称定,置圆底烧瓶中,加甲苯约 200ml,必要时加入玻璃珠数粒。将仪器各部分连接,自冷凝管顶端加入甲苯,至充满水分测定管的狭细部分,将圆底烧瓶置电热套中或用其他适宜方法缓缓加热,待甲苯开始沸腾时,调节温度,使每秒钟馏出 2滴。待水分完全馏出,即测定管刻度部分的水量不再增加时,将冷凝管内部先用甲苯冲洗,再用饱蘸甲苯的长刷或其他适宜方法,将管壁上附着的甲苯推下,继续蒸馏 5min,放冷至室温,拆卸装置,如有水黏附在水分测定管的管壁上,可用蘸甲苯的铜丝推下,放置,使水分与甲苯完全分离(可加亚甲蓝粉末少许,使水染成蓝色,以便分离观察)。检读水量,改算成供试品中含有水分的百分数。

3. 减压干燥法 适用于含有挥发性成分的贵重药品。减压干燥器的装置:取直径 12cm 左右的培养皿,加入新鲜五氧化二磷干燥剂适量,使铺成 0.5~1cm 的厚度,放入直径 30cm 的减压干燥器中。测定时取供试品 2~4g,混合均匀。分取 0.5~1g,置已在供试品同样条件下干燥并称重的称瓶中,精密称定,打开瓶盖,放入上述减压干燥器中,减压至 2.67kPa(20mmHg)以下持续半小时,室温放置 24h。在减压干燥器出口连接新鲜无水氯化钙干燥管,打开活塞,待内外压一致,关闭活塞,打开干燥器,盖上瓶盖,取出称瓶迅速精密称定重量,计算供试品中含有水分的百分数。也可应用红外线干燥法和导电法测定水分含量,迅速而简便。

三、灰分测定

生药中灰分的来源,包括生药本身经过灰化后遗留的不挥发性无机盐,以及生药表面附着的不挥发性无机盐类,即总灰分。同一种生药,在无外来掺杂物时,一般都有一定的总灰分含量范围。规定生药的总灰分限度,对于保证生药的品质和纯净程度,有一定的意义。如果总灰分超过一定限度,表明掺有泥土、砂石等无机物质。有些生药本身含有的无机物差异较大,尤其是含多量草酸钙结晶的生药,测定总灰分有时不足以说明外来无机物的存在,还需要测定酸不溶性灰分,即不溶于 10% 盐酸中的灰分。因生药所含的无机盐类(包括钙盐)大多可溶于稀盐酸中而除去,而来自泥沙等的硅酸盐类则不溶解而残留,故测定酸不溶性灰分能较准确地表明生药中是否有泥沙等掺杂及其含量。

1. 总灰分测定法 供测定样品须粉碎,使能通过二号筛,混合均匀后,称取样品 2~3g(如需测定酸不溶性灰分,可取 3~5g),置炽灼至恒重的坩埚中,称定重量(准确至 0.01g),缓缓炽热,注意避免燃烧,至完全碳化时,逐渐升高温度至 500~600℃,使完全灰化并至恒重。根据残渣重量,计算供试品中含总灰分的百分数。如样品不易灰化,可将坩埚放冷,加热蒸馏水或 10% 硝酸铵溶液2ml,使残渣湿润,然后置水浴上蒸干,残渣照前法灼炽,至坩埚内容物完全灰化。

2. 酸不溶性灰分测定法 取上项所得的灰分,在坩埚中加入稀盐酸 10ml,用表面皿覆盖坩埚,置水浴上加热 10min,表面皿用热蒸馏水 5ml 冲洗,洗液并入坩埚中,用无灰滤纸滤过,坩埚内的残渣用蒸馏水洗于滤纸上,并洗涤至洗液不显氯化物反应为止,残渣连同滤纸移至同一坩埚中,干燥,炽灼至恒重。根据残渣重量,计算供试品中含酸不溶性灰分的百分数。

第五节 品质优良度鉴定

一、生药质量评价的依据

目前我国生药质量控制的主要依据为三级标准,国家药典标准;局(部)颁标准;地方标准。没有收载到上述标准中的生药,其质量控制标准使用企业内控标准。

(一)《中国药典》

《中国药典》是我国的国家药品标准。《中国药典》一般收载使用较广,对防治疾病效果较好的药品,规定其质量标准和检验方法,具有法律约束力。国家药典委员会组织制定和修订《中国药典》,并领导地方药品标准的制定和修订工作。新中国成立以来《中国药典》已出版过 10 次,1953 年出版第一部,1957 年出版第一增补本,1963 年版首次分为一、二两部,一部收载中药材,中药成方制剂,而不收载化学药品、生化药品、抗生素、生物制品。1992 年、1993 年先后编制出版 1990 年版第一、第二增补本、一部注释和二部注释选编,《中药彩色图集》和《中药薄层色谱图集》及《药名词汇》等配套丛书。1993 年出版 1990 年版《中国药典》英文版。2005 年版分为三部,一部收载药材及饮片、植物油和提取物、成方制剂和单味制剂等;二部收载化学药品、抗生素、生化药品、放射性药品及药用辅料等,三部收载生物制品,首次将《中国生物制品章程》并入《中国药典》。2010 年版一部的附录中加强安全性检测的总体要求,全面禁止苯溶剂的使用,对川乌、草屋、马钱子等剧毒药材使用更先进、更精确的方法进行限量检测。重点对重金属及有害元素予以控制。首次将重要内在质量整体变化情况的指纹图谱技术应用到质量标准中。首次采用 DNA 分子鉴定方法鉴定乌梢蛇、蕲蛇、川贝母。2015 年版分为四部,四部收载辅料。建立了符合中医药特点的质量控制体系,如增加了指纹图谱/特征图谱的应用范围,建立了多个成分的含量测定,建立了特征或专属性成分的质量控制方法。增加了一测多评的质量评价方法,附录中收载了中药材 DNA 条形码分子鉴定法指导原则。

(二)局(部)颁标准

1998 年以前由卫生部颁发的《中华人民共和国卫生部药品标准》(简称《部颁药品标准》)和之后由国家食品药品监督管理局《国家食品药品监督管理局国家药品标准》(简称《局颁药品标准》),也收载了国内已生产、疗效较好,需要统一标准但尚未载入《中国药典》的品种。现有《中华人民共和国卫生部药品标准》中药成方制剂 1~20 册,其中,16 册与 18 册为保护品种,《中华人民共和国卫生部药品标准》新药转正标准 1~17 册。《国家食品药品监督管理局国家药品标准》新药转正标准 1~48 册。《国家食品药品监督管理局国家药品标准》国家中成药标准汇编(中成药地方标准升国家标准部分)。这些标准的性质与《中国药典》同意具有法律约束力,为药品生产、供应、使用、监督等部门检验药品质量的法定依据。另外,凡由国家食品药品监督管理局发给批准文号、批准生产的新药,其标准同样具有法律效力,作为药品生产、供应、使用和检验部门检查与监督药品质量的依据。

(三)企业标准

由药品生产企业自己制订并用于控制其药品质量的标准,称为企业标准或企业内部标准,它是非公开的标准,仅在本厂或本系统的管理上有约束力,属于非法定标准。企业标准一般有两种情况:一种是检验方法尚不够成熟,但能达到某种程度的质量控制;另一种是高于法定标准的要求,主要是增加了检验项目或提高了限度标准。企业标准在企业创优、企业竞争,特别在对保护优质产品本身及严防假冒等方面均起到了重要作用。国外较大的企业均有企业标准并对外保密,作为产品原料的生药的质量标准是整个企业质量标准的组成部分。另外,有些进出口药材的检验可能还会依据国外药典。

二、有效成分的含量测定

生药中化学成分的定量分析(quantitative analysis)是评价生药质量的重要手段,也是保证生药的有效性和安全性的前提。目前常用的定量分析方法有分光光度法和色谱法。分光光度法主要用于定量分析生药中的大类成分,如总黄酮、总皂苷的含量测定;色谱法主要用于定量分析生药中的有效成分或指标成分。

分光光度法的含量测定方法有三种:对照品比较法、吸收系数法和标准曲线法。色谱法的含量测定方法也有三种:内标法、外标法和面积归一化法。

用于生药定量分析的方法必须进行验证,以证明采用的含量测定方法符合相应的分析要求。验证内容包括:准确度、精密度(包括重复性、中间精密度和重现性)、专属性、检测限、定量限、线性、范围和耐用性。

1. 准确度(accuracy) 指用该方法测定的结果与真实值或参考值接近的程度,一般用回收率(recovery rate)表示。准确度应在规定的范围内测试。

(1)测定方法的准确度可用已知纯度的对照品做加样回收率测定,于已知被测成分含量的供试品中再精密加入一定量的已知纯度的被测成分对照品依法测定,用实测值与供试品中含量之差,除以加入对照品量计算回收率。加入对照品的量要适当,过小相对误差较大,过大真实性差;对照品的加入量与供试品中已知含量之和必须在标准曲线的线性范围之内。

(2)数据要求在规定范围内,取同一浓度的供试品溶液,用6个测定结果进行评价;或设计3个不同浓度,各分别制备3份供试品溶液进行测定,用9个测定结果进行评价,一般中间浓度为所取供试品含量的100%水平,其他两个浓度分别为供试品含量的80%和120%。应报告回收率(%)计算值及其相对标准偏差(RSD)或可信限。

2. 精密度(precision) 指在规定的测试条件下,同一个均匀供试品,经多次取样测定所得结果之间的接近程度。精密度一般用偏差、标准偏差或相对标准偏差表示。精密度验证内容包括重复性、中间精密度和重现性。

(1)重复性(repeatability)系指在相同操作条件下,由同一个分析人员连续测定所得结果的精密度,亦称批内精密度。可在同一条件下对同一批样品制备至少6份以上供试品溶液($n \geq 6$),或设计3个不同浓度各分别制备3份供试溶液($n=9$)进行测定,计算含量的平均值和相对标准偏差(RSD),RSD值一般要求不大于5%。

(2)中间精密度(intermediate precision)系指在同一个实验室,在不同时间由不同分析人员用不同设备测定结果之间的精密度。为考察随机变动因素对精密度的影响,应进行中间精密度试验,变动因素包括不同日期、不同分析人员、不同设备。

(3)重现性(reproducibility)系指在不同实验室由不同分析人员测定结果之间的精密度。法定标准采用的分析方法应进行重现性试验。例如,建立药典分析方法时,可通过协同检验得出重现性结果,协同检验的目的、过程和重现性结果均应记载在起草说明中。应注意重现性试验用样品本身的质量均匀性和储存运输过程中的环境影响因素,以免影响重现性结果。

3. 专属性(specificity) 系指在其他成分可能存在下,采用的方法能正确测定出被测成分的特性,亦称为选择性(selectivity)。通常以不含被测成分的供试品作为空白样品进行实验来说明方法的专属性。色谱法中被测成分的分离度应符合要求(≥ 1.5),空白样品的色谱图中应在相应保留时间处无干扰峰。若无法制备空白样品,可采用二极管阵列检测器和质谱检测器进行峰纯度检查。

4. 检测限(limit of detection,LOD) 是指供试品中被测成分能被检测出的最低浓度或最小量,无须准确定量。通常以信噪比法测定,即用已知低浓度样品测出的信号与空白样品测出的信号进行比较,计算出能被可靠地检测出的最低浓度或量。一般以信噪比(S/N)为3:1或2:1时的相应浓度或注入仪器的量确定检测限。

5. 定量限(limit of quantification,LOQ)　是指供试品中被测成分能被定量测定的最低量,其测定结果应具有一定准确度和精密度。该指标反映分析方法是否具备灵敏的定量检测能力。常用信噪比法测定定量限,一般以信噪比(S/N)为10∶1时相应的浓度或注入仪器的量进行确定。

6. 线性(linearity)　是指在设计的范围内,测试结果与供试品中被测成分浓度直接成正比关系的程度。线性是定量测定的基础。

应在规定的范围内测定线性关系。可用储备液经精密稀释,或分别精密称样,制备一系列供试品溶液的方法进行测定,需至少制备5个浓度的供试品。以测得的响应信号作为被测成分的函数作图,观察是否呈线性,再用最小二乘法进行线性回归。必要时(如采用蒸发光散射检测器时),响应信号可经数学转换,再进行线性回归计算。线性关系的数据包括回归方程、相关系数和线性图,回归方程的相关系数(r)越接近于1,表明线性关系越好。

7. 范围(range)　系指能达到一定准确度、精密度和线性,测试方法适用的高低限浓度或量的区间。对于有毒性的、具特殊功效或药理作用的化学成分,其范围应大于被限定含量的区间。

8. 耐用性(robustness)　系指在测定条件有小的变动时,测定结果不受影响的承受程度,为使方法用于常规检验提供依据。耐用性表明测定结果的偏差在可接受的范围内,以及测定条件的最大变动范围。开始研究分析方法时,就应考虑其耐用性。如果测试条件要求苛刻,则应在方法中注明。典型的变动因素有:被测溶液的稳定性、样品提取次数、提取时间等;液相色谱法中典型的变动因素有:流动相的组成或 pH、不同厂牌或不同批号的同类型色谱柱、柱温、流速等;气相色谱法中的变动因素有:不同厂牌或不同批号的色谱柱、固定相、不同类型的担体、柱温、进样口和检测器温度等。

三、浸出物的含量测定

对于有效成分尚不明确或尚无精确定量方法的生药,一般可根据已知成分的溶解性质,选用水或其他适当溶剂为溶媒,测定生药中可溶性物质的含量,以示生药的品质。通常选用水,一定浓度的乙醇(或甲醇)、乙醚作浸出物测定。供测定的生药样品须粉碎,使能通过二号筛,并混合均匀。

1. 水溶性浸出物测定

(1)冷浸法:取样品约 4g,称定重量(准确至 0.01g),置 250~300ml 的锥形瓶中,精密加入水 100ml,塞紧,冷浸,前 6h 内时时振摇,再静置 18h,用干燥滤器迅速滤过,精密量取滤液 20ml,置已干燥至恒重的蒸发皿中,在水浴上蒸干后,于 105℃ 干燥 3h,移置干燥器中,冷却 30min,迅速精密称定重量,以干燥品计算供试品中含水溶性浸出物的百分数。

(2)热浸法:取样品 2~4g,称定重量(准确至 0.01g),置 250~300ml 的锥形瓶中,精密加入水 50~100ml,塞紧,称定重量,静止 1h 后,连接回流冷凝管,加热至沸腾,并保持微沸 1h。放冷后,取下锥形瓶,塞紧,称定重量,用水补足减失的重量,摇匀,用干燥滤器滤过。精密量取滤液 25ml,置已干燥至恒重的蒸发皿中,在水浴上蒸干后,于 105℃ 干燥 3h,移置干燥器中,冷却 30min,迅速精密称定重量,以干燥品计算供试品中含水溶性浸出物的百分数。

2. 醇溶性浸出物测定　取适当浓度的乙醇或甲醇代替水为溶媒。照水溶性浸出物测定法进行(热浸法须在水浴上加热)。

3. 醚溶性浸出物测定　取样品 2~4g,称定重量(准确至 0.01g),置于已恒重烧瓶的脂肪油抽出器中,用乙醚作溶剂,水浴加热 4~6h,放冷,以少量乙醚冲洗回流器,洗液接入蒸馏瓶中,低温蒸去乙醚,于 105℃ 干燥 3h,移置干燥器中,冷却 30min,迅速称定重量,以干燥品计算供试品中含醚溶性浸出物的百分数。

四、挥发油的含量测定

适用于挥发油含量较多的生药。测定用的样品,一般须粉碎使能通过二号~三号筛,并混合均匀。

测定法甲法:适用于测定相对密度在 1.0 以下的挥发油。取样品适量(相当于含挥发油 0.5~1.0ml),称定重量(准确至 0.01g),置 1000ml 的烧瓶中,加水 300~500ml(或适量)与玻璃珠数粒,振摇混合后,连接挥发油测定器与回流冷凝管。自冷凝管上端加水使充满挥发油测定器(有 0.1ml 的刻度)的刻度部分,并溢流入烧瓶时为止,置电热套中或用其他适宜方法缓缓加热至沸,并保持微沸约 5h,至测定器中油量不再增加,停止加热,放置片刻,开启测定器下端的活塞,将水缓缓放出,至油层上端到达刻度 0 线上面 5mm 处为止。放置 1h 以上,再开启活塞使油层下降至其上端恰与刻度 0 线平齐,读取挥发油量,并计算供试品中含挥发油的百分数。

乙法:适用于测定相对密度在 1.0 以上的挥发油。取水约 300ml 与玻璃珠数粒,置烧瓶中,连接挥发油测定器,自测定器上端加水便充满刻度部分,并溢流入烧瓶时为止,再用移液管加入二甲苯 1ml,然后连接回流冷凝管。将烧瓶内容物加热至沸腾,并继续蒸馏,其速度以保持冷凝管的中部呈冷却状态为度,30min 后,停止加热,放置 15min 以上,读取二甲苯的容积。然后照甲法自"取样品适量"起,依法测定,自油层量中减去二甲苯量,即为挥发油量,再计算供试品含有挥发油的百分数。

第五章　生药资源的利用与保护

第一节　我国生药资源概况

我国幅员辽阔、地形复杂、气候多变,蕴藏着极其丰富的生药资源。1983~1987 年,我国进行了全面系统的中药(广义)资源调查,发现我国的中药资源种类共有 12 807 种(含种下分类单位),其中药用植物 11 146 种、药用动物 1581 种、药用矿物 80 种。药用植物中藻类、菌类、地衣类低等植物459 种,苔藓类、蕨类、种子植物类高等植物 10 687 种。其中苔藓类植物 43 种、蕨类植物 456 种,种子植物中裸子植物 124 种、被子植物 8632 种。药用动物中陆栖动物 1306 种、海洋动物 275 种,以脊椎动物占有较大优势,约占 62%。

调查资料表明我国中药资源种类从东北向西南逐渐由少增多,种类最多的 6 个省区为云南(5050 种)、广西(4590 种)、四川(4354 种)、贵州(4294 种)、湖北(3970 种)和陕西(3291 种)。

我国有商品流通的药材最高时达 1200 种,一般有 800~1000 种,常用约 500 种,道地药材约200 种。民族药有 4000 多种,民间药约 5000 种。

以上中药资源概况相当于生药资源概况。我国生药资源名列世界前茅,但人均占有量远低于世界平均水平。尤其是一些重要药材的野生物种濒危,如野生人参、杜仲、银杏、虎、梅花鹿、赛加羚羊等。

第二节　生药资源开发的层次与途径

案例 5-1

　　20 世纪 50~60 年代苏联全苏药用植物和芳香植物研究所等单位发现产于苏联的穿龙薯蓣和高加索薯蓣(两者在苏联资源贫乏)的根茎中的水溶性甾体总皂苷治疗冠心病、动脉硬化效果好。随后中国科学院成都生物研究所的试验表明,产于我国的穿龙薯蓣根茎中的水溶性甾体总皂苷同样有抗心血管疾病的生理活性,且资源丰富。1976 年研制成功了治疗冠心病的新药"穿龙冠心宁"(现用名:薯蓣皂苷),成为医院门诊不可或缺的药物。后来,又将从同属植物黄山药中提取的甾体皂苷研制成对心血管疾病疗效很好的纯中药制剂"地奥心血康",该药一直供不应求。

问题:

1. "薯蓣皂苷"和"地奥心血康"的研制属于生药资源开发的哪个层次?
2. "薯蓣皂苷"和"地奥心血康"的研制主要应用了生药资源开发的什么途径?

生药资源开发主要是以开发药材和药物为主,并进行如保健食品、饮料、化妆品、香料、色素、矫味剂、保健香烟、解酒剂、兽药、农药等多方面的产品开发。

生药资源开发的层次通常有:以发展药材和原料为主的初级开发、以发展中药制剂和其他天然副产品为主的二级开发、以发展天然化学药品为主的深开发和包括利用生药生产废弃物开发出其他药物和产品的综合开发等。

生药资源开发的途径也是多方面的,举例如下。

1. 利用亲缘关系寻找新资源　亲缘关系相近的植物类群(如同属不同种、同种不同居群)往往具有相似的化学成分和生理活性。20 世纪 50 年代初我国使用的降压药利血平(reserpine)需大量从印度进口蛇根木 *Rauvolfia serpentina*(L.)Benth ex Kurz 进行提取。后经我国科学家努力,用国产的同属植物萝芙木 *Rauvolfia verticillata*(Lour.)Baill. 取代,其疗效一致。徐国钧等在麦冬的资源调查与商品鉴定中发现除《中国药典》品种麦冬 *Ophiopogon japonicus*(L. f)Ker-Gaul. 为主流商品外,同科(百合科)资源湖北麦冬 *Liriope spicata*(Thunb.)Lour. var. *prolifera* Y. T. Ma 和短葶山麦冬 *Liriope muscari*(Decne.)Bailey 产量大,活性成分多糖和皂苷的含量与麦冬相近,抗缺氧和免疫功能与麦冬相同或更优。其已以山麦冬品名列入《中国药典》。从薯蓣属(*Dioscorea* L.)植物中寻找薯蓣皂素资源,从小檗科小檗属(*Berberis*)、十大功劳属(*Mahonia*)植物中寻找小檗碱(berberine)的原料植物等都是从一种药物的研究利用扩大到本属其他种利用的例子。利用动物类群之间的亲缘关系寻找与发掘某些紧缺动物性药材资源也取得了不少成果,如利用水牛角代替犀牛角,用黄羊角和山羊角代替羚羊角,将珍珠层粉用作珍珠的代用品等。

药用生物的亲缘关系、化学成分与生理活性三者虽然有联系,但它们之间并不一定都是必然的正相关。例如,八角茴香属(*Illicium* Linn)植物中的莽草为红毒茴 *Illicium lanceolatum* A. C. Smith 的果实,含有的莽草毒素(anisatin)等具有较强的毒性,应用时不能与八角茴香等同。

2. 从历代医书、本草中发掘新药源　我国古代医书、本草著作是伟大的医药宝库,从中发掘新药是开发新药的重要源泉。具有国际先进水平的抗疟药物"青蒿素"(arteannuin)就是根据晋代葛洪的《肘后备急方》中关于青蒿可以治疗疟疾病的记载而开发研究成功的。根据中医活血化瘀治则,从川芎中分离出治疗心血管疾病的有效成分川芎嗪。以中医理论和传统方法为依据,选用"当归芦荟丸"治疗慢性粒细胞白血病取得疗效后,采用减方研究,证明只有青黛有效,进一步从青黛中分离出抗癌有效成分靛玉红,现已作为抗癌药广泛应用。从传统活血化瘀和开窍药丹参、冰片等传统药材中,开发出治疗冠心病和脑血栓的复方丹参片、复方丹参滴丸、丹参酮 II$_A$磺酸钠注射液等。

3. 从民族药、民间药中开发新药资源　我国 55 个少数民族,近 80% 的民族有自己的药物,其中有独立的民族医药体系的约占 1/3。在我国村镇城乡,特别是医疗条件不发达的边远地区,广大群众在用药实践中积累了许多可贵经验。民族药、民间药有着巨大的开发潜力。《中国药典》收载的土木香、小叶莲、毛诃子、余甘子、广枣、冬葵果、草乌叶、沙棘、菊苣、黑种草子和亚乎奴(锡生藤)等原均为民族药。《中国药典》收载的仙鹤草、矮地茶、鸡骨草、垂盆草等原均为民间药。抚顺、吉林等地朝鲜族民间传统草药仙鹤草芽(仙鹤草 *Agrimonia pilosa* Ledeb. 的根芽)当地用作驱绦虫药,经分析其主要成分为鹤草酚(agrimophol),现已合成生产。云南省苗族有使用草药灯盏花(短葶飞蓬 *Erigeron breviscapus*(Vant.)Hand. -Mazz. 的干燥全草)治疗偏瘫的经验,从中分离的焦袂康酸(pyromeconic acid)、飞蓬苷(erigeroside)、野黄芩苷(scutellarein)等对脑血管意外所致的瘫痪有显效,已制成片剂和注射剂。从原为民间药的仙鹤草、矮地茶、羊红膻、山萝卜、鸡骨草和黄毛豆腐柴等中已开发出新药。

国际上十分重视亚、非、拉地区的民族药及土著民间药,并采用现代科学方法进行调查研究,制成新药。例如,美国专业考查队从肯尼亚、埃塞俄比亚民间传统草药中发现卫矛科齿叶美登木 *Maytenus serrata* 和卵叶美登木 *Maytenus ovatus* 果实的乙醇浸出液具有显著的抗癌活性物质美登碱(maytensine)。

事实上国际上很多西药是从民间植物药中发掘的,如麻黄碱(平喘)、咖啡因(兴奋神经)、阿托品(解痉和磷中毒)、奎宁(抗疟)、奎尼丁(治心房性纤维颤动)、士的宁(兴奋中枢)、洋地黄毒苷(强心)、可待因(镇咳)和吗啡(镇痛)等。

4. 提取生药有效成分、有效部位开发新药　从生药原植(动)物等天然原料中直接提取有效成分、有效部位作为制药原料,是当代国内外开发天然药物和中药现代化的重要途径之一。我国药学工作者在这方面取得成功的实例很多,如从盾叶薯蓣 Dioscorea zingiberensis 及穿龙薯蓣 Dioscorea nipponica Makino 等中提取的甾体化合物已开发为新药;从蒿属植物黄花蒿 Artemisia annua 中提取的抗疟药物青蒿素;从小檗属植物中提取消炎药物小檗碱(黄连素);从千金藤属植物中提取催眠、镇痛药物罗痛定;从斑蝥中提取抗肿瘤药物斑蝥素等。此外,石杉碱甲、山莨菪碱、齐墩果酸、天麻素、靛玉红、川芎嗪、大蒜新素、丁公藤碱、樟柳碱、毛冬青甲素、川楝素、3-乙酰乌头碱、天花粉蛋白等均已投入了工业化生产。植物提取物具有开发投入较少、技术含量高、产品附加值大、国际市场广泛等优势和特点,也是目前中药进入国际市场的一种重要方式。

5. 以药用植物中先导化合物开发新药 通过生药有效成分或生物活性成分的研究,从中发现的活性单体的活性常不够显著、毒副作用较大或溶解度太小,无法将其直接开发成新药或开发的新药不太理想,该类化合物可称先导化合物。通过对先导化合物构效关系的研究,可将其作为新药的半合成原料,或改造其化学结构开发出高效、低毒的新药物。例如,青蒿素抗疟疾活性及水溶性和脂溶性低,但以其为先导化合物合成蒿甲醚,脂溶性增大,且其抗恶性疟疾疗效是青蒿素的14倍,已开发成一类新药上市;云南产的草药三分三含莨菪碱达1%,经药物化学方法处理,可转化为使用极为广泛的药物阿托品。将一些天然成分经结构修饰后开发成高效、低毒的新药物的实例还有后马托品、多西环素、喷他佐辛、甲基斑蝥素、羟基斑蝥素、二氢石蒜碱、亚硫酸穿心莲内酯和鱼腥草素异烟腙等。

6. 利用生物技术开发新药和活性物质 与传统生产方式比较,利用生物技术进行生药品种的繁殖和活性成分的生产,排除了病虫害的侵扰,不受气候条件、地理位置和季节因素的限制,便于工厂化生产,生长周期比正常植物的周期短,质量和产量更加稳定。作为综合了生命科学与多种现代科学理论与研究手段的高技术,它在中药的工厂化育苗及绿色栽培、保存和繁殖珍稀濒危野生药物资源及紧缺药材生产、培育药用植物新品种,以及药用植物活性成分生产、紧缺天然活性成分的转化生产和微量活性成分的转化增量、发现新的活性先导化合物及药物制剂工艺改造等方面均有应用及广泛的前景。

另外,从海洋生物中开发新药和活性物质,这些将在本章第三节中论述。

案例 5-1 解析:
1.“薯蓣皂苷”和“地奥心血康”均由植物中提取的甾体皂苷类研究而成,所以其研制属于以发展天然化学药品为主的深开发。
2.“薯蓣皂苷”和“地奥心血康”的研制主要应用了“利用生物的亲缘关系寻找新资源”和“提取生药有效成分、有效部位开发新药”这两条途径。

第三节 海洋生药资源的开发利用

一、海洋生药的发展概况

世界海洋约占地球表面积的71%,有40多万种动植物和上亿种微生物生活其中。我国应用海洋生物治疗疾病的历史悠久,从我国最早的药物专著《神农本草经》到明朝的《本草纲目》和清朝的《本草纲目拾遗》,历经2000多年,共收录海洋药物110余种,如海龙、海马、珍珠、玳瑁、乌贼骨、石决明、昆布等等。我国利用的海洋生药资源主要来自沿海滩涂地或近海少数生物。与人们对陆生生物开发利用相比,目前对海洋生物的认识仍相当有限,临床上应用也比较少。

海洋高盐、高压、寡营养、低温、有限的光照和缺氧等特殊生态环境,使得海洋生物的次生代谢产物具有一些特殊的结构和某些特殊的生物活性。目前,已经从海藻、海绵、腔肠动物、被囊动物、软体动物、棘皮动物和微生物体内分离得到15 000多新型化合物,其中许多结构独特,表现出抗肿瘤、抗病毒、抗菌、抗心血管疾病、抗炎等生理活性,为新药的开发提供了基础和科学依据。一些结构新颖独特、生物活性强的先导化合物得到了广泛的重视,并正在进行大量的结构修饰、合成、半合成研究,一些先导化合物已经成功开发为重要的药物。另外,海人草酸(kainic acid)、河豚毒素(tetrodotoxin,TTX)等生物活性物质,作为生理生化试剂用于解析生物体功能。

二、海洋生物的活性成分及应用

1. 抗肿瘤活性物质 20 世纪 80 年代以来,海洋生物中具有的抗肿瘤、抗病毒、抗微生物及免疫调节等活性物质引起人们的广泛注意,尤其以抗肿瘤活性物质最为引人注目。从西印度诸岛产的海绵 *Cryptotethya crypta* 提取的胸腺嘧啶和尿嘧啶的 1-β-D-阿拉伯呋喃糖基衍生物 spongouridine(Ara-U)和 spongothymidine(Ara-T)等对病毒、白血病具有显著的增殖抑制活性,该类化合物的合成衍生物作为抗癌制剂和抗病毒制剂已经得到开发,最成功的海洋抗肿瘤药物阿糖胞苷(cytarabine,Ara-C)便是它们的合成衍生物。现上市的阿糖胞苷注射液,临床主要用于治疗急慢性淋巴细胞和髓性白血病,对少数实体瘤也有效。

spongouridine(Ara-U)　　spongothymidine(Ara-T)　　cytarabine(Ara-C)

ecteinascidin 743(ET-743)是从采自加勒比海的海鞘 *Ecteinascidia turbinata* 中分离得到的一种四氢异喹啉类生物碱,它是一种新颖的能与 DNA 结合的抗肿瘤药物,对软组织肉瘤有显著的细胞毒活性,体外研究还显示对黑色素瘤、乳腺癌、卵巢癌、结肠癌、肾癌、非小细胞肺癌和前列腺癌有活性。2007 年 7 月被欧盟人用医药产品委员会批准上市销售,用以治疗难控制的软组织肉瘤。

ecteinascidin 743(ET-743)

膜海鞘素 B(didemnin B)是从加勒比海膜海鞘 *Trididemnum solidum* 中分离出来的缩酚酞类化合物,体内筛选结果表明它具有强烈的抗 P-388 白血病和 B-16 黑色素瘤活性,它是第一个进入临床试验的海洋抗肿瘤天然产物,尽管由于毒性等原因最终被淘汰了,但仍对海洋抗肿瘤药物的研究开发具有里程碑意义。对其进行结构改造后得到了脱氢膜海鞘素 B(dehydrodidemnin B,aplidine),它在体外和体内抗肿瘤筛选中均显示比 didemnin B 更强的抗肿瘤活性,是当前进行深入研究的热点化合物之一,目前已进入Ⅲ期临床试验。

didemnin B: R=   aplidine: R=

bryostatin 1 是分离自海洋苔藓虫门的 *Bugula neritina* 中的大环内酯类化合物,它是一强的蛋白激酶 C(PKC)激动剂,在纳摩尔级浓度下就可以激活 PKC 的亚型。它不但能诱导分化有分化能力的癌细胞,还能诱导或抑制其他组织和器官产生各种因子。此外,bryostatin 1 还有免疫调节作用,能激活免疫系统杀死恶性肿瘤细胞,能增加患者外周白细胞对 IL-2 诱导增殖的反应性,促进 LAK 细胞的活性。在美国已完成Ⅱ期临床试验。

bryostatin 1

从印度洋的耳状截尾海兔 *Dolabella auricularia* 中分得的 dolastatins 类化合物,能够抑制微管聚合,促进其解聚,干扰肿瘤细胞的有丝分裂,并对多种癌细胞有诱导凋亡作用,是一类新型的海洋生物来源的细胞生长抑制剂(cytostasis)。dolastatin 10 和 15 对卵巢癌和腺泡癌细胞有很强的抑制作用。但其含量很低,合成又困难。TZT-1027 是用苯乙胺取代 dolaphenine 单位的 dolastatin 10 全合成衍生物,扩大了抗肿瘤谱,目前已进入Ⅲ期临床试验。ILX-651 是一口服有效的第三代 dolastatin 15 合成衍生物,目前正在进行Ⅱ期临床试验。

2. 抗病毒物质 第一个抗病毒的海洋药物是以从海绵 *Cryptotethya crypta* 提取的核苷类化合物 Ara-T、Ara-U 和 spongosine 为模板,经结构改造后得到的系列化合物之一——阿糖腺苷(vidarabine,ara-A),它于 20 世纪 50 年代即被美国 FDA 批准用于治疗由单纯性疱疹病毒、带状疱疹病毒感染引起的脑炎、眼炎、带状疱疹等疾病。目前该药物主要由来源于海洋的微生物链霉菌经培养后从培养液中提取,也可以用化学合成的方法获得。

从海洋生物贪婪屈海绵 *Dysidea avara* 分离得到的新化合物 avarol 及其衍生物 avarone 能抑制 HIV 病毒在人体细胞中的复制,同时可以抑制 HIV 病毒基因产物的表达,并可以保护正常细胞,具有显著的免疫增强作用和诱导人外周淋巴细胞产生 γ 干扰素,可望开发为新型的治疗艾滋病药物。其抗肿瘤活性也极为显著。

vidarabine(ara-A)　　avarol　　avarone

从海藻 *Peyssonelia* sp.中得到的化合物 peyssonols A 和 peyssonols B 具有抑制 HIV 病毒逆转录酶的作用,还能抑制 DNA 聚合酶的活性。实验表明,该化合物不干扰机体正常细胞的代谢,有望成为新的抗 HIV 病毒药物。

3. 抗菌活性物质　头孢菌素类是分子结构中含头孢烯结构的合成、半合成抗生素,其最为重要的先导化合物头孢菌素 C(cephamycin C)是从海洋微生物顶头孢霉菌 *Cephalosporium* sp.中发现的。

近年来国内外学者从海洋生物中发现了具有抗菌活性的蛋白、肽类、生物碱、内酰胺类、萜类、萜烯类、大环内酯类、糖类和脂类等大量化合物,如从海藻提取的含卤素的萜类和芳香族化合物,从海绵提取的溴代酪氨酸诱导体、含有异腈的萜类、杂环化合物、大环内酯等化学成分具有抗菌活性。

4. 作用于心脑血管系统的物质　二十碳五烯酸(eicosapentaenoic acid,EPA)和二十二碳六烯酸(docosahexaenoic acid,DHA)是海洋鱼类(尤其是鱼油)和海藻中含有的 ω-3 系高不饱和脂肪酸。1978 年 Dyerberg 发表爱斯基摩人尽管摄入大量的海洋脂类物质,但冠心病、心肌梗死、血栓病等疾病发病率却很低的流行病学调查以来,关于 EPA 和 DHA 的研究迅猛发展。它们在改善血液循环、降血脂、增强大脑功能、抗衰老等方面效果显著,目前在药品、保健食品等方面广泛应用。

EPA

DHA

国内也开发出来源于海洋生物的治疗心血管疾病的多糖药物藻酸双酯钠(alginic sodium diester)、甘糖酯(mannose ester)和烟酸甘露醇(mannitol hexanicotinate)等。

5. 抗炎物质　petrosaspongiolides M(PM)为从海洋软珊瑚 *Pseudopterogorgia elisabethae* 获得的结构中包含 γ-羟基丁烯酸内酯的二倍半萜化合物,具有不可逆性抑制 PLA_2 的作用,抗炎效果好。从海洋软珊瑚 *Pseudopterogorgia elisabethae* 获取的 PM 类似物 Methopterosin(可半合成)具良好抗炎作用,目前正在进行临床研究。

petrosaspongiolides M(PM)

Scheuert 等从海绵 *Luffariella variabilis* 中提取到的抗微生物活性物质 manoalide 是一个二倍半萜化合物,具有良好的抗炎、镇痛活性。目前正在进行临床研究,且已商品化作为生化研究的一个标准试剂用于炎症疾病机制的研究。

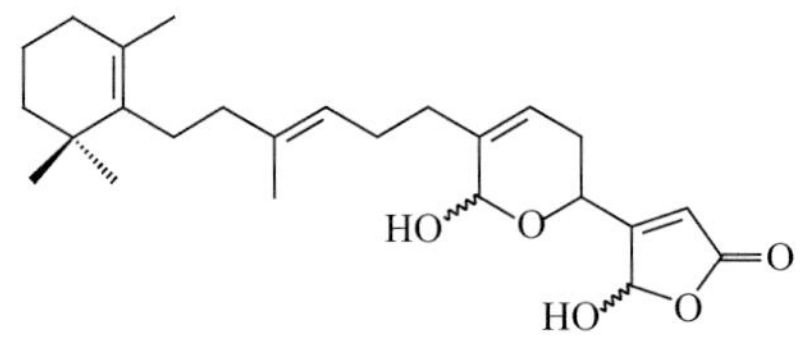

manoalide

cyclomarin A 为中国学者从圣地亚哥附近海域采集的细菌中分得的环七肽类化合物,体内体外实验均显示其具有显著的抗炎活性。

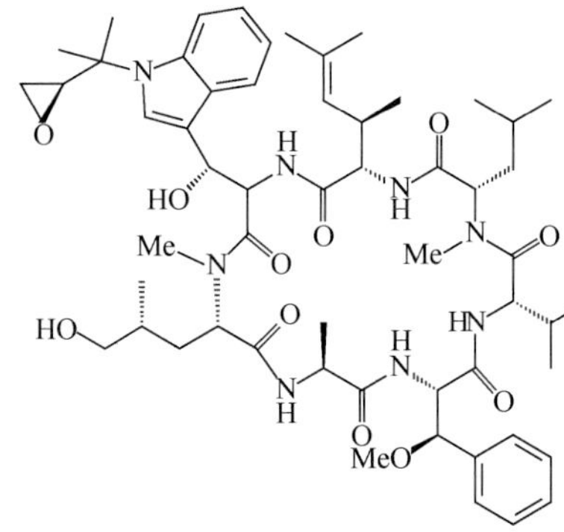

cyclomarin A

从加勒比海棕藻 *Lobophora variegata* 表面采集的细菌发酵液中提取得到的 2 个大环内酯类化合物 lobophorin A 和 lobophorin B,具有良好的抗炎作用,其作用机制有待于进一步阐明。

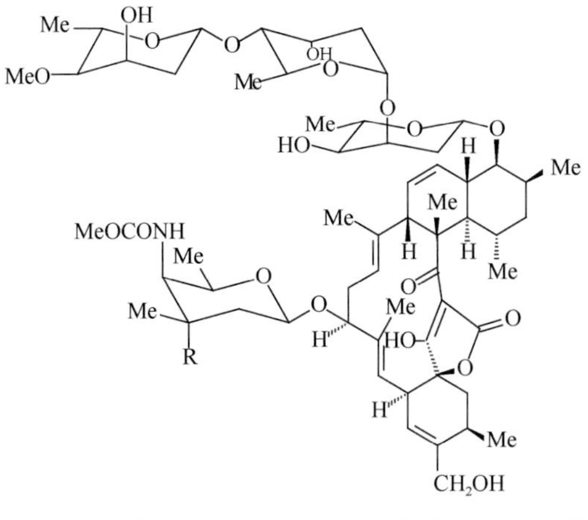

lobophorin A:R=NH₃   lobophorin B:R=NO₂

6. 抗阿尔茨海默病物质　阿尔茨海默病(alzheimer´s disease,AD)习称老年痴呆。GTS-21 是一些特殊的海生蠕虫 Phylum Nemertea 中存在的生物碱-假木贼碱的合成衍生物,被认为具有治疗AD 的潜力,对与 AD 有关的情感疾病也有积极的治疗作用。然而也有部分 Ⅱ 期临床结果显示,其使用易提高患者用药副作用的发生率。还有一些海洋生物活性物质,如 TDB(2,3,6-三溴-4,5-二羟基苯甲基甲基醚)、hymenialdisine(HD)、血清素硫酸盐、ω-3 脂肪酸、xestospongine B、sceptrine 和ageliferine 在临床前研究中表现出很大的潜力。

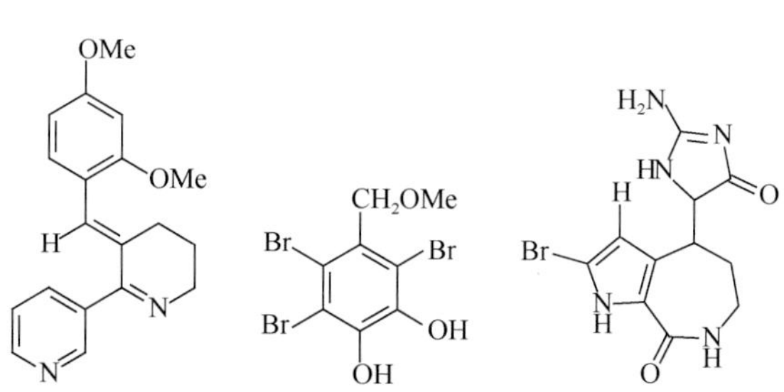

GTS21   TDB   hymenialdisine

7. 海洋生物毒素 许多海洋毒素的高毒性是以对生物神经系统或心血管系统的高特异性作用为基础,因此,这些毒素及其作用机制是发现新的神经系统或心血管系统药物的重要导向化合物和线索。西加毒素(ciguatoxin,CTX)和岩沙海葵毒素(palytoxin,PTX)属聚醚类化合物,前者主要来源于岗比毒甲藻和西加鱼类,其 LD_{50} 为 0.45μg/kg,后者从岩沙海葵中分得,其 LD_{50} 为 0.15μg/kg,是目前已知毒性最强的非蛋白类毒素。胍胺类化合物河豚毒素(tetrodotoxin,TTX)和石房蛤毒素(saxitoxin,STX),肽类化合物海藻毒素(anemonetoxins)和芋螺毒素(conotoxins),脂溶性酚类海兔毒素(aplysiatoxin)和去溴海兔毒素(debromoaplysiatoxin)等都是目前发现的重要的海洋生物毒素。

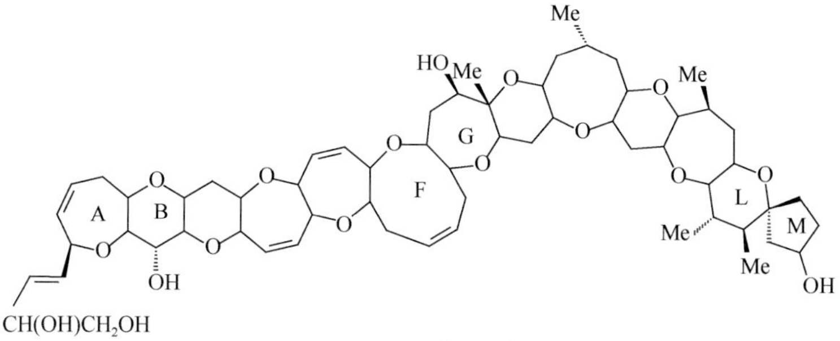

ciguatoxin(CTX)

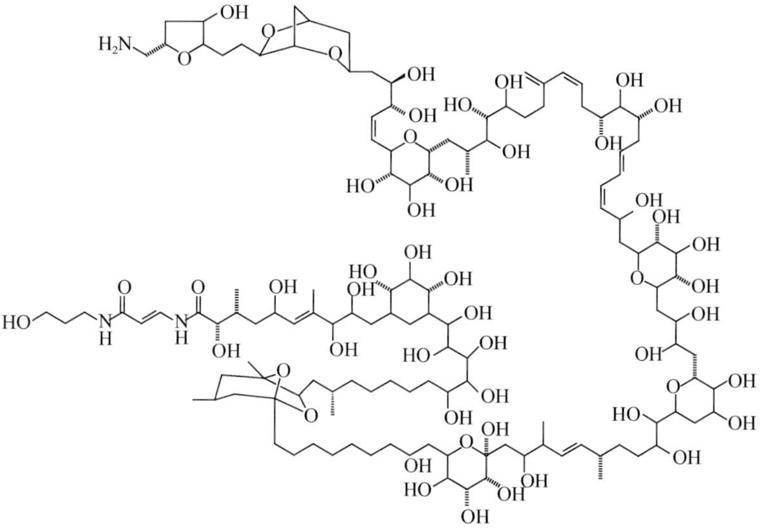

palytoxin(PTX)

8. 作用于受体和离子通道的生理活性物质 特异作用于 Na$^+$ 通道的高生物活性物质大部分来自海洋生物毒素,包括河豚毒素(tetrodotoxin,TTX)、石房蛤毒素(saxintoxin,STX)、岩沙海葵毒素(palytoxin,PTX)和芋螺毒素(conotoxins,CTX)等。TTX 通过与膜上专一性受体结合,在极低的浓度就能选择性地抑制 Na$^+$ 通过神经细胞膜。STX 主要作用于突触前膜,与膜表面毒素受体结合,阻断突触后膜的 Na$^+$ 通道,产生持续性去极化作用。PTX 对离子通透性的作用与河豚毒素相反,能使Na$^+$ 通道开放,是目前已知最有效和特异性的细胞膜活化剂。上述物质还可作为神经生理学研究鉴定受体及研究其细胞调控分子机制的工具药。

tetrodotoxin(TTX)　　　　saxintoxin(STX)

9. 中枢神经兴奋物质 海人草酸(kainic acid)为脯氨酸衍生物,曾被广泛用作驱肠虫药,治蛔虫病很有效。后发现其对神经系统有损伤而停止使用。因其对脑组织的选择性损害,可广泛地用于中枢神经系统的研究,现已成为神经药理学研究的重要工具药。软骨藻酸(domoic acid)的化学结构与海人草酸有相似之处,也属于中枢神经的兴奋氨基酸,其作用强度为谷氨酸的 100 倍。研究记忆缺失性贝毒时,发现引起中毒的活性成分为软骨藻酸,中毒者出现肠道症状和神经紊乱,严重者有短暂的记忆丧失现象。

另外,还从海洋生物中发现了具有肌动蛋白脱重合、抗致癌促进剂、抑制脱磷酸化酶及 ATP 酶作用等活性成分。尚有一些海洋生药资源在骨科医用材料、保健食品、化妆品等方面广泛应用。

下篇 各 论

第六章 藻、菌类生药概述

藻类植物(algae)胞内通常含有光合色素,是自养性的一群原始的低等植物,植物体构造简单,无真正的根、茎、叶的分化。藻体形态有单细胞、群体、丝状体或叶状体。繁殖方式有营养繁殖、无性生殖和有性生殖。藻类常含有多聚糖、糖醇、糖醛酸、氨基酸及其衍生物、胆碱、蛋白质,以及碘、溴、钾、钙、铁等无机元素。藻类植物药用历史悠久,在历代本草中均有记载。目前我国藻类植物估计有数千种,其中药用藻类资源共计42科53属,114种。供药用的主要为红藻类和褐藻类,已用作药材的主要有海带、马尾藻、羊栖菜、海蒿子等。

菌类植物(fungi)不是一个具有自然亲缘关系的类群,它与藻类植物一样,没有根、茎、叶的分化。一般无光合色素营养方式总的是异养,是依靠现成的有机物质而生活的一类低等植物。菌类分布非常广泛,种类极多,在分类上常分为细菌门、黏菌门及真菌门,其中真菌门的药用种类较多。真菌的细胞壁主要由纤维素和几丁质组成,其成分可随着其生长年龄和环境条件的影响而发生变化,使菌体呈现褐色、黑色、黄色和红色等多种颜色。除少数单细胞种类外,真菌的营养体一般是菌丝交织形成的菌丝体。当环境不良或繁殖时,菌丝相互密结,菌丝体变态成菌丝组织体,常见的有根状菌索、菌核、子座、子实体等。根状菌索(rhizomorph)是密结成绳索状,外形似根的菌丝体。菌核(sclerotium)是菌丝紧密缠结在一起组成的坚硬的团块状物,如猪苓、茯苓。子实体(sporophore)是某些真菌在生殖时期形成的 具有一定形态和结构,能产生孢子的菌丝体,如灵芝。子座(stroma)是容纳子实体的菌丝的褥座,是从营养阶段到繁殖阶段的一种过渡的菌丝组织体。

真菌是植物界中一个很大的类群,分布非常广泛,遍布全球,从空气、水域到陆地都有它们的存在,尤以土壤最多。作为生药资源所涉及的菌类主要限于真菌,有 41 科 110 属,298 种。主要药用真菌有茯苓、猪苓、灵芝、银耳等。

真菌常含多糖、氨基酸、生物碱、蛋白质和抗生素等成分,不含淀粉,其中多糖类成分越来越受到重视,如灵芝多糖、茯苓聚糖、猪苓聚糖等有增强免疫力、抗肿瘤作用,银耳中的银耳多糖,具有抑制肿瘤、抗辐射、升高白细胞、增强免疫功能的作用。

冬虫夏草 Cordyceps

【来源】 麦角菌科真菌冬虫夏草菌 *Cordyceps sinensis* (Berk.) Sacc. 寄生在蝙蝠蛾科昆虫蝙蝠蛾幼虫上的子座及幼虫尸体的干燥复合体。

【产地】 主产于四川、西藏、青海、云南、甘肃等省区,以四川产量最大,西藏质量为优。

【采制】 夏初子座出土孢子未发散时挖取,晒至6~7成干,除去似纤维状的附着物及杂质,晒干或低温干燥。

【植物形态】 子座单生,稀 2~4 个,从寄主头部生出,长 4~11cm,基部直径 1.5~4cm,向上渐狭细,头部膨大成近圆柱状,褐色,长 1~4.5cm,直径 2.5~6mm,子囊壳近表面生,基部稍陷于子座内,椭圆形至卵形,生于海拔 3000~4000m 高山草甸土层中。

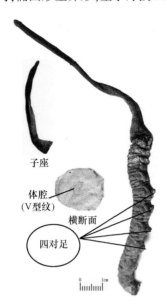

图 6-1 冬虫夏草药材图

【性状】 虫体似蚕,长 3~5cm,直径 0.3~0.8cm,表面深黄色或黄棕色,头部黄红色,具环纹 20~30 条,近头部较细,全身有足 8 对,近头部 3 对,中部 4 对,近尾部 1 对,以中部 4 对最明显,质脆,易折断,断面略平坦,淡黄白色,头部生有细长棒球棍状子座,长 4~7cm,直径约 0.36cm,表面深棕色至棕褐色,有细纵皱纹,子座柄细长,2~3cm,质柔韧,断面类白色气微腥,味淡(图 6-1)。

【显微特征】 子座头部横断面:子囊壳椭圆形至卵圆形,长 273~550μm,宽 140~245μm,近表面生,基部陷于子座内,子囊壳中有多数子囊,子囊细长,长 240~485μm,直径 12~16μm,顶部壁厚,中央有一狭线状孔口,子囊内有子囊孢子 2~4 枚,孢子线形,长 160~470μm,直径 5~65μm,有多数横隔(图 6-2)。

【化学成分】 含脂肪约 8%、粗蛋白约 25%、粗纤维约 19%、虫草酸(cordycepic acid)即甘露醇约 7%、腺苷 0.01%,此外还含有维生素类及多种微量元素。

【理化鉴别】 ①取本品粗粉适量,加乙醚脱脂后,加乙醇提取,趁热过滤减压浓缩除去沉淀,取滤液 1ml,加 0.2% 茚三酮乙醇试液,显紫色(示氨基酸)。②取本品粉末乙醚脱脂后,乙醇提取液,以正丁醇-乙酸-水(4:1:6)为展开剂,薄层展开,喷 0.5% 高碘酸钾试液和 0.5% 联苯胺乙醇试液,在蓝色背景下,可见白色斑点,R_f 值约 0.14(示甘露糖)。

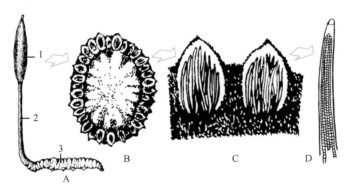

图 6-2 冬虫夏草

A. 冬虫夏草全形;1. 子座上部;2. 子座柄;3. 已死的幼虫(内部为菌核);B. 子座横切面;C. 子囊壳(子实体)放大;D. 子囊及子囊孢子

【含量测定】 按高效液相色谱法测定,本品按干燥品计算,含腺苷不得少于 0.010%。

【药理作用】 ①提高免疫作用:冬虫夏草可明显激活单核-吞噬细胞系统,增强单核/巨噬细胞系统的吞噬能力,提高人体的免疫和抗病能力。②扩张支气管作用:冬虫夏草浸剂对离体豚鼠支气管有明显的扩张作用,并能增强肾上腺素对支气管的扩张作用。水煎剂对离体支气管有明显的舒张作用。③抑瘤作用:冬虫夏草醚提取物对小鼠艾氏腹水癌有明显抑制作用,抑瘤作用随剂量增加而加强。④抑菌作用:虫草素在试管内能抑制链球菌、鼻疽杆菌、炭疽杆菌、猪出血性败血症杆菌及葡萄状球菌的生长。⑤冬虫夏草对性功能紊乱有调节恢复作用,有减慢心率,增加心排血量、冠状动脉流量和心肌耐缺氧能力,拮抗心律失常和心肌缺血,以及降压作用,并有抗疲劳、耐高温、耐低温及抗肾衰竭和延缓衰老等作用。

【功效】 性平,味甘。益肾补肺、止血化痰。用于久咳虚喘,劳嗽咯血,阳痿遗精,腰膝酸痛。

【附注】

1. 冬虫夏草混淆品 有以下几种来源于同属菌的虫草:凉山虫草 *C. liangshanensis* Zhang,Liu et Hu.、分枝虫草 *C. ramose* Teng.、亚香棒虫草 *C. hawkesii* Gray.、蛹草 *C. militaris*(L.)Link.、香棒虫草 *C. barnessii* Thwaites.、古尼虫草 *C. gunni*(无命名人)等。

2. 冬虫夏草的伪品与掺伪 唇形科植物地蚕 *Stachys geobombycis* C. Y. Wu. 及草石蚕 *S. sieboldii* Miq. 的块茎、白僵蚕 *Beauveria bassiana*(Balsamo)Vuillem.、用面粉、玉米粉、石膏粉等经加工模压而成的压模"虫草"。

知识拓展

关于虫草的生长。一般人对其感到神秘莫测,前人曾有诗云:"冬虫夏草名符实,变化生成一气通。一物竟能兼动植,世间物理信难穷"。其实,虫草是一种昆虫与真菌的结合体。虫是蝙蝠科昆虫蝙蝠蛾的幼虫,菌是麦角科冬虫夏草菌。每当盛夏,海拔3800m以上的雪山草甸上,冰雪消融,体小身花的蝙蝠蛾便将千千万万个虫卵留在花叶上,继而蛾卵变成小虫,钻进潮湿疏松的土壤里,吸收植物根茎的营养,逐渐将身体养得洁白肥胖。这时,球形的子囊孢子从子囊射出后遇到虫草蝙蝠蛾幼虫,产生芽管(或从分生孢子产生芽管)穿入虫体内部,吸引其营养,萌发菌丝。受真菌感染的幼虫,逐渐蠕动到距地表2~3cm的地方,头上尾下而死。这就是"冬虫"。幼虫虽死,体内的真菌却日渐生长,直至充满整个虫体。来年春末夏初,虫子的头部长出一根紫红色的小草——子座,高2~5cm,顶端有菠萝状的囊壳,这就是"夏草"。虫草这时发育得最饱满,体内有效成分最高,是采集的最后季节。产地差别:正宗的冬虫夏草从其生长环境来分有两种,高原草甸的草原虫草和高海拔阴山峡谷的高山虫草。由于生长环境和土质的差异,它们在色泽和形态方面有些许区别。草原虫草为土黄色,虫体肥大,肉质松软;山虫草为黑褐色,虫体饱满结实。草原地域辽阔,是主产地,市面流通多为此品种。高山虫草资源稀少,但古医书记载的多是这种,从营养成分说,两者差不多,但无论哪种都以天然本质为贵,一旦染色或受污染,就失去价值。

茯苓 Poria

【来源】 多孔菌科真菌茯苓 *Poria cocos*(Schw.)Wolf 的干燥菌核。菌核埋于土中,寄生于松科植物赤松或马尾松等树根上。

【产地】 全国大部分省区有分布,主产于云南、安徽、湖北、四川等地,其中以云南野生者质量最佳,习称"云苓";安徽栽培产量最大,习称"安苓"。

【采制】 野生茯苓常于7月至次年3月到松林中采挖,人工栽培茯苓于接种后第二年7~9月采挖。挖出后除去泥沙,堆积,用草垫覆盖,使内部水分渗出(习称"发汗"),然后取出,摊放于通风阴凉处,待表面干燥后,再按上述方法反复处理,直至干燥,即为"茯苓个"。在鲜茯苓稍干,表面起皱时去外皮后切片,为"茯苓片";切成方形或长方块者为"茯苓块"。带棕红色或淡红色部分切成的片块称"赤茯苓",近白色部切成的片块称"白茯苓",皮称"茯苓皮",带松根者称"茯神"。

【性状】 "茯苓个"呈类球形、扁圆形、长圆形或不规则团块,大小不一。外皮薄棕褐色至黑褐色,粗糙,具皱纹或瘤状皱缩,有时部分脱落,质坚实,破碎面颗粒性,近边缘淡棕色,内部白色,少数淡红色,有的中间抱有松根。无臭,味淡,嚼之黏牙。"茯苓皮"呈不规则的片状,外面棕褐色至黑褐色,内面白色或淡棕色,体软质松,略具弹性。"茯苓块"呈块片状,大小不一。白色、淡红色或淡棕色。"茯苓片"呈不规则厚片,厚薄不一。白色、淡红色或淡棕色。

【化学成分】 主含β-茯苓聚糖(β-pachyman),含量高达75%及茯苓酸(pachymic acid)、齿孔酸(eburicoic acid)、土莫酸(tumulosic acid)、松苓酸(pinicolic acid)、四环萜酸类。此外尚含麦角甾醇、胆碱、腺嘌呤、卵磷脂等。其具有利尿、免疫增强、抗肿瘤、镇静等多方面的药理作用。

【功效】 性平,味甘、淡。能利水渗湿,健脾,宁心。用于水肿尿少,痰饮眩悸,脾虚少食,便溏泄泻,心神不安,惊悸失眠等。

灵芝 Ganoderma

【来源】 多孔菌科真菌赤芝 *Ganoderma lucidum*(Leyss. ex Fr.)Karst. 或紫芝 *G. sinense* Zhao, Xu et Zhang 的干燥子实体。多生于栎树及其他阔叶树的腐木上。

【产地】 全国大部分地区有分布,主产于华东、西南等地。

【性状】 赤芝外形呈伞状,菌盖木栓质,半圆形或肾形。皮壳坚硬,黄褐色至红褐色有光泽,具环状棱纹和辐射皱纹,边缘薄而平截,常稍内卷。菌肉白色至淡棕色。菌柄圆柱形,侧生,少偏生,长7~15cm,直径1~3.5cm,红褐色至紫褐色,光亮。孢子细小,黄褐色。气微香、味苦涩。

紫芝、皮壳紫黑色有漆样光泽。菌肉锈褐色。菌柄长17~23cm。

栽培品子实体较粗状、肥厚、直径12~22cm、厚1.5~4cm。皮壳外常被有大量粉尖样的黄褐色孢子。

【化学成分】 赤芝含麦角甾醇、树脂、脂肪酸、甘露醇和多糖类,又含生物碱、内酯、香豆精、水溶性蛋白质和多种酶类。紫芝含麦角甾醇(ergosterol)、有机酸(顺蓖麻酸、延胡索酸等)、氨基葡萄糖、多糖类、树脂、甘露醇等。

【功效】 性平,味甘。能益气血,安心神,止咳平喘。用于眩晕不眠,心悸气短,虚痨咳喘。

第七章 蕨类生药

蕨类植物(pteridophyte)是高等植物中比较低级的一类群,是最原始的维管植物,旧称"羊齿植物"。在志留纪晚期开始出现,古生代泥盆纪、石炭纪繁盛,多为高大乔木。二叠纪以后至三叠纪时大都灭绝,大量遗体埋入地下形成煤层。现代生存的大部分为草本,少数为木本。孢子体发达,有根、茎、叶之分,不具花,以孢子繁殖,世代交替明显,无性世代占优势。

对于蕨类植物的分类系统,植物学家意见不一致,常把蕨类植物作为一个门,过去常将其又分为5个纲,即松叶蕨纲、石松纲、水韭纲、楔叶纲、真蕨纲。前4纲都是较原始而古老的小叶型蕨类植物,现存较少。真蕨纲是大叶型蕨类,是最进化的蕨类植物,也是现代极其繁茂的蕨类植物。我国的蕨类植物学家秦仁昌将蕨类植物分成5个亚门,即将上述,5个纲均提升为亚门。

地球上现存的蕨类植物约有12 000种,分布世界各地,但绝大多数分布在热带、亚热带地区,我国约有2600种,多分布在西南地区和长江流域以南。目前,我国药用蕨类植物资源有49科117属,455种,包括12变种5变型,其中具有重要地位的是真蕨亚门和石松亚门,占药用种数的98%。

真蕨亚门是现代最繁盛的蕨类植物,药用种类数占87%,其中水龙骨科(17属86种)和鳞毛蕨科(5属60种)药用植物富集。蕨类中的商品药材大多属于大型真蕨,主要有紫萁、粗茎鳞毛蕨(贯众)、单芽狗脊、乌毛蕨、金毛狗脊、槲蕨(骨碎补)、庐山石韦、凤尾草、木贼和海金沙等。石松亚门中的主要药用种为马尾杉、石杉、蛇足石杉、石松(伸筋草)和卷柏等。

蕨类植物因含有多种化学成分:黄酮、酚类、有机酸、氨基酸、甾醇、内酯等;有许多种类自古以来就被广泛地用于医药上治疗各种疾病,如杉蔓石松能祛风湿,舒筋活血;节节草能治化脓性骨髓炎;乌蕨可治菌痢、急性肠炎,长柄石韦可治急、慢性肾炎、肾盂肾炎等;绵马鳞毛蕨和其许多近亲种可治牛羊的肝蛭病等。

知识拓展

秦仁昌(1898~1986),字子农,江苏省武进市人,我国现代著名植物学家,中国蕨类植物学的奠基人,中国植物学的一位拓荒者,著名的蕨类学家、植物分类学家,中国科学院院士。

从事蕨类植物学研究60年,1940年发表的《水龙骨科的自然分类》,对国际蕨类植物学界产生了历史性的影响,其科属概念大都被世界蕨类植物学家所采用;1978年发表的新系统,形成了秦仁昌系统学派;1959年编辑出版的《中国植物志》(第二卷),是《中国植物志》这部历史性巨著的第一本,为其他卷册的编写起了典范作用,对发展中国和世界的植物系统学作出了重要贡献。

绵马贯众 Dryopteridis Crassirhizomatis Rhizome

【来源】 鳞毛蕨科植物粗茎鳞毛蕨 *Dryopteris crassirhizoma* Nakai 的干燥根茎及叶柄残基。

【产地】 主产于黑龙江、吉林、辽宁三省。

【采制】 秋季采挖,削去叶柄,须根,除去泥沙,晒干。

【植物形态】 多年生草本,高可达1m。根茎粗大,连同叶柄基部密生褐棕色卵状披针形大鳞片。叶簇生,叶柄长10~25cm;2回羽裂,羽片20~30对,裂片紧密,矩圆形,圆头,几为全缘或先端有钝锯齿,两面及叶轴上有黄褐色鳞片。孢子囊群着生于叶片中部以上的羽片上,生于小脉中部以下,每裂片1~4对,囊群盖圆肾形,棕色。

【性状】 呈长倒卵形,略弯曲,上端钝圆或截形,下端较尖,有的纵剖为两半,长 7~20cm,直径 4~8cm。外表黄棕色至黑褐色,密被排列整齐的叶柄残基及条状披针形鳞片,并有弯曲的须根。叶柄残基呈扁圆形,长 3~5cm,直径 0.5~1.0cm。质硬而脆,断面略平坦,棕色,有黄白色维管束 5~13 个,环列。每个叶柄残基的外侧常有 3 条须根。质坚硬,断面略平坦,深绿色至棕色,有黄白色维管束 5~13 个,环列,其外散有较多的叶迹维管束。气特异,味初淡而微涩,后渐苦、辛(图 7-1)。

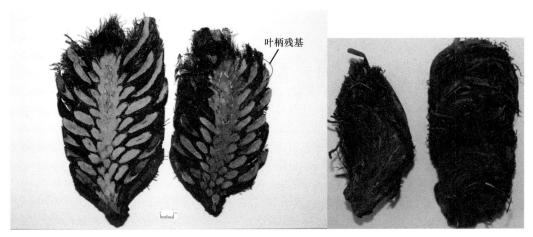

图 7-1 绵马贯众药材

【显微特征】 叶柄基部横切面:①表皮为 1 列外壁增厚的小形细胞,常脱落;②下皮为 10 列多角形厚壁细胞,棕色至褐色;③基本组织细胞排列疏松,细胞间隙中有单细胞的间隙腺毛,头部呈球形或梨形,内含棕色分泌物;④周韧维管束(分体中柱)5~13 个,环列;⑤每个维管束中央为木质部,管胞多角形,周围数列韧皮部细胞,每个维管束周围有 1 列扁小的内皮层细胞,凯氏点明显,有油滴散在,其外有 1~2 列中柱鞘薄壁细胞,薄壁细胞中含棕色物与淀粉粒(图 7-2~图 7-4)。

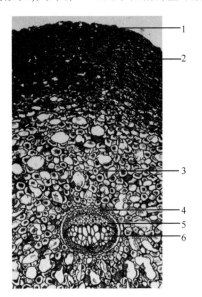

图 7-2 粗茎鳞毛蕨叶柄基部横切面
1. 表皮;2. 厚壁组织;3. 薄壁组织;4. 内皮层;
5. 韧皮部;6. 木质部

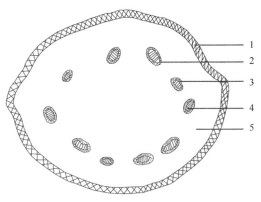

图 7-3 粗茎鳞毛蕨叶柄基部横切面简图
1. 厚壁组织;2. 内皮层;3. 韧皮部;4. 木质部;
5. 薄壁组织

【化学成分】 主要含间苯三酚衍生物绵马精(filmarone),其易缓慢分解产生绵马酸类(filicic acids),包括绵马酸(filixic acid)BBB、PBB、PBP、ABB、ABP、ABA,黄绵马酸(fiavaspidic acid)AB、BB、PB,白绵马素(albaspidins)AA、BB、PP,去甲绵马素(desaspidins)AB、BB、PB,以及绵马酚(aspidinol),绵马次酸(filicinic acid)等。此外,尚含东北贯众素(dryocrassin)及三萜类成分等。

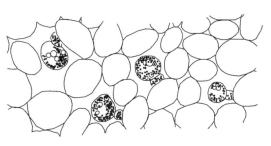

图7-4 间隙腺毛

【理化鉴别】 ①取本品横切面片,滴加1%香草醛乙醇溶液及浓盐酸,镜检,间隙腺毛显红色。②取本品粉末的乙醇提取液滴于纸上,滴加香草醛试液1滴,显红色(检查间苯三酚类或酚类化合物)。③本品粉末的环己烷提取液与绵马贯众对照药材溶液,以正己烷-氯仿-甲醇(30∶15∶1)为展开剂饱和2h后,共薄层展开,0.1%坚牢蓝BB盐的稀乙醇溶液显色,供试品应与对照药材在相应的位置上显相同颜色的斑点。

【药理作用】 ①驱虫作用:绵马贯众对绦虫有强烈毒性,可使绦虫肌肉麻痹,脱离肠壁,而显驱虫效果。②兴奋子宫作用:提取物对豚鼠的子宫平滑肌具有强直性收缩的作用。③抗肿瘤作用:提取物对小鼠宫颈癌(U_{14})、小鼠肉瘤(S_{180})、B_{22}脑瘤、Lewis肺癌等均有抑制作用。④抗病原微生物作用:对各型流感病毒有不同程度的抑制作用;对伤寒杆菌、大肠埃希菌、铜绿假单胞菌、变形杆菌和金黄色葡萄球菌也有不同的抑制作用。⑤抗早孕及堕胎作用:提取物皮下注射、阴道给药和灌胃对小鼠均有显著的抗早孕作用,对怀孕小鼠灌胃给药有堕胎作用。

【功效】 味苦,性微寒;有小毒。清热解毒,驱虫。用于虫积腹痛,疮疡。

【附注】 商品贯众来源复杂,全国曾作贯众用的原植物有11科58种,常见的有下述几个品种。①紫萁贯众:为紫萁科植物紫萁 Osmunda japonica Thunb. 的带叶柄基的干燥根茎。叶柄基部呈扁圆柱形,具耳状翅,翅易脱落。质硬,折断面呈新月形,多中空,可见"U"字形分体中柱。②狗脊贯众:为乌毛蕨科植物狗脊蕨 Woodwardia japonica(L. F.)Sm. 的带叶柄基的干燥根茎。叶柄基部横断面呈类三角形,狗脊蕨有分体中柱2~4个,内面的较大,呈"八"字形。③荚果蕨贯众:为球子蕨科植物荚果蕨 Matteuccia struthiopteris(L.)Todaro 的带叶柄基的干燥根茎。叶柄基部横断面呈三角形,有分体中柱2个,呈"八"字形排列。④蹄盖蕨贯众(峨眉贯众):为蹄盖蕨科植物峨嵋蕨 Lunathyrium acrostichoides(Sw.)Ching 的带叶柄基的干燥根茎。叶柄基部有分体中柱2个,呈"八"字形排列,维管束中间常有一个暗色点或成空洞。

骨碎补 Drynariae Rhizoma

【来源】 水龙骨科植物槲蕨 Drynaria fortunei(Kunze.)J. Sm. 的干燥根茎。

【产地】 主产于湖北、浙江、广西、四川等省。

【采制】 全年可采挖,除去泥沙,干燥或再燎去茸毛(鳞片)。

【性状】 根茎扁平条状,常弯曲,有分枝,长15~25cm,宽1~1.5cm,厚0.2~0.5cm。表面密被棕色披针形小鳞片,边缘有睫毛,经火燎者鳞片焦灼并有脱落,呈棕褐色或暗褐色,两侧及上面具凸起或凹下的圆形叶痕。体轻,质脆,折断面红棕色,有17~25个维管束排列成环。气微,味淡、微涩。

【化学成分】 化学成分主含橙皮苷(hesperidin)、柑橘素(naringenin)等。

【功效】 性温,味苦。补肾强骨,续伤止痛。用于肾虚腰痛,肾虚久泻,耳鸣耳聋,牙齿松动,跌扑闪挫,筋骨折伤,筋骨痿软;外治斑秃,白癜风。

第八章　裸子植物类生药

裸子植物(gymnospermae)是种子植物中较低级的一类,具有颈卵器,故又属颈卵器植物,它们的胚珠外面没有子房壁包被,不形成果皮,种子是裸露的,裸子植物因此而名。

（一）裸子植物的主要特征

(1)植物体(孢子体)发达:多为乔木、灌木,稀为亚灌木(如麻黄)或藤本(如买麻藤),多为常绿植物,稀为落叶性(如银杏、金钱松)。茎内维管束环状排列,有形成层及次生生长,但木质部仅有管胞,极少有导管(麻黄科、买麻藤科),韧皮部有筛胞而无伴胞。叶为针形、条形、鳞片形,极少为扁平的阔叶。

(2)胚珠裸露,产生种子,花被常缺:仅麻黄科、买麻藤科有类似于花被的盖被(假花被);小孢子叶(雄蕊)聚生成小孢子叶球(雄球花 staminate, strobilus, malecone);大孢子叶(心皮或珠鳞)呈叶状而不包卷形成子房,丛生或聚生成大孢子叶球(雌球花 ovulatestrobilus, female cone),胚珠裸生于心皮的边缘上,经过传粉、受精后发育成种子,所以称裸子植物。

(3)配子体非常退化,完全寄生在孢子体上:雄配子体是萌发后的花粉粒,由 2 个退化原叶体细胞、1 个管细胞和 1 个生殖细胞组成。雌配子体是由胚囊及胚乳部分组成,近珠孔端产生颈卵器,颈卵器结构简单,埋于胚囊中,仅有 2~4 个颈壁细胞露在外面,颈卵器内有 1 个卵细胞和 1 个腹沟细胞,无颈沟细胞,比蕨类植物的颈卵器更为退化。

(4)具多胚现象:大多数的裸子植物具多胚现象(polyembryony),这是由于 1 个雌配子体上的几个或多个颈卵器的卵细胞同时受精,形成多胚,或者由于 1 个受精卵在发育过程中,发育成原胚,再由原胚组织分裂为几个胚而形成多胚。

最初的裸子植物出现在古生代,在中生代至新生代它们是遍布各大陆的主要植物。现代裸子植物的种类分属于 5 纲 9 目 12 科 71 属,近 800 种。其种数虽仅为被子植物种数的 0.36%,但却分布于世界各地,特别是在北半球的寒温带和亚热带的中山至高山带常组成大面积的各类针叶林。我国是裸子植物种类最多、资源最丰富的国家,有 5 纲 8 目 11 科 42 属,243 种。有不少是第三纪的孑遗植物或称为"活化石"植物,如银杏、银杉等。药用有 10 科 27 属,126 种(包括 13 变种 4 变型)。主要的生药有麻黄、银杏叶、白果、侧柏叶、侧柏仁、松香、松花粉、三尖杉、红豆杉、苏铁。

（二）裸子植物的化学成分

1. 黄酮类　黄酮类及双黄酮类在裸子植物中普遍存在,双黄酮类除蕨类植物外很少发现,可以说是裸子植物的特征性成分,也是活性成分。常见的黄酮类有槲皮素(quercetin)、山柰酚(kaempferol)、芸香苷(rutin)、杨梅树皮素(myrcene)等。双黄酮类多分布在银杏科、柏科、杉科,如柏科植物含柏双黄酮(cupressuflavone),杉科和柏科含扁柏双黄酮(hinokiflavone),特别是穗花杉双黄酮(amentoflavone)在裸子植物中分布最普遍。银杏叶中含银杏双黄酮(ginkgetin)、异银杏双黄酮(isoginkgetin)、去甲银杏双黄酮(bilobetin)。银杏叶总黄酮制剂用于治疗冠心病。

2. 生物碱类　生物碱在裸子植物中分布不普遍,现知的仅存于三尖杉科、红豆杉科、罗汉松科、麻黄科及买麻藤科。三尖杉属(Cephalotaxus)植物含多种生物碱,现已分离出 20 多种,其中粗榧碱类(cephalotaxine type alkaloids)有 12 种,高刺桐碱类(homoerythrina type alkaloids)有 9 种。经动物试验,酯型生物碱有抗癌活性,如三尖杉酯碱(harringtonine)、高三尖杉酯碱(homoharringtonine),临床上用于治白血病。麻黄属 Ephedra 植物多含有麻黄碱类生物碱(ephedra alkaloids),如左旋麻黄碱(l-ephedrine)、右旋伪麻黄碱(d-pseudoephedrine)。麻黄碱用于治支气管哮喘、鼻黏膜充血引起的鼻塞。伪麻黄碱对平滑肌的解痉作用和麻黄碱相似。

3. 树脂、挥发油、有机酸等　如松香、松节油。金钱松根皮含有土槿皮酸,有抗真菌作用,用于治脚癣、湿疹、神经性皮炎。

银杏叶　Ginkgo Folium

【来源】　银杏科植物银杏 *Ginkgo biloba* L. 的干燥叶。

【产地】　主产于江苏、山东、浙江、湖北、广西、江西、四川、贵州等地。

【采制】　秋季叶尚绿时采收,及时干燥。

【性状】　多皱折或破碎,完整者呈扇形,长 3~12cm,宽 5~15cm。黄绿色或浅棕黄色,上缘呈不规则的波状弯曲,有的中间凹入,深者可达叶长的4/5。具二叉状平行叶脉,细而密,光滑无毛,易纵向撕裂。叶基楔形,叶柄长 2~8cm。体轻。气微,味微苦。

【化学成分】　主含多种黄酮类及萜类内酯成分。

【功效】　性平,味甘、苦、涩。敛肺平喘,活血化瘀,通络止痛,化浊降脂。用于肺虚咳喘,瘀血阻络,胸痹心痛,高脂血症。

【附注】　白果(Ginkgo Semen):为银杏科植物银杏除去肉质外种皮的种子。秋季种子成熟时采收,除去肉质种皮外层,稍蒸或略煮后,烘干。呈倒卵形或椭圆形,略扁,长 1.5~2.5cm,宽 1~1.8cm。表面白色、灰白色至淡棕黄色,平滑,坚硬,具 2~3 条棱线,顶端渐尖,基部有 1~2 个圆点状种柄痕。壳内有长而扁圆形的种仁,剥落时一端有淡棕色的薄膜;种仁淡黄色或黄绿色,内部白色,粉质,中心有空隙,靠近顶端有子叶 2 枚或更多。气微,味甘、微苦。性平,味甘、苦、涩;有毒。能敛肺定喘,止带浊,缩小便。用于痰多喘咳,带下白浊,遗尿尿频,用量4.5~9g。生食有毒。

知识拓展

银杏树为我国古老的树种,是神奇的医疗之树。2 亿 5 千多年前侏罗纪恐龙掌控地球时,银杏已经是最繁盛的植物之一。地球生命历经千亿年的变动,尤其是第四纪冰川覆盖之后,银杏仍保持它最原始的面貌,在生物演化学史上被称为“活化石”。

我国银杏主要分布于温带和亚热带气候区内,边缘分布“北达辽宁沈阳,南至广东广州,西抵西藏昌都,东到浙江舟山普陀岛”,跨越21°30′~41°46′N,97°~125°E,遍及 22 个省(自治区)和 3 个直辖市。其资源主要集中在一些县、市或镇,如江苏的新沂、大丰、邳州、吴县,山东的郯城、泰安、烟台,湖北随州的洛阳镇、何店镇,广西的灵川、兴安等。其叶、种子均有较高的药用价值,其药理作用不断被认识,临床应用范围逐步扩大。

松花粉　Pini Pollen

【来源】　松科植物马尾松 *Pinus massoniana* Lamb.、油松 *Pinus tabulieformis* Carr. 或同属其他数种植物的干燥花粉。

【产地】　主产于浙江、江苏、辽宁、吉林、湖北等地。

【采制】　4~5 月开花时,将雄球花摘下,晒干,搓下花粉,除去杂质。

【性状】　淡黄色的细粉末,体轻,易飞扬,手捻有滑润感,不沉于水。气微香,味淡。

【化学成分】　含脂肪油、甾醇、黄酮类及丰富的微量元素等。

【功效】　性温,味甘。能祛风益气,收湿止血。用于头旋眩晕,中虚胃疼,久痢,诸疮湿烂,创伤出血。

红豆杉 Taxi Cortrx,Ramulus et Folium

【来源】 红豆杉科植物东北红豆杉 *Taxus cuspidata* Sieb. et Zucc. 或中国红豆杉 *T. chinensis* (Pilg.)Rehd. 的干燥树皮和枝叶。

【产地】 东北红豆杉主要分布在吉林省长白山和黑龙江一带,辽宁东部山区也有少量分布。中国红豆杉主要分布在我国甘肃南部、陕西南部、湖北西部、四川等地。

【采制】 树皮和枝叶全年可采,晒干。

【化学成分】 树皮和枝叶(包括茎、根)中主要含多种紫杉烷(taxane)二萜类成分,主要有紫杉醇(taxol)、紫杉碱、双萜类化合物等。其中紫杉醇具有抗癌功能。

知识拓展

红豆杉类植物近年来是植物界一位走红的明星,因为它可提取国际上公认的防癌抗癌药——紫杉醇。

虽然红豆杉在北美、欧洲也有分布,但以亚洲的储量最多,其中我国的储量是全球的一半以上。在全球 11 个红豆杉品种中我国就有 5 种。

目前全球每年需要消耗 1500~2500kg 紫杉醇,而全世界每年只能生产 350~500kg,其中美国可生产 25~50kg、中国能生产 50kg 左右。所以红豆杉的身价也因此倍增,有"植物黄金"之称。

美国的施贵宝(BNS)公司是应用红豆杉开发紫杉醇最早、技术实力和经济实力最强的公司,20 多年来一直独霸世界紫杉醇市场。该公司用做提取紫杉醇的原料有相当数量是从中国进口,正因如此,中国的野生红豆杉在短短的十几年中遭到了史无前例的砍伐和破坏,野生存量锐减,有的地区甚至已濒临灭绝。因此,保护现有野生资源、人工扩大红豆杉资源总量是当务之急。

麻黄 Ephedrae Herba

【来源】 麻黄科植物草麻黄 *Ephedra sinica* Stapf、中麻黄 *Ephedra intermedia* Schrenk et C. A. Mey. 或木贼麻黄 *Ephedra equisetina* Bge. 的干燥草质茎。

【产地】 草麻黄主产于河北、山西、内蒙古、新疆等地;中麻黄主产于甘肃、青海、内蒙古、新疆等地;木贼麻黄主产于河北、山西、甘肃、陕西、内蒙古、宁夏、新疆等地。商品上常混用,其中,以草麻黄产量最大,中麻黄次之,而木贼麻黄产量较小,多自产自销。

【采制】 秋季采割绿色的草质茎,晒干。

【植物形态】 草麻黄:草本状灌木,高 20~40cm。木质茎短或成匍匐状,小枝直伸或微曲,表面细纵槽纹常不明显,节间长 2.5~5.5cm,径约 2mm。叶 2 裂,鞘占全长 1/3~2/3。裂片锐三角形,先端急尖。雄球花多成复穗状,常具总梗,苞片通常 4 对,雄蕊 7~8 花丝合生;雌球花单生,在幼枝上顶生,在老枝上腋生,常在成熟过程中基部有梗抽出,使雌球花呈侧枝顶生状,苞片 4 对,雌球花成熟时肉质红色,矩圆状卵圆形或近于圆球形;种子通常 2 粒,包于苞片内,不露出或与苞片等长,黑红色或灰褐色,三角状卵圆形或宽卵圆形,表面具细纹,种脐明显,半圆形。

中麻黄:形态上与草麻黄相似,主要区别为:木质茎直立或斜向生长;叶片上部 2~3 裂;雄球花数个簇生于节上;雌球花 3 个轮生或 2 个对生于节上;种子常 2~3 粒。

木贼麻黄:形态上与草麻黄的主要区别为:植株可高达 1m;木质茎直立或斜向生长,节间短;叶片先端不反卷;雄球花多单生或 3~4 个集生于节上;雌球花成对或单生于节上;种子常 1 粒。

【性状】 草麻黄:呈细长圆柱形,少分枝,直径 1~2mm,有的带少量棕色木质茎。表面淡绿色至黄绿色,有细纵脊线,触之微有粗糙感。节明显,节间长 2~6mm。节上有膜质鳞叶,长 3~4mm,裂片 2(稀 3),锐三角形,先端灰白色,反曲,基部联合成筒状,红棕色。体轻,质脆,易折断,断面略呈纤维性,周边绿黄色,髓部红棕色,近圆形。气微香,味涩,微苦(图 8-1,图 8-2)。

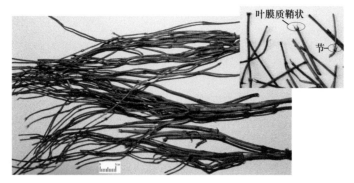

图8-1 草麻黄药材图

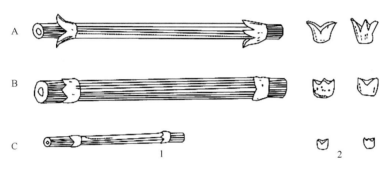

图8-2 三种麻黄茎特征比较图

A. 草麻黄;B. 中麻黄;C. 木贼麻黄;1. 茎;2. 鳞叶

中麻黄:多分枝,直径1.5~3.0mm,有粗糙感。节上膜质鳞叶长2~3mm,裂片3(稀2),先端锐尖。断面髓部呈三角状圆形。

木贼麻黄:较多分枝,直径1.0~1.5mm,无粗糙感。节间长1.5~3.0cm。膜质鳞叶长1~2mm,裂片2(稀3),上部为短三角形,灰白色,先端多不反曲,基部棕红色至棕黑色。

【显微鉴别】

茎节间横切面

(1)草麻黄:①呈类圆形而稍扁,边缘有波状棱脊18~24条。②表皮细胞类方形,外被厚的角质层,棱脊较密,有蜡质疣状突起,两棱脊间有下陷气孔。③下皮纤维束位于棱脊内侧,壁厚,非木化。④皮层较宽,纤维成束散在。⑤中柱鞘纤维束新月形。⑥维管束外韧型,8~10个,形成层环类圆形。木质部呈三角形。⑦髓部薄壁细胞含棕色块,偶有环髓纤维。

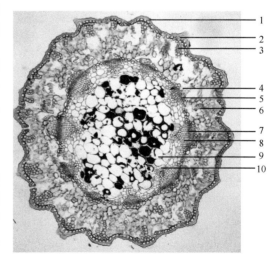

图8-3 草麻黄横切面详图

1. 角质层;2. 表皮;3. 下皮纤维束;4. 中柱鞘纤维;5. 韧皮部;6. 皮层纤维束;7. 形成层;8. 木质部;9. 髓;10. 环髓纤维

⑧表皮细胞外壁、皮层细胞及纤维壁均可见细小草酸钙砂晶或方晶(图8-3、图8-4)。

(2)中麻黄:棱脊18~28条;维管束12~15个;形成层环类三角形;环髓纤维成束或单个散在(图8-5)。

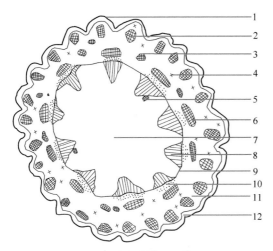

图 8-4 草麻黄横切面简图

1. 角质层和表皮;2. 下皮纤维束;3. 皮层纤维束;4. 草酸钙结晶;5. 环髓纤维;6. 中柱鞘纤维束;7. 髓;8. 木质部;9. 形成层;10. 韧皮部;11. 皮层;12. 气孔

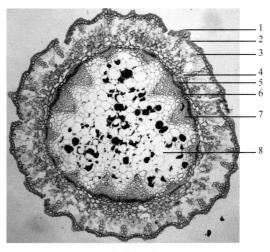

图 8-5　中麻黄横切面详图

1. 角质层;2. 表皮;3. 下皮纤维束;4. 中柱鞘纤维;5. 韧皮部;6. 形成层;7. 木质部;8. 髓

（3）木贼麻黄:棱脊 13~14 条;维管束 8~10 个;形成层环类圆形;无环髓纤维(图 8-6)。

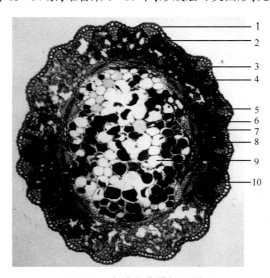

图 8-6　木贼麻黄横切面详图

1. 角质层;2. 表皮;3. 下皮纤维束;4. 皮层;5. 形成层;6. 韧皮部;7. 木质部;8. 皮层纤维束;9. 髓;10. 中柱鞘纤维束

　　粉末　草麻黄粉末呈淡棕色。①表皮细胞类长方形,外壁布满草酸钙砂晶,角质层厚可至 18μm。②气孔特异,长圆形,侧面观保卫细胞似电话筒状或哑铃形。③皮层纤维细长,直径 10~24μm,壁厚,有的木化,壁上布满砂晶,形成嵌晶纤维。④螺纹、具缘纹孔导管,直径 10~15μm,导管分子以端壁斜面相接,接触面具有多数圆形穿孔,形成特殊的麻黄式穿孔板。⑤薄壁细胞中常见红棕色块状物(图 8-7)。

　　【化学成分】　含多种有机胺类生物碱,主要成分为 l-麻黄碱(l-ephedrine),其次为 d-伪麻黄碱(d-pseudoephedrine),以及微量的 l-N-甲基麻黄碱(l-N-methylephedrine)、d-N-甲基伪麻黄碱(d-N-methylpseudoephedrine)、l-去甲麻黄碱(l-norephedrine)、d-去甲伪麻黄碱(d-norpseudoephedrine)、麻

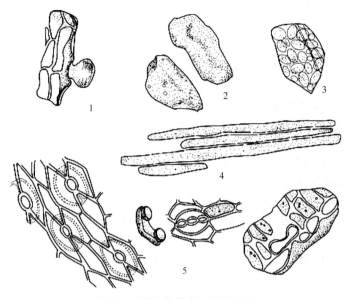

图 8-7　草麻黄粉末显微特征图
1. 角质层突起;2. 棕色块;3. 薄壁细胞(含淀粉粒);4. 嵌晶纤维;5. 气孔

黄次碱(ephedine)等。3 种麻黄所含成分相似,但含量不同,草麻黄的总生物碱含量为 0.48% ~ 1.38%;中麻黄为 1.06% ~ 1.56%;木贼麻黄为 2.09% ~ 2.44%。其中草麻黄和木贼麻黄中 l-麻黄碱占总碱的 80%,中麻黄中占总碱的 30% ~ 40%。麻黄生物碱主要存在于草质茎的髓部,木质茎几乎不含有麻黄碱。

此外,本品尚含有麻黄噁唑烷酮(ephedroxane)及少量挥发油,油中含有平喘成分 2,3,5,6-四甲基吡嗪(2,3,5,6-tetramethylpyrazine)和 l-α-松油醇(l-α-terpineol)等多种成分。

【理化鉴别】

(1) 粉末微量升华,得细小针状结晶或颗粒状结晶。

(2) 取本品粉末的水提液(稀盐酸 1 ~ 2 滴),加氨试液数滴使成碱性后,三氯甲烷振摇提取。分取三氯甲烷液,置两支试管中,一支加氨制氯化铜试液与二硫化碳各 5 滴,振摇,静置,三氯甲烷层显深黄色;另一管为空白,以三氯甲烷 5 滴代替二硫化碳 5 滴,振摇后三氯甲烷层无色或显微黄色。

(3) 本品粉加浓氨溶液数滴,三氯甲烷提取后挥干溶剂,残渣的甲醇溶液与盐酸麻黄碱对照品的甲醇溶液,以三氯甲烷-甲醇-浓氨溶液(20∶5∶0.5)为展开剂,共薄层展开,喷以茚三酮试液,105℃加热显色。供试品色谱与对照品色谱相应的位置上,显相同的红色斑点。

【含量测定】　按高效液相色谱法测定,按干燥品计算,含盐酸麻黄碱和盐酸伪麻黄碱的总量不得少于 0.80%。

【药理作用】　①收缩血管、升压作用:麻黄和麻黄碱兴奋 β-肾上腺素受体使心肌收缩力加强,心排血量增加,兴奋 α-受体使外周血管收缩,血压升高。伪麻黄碱的升压作用较弱。麻黄碱可使黏膜血管收缩,局部用药可消除鼻腔黏膜血管充血,作用较持久。②平喘、镇咳和祛痰作用:麻黄碱与伪麻黄碱有支气管扩张及抗组胺哮喘作用,甲基麻黄碱、去甲基麻黄碱、麻黄挥发油及其有效成分 2,3,5,6-四甲吡嗪和 l-α-松油醇都有一定平喘作用。麻黄水溶液提取物有镇咳作用,挥发油有明显的祛痰作用。③抗菌、抗病毒:麻黄煎剂、麻黄挥发油对金黄色葡萄球菌、甲型链球菌、乙型链球菌、炭疽杆菌、白喉杆菌、铜绿假单胞菌、痢疾杆菌、伤寒杆菌均有不同程度的抑制作用。麻黄挥发油对亚洲甲型流感病毒有抑制作用。④解热、发汗:麻黄的水溶性提取物、麻黄碱及麻黄挥发油有发汗作用;麻黄水煎剂、挥发油乳剂、l-α-松油醇均有解热作用;l-α-松油醇有降低正常体温的作用。⑤中枢兴奋:麻黄碱对中枢神经系统有兴奋作用,治疗量可引起精神兴奋、失眠、不安和震颤。

【功效】 性温,味辛、微苦。发汗散寒,宣肺平喘,利水消肿。用于风寒感冒,胸闷喘咳,风水浮肿。

【附注】 我国麻黄属植物有多种,除上述 3 种药用外,尚有单子麻黄 *Ephedra monosperma* Gmel. ex C. A. Mey.、西藏中麻黄 *Ephedra Intermedia* var. *tibetica* Stapf、丽江麻黄 *Ephedra likiangensis* Florin. 等在某些地区作麻黄药用,但质量较次。

麻黄根为草麻黄或中麻黄的干燥根及根茎。根呈圆柱形,略弯曲,长 8~25cm,直径 0.5~1.5cm。表面红棕色或灰棕色,有纵皱纹及支根痕。外皮粗糙,易成片状剥落。根茎具节,节间长 0.7~2.0cm,表面有横长突起的皮孔。体轻,质硬而脆,断面皮部黄白色,木部淡黄色或黄色,射线放射状,中心有髓。气微,味微苦。不含麻黄碱类成分,含麻黄根素(maokonine),即 *l*-酪氨甜菜碱(*l*-tyrosine betaine),并含麻黄根碱 A、B、C、D(ephedradine A、B、C、D),以及双黄酮类-麻黄宁 A、B、C、D(mahuannin A、B、C、D)。麻黄根碱有显著的降压作用。性平,味甘、涩。能固表止汗。用于体虚自汗,盗汗。

知识拓展

(1) 麻黄碱是《联合国禁止非法贩运麻醉药品和精神药物公约》附表管制品种。

(2) 1999 年 4 月 12 日国家食品药品监督管理局审议通过了《麻黄素管理办法》,随后又下发了《关于进一步加强麻黄素单方制剂监督管理工作的通知》。

(3) 2005 年 8 月 26 日由国务院令颁布了新的法规《易制毒化学品管理条例》。麻黄碱、伪麻黄碱及用化学合成的麻黄碱的各种盐类、麻黄浸膏等均被列入第一类可用于制毒的主要原料,其生产、经营、购买、运输和进出口行为均受法规约束。

第九章 被子植物类生药

第一节 双子叶植物

一、马兜铃科

马兜铃科(Aristolochiaceae)植物为多年生草本或藤本。单叶互生或基生,全缘,叶基常心形。花两性,单被,下部合生成花被管,基部呈球形;上部3裂形成辐射对称,或向一侧扩大成舌状,形成两侧对称;中轴胎座,胚珠多数。蒴果,瓣裂或不开裂。本科约8属450~600种,分布热带和温带地区,我国有4属,86种,其中药用种类约69种,分布全国,以南方较多。

本科植物含有生物碱、挥发油及硝基菲类成分(nitropenathrene)等。马兜铃酸(aristolochicacid)类成分为硝基菲类成分,从国产本科4个属植物中均分离得到过,但未见在其他科属植物中发现此类成分的报道,因此马兜铃酸类成分是马兜铃科植物的特征性化学成分。本科植物大多含有马兜铃酸类或马兜铃内酰胺(aristololactam)类成分,此两类具有肾毒性,长期或大量服用含马兜铃酸的生药可造成积蓄中毒,能导致肾衰竭,使用时应特别注意控制用量。

细辛 Asari Radix et Rhizoma

案例 9-1

食品药品监督管理局到某农村药店抽检药品,发现其出售的细辛为带根的干燥全草,认定该细辛质量不合格,要求立即停止出售。药店老板不服,拿出 2000 年版《中国药典》及一些中医药典籍,均表明细辛为全草入药。

问题:

1. 细辛的药用部位是什么?

2. 为什么药店老板和食品药品监督管理局同志会对细辛的质量产生争议?

【来源】 马兜铃科植物北细辛 *Asarum heterotropoides* Fr. Schmidt var. *mandshuricum* (Maxim.) Kitag.、汉城细辛 *Asarum sieboldii* Miq. var. *seoulense* Nakai 或华细辛 *Asarum sieboldii* Miq. 的根及根茎。前两种习称"辽细辛"。

【产地】 北细辛与汉城细辛主产于东北地区。华细辛主产于陕西、湖北、河南、山东等地。

【采制】 夏季果熟期或初秋采挖,除净地上部分和泥沙,阴干。

【植物形态】 北细辛:多年生草本,高 10~25cm。根茎横走,生多数细长的根。叶基生,1~3片;心形或肾状心形,先端急尖,基部深心形,全缘,两面疏生短柔毛或无毛。花单生叶腋,贴近地面;花冠紫色,钟形,顶端3裂,三角状卵形,由基部向外反折,贴于花被管上;雄蕊12,着生于子房中部,花丝与花药等长;子房半下位,花柱6。蒴果半球状,肉质。花期5月份,果期6月份。

汉城细辛:与北细辛相似,但叶片较厚,叶柄有毛,基生叶多为2片。

华细辛:与北细辛相似,但根茎较长,节间密;叶先端渐尖,两面疏生短柔毛;花丝长为花药的1.5倍。

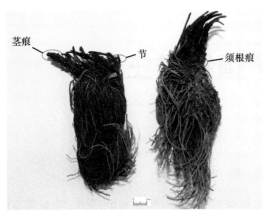

图 9-1　细辛药材

【性状】　北细辛:常卷曲成团。根茎横生呈不规则圆柱形,纤细弯曲,具短分枝,长 1~10cm,直径0.2~0.4cm;表面灰棕色,粗糙,有环形节,节间长 0.2~0.3cm。根细长,密生节上,长 10~20cm,直径 0.1cm;表面灰黄色,平滑或有微细纵皱纹,下端常有细须根及须根痕。质脆,易折断,断面平坦,黄白色或白色。气辛香,味辛辣、麻舌(图 9-1)。

汉城细辛:根茎直径 0.1~0.5cm,节间长 0.2~1cm。

华细辛:根茎长 5~20cm,直径 0.1~0.2cm,节间长 0.2~1cm。气味较弱。

【显微特征】　北细辛根横切面:①最外层多为外皮层;表皮细胞少数残存。②皮层宽广,有众多油细胞散在;外皮层细胞 1 列,类长方形,木栓化或微木化;内皮层明显,可见凯氏点。③中柱鞘细胞 1~2 层。④维管束次生组织不发达,初生木质部 2~4 原型(图 9-2)。

粉末淡黄色。①根外表皮细胞类方形或多角形,垂周壁波状弯曲;②油细胞类圆形,内含绿黄色油状物;③根茎表皮细胞类方形、多角形,垂周壁连珠状加厚,平周壁可见平直角质纹理;④石细胞类方形、多角形;⑤可见网纹、梯纹导管(图 9-3)。

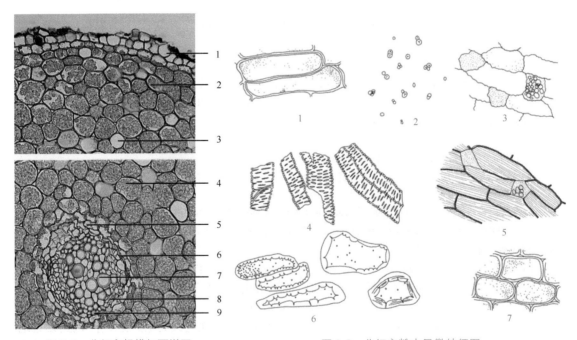

图 9-2　北细辛根横切面详图
1. 表皮;2. 皮层;3. 油细胞;4. 淀粉粒;
5. 中柱鞘;6. 内皮层;7. 后生木质部;
8. 韧皮部;9. 原生木质部

图 9-3　北细辛粉末显微特征图
1. 根表皮细胞;2. 淀粉类;3. 皮层细胞;4. 导管;
5. 根茎表皮细胞;6. 石细胞;7. 外皮层细胞

【化学成分】　含挥发油 2.5%~4.5%,油中主要成分有:α-蒎烯、β-蒎烯、甲基丁香油酚(methyl eugenol)、细辛醚(asaricin)、黄樟醚(safrole)、榄香脂素(elemicin)、β-水芹烯(β-phellanrene)、N-异丁基十二碳四烯酸胺腔(N-isobutyldodecatetraeneamide)。

【理化鉴别】 本品粉末的甲醇液与细辛对照药材及细辛脂素对照品的甲醇溶液,以石油醚(60~90℃)-乙酸乙酯(3∶1)为展开剂,共薄层展开,喷以1%香草醛硫酸溶液显色。供试品色谱中,在与对照药材色谱和对照品色谱相应的位置上,显相同颜色的斑点。

【含量测定】 按挥发油测定方法测定,含挥发油不得少于2.0%(ml/g)。按高效液相色谱法测定,按干燥品计算,含细辛脂素($C_{20}H_{18}O_6$)不得少于0.50%。

【药理作用】 ①解热、镇痛、镇静及局部麻醉作用:细辛挥发油有明显的中枢抑制作用,小剂量可使动物安静、驯服、自主活动减少;大剂量可使动物睡眠,并有明显的抗惊厥作用。细辛煎剂灌服也有镇痛作用。其较强的镇痛作用为其治疗头身痛、牙痛等的重要药理学基础。②平喘、祛痰作用:细辛能松弛支气管平滑肌而呈现平喘作用。离体实验证明,细辛挥发油对组胺和乙酰胆碱所引起的支气管痉挛有明显的对抗作用。③抑菌作用:初步体外试验,细辛对溶血性链球菌、痢疾杆菌、伤寒杆菌有抑制作用。

【功效】 性温,味辛。解表散寒,祛风止痛,通窍,温肺化饮。用于风寒感冒,头痛,牙痛,鼻塞流涕,鼻鼽,鼻渊,风湿痹痛,痰饮喘咳。不宜与藜芦同用。

案例 9-1 解析:

1. 细辛的药用部位为干燥的根及根茎。

2. 曾经细辛是全草入药,但是由于近年来发现马兜铃科植物中大多含有马兜铃酸,马兜铃酸能引起严重的肾毒性,因此目前对马兜铃科植物的药材的质量控制非常严格,应用也很谨慎。研究发现细辛中马兜铃酸主要存在于叶中,而根及根茎中马兜铃酸含量很低,这与中国古代本草中,关于细辛入药须去掉枝叶的说法相吻合,故从2005年起,《中国药典》收载细辛的药用部位修正为根及根茎。

马兜铃 Aristolochiae Fructus

【来源】 马兜铃科植物北马兜铃 *Aristolochia contorta* Bge. 或马兜铃 *Aristolochia debilis* Sieb. et Zucc. 的干燥成熟果实。

【产地】 北马兜铃主产于黑龙江、吉林、河北等地。马兜铃主产于江苏、浙江、安徽、湖南、湖北等地。

【采制】 秋季果实由绿变黄时采收,干燥。

【性状】 呈卵圆形,长3~7cm,直径2~4cm。表面黄绿色、灰绿色或棕褐色,有纵棱线12条,由棱线分出多数横向平行的细脉纹。顶端平钝,基部有细长果梗。果皮轻而脆,易裂为6瓣,果梗也分裂为6条。果皮内表面平滑而带光泽,有较密的横向脉纹。果实分6室,每室种子多数,平叠整齐排列。种子扁平而薄,钝三角形或扇形,边缘有翅,淡棕色。气特异,味微苦。

【化学成分】 含马兜铃酸、木兰碱、青木香酸等。

【功效】 性微寒,味苦。清肺降气,止咳平喘,清肠消痔。用于肺热喘咳,痰中带血,肠热痔血,痔疮肿痛。

【附注】 天仙藤(Aristolochiae Herba):为马兜铃科植物马兜铃或北马兜铃的干燥地上部分。秋季采割,除去杂质,晒干。性温,味苦。具有行气活血,通络止痛,利水消肿的功效。用于脘腹刺痛,风湿痹痛,妊娠水肿。

二、蓼 科

蓼科(Polygonaceae)多为草本。茎节常膨大。单叶互生;托叶膜质,包于茎节形成托叶鞘。花多两性;单被,花被片3~6,常花瓣状;子房上位,1室,1胚珠,基生胎座。瘦果或小坚果,常包于宿存花被内。种子胚乳丰富。本科约50属1120种,全球分布,我国有13属238种。其中药用种类约 120 种,全国均有分布。重要药用属为大黄属 *Rheum*、蓼属 *Polygonum*、酸模属 *Rumex* 等,主要生药有大黄、何首乌、虎杖等。

本科植物叶多为异面型,毛茸广泛存在;蓼属植物叶气孔平轴式,常有分泌细胞或分泌腔。茎的表皮下常有厚角组织束或厚壁组织群;木栓层常发生于表皮下,中柱鞘部位常有厚壁组织环或纤维束。一些种类的根茎或根常有异型维管束,如内生维管束(酸模属),髓部维管束(大黄属),内生韧皮部,束间韧皮部束,半圆形维管束群(沙拐枣属),皮层维管束(蓼属何首乌)。木质部具典型的单纹孔分隔纤维。草酸钙簇晶较普遍。常具鞣质细胞。

本科植物普遍含蒽醌类、黄酮类及鞣质类成分,有些属还含芪类化合物。①蒽醌类:游离蒽醌,如大黄素、大黄酚、大黄素甲醚、芦荟大黄素及大黄酸;结合型蒽醌,如番泻苷 A、B、C、D,蒽酚及其衍生物。②黄酮类:常见的有芸香苷、萹蓄苷、虎杖黄酮苷、金丝桃苷等。③鞣质:如没食子酰葡萄糖、α-儿茶素、没食子酸、大黄四聚素、大黄鞣质等。④芪类:芪三酚及其苷存在于蓼属,如虎杖含 3,4,5-三羟基芪-4-β-D-葡萄糖苷;土大黄苷存在于大黄属波叶组、蓼属,如河套大黄。

大黄 Rhei Radix et Rhizoma

> **案例 9-2**
> 　　某医药公司收购一批大黄,性状鉴定各方面特征与正品大黄相似,但外表颜色较深,根茎横切面髓部无"星点",紫外灯下观察,显亮蓝紫色荧光。
> **问题:**
> 　　1. 该批大黄是否为正品大黄?
> 　　2. 能否作为正品大黄入药? 可能是那些植物的根冒充的?

【来源】　蓼科植物掌叶大黄 *Rheum palmatum* L.、唐古特大黄 *Rheum tanguticum* Maxim. ex Balf. 或药用大黄 *Rheum officinale* Baill. 的干燥根及根茎。

【产地】　掌叶大黄主产于甘肃、青海、西藏、四川等地,多为栽培,产量占大黄的大部分。唐古特大黄主产于青海、甘肃、西藏等地,野生或栽培。药用大黄主产于四川、贵州、云南、湖北等地,栽培或野生,产量较少。

【采制】　秋末茎叶枯萎或次春发芽前采挖,除去泥土及细根,刮去外皮(忌用铁器),切瓣或段,或加工成卵圆形或圆柱形,绳穿成串干燥或直接干燥。

【植物形态】

掌叶大黄　多年生草本。根及根茎肥厚,黄褐色。茎直立,中空。基生叶具长柄,叶片宽卵形或近圆形,掌状半裂,裂片 3~5(~7);茎生叶较小,有短柄;托叶鞘膜质筒状。圆锥花序顶生;花小,数朵成簇,紫红色或带红紫色;花被片 6。瘦果三棱状,沿棱具翅。花期 6~7 月,果期 7~8 月。

唐古特大黄　与上种主要区别为:叶片深裂,裂片披针形或窄线形。

药用大黄　与上两种的主要区别为:叶片浅裂,裂片宽三角形。花较大,黄白色。

【性状】　呈类圆柱形、圆锥形、卵圆形或不规则瓣块状或段状,长 3~17cm,直径 3~10cm。除尽外皮者表面黄棕色至红棕色,有的可见类白色网状纹理,习称"锦纹"及"星点"(异型维管束)散在,残留的外皮棕褐色,多具绳孔及粗皱纹。质坚实,有的中心稍松,断面淡红棕色或黄棕色,显颗粒性;根茎髓部宽广,有星点环列或散在;根木部发达,具放射状纹理,棕色环纹(形成层环)明显,无"星点"。气清香,味苦而微涩,嚼之黏牙,有沙粒感,唾液染成黄色(图 9-4)。

【显微特征】　根茎横切面:①木栓层及皮层大多已除去,偶有残留。②韧皮部筛管群明显,薄壁组织发达,有黏液腔。③形成层成环。④木质部射线较密,宽 2~4 列细胞,内含棕色物;导管非木化,常 1 至数个相聚,排列稀疏。⑤髓部宽广,有异常维管束排列成环状或散在,异常维管束的形成层成环,外侧为木质部,内侧为韧皮部,射线呈星状射出,韧皮部中有黏液腔,内含红棕色物质。

薄壁细胞含草酸钙簇晶及多数淀粉粒(图9-5~图9-7)。根横切面无髓,余同根茎。

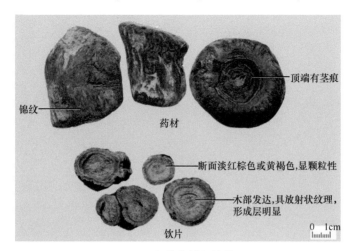

图9-4　大黄药材与饮片图

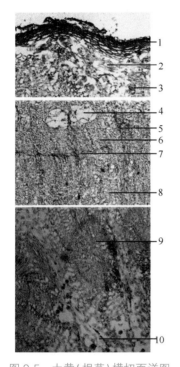

图9-5　大黄(根茎)横切面详图

1.木栓层;2.皮层;3.簇晶;4.分泌腔;5.射线;
6.韧皮部;7.形成层;8.木质部;9.导管;10.髓

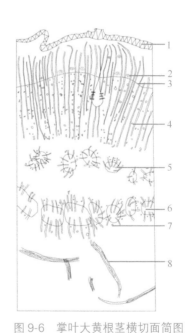

图9-6　掌叶大黄根茎横切面简图

1.木栓层;2.黏液腔;3.形成层;4.木质部;5.星点;
6.星点韧皮部;7.星点木质部;8.髓部的异型维管束

粉末黄棕色:①草酸钙簇晶大而多,直径20~160μm,有的至190μm。②导管多为网纹,并有具缘纹孔、螺纹及环纹导管,非木化。③淀粉粒甚多,单粒呈类球形或多角形,直径3~45μm,复粒由2~8分粒组成。

掌叶大黄草酸钙簇晶棱角大多短钝,有的长尖,直径大至125μm;唐古特大黄草酸钙簇晶棱角大多长宽而尖,直径大至138μm;药用大黄草酸钙簇晶棱角大多短尖,直径大至170μm(图9-8)。

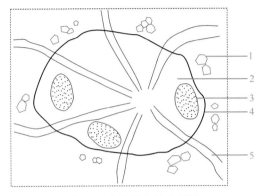

图 9-7　大黄星点结构简图
1. 木质部；2. 韧皮部；3. 黏液腔；
4. 形成层；5. 射线

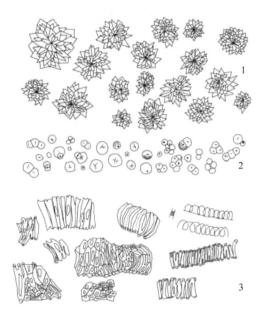

图 9-8　大黄粉末显微特征图
1. 草酸钙簇晶；2. 淀粉粒；3. 导管

【化学成分】　主含蒽醌类衍生物。游离蒽醌有大黄酸（rhein）、大黄素（emodin）、大黄酚（chrysophanol）、芦荟大黄素（aloeemodin）、大黄素甲醚（physcion）；结合蒽醌为游离蒽醌的葡萄糖苷或双蒽酮苷，主要有番泻苷 A、B、C、D、E、F（sennoside A、B、C、D、E、F），大黄酚-1-葡萄糖苷，大黄素甲醚-8-葡萄糖苷，大黄素-1-葡萄糖苷，大黄素-8-葡萄糖苷，芦荟大黄素-8-葡萄糖苷，大黄酸-8-葡萄糖苷等。尚含鞣质、有机酸、糖类、挥发油等。

	R	R_1
大黄酚	—CH_3	—H
芦荟大黄素	—CH_2OH	—H
大黄酸	—COOH	—H
大黄素	—CH_3	—OH
大黄素甲醚	—CH_3	—OCH_3

番泻苷A　R＝COOH
番泻苷C　R＝CH_2OH

番泻苷B　R＝COOH
番泻苷D　R＝CH_2OH

【理化鉴别】

(1) 取本品粉末少量,进行微量升华,可见黄色颗粒状、针晶或羽状结晶,加氢氧化钠等碱液后,结晶溶解并显红色。

(2) 将大黄粉末或95%的乙醇提取液点于滤纸上,置紫外灯(365nm)下显浓(深)棕色荧光,不得显亮蓝紫色荧光(检查土大黄苷)。

(3) 本品粉末加甲醇提取和酸化水解后,与大黄对照药材及大黄酸对照品液以石油醚(30~60℃)-甲酸乙酯-甲酸(15:5:1)的上层液为展开剂,共薄层展开,置紫外光(365nm)下检视,供试品色谱在与对照药材或对照品色谱相应的位置上显5个相同橙黄色主斑点或相同橙黄色斑点,经氨气熏后斑点变为红色。

【含量测定】 按高效液相色谱法测定,本品按干燥品计算,含总蒽醌以芦荟大黄素($C_{15}H_{10}O_5$)、大黄酸($C_{15}H_8O_6$)、大黄素($C_{15}H_{10}O_5$)、大黄酚($C_{15}H_{10}O_4$)和大黄素甲醚($C_{16}H_{12}O_5$)的总量计不得少于1.5%。含游离蒽醌以芦荟大黄素($C_{15}H_{10}O_5$)、大黄酸($C_{15}H_8O_6$)、大黄素($C_{15}H_{10}O_5$)、大黄酚($C_{15}H_{10}O_4$)和大黄素甲醚($C_{16}H_{12}O_5$)的总量计不得少于0.20%。

【药理作用】 ①泻下作用、主要致泻成分为番泻苷,以番泻苷B作用最强。能增加肠张力和蠕动,减少水分吸收等,产生泻下作用。②对病原微生物的作用 对多种病原体包括细菌、病毒、真菌、阿米巴原虫、阴道滴虫和血吸虫有不同程度的抑制作用。③利胆保肝作用:能促进胆汁分泌,增加胆汁中胆酸和胆红素的含量,对乙肝抗原有明显的抑制作用。④止血作用:能抑制胰腺分泌,减低毛细血管通透性,改善其脆性,并能增加血小板含量,促进血液凝固。此外,大黄还有抗胃和十二指肠胃溃疡、抗肿瘤、利尿、免疫调节等作用。

【功效】 性寒,味苦。泻热通肠,凉血解毒,逐瘀通经。用于实热便秘,积滞腹痛,泻痢不爽,湿热黄疸,血热吐衄,目赤,咽肿,肠痈腹痛,痈肿疔疮,瘀血经闭,跌扑损伤,外治水火烫伤,上消化道出血。

【附注】 同属植物藏边大黄 *Rheum emodi* Wall.、河套大黄(波叶大黄)*R. hotaoense* C. Y. Cheng et C. T. Kao、华北大黄 *R. franzenbachii* Münt.、天山大黄 *R. wittrocki* Lundstr. 等的根和根茎,在部分地区和民间称为山大黄或土大黄,有时与正品大黄混淆。山大黄也含有蒽醌类成分,但不含番泻苷,泻下作用差。药材根茎的横切面,除藏边大黄有少数星点外,均无星点。药材一般均含土大黄苷(rhaponticin),其断面在紫外光灯下均显亮蓝紫色荧光而区别于正品大黄(浓棕色荧光)。

案例9-2解析:

1. 非正品大黄。不能做大黄入药。从性状特征及紫外灯下检识结果判断,该批大黄含有土大黄苷,存在于大黄属波叶组、蓼属植物中,如河套大黄、华北大黄、天山大黄等。

2. 正品大黄饮片或粉末在紫外灯下显浓(深)棕色荧光。

知识拓展

大黄又名火参、金木、破门、锦纹等。始载于《神农本草经》,因其色黄,故名大黄,性味苦寒,药性峻烈,素有"将军"之称。《千金方》称为锦文大黄,《吴普本草》称为黄良,李当之《药录》称为将军,《中药材手册》则称之为川军。不同炮制品大黄入药其功效不同。

(1) 生大黄泻下力猛,泻火解毒力强。用于正盛邪实证。泻下强弱以煎煮时间长短而不同,先下泻力缓,同下泻力中,后下泻力峻。

(2) 熟大黄泻下力缓。用于正虚邪实证。

(3) 酒制大黄兼能散瘀,治上者,非酒不至,用于热毒上炎所致的目赤、口疮、牙痛、头痛。

(4) 醋大黄破肝血热。

何首乌 Polygoni Multiflori Radix

案例 9-3

某中年人须发早白,听说何首乌具有乌须发,补肝肾的作用,故经常服用何首乌,一段时间以后,发现腹泻。

问题:

该中年人服用何首乌为什么会腹泻?

【来源】 为蓼科植物何首乌 *Polygonum multiflorum* Thunb. 的干燥块根。

【产地】 主产于广东、河南、湖北、贵州、四川、江苏、广西、湖南等地,此外浙江、安徽、广东、山东、江西亦产。

【采制】 秋、冬二季叶枯萎时采挖,洗净,切去两端,大者对半剖开,或切厚片,晒干、烘干或煮后晒干。

制首乌:取何首乌片或块,用黑豆汁拌匀,润湿,置非铁质蒸制容器内,密闭,蒸或炖至汁液被吸尽,药物呈棕褐色时,取出,干燥,每 100kg 何首乌片(块),用黑豆 10kg。

黑豆汁制法:取黑豆 10kg,加水适量,煮约 4h,熬汁约 15kg,豆渣再加水煮约 3h,熬汁约 10kg,合并得黑豆汁约 25kg。

【植物形态】 多年生缠绕草本。根细长,末端肥大呈不整齐块状。外表红褐色至暗褐色。茎基部略呈木质,中空。叶互生,具长柄,叶片心形,长 4～9cm,先端渐尖,全缘,两面均光滑无毛。托叶鞘膜质。花小白色,多数,密聚成大形圆锥花序,顶生或腋生。瘦果椭圆形,有三棱,包于宿存的翅状花被内。花期 8～10 个月,果期 9～11 个月。

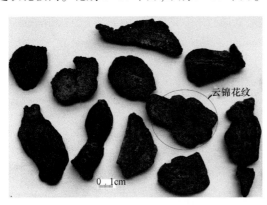

图 9-9 何首乌药材图

【性状】 呈团块状或不规则纺锤形,长 6～15cm,直径 4～12cm。表面红棕色或红褐色,有不规则的纵沟和致密皱纹,皮孔横长,两端各有一个明显的细根痕,露出纤维状维管束。质坚实,不易折断。断面浅红棕色或浅黄棕色,粉性,皮部有 4～11 个类圆形异型维管束环列,形成"云锦状花纹";中央木部较大,有的呈木心,气微,味微苦而甘涩。制何首乌为不规则皱缩状的块片,表面黑褐色,凹凸不平,断面角质样,棕褐色或黑色(图 9-9)。

【显微特征】 横切面:①木栓层为数列细胞,充满棕色物。②韧皮部较宽,散有类圆形异型维管束 4～11 个,为外韧型,导管稀少。③根的中央形成层成环;木质部导管较少,周围有管胞及少数木纤维。④薄壁细胞含草酸钙簇晶及淀粉粒(图 9-10、图 9-11)。

粉末黄棕色:①淀粉粒众多,单粒类圆形,直径 4～50μm,脐点人字形、星状或三叉状,大粒者隐约可见层纹;复粒由 2～9 分粒组成。②草酸钙簇晶直径 10～80(～160)μm,偶见簇晶与较大的方形结晶合生。③具缘纹孔导管直径 17～178μm。棕色块散在,形状、大小及颜色深浅不一(图 9-12)。

【化学成分】 含二苯乙烯苷类、蒽醌类及儿茶精类化合物。此外,还含有磷脂酰胆碱(lecithin)、淀粉、粗脂肪和多种微量元素。二苯乙烯苷类主要有 2,3,5,4′-四羟基二苯乙烯-2-O-β-D-葡萄糖苷(2,3,5,4′-tetrahy droxystilbene-2-O-β-D-glu-copyranoside);蒽醌类主要有大黄酚、大黄素。儿茶精类主要有儿茶精、表儿茶精、3-O-没食子酰儿茶精、3-O-没食子酰表儿茶精等。

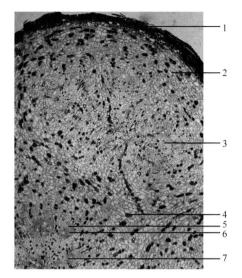

图 9-10 何首乌根横切面详图
1. 木栓层;2. 皮层;3. 异型维管束;4. 草酸钙簇晶;
5. 韧皮部;6. 形成层;7. 木质部

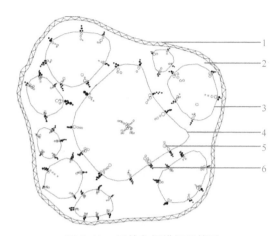

图 9-11 何首乌根横切面简图
1. 木栓层;2. 皮层;3. 异型维管束;
4. 形成层;5. 木质部;6. 韧皮部

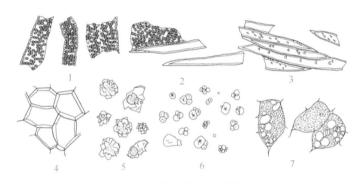

图 9-12 何首乌粉末显微特征图
1. 导管;2. 纤维;3. 木薄壁细胞;4. 木栓细胞;
5. 草酸钙簇晶;6. 淀粉粒;7. 薄壁细胞

【理化鉴别】

(1) 取本品粉末加 10% 氢氧化钠溶液提取,提取液加盐酸使成酸性,再加等量乙醚,振摇,醚层应显黄色。分取醚层 4ml,加氨试液 2ml,振摇,氨液层显红色(检查蒽醌化合物)。

(2) 本品粉末的乙醇提取液与何首乌对照药材溶液,以三氯甲烷-甲醇(7∶3)及三氯甲烷-甲醇(20∶1)为展开剂,共薄层展开,置紫外光灯(365nm)下检视。供试品色谱中,在与对照药材色谱相应的位置上,显相同颜色的荧光斑点。

【含量测定】 按高效液相色谱法测定,本品按干燥品计算,含 2,3,5,4′-四羟基二苯乙烯-2-O-β-D-葡萄糖苷($C_{20}H_{22}O_9$)不得少于 1.0%;含结合蒽醌以大黄素($C_{15}H_{10}O_5$)和大黄素甲醚($C_{16}H_{12}O_5$)的总量计,不得少于 0.10%。

【药理作用】 ①抗衰老:何首乌煎剂可降低大鼠和小鼠脑内 B 型单胺氧化酶(MAO-B)活性(老年人及老年动物脑内 MAO-B 活性均升高),可使老龄小鼠肾上腺增重,并使体内超氧化物歧化酶(SOD)活性提高。②增强免疫功能:何首乌不仅能提高小鼠腹腔巨噬细胞的吞噬功能,增强机体非特异免疫功能,而且还能增强机体 T、B 淋巴细胞功能,增强机体非特异免疫功能,但以增强 T 淋巴细胞为主。③降血脂及抗动脉硬化:何首乌醇提物可抑制高脂血症,抑制血浆总胆固醇、三酰甘油、游离胆固醇和胆固醇酯的升高,延缓动脉粥样硬化的形成和发展。④对造血系统的作用:何首乌富含磷脂酰胆碱及铁,故有促进红细胞新生和发育作用,首乌提取液对鼠骨髓粒系祖细胞生长有促进作用。

【功效】 性平,生首乌味甘、苦。解毒,消痈,截疟,润肠通便。用于瘰疬疮痈,风疹瘙痒,肠燥便秘,久疟体虚。制首乌性微温,味苦、甘、涩。补肝肾,益精血,乌须发,强筋骨、化浊降脂。用于血虚萎黄,眩晕耳鸣,须发早白,腰膝酸软,肢体麻木,崩漏带下,高脂血症。

案例9-3解析:

生何首乌与制何首乌功用不同。制首乌可补益精血,可达到乌发的效果;而生首乌具润肠通便的作用。所以误用生首乌不仅不能乌发,反而可能引起拉肚子等不良反应。

虎杖 Polygoni Cuspidati Rhizoma et Radix

【来源】 蓼科植物虎杖 *Polygonum cuspidatum* Sieb. et Zucc. 的干燥根茎和根。

【产地】 主产于江苏、安徽、浙江、广东、广西、四川、贵州、云南等地。

【采制】 春、秋二季采挖,除去须根,洗净,趁鲜切短段或厚片,晒干。

【性状】 圆柱形或不规则厚片,有分枝,弯曲,表面棕褐色。有纵皱纹及须根痕。根茎有节,节间长 2~3cm。质坚硬,不易折断,折断面棕黄色,纤维性;皮部较薄,木部宽广棕黄色,呈放射状,皮部与木部易分离;根茎断面髓中有隔或呈空洞状,气微,味微苦、涩。

【化学成分】 主要含二苯乙烯苷类、蒽醌类、鞣质及多糖。二苯乙烯苷类主要有虎杖苷(polydatin)和白藜芦醇(resveratrol);蒽醌类主要有大黄素、大黄素甲醚。

【功效】 性微寒,味微苦。利湿退黄,清热解毒,散瘀止痛,化痰止咳。用于湿热黄疸,淋浊,带下,水火烫伤,痈肿疮毒,经闭,癥瘕,跌打损伤,风湿痹痛,肺热咳嗽。

三、苋 科

苋科(Amaranthaceae)约 70 属,900 种。我国约 15 属,44 种。重要药用属为牛膝属 *Achyranthes*、杯苋属 *Cyathula*、青葙属 *Celosia* 等,主要生药有牛膝、川牛膝、青葙子、莲子草、刺苋菜、苋菜子、千日红等。本科植物常含甜菜黄素(betaxanthins)和甜菜碱(betaine);有些植物含皂苷和昆虫变态激素。

牛膝 Achyranthis Bidentatae Radix

【来源】 苋科植物牛膝 *Achyranthes bidentata* Bl. 的干燥根。

【产地】 主产于河南,习称"怀牛膝",为"四大怀药"之一。

【采制】 冬季茎叶枯萎时采挖,除去须根和泥沙,捆成小把,晒至干皱后,将顶端切齐,晒干。

【性状】 呈细长圆柱形,挺直或稍弯曲,长 15~70cm,直径 0.4~1cm。表面灰黄色或淡棕色,有微扭曲的细纵皱纹、排列稀疏的侧根痕和横长皮孔样的突起。质硬脆,易折断,受潮后变软,断面平坦,淡棕色,略呈角质样而油润,中心维管束木部较大,黄白色,其外围散有多数黄白色小点(异型维管束),习称"筋脉点",断续排列成 2~4 轮。气微,味微甜而稍苦涩。

【化学成分】 含三萜皂苷,水解产生齐墩果酸,并含有蜕皮甾酮(ecdysterone)、牛膝甾酮(inokosterone)、豆甾烯醇、红苋甾酮(rubrosterone)等;尚含多糖及多种氨基酸。

【功效】 性平。味苦、甘、酸。逐瘀通经,补肝肾,强筋骨,利尿通淋,引血下行。用于经闭,痛经,腰膝酸痛,筋骨无力,淋症,水肿,头痛,牙痛,口疮,吐血,衄血。

【附注】 川牛膝(Cyathulae Radix)苋科植物川牛膝 *Cyathula officinalis* Kuan 的干燥根,主产于

四川。秋、冬二季采挖,除去芦头、须根及泥沙,烘或晒至半干,堆放回润,再烘干或晒干。呈近圆柱形,微扭曲,向下略细或有少数分枝,长 30~60cm,直径 0.5~3cm。表面黄棕色或灰褐色,具纵皱纹、支根痕和多数横长的皮孔样突起。质韧,不易折断,断面纤维性,浅黄色或棕黄色,维管束点状,排列成数轮同心环,断续排列成 4~11 轮。气微,味甜。含杯苋甾酮(cyasterone)、异杯苋甾酮(isocyasterone)、5-表杯苋甾酮(5-epicyasterone)等。性平。味甘,微苦。逐瘀通经,通利关节,利尿通淋。用于经闭癥瘕,胞衣不下,跌打损伤,风湿痹痛,足痿筋挛,尿血血淋。

四、石 竹 科

石竹科(Caryophyllaceae)75~80 属,2000 种。我国有 30 属,390 余种。重要药用属为石竹属 *Dianthus*、繁缕属 *Stellaria*、王不留行属 *Vaccaria* 等,主要生药有瞿麦、银柴胡、王不留行等。本科植物普遍含有皂苷;另含黄酮类及花色素苷。

银柴胡 Stellariae Radix

【来源】 石竹科植物银柴胡 *Stellaria dichotoma* L. var. *lanceolata* Bge. 的干燥根。

【产地】 主产于宁夏,甘肃、内蒙古亦产。

【采制】 春、夏间植株萌发或秋后茎叶枯萎时采挖;栽培品于种植后第三年9月中旬或第四年4月中旬采挖,除去残茎、须根及泥沙,晒干。

【性状】 呈类圆柱形,偶有分枝,长 15~40cm,直径 0.5~2.5cm。表面淡棕黄色或浅棕色,有扭曲的纵皱纹及支根痕,多具孔穴状或盘状凹陷,习称"砂眼",从砂眼处折断可见棕色裂隙中有细砂散出。根头部略膨大,有密集的呈疣状突起的芽苞、茎或根茎的残基,习称"珍珠盘"。质硬而脆,易折断,断面不平坦,较疏松,有裂隙,皮部甚薄,木部有黄、白色相间的放射状纹理。气微,味甘。栽培品有分枝,下部多扭曲,直径 0.6~1.2cm。表面浅棕黄色或浅黄棕色,纵皱纹细腻明显,细支根痕多呈点状凹陷,几无砂眼。根头部有多数疣状突起。折断面质地较紧密,几无裂隙,略显粉性,木部放射状纹理不甚明显。味微甜。

【化学成分】 主含甾醇、环肽及黄酮类成分。有菠菜甾醇(α-spinasterol)、豆甾-7-烯醇、豆甾醇,α-菠菜甾醇-葡萄糖苷、β-谷甾醇、银柴胡环肽等。

【功效】 性微寒。味甘。清虚热,除疳热。用于阴虚发热,骨蒸劳热,小儿疳热。

五、毛 茛 科

毛茛科(Ranunculaceae)约 60 属,2500 种。我国有 38 属,约 921 余种。重要药用属为黄连属 *Coptis*、乌头属 *Aconitum*、芍药属 *Paeonia* 等。主要生药有黄连、川乌、附子、草乌、白芍、赤芍、威灵仙等。

毛茛科多为草本或草质藤本,叶多互生或基生,叶片多缺刻或分裂,常无托叶。花多两性,多为辐射对称,有时为两侧对称,雄蕊多数,心皮离生,3~多数,螺旋状排列在隆起的花托上,多为重被花,也有单被花,花被 3 或多数,聚合蓇葖果或聚合瘦果。

本科植物化学成分较为复杂,主要有以下两类。①生物碱:异喹啉类,如小檗碱(berberine)、黄连碱(coptisine)等;二萜类,如乌头碱(aconitine)、新乌头碱(中乌头碱 mesaconitine)、次乌头碱(hypaconi-tine)等。②苷类:如毛茛苷(ranunculin)、芍药苷(paeoniflorin)等。

黄连 Coptidis Rhizoma

【来源】 毛茛科植物黄连 *Coptis chinensis* Franch、三角叶黄连 *Coptis deltoidea* C. Y. Cheng et Hsiao 或云南黄连 *Coptis teeta* Wall. 的干燥根茎。以上三种分别习称味连、雅连、云连。

【产地】 味连主产于重庆市石柱县。湖北、陕西、湖南、贵州、甘肃等地亦产。主要为栽培品,为商品黄连的主要来源。雅连主产于四川洪雅、峨嵋等地。云连主产于云南德钦、维西、碧江及西藏地区。

【采制】 栽培4~6年后均可采收,秋末冬初(10~11月份间)下雪前采收。挖起根茎后,除去地上部及泥土,然后干燥。一般采用烘干法,撞去灰渣及须根(撞笼)即为成品。

【植物形态】 黄连:多年生草本。根茎直立,常分枝。叶基生,叶片坚纸质,三全裂,中央裂片有细柄,卵状菱形,羽状深裂,侧生裂片不等二深裂。聚伞花序顶生,花3~8,萼片5,花瓣黄绿色,线形或线状披针形。蓇葖果6~12。花期2~4月,果期3~6月。

三角叶黄连:根茎不分枝或少分枝,有长节间。叶片稍革质,三全裂,中央裂片三角状卵形,羽状深裂,深裂片多少彼此密接。

云南黄连:根茎单枝,细小。叶片卵状三角形,三全裂,中央裂片卵状菱形,先端长渐尖,羽状深裂,深裂片彼此疏离。

【性状】 味连:多集聚成簇,常弯曲,形如鸡爪,单枝根茎长3~6cm,直径0.3~0.8cm。表面灰黄色或黄褐色,粗糙,有不规则结节状隆起、须根及须根残基。有的节间表面平滑如茎杆,习称“过桥”。上部多残留褐色鳞叶,顶端常留有残余的茎或叶柄。质硬,断面不整齐,皮部橙红色或暗棕色,木部鲜黄色或橙黄色,呈放射状排列,髓部有的中空。气微,味极苦。

雅连:多为单枝、略呈圆柱形,微弯曲,长4~8cm,直径0.5~1cm。“过桥”较长。顶端有少数残茎。

云连:弯曲呈钩状,多为单枝,较细小(图9-13)。

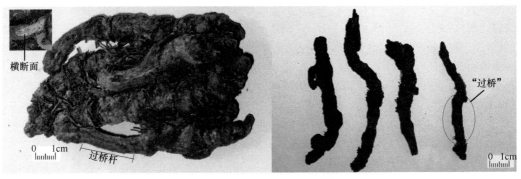

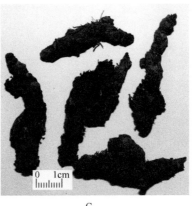

图9-13 黄连药材图
A. 味连;B. 雅连;C. 云连

【显微特征】 根茎横切面如下所示。味连:①木栓层为数列细胞。②皮层较宽,有石细胞散在,单个或成群,黄色。③中柱鞘纤维束木化或伴有石细胞,均显黄色。④维管束外韧型,断续环列,束间形成层不明显;木质部细胞均木化。射线宽窄不一。⑤髓由薄壁细胞组成,有时可见少数单个存在的石细胞。薄壁细胞均含淀粉粒(图 9-14,图 9-15)。

　　雅连:与味连相似,但髓部有多数石细胞群。

　　云连:与味连相似,皮层、中柱鞘及髓部均无石细胞。

　　粉末味连:黄棕色或黄色。①石细胞类方形、类圆形或近多角形,直径 25~64μm,长至 102μm,黄色,壁厚,壁孔明显。②中柱鞘纤维黄色,纺锤形或梭形,直径 25~40μm,壁厚。③木纤维众多,直径 10~13μm,壁较薄,有稀疏点状纹孔。④木薄壁细胞类长方形或不规则形,壁稍厚,有纹孔。⑤鳞叶表皮细胞绿黄色或黄棕色,细胞长方形或长多角形,壁微波状弯曲,或作连珠状增厚。⑥导管为网纹或孔纹,短节状。⑦淀粉粒多单粒,直径 1~10μm(图 9-16)。

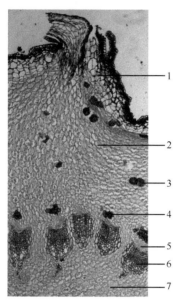

图 9-14　味连横切面详图
1. 木栓层;2. 皮层;3. 石细胞;4. 中柱鞘纤维束;
5. 韧皮部;6. 木质部;7. 髓

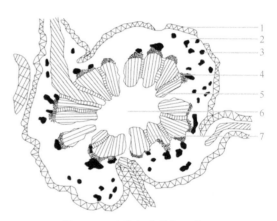

图 9-15　味连根茎横切面简图
1. 木栓层;2. 皮层;3. 石细胞;4. 中柱鞘纤维束;
5. 木质部;6. 髓;7. 射线

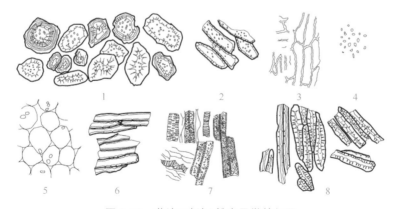

图 9-16　黄连(味连)粉末显微特征图
1. 石细胞;2. 木薄壁细胞;3. 鳞叶表皮细胞;
4. 淀粉粒;5. 薄壁细胞;6. 木纤维;7. 导管;8. 中柱鞘纤维

　　雅连:与味连相似,但石细胞较多,金黄色,呈不规则条形或长椭圆形,长 120~140μm。

云连:与味连相似,无石细胞。

【化学成分】 三种黄连化学成分相似,含多种异喹啉类生物碱:小檗碱(berberine)、黄连碱(coptisine)、甲基黄连碱(worenine)、巴马亭(palmatine)、药根碱(jatrorrhizine)等。其中小檗碱(又称黄连素)含量最高,在3.6%以上。此外,尚含阿魏酸(ferulic acid)及多种微量元素 Fe、Cu 等。

	小檗碱	黄连碱	甲基黄连碱	巴马亭	药根碱
R	$H_2C{<}^{O}_{O}$	$H_2C{<}^{O}_{O}$	$H_2C{<}^{O}_{O}$	—OCH₃	—OH
R₁				—OCH₃	—OCH₃
R₂	—OCH₃			—OCH₃	—OCH₃
R₃	—OCH₃	$^{O}_{O}{>}CH_2$	$^{O}_{O}{>}CH_2$	—OCH₃	—OCH₃
R₄	—H	—H	—CH₃	—H	—H

【理化鉴别】

(1) 根茎横断面在紫外光灯(365nm)下木部显金黄色荧光。

(2) 取粉末约1g,加乙醇10ml,加热至沸腾,放冷,滤过,取滤液5滴,加稀盐酸1ml与漂白粉少量,即显樱红色;另取滤液5滴,加5%没食子酸乙醇溶液2~3滴,蒸干,趁热加硫酸数滴,即显深绿色(检查小檗碱)。

(3) 取粉末或切片,加稀盐酸或30%硝酸1滴,片刻后镜检,可见黄色针状结晶簇,加热结晶显红色并消失(检查小檗碱)。

(4) 本品粉末加甲醇提取,与黄连对照药材及盐酸小檗碱对照品液以环己烷-乙酸乙酯-异丙醇-甲醇-水-三乙胺(3:3.5:1:1.5:0.5:1)为展开剂,共薄层展开,置紫外光灯(365nm)下检视。供试品色谱中,在与对照药材色谱相应的位置上,显4个以上相同颜色的荧光斑点;在与对照品色谱相应的位置上,显相同颜色荧光斑点。

【含量测定】 按高效液相色谱法测定,味连按干燥品计算,以盐酸小檗碱($C_{20}H_{18}ClNO_4$)计,含小檗碱($C_{20}H_{17}NO_4$)不得少于5.5%,表小檗碱($C_{20}H_{17}NO_4$)不得少于0.80%,黄连碱($C_{19}H_{13}NO_4$)不得少于1.6%,巴马汀($C_{21}H_{21}NO_4$)不得少于1.5%。

雅连按干燥品计算,以盐酸小檗碱($C_{20}H_{18}ClNO_4$)计,含小檗碱($C_{20}H_{17}NO_4$)不得少于4.5%。

云连按干燥品计算,以盐酸小檗碱($C_{20}H_{18}ClNO_4$)计,含小檗碱($C_{20}H_{17}NO_4$)不得少于7.0%。

【药理作用】 ①抗菌、抗病毒及抗原虫作用:煎剂及小檗碱等成分对革兰阳性和阴性细菌、流感病毒、原虫及真菌类均有明显的抑制作用。②利胆作用:小檗碱有利胆作用,能增加胆汁分泌。临床上治疗慢性胆囊炎及化学中毒性肝炎患者。③抗炎作用:小檗碱型季铵碱有显著的抗炎作用。④降血压作用:对实验动物有显著的降血压作用,但持续时间较短。⑤抗溃疡作用:煎剂及小檗碱对小鼠应激性溃疡均有明显的抗溃疡作用,并能抑制胃液分泌。⑥抗心律失常作用:用不同动物造成缺血性心律失常模型证明小檗碱具有广谱抗心律失常作用,且具有正性肌力作用。

【功效】 性寒,味苦。清热燥湿,泻火解毒。用于湿热痞满,呕吐吞酸,泻痢,黄疸,高热神昏,心火亢盛,心烦不寐,心悸不宁,血热吐衄,目赤,牙痛,消渴,痈肿疔疮;外治湿疹,湿疮,耳道流脓。

知识拓展

　　黄连的别名有:川连、姜连、川黄连、姜黄连、姜川连、姜制黄连、萸连、萸黄连、炒黄连、吴萸黄连、酒连、酒黄连、酒饮连、猪胆汁炒黄连、盐炒黄连、黄连炭、姜汁炒川连、尾连等。始载于《神农本草经》,不同炮制黄连入药其功效不同。①酒黄连善清上焦火热。用于目赤,口疮。②姜黄连清胃和胃止呕。用于寒热互结,湿热中阻,痞满呕吐。③萸黄连舒肝和胃止呕。用于肝胃不和,呕吐吞酸。

川乌 Aconiti Radix

案例 9-4

　　某人在朋友家吃饭,听说该朋友的药酒很好,具有强筋骨,祛风湿的作用,于是喝了药酒3两,结果中毒身亡,公安局将该药酒送往药监部门进行检查,发现该药酒中有乌头,经过HPLC、TLC检测,均检出乌头碱

问题:

1. 此人为何会中毒身亡?
2. 药酒中的乌头炮制过没有?
3. 乌头和附子常见的炮制品有哪些?

【来源】　毛茛科植物乌头 *Aconitum carmichaelii* Debx. 的干燥母根。

【产地】　主产于四川江油、平武、绵阳等地。

【采制】　6月下旬~8月上旬采挖,除去子根、须根及泥沙,晒干。

【植物形态】　多年生草本。地下块根常2~5个连生在一起,母根瘦长圆锥形,侧生子根肥短圆锥形。栽培品块根通常2个连生,侧生子根甚肥大。叶互生,卵圆形,革质,掌状3深裂,总状花序顶生,花瓣2,蓝紫色,有长爪,萼片5,上萼片盔形。蓇葖果3~5,长圆形。花期6~7月,果期7~8月。

【性状】　呈不规则的圆锥形,稍弯曲,顶端常有残茎,中部多向一侧膨大,长2~7.5cm,直径1.2~2.5cm。表面棕褐色或灰棕色,皱缩,有小瘤状侧根及子根脱离后的痕迹。质坚实,断面类白色或浅灰黄色,可见多角型环纹(形成层环)。气微,味辛辣,麻舌(图9-17)。

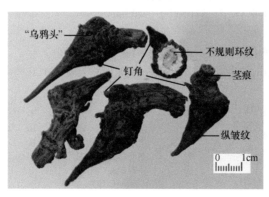

图 9-17　川乌药材图

【显微特征】　横切面:①后生皮层为棕色木栓化细胞;②皮层薄壁组织偶见石细胞,单个散在或数个成群,类长方形、方形或长椭圆形,胞腔较大,内皮层不甚明显;③韧皮部散有筛管群,内侧偶见纤维束;④形成层类多角形,其内外侧偶有1至数个异型维管束;⑤木质部位导管多列,于形成层内侧,呈径向或略呈"V"形排列;⑥髓部明显,薄壁细胞充满淀粉粒(图9-18、图9-19)。

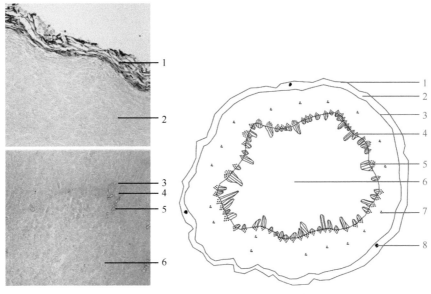

图 9-18　川乌根横切面详图
1. 后生皮层;2. 皮层;3. 韧皮部;
4. 形成层;5. 导管;6. 髓

图 9-19　川乌横切面组织简图
1. 后生皮层;2. 皮层;3. 内皮层;4. 韧皮部;
5. 木质部;6. 髓;7. 筛管群;8. 石细胞

粉末灰黄色。①淀粉粒单粒球形、长圆形或肾形,直径 3~22μm,复粒由 2~15 分粒组成。②石细胞近无色或淡黄绿色,呈类长方形、类方形、多角形或一边斜尖,直径 49~117μm,长 113~280μm,壁厚 4~13μm,壁厚者层纹明显,纹孔较稀疏。③后生皮层细胞棕色,有的壁呈瘤状增厚突入细胞腔。④导管淡黄色,主为具缘纹孔,直径 29~70μm,末端平截或短尖,穿孔位于端壁或侧壁,有的导管分子粗短拐曲或纵横连接。

【化学成分】　主含生物碱。双酯型二萜类生物碱:如乌头碱(aconitine)、新乌头碱(中乌头碱 mesaconitine)、次乌头碱(hypaconitine)、杰斯乌头碱(jesaconitine)、异翠雀碱(isodelphinine)等。单酯型二萜类生物碱:如苯甲酰乌头胺(benzoylaconine)、苯甲酰中乌头胺(benzoylmesaconine)、苯甲酰次乌头胺(benzoyl hypaconine)。水溶性生物碱:如去甲乌药碱、尿嘧啶、棍掌碱及去甲猪毛菜碱等。其他尚含黄酮类、三萜皂苷、附子苷、附子多糖等。

【理化鉴别】
(1) 取粉末,加亚铁氰化钾颗粒少许,再加甲酸 1 滴,显绿色。
(2) 取粉末,加乙醇浸出,浸出液加香草醛和 1mol/L 硫酸溶液少量,在沸水浴上加热 20min,显红紫色。

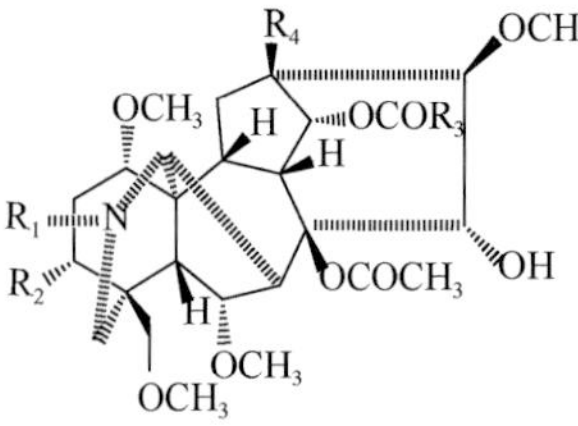

	R_1	R_2	R_3	R_4
乌头碱	C_2H_5	OH	Bz	OH
新乌头碱	CH_3	OH	Bz	OH
次乌头碱	CH_3	H	Bz	OH
杰斯乌头碱	C_2H_5	OH	BzOCH$_3$	OH
异翠雀碱	CH_3	H	Bz	H

(Bz=—C_6H_5)

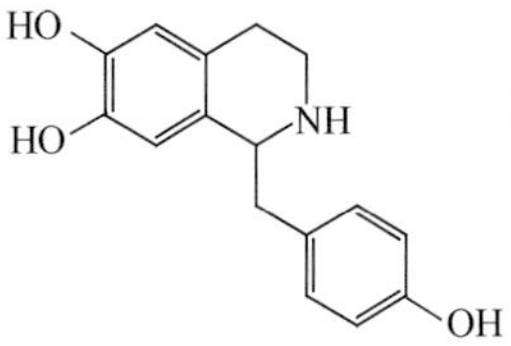

去甲乌药碱 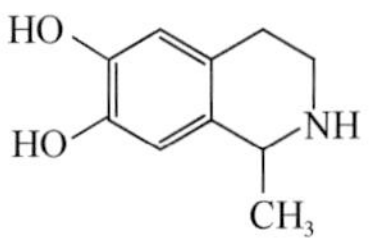　　　去甲猪毛菜碱 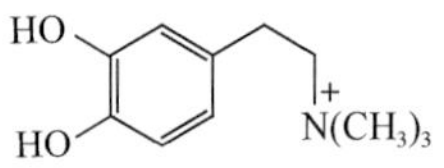　　　棍掌碱

（3）本品粉末乙醚提取，二氯甲烷溶解，与乌头碱、次乌头碱、新乌头碱对照品液，以正己烷-乙酸乙酯-甲醇（6.4∶3.6∶1）为展开剂，共薄层展开，喷以稀碘化铋钾试液显色。供试品色谱在与对照品色谱相应位置上显相同颜色的斑点。

【含量测定】 按高效液相色谱法测定，按干燥品计算，含乌头碱（$C_{34}H_{47}NO_{11}$）、次乌头碱（$C_{33}H_{45}NO_{10}$）和新乌头碱（$C_{33}H_{45}NO_{11}$）的总量应为 0.050% ~ 0.17%。

【药理作用】 ①强心作用：水煎液、消旋去甲乌药碱、去甲猪毛菜碱、尿嘧啶、棍掌碱、附子苷等均有强心作用。②扩张血管、降血压作用：川乌制剂和乌头碱具有扩张血管作用，但高浓度乌头碱可使血管收缩。大鼠静脉注射乌头碱、新乌头碱、次乌头碱可引起暂性血压下降。③抗炎作用：川乌总碱能明显抑制角叉菜胶、蛋清、组胺、5-羟色胺所致大鼠足跖肿胀和二甲苯所致小鼠耳肿胀及腹腔毛细血管通透性增加。④镇痛作用：川乌总碱及双酯型二萜生物碱在小鼠热板法、乙酸扭体法试验中均有明显的镇痛作用。⑤提高免疫、降血糖作用：附子多糖具有提高免疫、降血糖作用。⑥毒性：乌头碱、新乌头碱、次乌头碱等双酯型二萜生物碱具剧毒。

【功效】 性热，味辛、苦。有大毒。祛风除湿，温经止痛。用于风寒湿痹，关节疼痛，心腹冷痛，寒疝作痛，麻醉止痛。

【附注】

1. 附子（Aconiti Lateralis Radix Praeparata） 毛茛科植物乌头（多为栽培品）子根的加工品。与生川乌同期采挖，除去母根、须根及泥沙的附子称为"泥附子"；再分别加工成生附子（片）、盐附子（片）、黑顺片、白附片、淡附片、炮附片（子）、熟附片、刨附片、黄附片等。与生川乌相比：生附子呈较规则的圆锥形，较饱满，灰黑色，顶端有凹陷芽痕。化学成分与生川乌相似，但中医临床应用有区别：附子性大热，味辛、甘。有毒。能回阳救逆，补火助阳，散寒止痛。用于亡阳虚脱，肢冷脉微，心阳不足，胸痹心痛，虚寒吐泻，脘腹冷痛，肾阳虚衰，阳痿宫冷，阴寒水肿，阳虚外感，寒湿痹痛。

2. 草乌（Aconiti Kusnezoffii Radix） 毛茛科植物北乌头 *Aconitum kusnezoffii* Reichb. 的干燥块根，全国大部分地区均有分布，为野生品种。秋季地上部分枯萎时采挖，除去残茎、须根及泥土，干燥。生药多为母根，性状与生川乌相似，但北乌头母根表面多皱缩，略弯曲。化学成分、功效与生川乌类同，炮制后用。草乌又为中药麻醉剂的组成药物之一。

案例 9-4 解析：

1. 此人误饮含有毒成分"药酒"过量。乌头有大毒，乌头碱对人的致死剂量为 3 ~ 4mg。
2. 分析药酒中乌头没有经过炮制，故乌头碱含量较高。
3. 制川乌、盐附子、黑顺片、白附片、淡附片、炮附片等。

知识拓展

1. 乌头、附子、草乌的本草考证 《神农本草经》载有乌头、附子、天雄三条，《名医别录》又增侧子一条。《蜀本草》云："似乌乌头为乌头，两歧者为乌喙，细长乃至三四寸者为天雄，根传如芋散生者名附子，旁连生者名侧子，五物同出而异名，苗高二尺许，叶似石龙芮及艾，其花紫赤，其实紫黑。今以龙州、绵州者为佳。"《本草图经》指出："四品都是一种所产，其种出于龙州。"并栽种植方法。《本草纲目》云："乌头有两种，出彰明者即附子之母，今人谓之川乌头是也，其产江左山南等处者，乃本经所列乌头，今人谓之草乌头是也。"此说与目前商品川乌头、草乌头的来源基本符合。但川乌头之栽培，始见于《本草图经》，故宋以前所称之川乌头，似亦属野生之乌头。

2. 炮制减毒原理 川乌和附子的特点在于炮制。在炮制或加水长时间煮沸过程中，原来生品中所含毒性很强的双酯型二萜生物碱 C_8 位乙酰基首先水解成为毒性较小的单酯型二萜生物碱，单酯型二萜生物碱可进一步水解，脱去 C_{14} 位的芳酰基团，生成相应的醇胺型二萜生物碱，几乎无毒，不会引起心律失常。以乌头碱为例表明其水解过程如下：

知识拓展

乌头碱
苯甲酰乌头胺
乌头胺

$\xrightarrow[\text{脱乙酰基}]{\text{水解}}$

$\xrightarrow[\text{脱苯甲酰胺}]{\text{水解}}$

苯甲酰乌头胺的毒性为乌头碱的1/200,乌头胺的毒性仅为乌头碱的1/2000。

孕妇禁用。宜先煎、久煎。不宜与半夏、瓜蒌、天花粉、贝母、白蔹、白及同用。

白芍 Paeoniae Radix Alba

【来源】 毛茛科植物芍药 *Paeonia lactiflora* Pall. 的干燥根。

【产地】 主产浙江、安徽、四川等地。此外,山东、贵州、湖南、湖北、甘肃、陕西、河南、云南等地亦产。浙江产者,商品称为杭白芍,品质最佳;安徽产者称为亳白芍,产量最大;四川产者名川白芍,产量亦大。

【采制】 夏、秋两季采挖已栽植3~4年的芍药根,洗净,除去头尾及须根,按粗细分别放入沸水中煮至透心,取出放入冷水中浸泡,刮去外皮(或先刮去外皮后煮),晒干。

【植物形态】 多年生草本。根通常圆柱形。叶互生,茎下部叶为二回三出复叶,枝端为单叶。小叶片椭圆形至披针形。花大形,单生于花茎的分枝顶端,萼片3~4,叶状。花瓣10左右或更多,白色、粉红色或紫红色。蓇葖果3~5。花期5~7月,果期6~8月。

【性状】 呈圆柱形,平直或稍弯曲,两端平截,长5~18 cm,直径1~2.5cm。表面类白色或淡棕红色,光洁或有纵皱纹及细根痕,偶有残存的棕褐色外皮。质坚实,不易折断。断面较平坦,类白色或微带棕红色,环纹(形成层环)明显,射线放射状。气微,味微苦、酸(图9-20)。

【显微特征】 横切面:①木栓层偶有残存;②栓内层切向延长的薄壁细胞,常被刮去而残缺;③韧皮部主要由薄壁细胞组成,筛管群于近形成层处较明显;④形成层环微波状弯曲;⑤木质部宽广,约占根半径的3/4,木射线宽十到数十列细胞,木质部束窄,导管径向排列成1~3行,并有多数导管间断地相聚成群;⑥初生木质部不明显;

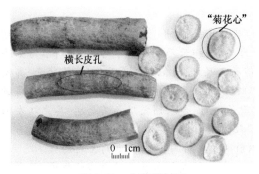

"菊花心"

横长皮孔

0 1cm

图9-20 白芍药材图

⑦薄壁细胞中含草酸钙簇晶和糊化的淀粉粒团块(图9-21)。

粉末黄白色。①草酸钙簇晶较多,直径 11~35μm,存在于薄壁细胞中,常排列成行,或一个细胞含数个簇晶。②淀粉粒多已糊化。③导管主要为具缘纹孔或网纹导管,直径 20~65μm。④纤维长梭形,直径约 15~40μm,壁厚,微木化,具大的圆形纹孔(图 9-22)。

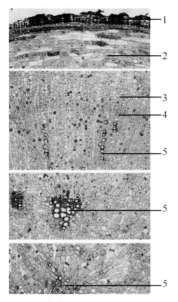

图 9-21　白芍根横切面详图

1. 木栓层;2. 皮层;3. 韧皮部;
4. 形成层;5. 木质部

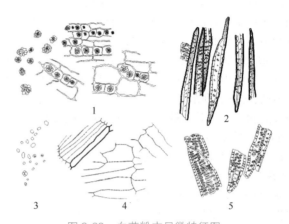

图 9-22　白芍粉末显微特征图

1. 草酸钙簇晶;2. 纤维;3. 淀粉粒;4. 木栓细胞;5. 导管

【化学成分】　主含单萜及其苷,如芍药苷(paeoniflorin),羟基芍药苷(oxypaeoniflorin),苯甲酰芍药苷(benzoylpaeoniflorin),芍药内酯苷(albiflorin),芍药苷元酮(paeoniflorigenone),没食子酰芍药苷(galloylpaeoniflorin)等;此外,还含鞣质和挥发油及 p-谷甾醇(p-siiosierol),胡萝卜苷(daucosterol)。挥发油主要含苯甲酸(benzoic acid)、丹皮酚(paeonol)等。

【理化鉴别】

(1) 取横切面加三氯化铁试液显蓝色,尤其在形成层及木薄壁细胞部分较为显著(鞣质反应)。

(2) 本品粉末的乙醇提取,与芍药苷对照品液,以三氯甲烷-乙酸乙酯-甲醇-甲酸(40∶5∶10∶0.2)为展开剂,共薄层展开,喷以 5% 香草醛硫酸溶液显色,供试品色谱在与对照品色谱相应的位置上显相同的蓝紫色斑点。

芍药内酯苷

芍药苷　　羟基芍药苷　苯甲酰芍药苷
R₁= H　　　　OH　　　　　H
R₂= 葡萄糖　　葡萄糖　　苯甲酰葡萄糖

【含量测定】 按高效液相色谱法测定,本品按干燥品计算,含芍药苷($C_{23}H_{28}O_{11}$)不得少于1.6%。

【药理作用】 ①解痉作用:白芍或芍药苷对平滑肌有抑制或解痉作用,能抑制豚鼠离体小肠的自发性收缩,并能拮抗缩宫所引起的收缩。②镇痛、镇静与抗惊厥作用:小鼠腹腔注射芍药苷能减少自发活动,延长环己巴比妥钠的睡眠时间,抑制因腹腔注射乙酸所引起的扭体反应和对抗戊四氮所致惊厥。③抗菌、解热与抗炎作用:白芍煎剂在试管内对志贺痢疾杆菌有抑菌作用,此外,还能抑制葡萄球菌,酊剂能抑制铜绿假单胞菌,白芍浸剂对某些致病性真菌亦有抑制作用。芍药苷对小白鼠正常体温有降温作用,对人工发热的小鼠亦有解热作用。对大鼠实验性后足跖浮肿有抗炎作用。④扩张血管作用:白芍和芍药苷有扩张血管,增加器官血流量的作用。芍药煎剂能扩张蟾蜍内脏和离体兔耳血管。白芍注射液2g(生药)/kg静脉注射立即使麻醉猫内脏血流量大幅度增加,并对心脏活动略有加强。芍药苷能扩张犬冠状血管和肢体血管,对豚鼠有剂量相关性降血压作用。⑤保肝作用:白芍总苷可抑制小鼠肝损伤血清谷丙转氨酶的升高及血浆乳酸脱氢酶(LDH)活性的增高;对肝病理组织改变,白芍总苷也有一定保护作用。⑥抑制血小板聚集作用:芍药苷在试管内或静脉注射时对二磷酸腺苷诱导的大鼠血小板聚集有抑制作用。

【功效】 性微寒,味苦、酸。养血调经,敛阴止汗,柔肝止痛,平抑肝阳。用于血虚萎黄,月经不调,自汗,盗汗,胁痛,腹痛,四肢挛痛,头痛眩晕。

【附注】 赤芍(Paeoniae Radlix Rubra):毛茛科植物芍药 *Paeonia lactiflora* Pall. 或川芍药 *Paeonia veitchii* Lynch 的干燥根,多为野生。主产于内蒙古、黑龙江、吉林、辽宁、河北及四川等地。以内蒙古多伦所产的质量最佳,特称为"多伦赤芍"。春、秋季采挖,除去根茎、须根及泥沙,晾晒至半干时,捆成小捆,晒干。呈圆柱形,稍弯曲,长5~40cm,直径0.5~3cm。表面棕褐色,粗糙,有纵沟和皱纹,并有须根痕和横长的皮孔样突起,有的外皮易脱落。质硬而脆,易折断,断面粉白色或粉红色,皮部窄,木部放射状纹理明显,有的有裂隙。气微香,味稍苦、酸涩。主要含芍药苷,含量较白芍高。性微寒。味苦。清热凉血、散瘀止痛。用于热入营血,温毒发斑、吐血衄血、目赤肿痛、肝郁胁痛、经闭痛经、癥瘕腹痛、跌打损伤,痈肿疮疡。

知识拓展

白芍的别名有:芍药、离草、可离、将离、余容、其积、解仓、犁食、没骨花、婪尾春、天斗、玉斗、天魁、玉魁、伏丁、伏贡、伏王、艳友、冠芳、殿春客等。不同炮制品白芍入药其功效不同。

(1) 处方中写白芍,杭芍,大白芍均指生白芍。为原药去杂质,切片,生用入药者。

(2) 炒白芍又称炙白芍。为白芍片用麸以文火炒至微黄,略带焦斑,筛去麦麸,晾凉入药者。

(3) 酒白芍为白芍片用黄酒淋洒拌匀,然后炒干入药者。寒性缓解,活血功效增强。

(4) 醋白芍为白芍片用米醋喷淋,用文火微炒入药者。偏于敛肝止痛,养血止血。

(5) 焦白芍又名焦芍、白芍炭。为白芍片用武火炒至焦黑,存性,取出用清水灭尽火星,然后晾干入药着。偏于敛血止血。

威灵仙 Clematidis Radix Et Rhizoma

【来源】 毛茛科植物威灵仙 *Clematis chinensis* Osbeck、棉团铁线莲 *Clematis hexapetala* Pall. 或东北铁线莲 *Clematis manshurica* Rupr. 的干燥根和根茎。

【产地】 主产于安徽、江苏、浙江等地。

【采制】 秋季采挖,除去泥沙,晒干。

【性状】 威灵仙:根茎呈柱状,长1.5~10cm,直径0.3~1.5cm,表面淡棕黄色,顶端残留茎基,质较坚韧,断面纤维性,下侧着生多数细根。根呈细长圆柱形,稍弯曲,长7~15cm,直径0.1~0.3cm,表面黑褐色,有细纵纹,有的皮部脱落,露出黄白色木部,质硬脆,易折断,断面皮部较广,木部淡黄色,略呈方形,皮部与木部间常有裂隙。气微,味淡。

棉团铁线莲:根茎呈短柱状,根圆柱状,表面棕褐色至棕黑色,断面木部圆形。味咸。

东北铁线莲:根茎呈柱状,根较密集,表面棕黑色,断面木部近圆形。味辛辣。

【化学成分】 含原白头翁素、白头翁内酯、甾醇、糖类、皂苷。

【功效】 性温,味辛、咸。祛风湿,通经络。用于风湿痹痛,肢体麻木,筋脉拘挛,屈伸不利。

六、小 檗 科

小檗科(Berberidaceae)约 17 属,650 种。我国有 11 属,303 种,其中药用种类约 140 种,全国均有分布。重要生药有淫羊藿、三颗针、功劳木、八角莲等。

小檗科多为灌木或多年生草本。单叶或复叶,互生或基生,通常无托叶。花两性,辐射对称,单生或排成总状、穗状及圆锥花序;子房上位,常 1 心皮,1 室,胚珠 1 至多数。浆果或蒴果。种子具胚乳。

本科植物多含异喹啉型生物碱,如小檗属 *Berberis*、十大功劳属 *Mahonia*、鲜黄连属 *Jefferonia* 等均含小檗碱 berberine。此外八角莲属 *Dysosma* 含木脂素类成分,其中鬼臼脂素(podophyllotoxin),具抗癌活性。淫羊藿属 *Epimedium* 含黄酮类化合物,淫羊藿苷(icariin)具有扩张冠状动脉、降低血流阻力的作用。

淫羊藿 Epimedii Folium

案例 9-5

　　2015 年,中国食品药品检定研究院工作人员通过抽样调查发现一批淫羊藿饮片有掺杂现象。该掺杂品多切成丝,叶脉为羽状平行脉,其细脉与叶缘刺状齿尖直接相连,叶下表面密被灰白色绒毛,革质或厚革质;粉末镜检无多细胞线状非腺毛和草酸钙柱晶,而含多数星状非腺毛和草酸钙簇晶;薄层鉴别,不含淫羊藿苷。

问题:

　　1. 该掺杂品与正品淫羊藿有何区别?

　　2. 该掺杂品与哪些植物相似?是否具壮阳作用?

【来源】 小檗科植物淫羊藿 *Epimedium brevicornum* Maxim.、箭叶淫羊藿 *Epimedium sagittatum* (Sieb. et Zucc.) Maxim.、柔毛淫羊藿 *Epimedium pubescens* Maxim. 或朝鲜淫羊藿 *Epimedium koreanum* Nakai 的干燥叶。

【产地】 淫羊藿主产于陕西、山西、河南、广西、安徽、湖南等地。箭叶淫羊藿主产于湖北、四川、浙江、安徽、贵州等地。柔毛淫羊藿主产于陕西、四川、贵州、河南等地。朝鲜淫羊藿主产于辽宁、吉林、黑龙江等地。

【采制】 夏、秋割取地上部分,除去杂质,晒或晾至半干后扎成小捆,再晒或晾至干。

【植物形态】 多年生草本。根茎长,横走,质硬,须根多数。通常无基生叶;茎生叶 2,为二回三出复叶;小叶片薄革质,卵形或近圆形,先端尖或渐尖,边缘有细锯齿,锯齿先端成刺状毛,基部深心形,侧生小叶基部斜形。圆锥花序顶生,蓇葖果。花期 5~6 月,果期 6~8 月。

【性状】 淫羊藿:三出复叶;小叶片卵圆形,长 3~8cm,宽 2~6cm;先端微尖,顶生小叶基部心形,两侧小叶较小,偏心形,外侧较大,呈耳状,边缘具黄色刺毛状细锯齿;上表面黄绿色,下表面灰绿色,主脉 7~9 条,基部有稀疏细长毛,细脉两面突起,网脉明显;小叶柄长 1~5cm。叶片近革质。气微,味微苦。

箭叶淫羊藿:三出复叶,小叶片长卵形至卵状披针形,长 4~12cm,宽 2.5~5cm;先端渐尖,两侧小叶基部明显偏斜,外侧呈箭形。下表面疏被粗短伏毛或近无毛。叶片革质(图 9-23)。

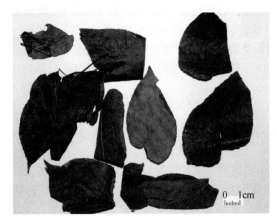

图 9-23　箭叶淫羊藿药材图

柔毛淫羊藿:叶下表面及叶柄密被绒毛状柔毛。

朝鲜淫羊藿:小叶较大,长 4~10cm,宽 3.5~7cm,先端长尖。叶片较薄。

【显微特征】　叶表面观:淫羊藿上、下表皮细胞垂周壁深波状弯曲,沿叶脉均有异细胞纵向排列,内含 1~多个草酸钙柱晶;下表皮气孔众多,不定式,有时可见线状非腺毛(图 9-24,图 9-25)。

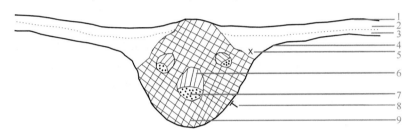

图 9-24　淫羊藿叶主脉横切面简图

1. 上表皮;2. 栅栏组织;3. 海绵组织;

4. 下表皮;5. 柱晶;6. 木质部;7. 韧皮部;8. 非腺毛;9. 厚壁组织

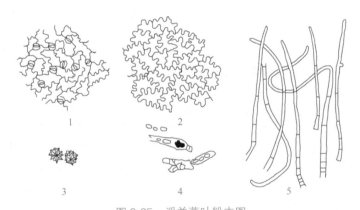

图 9-25　淫羊藿叶粉末图

1. 下表皮;2. 上表皮;3. 草酸钙簇晶;

4. 异形细胞内含草酸钙柱晶及方晶;5. 非腺毛

箭叶淫羊藿:上、下表皮细胞较小;下表皮气孔较密,具有多数非腺毛脱落形成的疣状突起,有时可见非腺毛。

柔毛淫羊藿:下表皮气孔较稀疏,具有多数细长的非腺毛。

朝鲜淫羊藿:下表皮气孔和非腺毛均易见。

【化学成分】 含多种黄酮类成分,主要有:淫羊藿苷(icariin)、淫羊藿次苷(icariside)、淫羊藿新苷(epimedoside)A、B、C、D、E等。另含多糖和挥发油等成分。

【理化鉴别】

(1)取淫羊藿粉末的乙醇温浸提取液进行盐酸-镁粉反应,显红色(检查黄酮)。

(2)取本品粉末的乙醇温浸提取液与淫羊藿苷对照品溶液以乙酸乙酯-丁酮-甲酸-水(10:1:1:1)为展开剂,共薄层展开,置紫外光灯(365nm)下检视,供试品色谱在与对照品色谱相应的位置上显相同的暗红色斑点;喷以三氯化铝试液,再置紫外光灯(365nm)下检视显相同的橙红色荧光斑点。

【含量测定】 按紫外-可见分光光度法(270nm)测定,本品按干燥品计算,含总黄酮以淫羊藿苷($C_{33}H_{40}O_{15}$)计,不得少于5.0%。按高效液相色谱法测定,含淫羊藿苷($C_{33}H_{40}O_{15}$)不得少于0.50%。

【药理作用】 ①壮阳作用:淫羊藿主要成分淫羊藿苷能明显促进幼年小鼠附睾及精囊腺的发育。淫羊藿具有雄性激素样作用,对糖皮质激素所致的"阳虚证"有明显预防和改善作用。②增强免疫系统功能:淫羊藿多糖及总黄酮有增强机体免疫功能的作用。③对心血管系统的作用:淫羊藿煎剂及提取物对小鼠、大鼠、豚鼠、离体和在位兔心、麻醉狗等均分别显示有增加冠状动脉流量、耐缺氧、保护心肌缺血、降压等作用。④促进骨质生长:淫羊藿注射液在试管内对鸡胚骨的生长和鸡胚股骨蛋白多糖的合成有明显促进作用。淫羊藿提取物能抑制大鼠去睾丸后的骨吸收,其多糖能使小鼠骨髓细胞增殖。

【功效】 性温,味辛、甘。补肾阳,强筋骨,祛风湿。用于肾阳虚衰,阳痿遗精,筋骨痿软,风湿痹痛,麻木拘挛。

【附注】 巫山淫羊藿:来源于同属植物巫山淫羊藿 *Epimedium wushanense* T. S. Ying 的干燥叶。小叶片披针形至狭披针形,先端被尖或长渐尖,长为宽的3~5倍,边缘具刺齿,侧生小叶基部的裂片偏斜,内侧裂片小,圆形;外侧裂片大,三角形,渐尖。主含黄酮类成分巫山淫羊藿苷(sagittatosid)A、B、C及朝藿定(epimedin)A、B、C等。按高效液相色谱法测定,含朝藿定C($C_{39}H_{50}O_{17}$)不得少于1.0%。

案例9-5解析:

1. 正品淫羊藿具基出掌状脉,其细脉与叶缘刺状齿尖不直接相连,叶下表面被稀疏毛或浓密柔毛,革质或近革质,粉末可见多细胞线状非腺毛和草酸钙柱晶,薄层鉴别含淫羊藿苷。与掺伪品有较大区别。

2. 该掺杂品特征与《中国植物志》中收载的壳斗科栎属多种植物的叶相似,如栓皮栎 *Quercus variabilis* Bl.、麻栎 *Q. acutissima* Carr 等。因不含淫羊藿苷类成分,不具壮阳作用,因此不能作淫羊藿使用。

七、木 通 科

木通科(Lardizabalaceae)植物约9属50种。我国有7属37种,主要生药有木通、川木通、大血藤等。

木通 Akebiae Caulis

案例 9-6

近年，某产妇用民间偏方下乳，自行购买木通70g、赤小豆160g，同煮30min，产妇饮汤，其夫食豆，连服3日，第4日，两人均出现不同程度的尿急尿频，面部轻度水肿症状，到医院就诊，确诊为急性肾炎。究其原因怀疑问题可能出在所购药材木通上，故请中药鉴定专家予以鉴定，性状鉴定结果如下：断面皮部薄，木部宽广，有多层整齐环状排列的导管，射线放射状，髓部不明显；摩擦残余粗皮，有樟脑样气；气微，味苦。

问题：

1. 该夫妇所用木通是否为正品木通，若不是，可能是何种混淆品或伪品，如何加以鉴别？
2. 该夫妇为什么会患急性肾炎？

【来源】 木通科植物木通 *Akebia quinata*（Thunb.）Decne.、三叶木通 *Akebia trifoliata*（Thunb.）Koidz. 或白木通 *Akebia trifoliate*（Thunb.）Koidz. Var *australis*（Diels）Rehd. 的干燥藤茎。

【产地】 木通主产于长江流域各省区，三叶木通主产于陕西、河北、山东、山西、河南等地，白木桶主产江苏、浙江、江西、广西等地。

【采制】 秋季采收，截取茎部，除去细枝，阴干。

【性状】 呈圆柱形，常稍扭曲，长 30～70cm，直径 0.5～2cm。表面灰棕色至灰褐色，外皮粗糙而有许多不规则的裂纹或纵沟纹，具突起的皮孔。节部膨大或不明显，具侧枝断痕。体轻，质坚实，不易折断，断面不整齐，皮部较厚，黄棕色，可见淡黄色颗粒状小点，木部黄白色，有放射状排列纹理（射线），髓小或有时中空，黄白色或黄棕色。气微，味微苦而涩。

【化学成分】 主要含三萜及三萜皂苷类成分，包括木通皂苷（akeboside）St_a、St_b、St_c、St_d、St_e、St_f、St_{g1}、St_{g2}、St_h、St_i、St_k，齐墩果酸（oleanolic acid），常春藤皂苷元（hederagenin）等。

【功效】 性微寒，味苦。能利尿通淋，清心除烦，通经下乳。用于淋证，水肿，心烦尿赤，口舌生疮，经闭乳少，湿热痹痛。

【附注】 川木通：毛茛科植物小木通 *Clematis armandii* Franch. 或绣球藤 *Clematis montana* Buch. -Ham. 的干燥藤茎。呈长圆柱形，略扭曲。表面黄棕色或黄褐色，有纵向凹沟及棱线；节处多膨大，有叶痕及侧枝痕；残存皮部易撕裂。质坚硬，不易折断。断面木部浅黄棕色或浅黄色，有黄白色放射状纹理及裂隙，其间布满导管孔；髓部较小，类白色或黄棕色。气微，味淡。功效同于木通。

关木通：马兜铃科植物东北马兜铃 *Aristolochia manshuriensis* Kom. 的干燥藤茎。呈长圆柱形，稍扭曲；表面灰黄色或棕黄色，有浅纵沟及棕褐色残余粗皮的斑点。节部稍膨大。体轻，质硬，不易折断；断面黄色或淡黄色，皮部薄，木部宽广，有多层整齐环状排列的导管，孔径大，髓部不明显。摩擦残余粗皮，有樟脑样气。气微，味苦。功效与木通类同，因含多种马兜铃酸类成分，有肾毒性，可致肾衰竭，故 2005 版《中国药典》取消其药用标准，不再入药。

案例 9-6 解析：

1. 根据性状鉴别特征判断该夫妇购买的是关木通，并非正品的木通。木通与关木通在性状上存在明显区别：木通断面皮部较厚，可见淡黄色颗粒状小点，木部黄白色，射线呈放射状排列，髓小或有时中空；气微，味微苦而涩。关木通断面皮部薄，木部宽广，有多层整齐环状排列的导管，射线放射状，髓部不明显；摩擦残余粗皮，有樟脑样气；气微，味苦。

2. 近年,发现有肾毒性、可致肾衰竭的中药多含马兜铃酸类成分,如马兜铃科植物关木通、广防己、青木香等。木通和关木通最易混淆,历史上关木通曾代用木通,该夫妇所服偏方中木通多误用为关木通,且用量较大而致急性肾炎。

八、防己科

防己科(Menispermaceae)约有65属,350余种,分布于热带和亚热带。我国有19属,约77种,主要分布于西南、华南和华中地区。药用属有千金藤属 *Stephania*、木防己属 *Cocculus*、蝙蝠葛属 *Menispermum*、青牛胆属 *Tinospora*、防己属 *Sinomenium*、锡生藤属 *Cissampelos*、轮环藤属 *Cyclea*、秤钩风属 *Diploclisia* 等。重要生药有防己、蝙蝠葛、北豆根、千金藤、青风藤、金果榄、锡生藤、木枋己、黄藤等。

本科植物为多年生草质藤本或木质藤本。主根肥大或具块根。单叶互生。花单性,雌雄异株,辐射对称,聚伞花序或圆锥花序;萼片、花瓣各6,排成2轮。雄蕊6或3,常与花瓣对生,心皮3~6,离生。核果,果核呈马蹄形或肾形。

本科植物常有异型构造,在次生维管束外方可见1至多个同心性或偏心性环状排列的异型维管束,薄壁细胞常有草酸钙结晶。

本科植物大多含有异喹啉类生物碱。常见的生物碱类型有l-苄基异喹啉(l-benzylisoquinoline)型;双苄基异喹啉(bisbenzylisoquinoline)型,如粉防己碱(d-tetrandrine)、蝙蝠葛碱(dauricine)和锡生藤碱(hayatine),具有镇痛、抗炎、降压及肌肉松弛等作用;阿朴啡(aporphine)型,如青藤碱(tuduranine),具有清热消炎作用;吗啡烷(morphinane)型,如防己碱(sinomenine),有镇痛作用;原小檗碱(protoberberine)型,如l-四氢巴马亭(l-tetrahydropalmatine,rotundine),具有明显的镇痛、镇静作用;原阿片碱(protopine)型等。某些属植物中还含有皂苷等其他化学成分。

防己 Stephaniae Tetrandrae Radix

案例 9-7

　　在欧洲某地区有一诊所,曾经连续接受多名女性肾病患者入院治疗,医学专家研究发现其中81名患者有一个共同点,她们都在1年内服用过某家诊所的同一种减肥药。经查,该减肥药均含有马兜铃科植物广防己。

问题:
　　1. 广防己中主要的毒性成分是什么?
　　2. 广防己与防己的来源和显微特征有什么不同?

【来源】　防己科粉防己 *Stephania tetrandra* S. Moore 的干燥根。

【产地】　主产于浙江、安徽、江西、湖北、湖南等省。

【采制】　秋季采挖,洗净,除去粗皮,晒至半干,切段或纵剖开,干燥。

【植物形态】　多年生落叶缠绕藤本。根呈圆柱形。茎纤细,有纵皱纹。单叶,互生。叶片宽三角状卵圆形,全缘,掌状脉5条。花小,单性,雌雄异株,雄花为头状聚伞花序,排列成总状,萼片4,花瓣4,雄蕊4,雌花集成短缩的聚伞花序。核果球形,成熟时红色。花期4~5月,果期5~6月。

【性状】　呈不规则圆柱形、半圆柱形或块状,多弯曲,长5~10cm,直径1~5cm。表面淡灰黄色,在弯曲处常有深陷横沟而呈节状的瘤块样。体重,质坚实,断面平坦,灰白色,富粉性,有排列较稀的放射状纹理(习称"车轮纹")。气微,味苦(图9-26)。

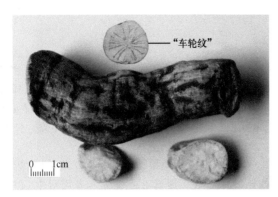

图 9-26　防己药材图

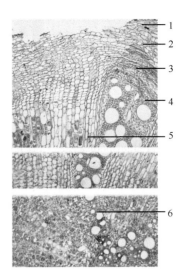

图 9-27　防己根横切面详图

1. 木栓层;2. 皮层;3. 韧皮部;
4. 形成层;5. 射线;6. 木质部

【显微特征】　横切面:木栓层有时残存。栓内层散有石细胞群,常切向排列。韧皮部较宽。形成层成环。木质部占大部分,射线较宽;导管稀少,呈放射状排列;导管旁有木纤维。薄壁细胞充满淀粉粒,并可见细小杆状草酸钙结晶(图 9-27)。

【化学成分】　含多种异喹啉类生物碱,主要有粉防己碱(汉防己甲素,tetrandrine)、防己诺林碱(汉防己乙素,fangchinoline)、轮环藤酚碱(cyclanoline),以及小檗胺(berbamine)等。

【理化鉴别】　本品粉末加乙醇提取作供试品液,与粉防己碱、防己诺林碱对照品液以环己烷-三氯甲烷-丙酮-甲醇(10∶6∶1∶1)为展开剂,薄层展开,喷以稀碘化铋钾试液,供试品在与对照品相同的位置上,显相同颜色的斑点。

【含量测定】　按高效液相色谱法测定,本品按干燥品计算,含粉防己碱($C_{38}H_{42}N_2O_6$)与防己诺林碱($C_{37}H_{40}N_2O_6$)的总量不得少于 1.6%。

【药理作用】　①镇痛、抗炎作用:采用电刺激小鼠尾部法和热板法实验,粉防己碱和防己诺林碱有明显的镇痛作用。对大鼠甲醛性关节炎具有一定的抗炎作用。②肌肉松弛作用:防己总生物碱对横纹肌具有一定的松弛作用,其碘甲烷或溴甲烷的衍生物"汉肌松"具肌肉松弛作用。③抗肿瘤作用:对大鼠肉瘤 W256 有显著抑制作用。④毒性作用:粉防己碱采用静脉给药若达到中毒剂量时,可能产生局部刺激、肝肾组织及淋巴组织坏死等毒性反应;长期口服给药可能对肝肾功能及肾上腺产生损害,损害程度与药物剂量直接相关,故不能超剂量或长期大剂量应用。

【功效】　性寒,味苦。利水消肿、祛风止痛。用于水肿脚气,小便不利,风湿痹痛,湿疹疮毒,高血压。

【附注】

广防己(Aristolochia Fangchi Radix):马兜铃科植物广防己 *Aristolochia fangchi* Y. C. Wu ex L. D. Chou et S. M. Hwang 的干燥根。呈圆柱形或半圆柱形,略弯曲。表面灰棕色,粗糙,有纵沟纹;除去粗皮的呈淡黄色,有刀刮的痕迹。体重,质坚实,不易折断,断面粉性,有灰棕色与类白色相间连续排列的放射状纹理。无臭,味苦。含马兜铃酸 A、B、C(aristolochic acid A,B,C)、马兜铃内酰胺(aris-tolactam)、木兰碱(magnoflorine)、尿囊素(allantoin)及 β-谷甾醇等,其中的马兜铃酸类成分,可致肾衰竭,2004 年 9 月 30 日起,广防己不再入药使用。

木防己(Cocculus Trilobus Radix):防己科植物木防己 *Cocculus trilobus*(Thunb.)DC. 的根。呈

不规则的圆柱形,直径约 1.5cm。表面黄褐色或灰棕色,略凹凸不平,有明显的纵沟及少数横皱纹。质坚硬,断面黄白色,有放射状纹理。味苦。含多种生物碱,如木兰花碱(magnoflorine)、木防己碱(trilobine)、异木防己碱(isotrilobine)、高木防己碱(homotrilobine)、木防己胺碱(trilobamine)、去甲毛木防己碱(normenisarine)及木防己新碱(coclobine)。功效与防己类同,常作防己入药,应注意鉴别。

案例 9-7 解析:

　　1. 广防己中主要的毒性成分是马兜铃酸类成分。

　　2. 广防己来源于马兜铃科植物广防己 *Aristolochia fangchi* Y. C. Wu ex L. D. Chou et S. M. Hwang 的干燥根。无髓部,薄壁细胞中含小杆状草酸钙结晶。

　　防己来源于防己科粉防己 *Stephania tetrandra* S. Moore 的干燥根。有髓部,薄壁细胞含草酸钙簇晶,髓部复合型异型维管束位于中央数量仅 1 个。

知识拓展

　　关木通事件也称为龙胆泻肝丸事件,马兜铃酸肾病(aristolochicacidnephropathy,AAN)事件,为近年中国十大药害事件之一。

　　1993 年,比利时报道了当地一些妇女因服含广防己的减肥丸后导致严重肾病,1999 年英国又报道了 2 名妇女因服含关木通的草药茶治疗湿疹导致晚期肾衰竭的事件,广防己、关木通等中药含有共同的致病成分马兜铃酸,后来国际上将马兜铃酸引起的肾病称马兜铃酸肾病,将此类事件称为马兜铃酸肾病事件。

　　龙胆泻肝丸是个历史悠久的古方,原配方的中"木通",主要指木通科植物白木通或毛茛科植物川木通,这两类木通均不含马兜铃酸类成分。但在 20 世纪 30 年代,东北盛产的关木通进入关内,逐渐占领了市场,到了 20 世纪 80 年代已在全国广泛应用。1990 年版《中国药典》干脆把龙胆泻肝丸组方中的其他类木通换成关木通,导致马兜铃酸肾病在中国悄悄地、快速地蔓延。2003 年 2 月,新华社《龙胆泻肝丸是清火良药还是"致病"根源?》等系列报道,震惊了国家食品药品监督管理局和众多的"龙胆丸"受害者。许多人发现,自己缠绵不愈的肾病(肾损害甚至肾衰竭、尿毒症等),竟然是龙胆泻肝丸所致。此次事件被称为"龙胆泻肝丸事件"。

　　2003 年 4 月 1 日,国家食品药品监督管理局印发《关于取消关木通药用标准的通知》,决定取消关木通的药用标准,责令该类制剂的生产限期用木通科木通替换关木通。2005 年版《中国药典》已不再收载含马兜铃酸的关木通、广防己、青木香品种。

北豆根 Menispermi Rhizoma

【来源】　防己科植物蝙蝠葛 *Menispermum dauricum* DC. 的干燥根茎。

【产地】　主产于东北地区。

【采制】　春、秋二季采挖,除去须根和泥沙,干燥。

【性状】　呈细长圆柱形,弯曲,有分枝,长可达 50cm,直径 0.3~0.8cm。表面黄棕色至暗棕色,多有弯曲的细根,并可见突起的根痕和纵皱纹,外皮易剥落。质韧,不易折断,断面不整齐纤维状,木部淡黄色,呈放射状排列,中心有髓。气微,味苦。

【化学成分】　含总生物碱 1.7%~2.5%。主要是双苄基异喹啉类生物碱蝙蝠葛碱(dauricine)和蝙蝠葛苏林碱(daurisoline)。

【功效】　性寒,味苦。有小毒。清热解毒,祛风止痛。用于咽喉肿痛,热毒泻痢,风湿痹痛。

　　另外,山豆根为豆科植物越南槐 *Sophora tonkinensis* Gagnep. 的根及根茎,主要化学成分为苦参碱($C_{15}H_{24}N_2O$)、氧化苦参碱($C_{15}H_{24}N_2O_2$)。山豆根与北豆根的来源不同,功效不同,故不能混用。

九、木 兰 科

木兰科(Magnoliaceae)约17属,300余种,我国有13属,112余种,药用约90种,主要有木兰属 *Magnolia*、五味子属 *Schisandra*、南五味子属 *Kadsura*、八角属 *Illicium*、鹅掌楸属 *Liriodendron*、含笑属 *Michelia* 等,重要的生药有厚朴、五味子、辛夷、八角茴香等。

本科植物为木本,具油细胞。单叶,互生。叶常全缘,托叶早落,有环状的托叶痕,花大型,常单生,辐射对称,花被片3基数。雄蕊、雌蕊均多数,螺旋状排列在突起的花托上,聚合蓇葖果或聚合浆果。

本科植物组织中常含有油细胞,黏液细胞,石细胞和草酸钙方晶。

本科植物的化学成分主要有如下几种。①挥发油类:油中主要含芳香族衍生物或倍半萜类,如茴香醚(anethole)、丁香酚(eugenol)等。②生物碱类:多为苄基异喹啉类生物碱,如木兰箭毒碱(magnocuraine)、木兰花碱(magnoflorine)等,是木兰属和含笑属植物的特征性化学成分,具有抗菌消炎、利尿降压、松弛肌肉等作用。③倍半萜内酯类:含笑属植物中的多种倍半萜内酯均具有抗肿瘤活性。④木脂素类:如五味子醇甲(五味子素,schizandrin)等,是五味子属和南五味子属植物的特征性化学成分,五味子醇甲具有保肝和降低转氨酶等作用,厚朴酚(magnolol)及和厚朴酚(honokiol)在木兰属中常见,厚朴酚具有抑菌作用。

厚朴 Magnoliae Officinalis Cortex

案例 9-8

2012 年,某市食品药品监督管理局接到举报,称该辖区一厂家用腾冲厚朴代替正品厚朴投料生产藿香正气水,近 10 余批。该局立即派人赶到现场,查封库存,停止销售,追回已售产品,并将藿香正气水送当地食品药品检验所检验。

问题:

1. 如该产品各检测指标符合质量标准,能判定是用腾冲厚朴代替厚朴投料吗?

2. 厚朴和腾冲厚朴来源和化学成分有何不同?

【来源】 木兰科植物厚朴 *Magnolia officinalis* Rehd. et Wils. 或凹叶厚朴 *Magnolia officinalis* Rehd. et Wils. var. *biloba* Rehd. et. Wils 的干燥干皮、根皮及枝皮。

【产地】 主产于四川、湖北、陕西西南部的厚朴质量佳,习称"紫油厚朴"或"川朴"。主产于浙江、福建者,习称"温朴"。

【采制】 4~6月剥取,根皮及枝皮直接阴干;干皮置沸水中微煮后,堆置阴湿处"发汗",至内表面呈紫褐色或棕褐色,蒸软,取出,卷成筒状,干燥。

【植物形态】 **厚朴**:落叶乔木,树皮紫褐色。单叶互生,密集于小枝顶端,叶片革质,呈倒卵形或倒卵状椭圆形。花单生于幼枝顶端,白色,芳香;雄蕊及雌蕊均多数,螺旋状排列在突起的花托上。聚合蓇葖果卵状、椭圆形。花期4~5月,果期9~10月。

凹叶厚朴:灌木状乔木,叶先端凹陷。

【性状】 干皮:呈卷筒状或双卷筒状,长30~35cm,厚0.2~0.7cm,习称"筒朴";近根部的干皮一端展开如喇叭口,长13~25cm,厚0.3~0.8cm,习称"靴筒朴"。外表面灰棕色或灰褐色,粗糙,有时呈鳞片状,较易剥落,有明显椭圆形皮孔和纵皱纹,刮去粗皮者显黄棕色。内表面紫棕色或深紫褐色,平滑,具细密纵纹,划之显油痕。质坚硬,不易折断,断面颗粒性,外层灰棕色,内层紫褐色或棕色,有油性,有的可见多数小亮星。气香,味辛辣、微苦(图9-28)。

根皮(根朴):呈单筒状或不规则块片;有的弯曲似鸡肠,习称"鸡肠朴"。质硬,较易折断,断面纤维性。

枝皮（枝朴）：呈单筒状，长 10~20cm，厚 0.1~0.2cm。质脆，易折断，断面纤维性。

【显微特征】　厚朴干皮横切面：木栓层为 10 余列细胞；有的可见落皮层，皮层外侧有石细胞环带，内侧散有多数油细胞和石细胞群。韧皮部射线 1~3 列细胞；纤维多个成束；亦有油细胞散在（图 9-29，图 9-30）。

粉末棕色。纤维甚多，直径 15~32μm，壁甚厚，有的呈波浪形或一边呈锯齿状，木化，孔沟不明显。石细胞类方形、椭圆形、卵圆形或不规则分枝状，直径 11~65μm，有时可见层纹。油细胞椭圆形或类圆形，直径 50~85μm，含黄棕色油状物（图 9-31）。

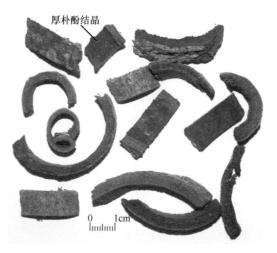

厚朴酚结晶

图 9-28　厚朴药材图

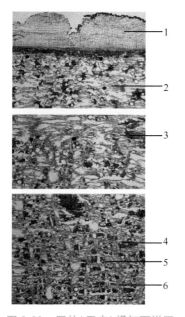

图 9-29　厚朴(干皮)横切面详图
1. 木栓层；2. 皮层；3. 石细胞；4. 韧皮部；
5. 韧皮纤维束；6. 射线

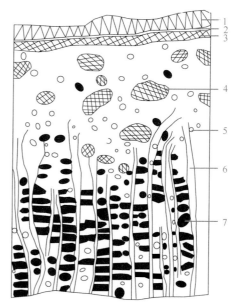

图 9-30　厚朴(干皮)横切面简图
1. 木栓层；2. 木栓形成层；3. 石细胞环带；4. 皮层石细胞；
5. 油细胞；6. 韧皮射线；7. 韧皮纤维束

【化学成分】　含挥发油（约 1%），油中含有 30 多种成分，主要有 α-桉叶醇（α-eudesmol）、β-桉叶醇（β-eudesmol）、荜澄茄醇（cadinol）、对聚伞花素（p-cymene）等；木脂素类，如厚朴酚（magnolol）、和厚朴酚（honokiol）；生物碱类，如木兰箭毒碱（magnocurarine）、木兰碱（magnoflorine）、鹅掌楸碱（liriodenine）等。其他还含有皂苷、鞣质以及微量烟酸等成分。

【理化鉴别】　本品粉末甲醇提取，与厚朴酚及和厚朴酚对照品液，以甲苯-甲醇（17∶1）为展开剂，共薄层展开，供试品色谱中在与对照品相应的位置上显相同颜色的斑点。

【含量测定】　按高效液相色谱法测定，本品按干燥品计算，含厚朴酚（$C_{18}H_{18}O_2$）与和厚朴酚（$C_{18}H_{18}O_2$）的总量不得少于 2.0%。

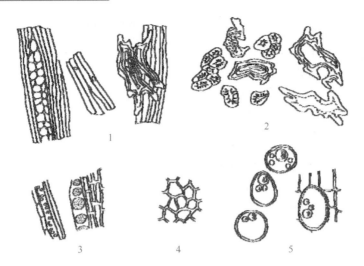

图 9-31　厚朴粉末显微特征图

1. 纤维；2. 石细胞；3. 筛管分子；4. 木栓细胞；5. 油细胞

【药理作用】　①胃动力障碍改善作用：厚朴对左旋精氨酸(L-Arg)所致大鼠胃肠动力障碍有明显的改善作用，其作用机制与提高血浆胃动素水平有关。②肌肉松弛作用：厚朴的水提物、醚提物均有箭毒样作用，能对抗中枢兴奋药诱发的痉挛并抑制网状上行激活系统及下丘脑激活系统。厚朴酚、和厚朴酚、异厚朴酚、木兰箭毒碱均具有肌松作用。③抗炎作用：厚朴的乙醇提取物可明显减少乙酸引起的小鼠腹腔毛细血管通透性升高，并明显抑制二甲苯引起的小鼠耳肿胀及角叉菜胶引起的小鼠足跖肿胀。④调节平滑肌作用：厚朴水提物兔离体肠管及支气管有兴奋作用；对小鼠及豚鼠离体肠管，小剂量兴奋，大剂量抑制。

【功效】　性温，味苦、辛。燥湿祛痰，下气除满。用于湿滞伤中，脘痞吐泻，食积气滞，痰饮喘咳。

案例 9-8 解析：

1. 藿香正气水收入 2010 年版和 2015 年版《中国药典》的标准一致，均有厚朴酚和厚朴酚的薄层鉴别和含量测定。在产品检验中，如果厚朴酚、和厚朴酚的薄层鉴别符合要求，且总量在 0.58% 以上，药监部门则无法判定该产品是腾冲厚朴还是厚朴投料生产。

2. 厚朴为木兰科植物厚朴 *Magnolia officinalis* Rehd. et Wils. 或凹叶厚朴 *Magnolia officinalis* Rehd. et Wils. var. *biloba* Rehd. et. Wils 的干燥干皮、根皮及枝皮。主要成分为挥发油、木脂素类和生物碱类，其中木脂素类为厚朴酚、和厚朴酚。

3. 腾冲厚朴为木兰科植物大叶木兰 *Magnolia rostrata* W. W. Smith 的干燥干皮、根皮及枝皮，又名大叶木兰，已收入部颁标准。其主要成分为挥发油、木脂素类和生物碱类，含厚朴酚、和厚朴酚。仅凭厚朴酚、和厚朴酚的薄层鉴别和含量测定无法区分厚朴和腾冲厚朴（大叶木兰）。

辛夷 Magnoliae Flos

【来源】　木兰科植物望春花 *Magnolia biondii* Pamp.、武当玉兰 *Magnolia sprengeri* Pamp. 或玉兰 *Magnoliadenudata* Desr. 的干燥花蕾。

【产地】　主产于四川、河南、湖南。

【采制】　1~2 月，花未开放时采收，除去枝梗，阴干。

【性状】　望春花:长卵形,似毛笔头,长 1.2~2.5cm,直径 0.8~1.5cm,基部具短梗,有类白色点状皮孔,苞片 2~3 层,每层 2 片,苞片外表面密被灰白色或黄绿色茸毛,内表面类棕色,无毛。花被片9,棕色,外轮 3 片呈萼片状。雄蕊和雌蕊多数,螺旋状排列。体轻,质脆,易碎。气芳香,味辛、凉、稍苦。

玉兰:基部枝梗较粗壮,皮孔浅棕色。苞片外表面密被灰白色或灰绿色茸毛。花被片9,内外轮同型。

武当木兰:基部枝梗粗壮,皮孔红棕色。苞片外表面密被淡黄色或淡黄绿色茸毛,有时最外层苞片已脱落而呈黑褐色。花被片 10~12(15),内外轮无显著差异。

【化学成分】　含挥发油,油中主要成分为桉油精(cineole)、丁香油酚(eugenol)、胡椒酚甲醚(chavicol methylether)、枸橼醛等。

【功效】　性温,味辛。散风寒、通鼻窍。用于风寒头痛、鼻塞、鼻炎、鼻窦炎等。

五味子 Schisandrae Chinensis Fructus

> **案例 9-9**
> 　　某药商从南方某产地以低于市场价 20 元/千克的价格购得五味子 10 吨。该五味子外形较小,表面棕色,果肉干瘪、皱缩,无光泽。其朋友根据该五味子的产地和价格怀疑不是正品五味子,于是送药检部门检验,果如其然。
> **问题:**
> 　1. 正品五味子产地在哪里?
> 　2. 正品五味子来源是什么?品质怎么样?
> 　3. 该五味子可能为哪些品种?

【来源】　木兰科植物五味子 Schisandra chinensis(Turcz.)Baill. 或的干燥成熟果实,习称“北五味子”。

【产地】　主产辽宁、黑龙江、吉林等省。

【采制】　秋季果实成熟时采摘,晒干或蒸后晒干,除去果梗及杂质。

【植物形态】　多年生落叶木质藤本。嫩枝红棕色,稍有棱,叶在幼枝上互生,在老茎上簇生。花单性异株,单生或簇生于叶腋,有长柄,下垂;花被片 6~9;雄蕊 4~6;离生心皮雌蕊多数,螺旋状排列在椭圆形的花托上。穗状聚合浆果,肉质,熟后深红色。花期 5~7 月,果期 7~10 月。

【性状】　呈不规则的球形或扁球形,直径5~8mm。表面红色、紫红色或暗红色,皱缩,显油润;有的表面呈黑红色或出现“白霜”。果肉柔软,种子 1~2,肾形,表面棕黄色,有光泽,种皮薄而脆。果肉气微,味酸;种子破碎后,有香气,味辛、微苦(图 9-32)。

【显微特征】　果肉横切面:外果皮为 1 列方形或长方形细胞,壁稍厚,外被角层,散有油细胞;中果皮薄壁细胞 10 余列,含淀粉粒,散有小型外韧型维管束;内果皮为 1 列小方形薄壁细胞。种皮最外层为 1 列径向延长的石细胞,壁厚,纹孔和孔沟细密;其下为数列类圆形、三角形或多角形石细胞,纹孔较大;石细胞层下为数列薄壁细胞,种脊部位有维管束;油细胞层为

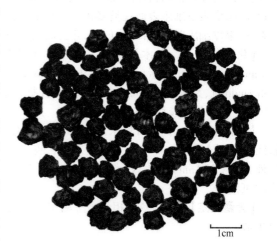

1cm

图 9-32　五味子药材图

1列长方形细胞,含棕黄色油滴;再下为3~5列小形细胞;种皮内表皮为1列小细胞,壁稍厚,胚乳细胞含脂肪油滴及糊粉粒(图9-33,图9-34)。

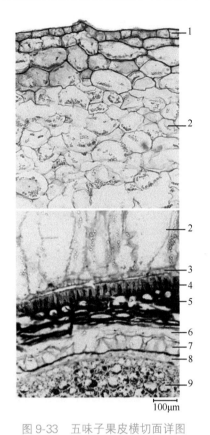

图9-33 五味子果皮横切面详图

1. 外果皮;2. 中果皮;3. 中果皮;4. 种皮外层石细胞;
5. 种皮内层石细胞;6. 油细胞层;7. 内种皮表皮细胞;
8. 外胚乳;9. 内胚乳

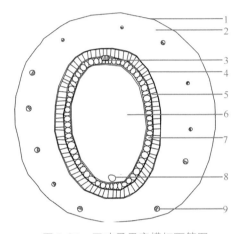

图9-34 五味子果实横切面简图

1. 外果皮;2. 中果皮;3. 种脊维管束;4. 内果皮;
5. 种皮外表皮栅状石细胞;6. 胚乳;7. 油细胞层;
8. 胚;9. 维管束

粉末:暗紫色。种皮表皮石细胞表面观呈多角形或长多角形,直径18~50μm,壁厚,孔沟极细密,胞腔内含深棕色物;种皮内层石细胞呈多角形、类圆形或不规则形,直径约至83μm,壁稍厚,纹孔较大;果皮表皮细胞表面观类多角形,垂周壁略呈连珠状增厚,表面有角质线纹;表皮中散有油细胞;中果皮细胞皱缩,含暗棕色物,并含淀粉粒(图9-35)。

【化学成分】 含木脂素类,主要含联苯环辛烯类木脂素,如五味子醇甲(五味子素,schisandrin)、五味子甲素(去氧五味子素,deoxyschisandrin)、新五味子素(neoschizandrin)、五味子醇(schizandrol)、戈米辛(gomisin)等。种子含挥发油2%。尚含苹果酸11%、柠檬酸8%、酒石酸0.1%、少量原儿茶酸和维生素C等。

【理化鉴别】 取本品粉末的二氯甲烷提取溶液,与五味子对照药材和五味子甲素对照品液以石油醚(30~60℃)-甲酸乙酯-甲酸(15:5:1)的上层液为展开剂,共薄层展开,置紫外光灯(254nm)下检视,供试品色谱与对照药材和对照品色谱相应的位置上,显相同颜色的斑点。

【含量测定】 按高效液相色谱法测定,本品按干燥品计算,含五味子醇甲($C_{24}H_{32}O_7$)不得少于0.4%。

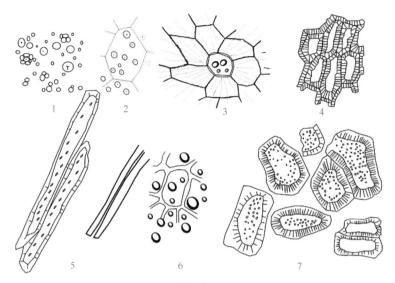

图 9-35 五味子粉末显微特征图

1. 淀粉粒;2. 薄壁细胞;3. 油细胞;4. 种皮外层石细胞;5. 纤维;6. 胚乳细胞;7. 种皮内层石细胞

【药理作用】 ①抗肝损伤作用:五味子的醇提物及木脂素成分(五味子乙素、丙素、醇甲、酯乙等)对四氯化碳所致的家兔、大鼠肝损伤引起的谷丙转氨酶升高有明显的降低作用。②抗氧化作用:五味子提取物和木脂素类成分对氧自由基引起的肝损伤有明显的保护作用。③中枢调节作用:能改善人的智力活动。五味子提取物可以延长东莨菪碱记忆获得障碍小鼠的跳台潜伏期,减少错误次数。④呼吸兴奋作用:五味子提取物静脉注射,对正常兔、麻醉兔和犬有明显的呼吸兴奋作用,能对抗吗啡的兴奋抑制作用。

【功效】 性温,味酸、甘。收敛固涩,益气生津,补肾宁心。用于久咳虚喘、梦遗滑精、遗尿尿频、久泻不止、自汗、盗汗、津伤口渴、短气脉虚、内热消渴、心悸失眠。

【附注】 南五味子:为华中五味子 Schisandra sphenanthera Rehd. et Wils. 干燥成熟果实。主产于湖南、河南、陕西、山西、甘肃等地,习称"南五味子"。本品与五味子的主要区别是果实较小,直径为 4~6mm。表面棕色至暗棕色,果肉干瘪、皱缩,无光泽。中果皮细胞中有草酸钙簇晶,并有方晶。主要含五味子酯 B、C、D,五味子甲素等木脂素类成分。功效同于五味子。

案例 9-9 解析:

1. 正品五味子主产辽宁、黑龙江、吉林等东北地区。该药商在某南方产地所购五味子多不是正品。

2. 正品五味子为木兰科植物五味子 Schisandra chinensis(Turcz.)Baill. 的干燥成熟果实,在所有五味子商品中品质最好,价格最高。该五味子低于市价 20 元/千克的价格购得不合情理。

3. 该批五味子可能为南五味子(《中国药典》收载)、西五味子(地方标准收载)等五味子属植物的果实,均有果实较小,果肉干瘪、皱缩,无光泽等特征。

十、樟 科

樟科(Lauraceae)约45属,2000~2500种,分布于热带及亚热带地区。我国有25属,445多种,主要分布于长江以南各省区。主要的属有樟属 Cinnamomum、山胡椒属 Lindera、木姜子属 Litsea 等。

主要生药有肉桂、桂枝、乌药等。

樟科多为木本。常具油细胞,有特异的香气。单叶,互生,常革质,全缘,无托叶。花两性,3 基数,单被,2 轮;雄蕊 3~12,花药瓣裂;子房上位,3 心皮合生,1 室 1 胚珠。核果或核果呈浆果状。种子 1 粒。

本科植物的茎、叶中常具分泌细胞,叶脉或茎的中柱鞘部位有纤维与石细胞群排列成连续或断续的环带,石细胞大多三面增厚,一面菲薄。次生韧皮部具有纤维或纤维束。薄壁细胞中含草酸钙针晶或杆状结晶。

本科植物大多含挥发油和生物碱类。挥发油中常见的成分有樟脑(camphor)、桂皮醛(cinnamyl aldehyde)、丁香酚(eugenol)、桉叶素(cineole)等,均有重要的药用价值。生物碱类主要为异喹啉类生物碱。

肉桂 Cinnamomi Cortex

案例 9-10

近期,某食品药品监督管理局对某市场上流通销售的中药材进行抽检,发现市场中有将调味用的桂皮作肉桂使用出售的现象发生。

问题:

1. 桂皮与肉桂是否为同一药材?

2. 桂皮与肉桂在性状上有哪些区别? 可否药用?

【来源】 樟科植物肉桂 *Cinnamomum cassia* Presl 的干燥树皮。

【产地】 主产于广西、广东、云南。以广西产量最大,销全国并出口。

【采制】 多于秋季剥取树皮,阴干。由于采收年限和加工方法的不同,从而商品品种较多。剥取栽培 5~6 年的树皮和枝皮,晒 1~2 日,卷成圆筒状,阴干,称"油桂筒";剥取 10 余年生的干皮,两端削齐,夹在木质的凹凸板内,晒干,称"企边桂";剥取 30~40 年生的干皮,放木夹内晒至九成干,取出纵横堆叠,加压,干燥,称"板桂";桂皮加工过程中余下的边条,削去外部栓皮,称"桂心";桂皮加工过程中留下的碎片,称"桂碎"。

【植物形态】 常绿乔木,有香气。树皮灰褐色,幼枝多有四棱,被黄褐色茸毛。叶互生或近对生,革质,长椭圆形至披针形,先端短尖,基部楔形,上表面平滑而有光泽,下表面有疏柔毛,离基三出平行脉。圆锥花序腋生;花小,花被片 6,白色;雄蕊 9,3 轮,子房上位。浆果状核果椭圆形,紫黑色。花期 6~8 月,果期 10~12 月。

【性状】 呈槽状或卷筒状,长 30~40cm,宽或直径 3~10cm,厚 0.2~0.8cm。外表面灰棕色,稍粗糙,有不规则的细皱纹和横向突起的皮孔,有的可见灰白色的斑纹;内表面红棕色,略平坦,有细纵纹,划之显油痕。质硬而脆,易折断,断面不平坦,外层棕色而较粗糙,内层红棕色而油润,两层间有 1 条黄棕色的线纹。气香浓烈,味甜、辣(图 9-36)。

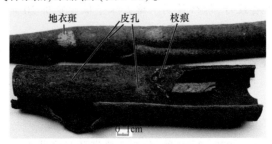

图 9-36 肉桂药材图

【显微特征】　树皮横切面:①木栓层细胞数列,最内一层木栓细胞的外壁增厚,木化。②皮层较宽广,散有石细胞、油细胞及黏液细胞。③中柱鞘部位有石细胞群,断续排列成环,外侧伴有纤维束,石细胞通常外壁较薄。④韧皮部约占皮部的1/2,纤维常单个稀疏散在或2~3个相聚,射线宽1~2列细胞,含细小草酸钙针晶;有油细胞和黏液细胞散在。⑤薄壁细胞含淀粉粒(图9-37、图9-38)。

粉末红棕色。①纤维大多单个散在,呈长梭形,边缘呈微波状,长195~920μm,直径约至50μm,壁极厚,木化,纹孔不明显。②石细胞类方形或圆多角形,直径32~88μm,壁厚,有的一面菲薄。③油细胞类圆形或长圆形,直径45~108μm。④草酸钙针晶细小,散在于射线细胞中。⑤木栓细胞多角形,含红棕色物(图9-39)。

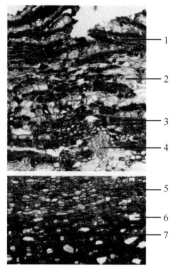

图9-37　肉桂横切面显微特征详图
1. 木栓层;2. 皮层;3. 石细胞环带;4. 纤维束;
5. 射线;6. 油细胞;7. 韧皮纤维

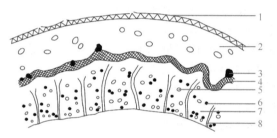

图9-38　肉桂横切面显微特征简图
1. 木栓组织;2. 皮层;3. 韧皮纤维束;4. 石细胞群;
5. 油细胞;6. 纤维;7. 韧皮部;8. 射线

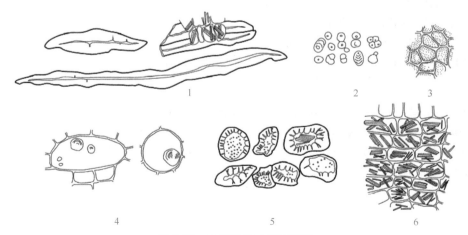

图9-39　肉桂粉末显微特征图
1. 韧皮纤维;2. 淀粉粒;3. 木栓细胞;4. 油细胞;5. 石细胞;6. 草酸钙针晶

【化学成分】　含挥发油,油中主要成分为桂皮醛(cinnamyl aldehyde),另含少量的乙酸桂皮酯(cinnamyl acetate)、桂皮酸(cinnamic acid)、乙酸苯丙酯(phenylpropy acetate)等,另含有五环多元醇类二萜,如桂二萜醇(cinnzeylanol)、乙酰桂二萜醇(cinnzeylanine)、肉桂苷(cassioside)、桂皮苷(cinnamoside)等。尚含鞣质及肉桂多糖类 AX(cinnaman AX)。

桂皮醛　　　　　　乙酸桂皮酯

【理化鉴别】

(1) 将本品粉末的三氯甲烷浸渍提取液滴于载玻片上,待挥干,滴加 10% 盐酸苯肼试液 1 滴,显微镜下观察可见桂皮醛苯腙杆状结晶。

(2) 取少许肉桂挥发油,加入异羟肟酸试剂 2~3 滴,显橙色(内酯类反应)。

(3) 将本品粉末的乙醇提取,与桂皮醛对照品液以石油醚(60~90℃)-乙酸乙酯(17:3)为展开剂,共薄层展开,喷以二硝基苯肼乙醇试液显色,供试品色谱在与对照品色谱相应的位置上,显相同颜色的斑点。

【含量测定】 按挥发油测定法测定,本品含挥发油不得少于 1.2%(ml/g);按高效液相色谱法测定,本品按干燥品计算,含桂皮醛(C_9H_8O)不得少于 1.5%。

【药理作用】 ①抗炎与镇痛作用:肉桂醚提取物或肉桂水提取物均可抑制二甲苯所致的耳肿胀和乙酸所致的腹腔毛细管渗透性增高,其水提取物还可抑制角叉菜胶引起的大鼠足趾肿胀。②抗溃疡作用 桂皮苷对多种溃疡模型有强抑制作用,抗溃疡作用是通过胃壁血流量增加及抑制胃黏膜电位所致。③对心血管系统的作用:肉桂水煎剂对全身血管有扩张作用,对末梢血管有持续性扩张作用。肉桂能抑制 ADP(二磷酸腺苷)诱导的大鼠血小板的聚集,体外有抗凝作用,不影响兔纤维蛋白溶解活性,提示肉桂可能有预防静脉或动脉血栓作用。此外,肉桂还有抗肿瘤、抑制前列腺增生、降糖及壮阳等作用。

【功效】 性大热,味辛、甘。补火助阳,引火归元,散寒止痛,温通经脉。用于阳痿宫冷,腰膝冷痛,肾虚作喘,虚阳上浮,眩晕目赤,心腹冷痛,虚寒吐泻,寒痛腹痛,痛经经闭。

【附注】 桂枝(Cinnamomi Ramulus)为樟科植物肉桂的干燥嫩枝。春、夏两季采收。呈长圆柱形,多分枝。细枝略呈四棱形,长 30~75cm,粗端直径 0.3~1cm;表面棕色至红棕色,微有光泽,有纵棱、点状突起的皮孔及叶痕、枝痕、芽痕;细枝的皮部易剥落,脱落处露出红棕色的木部;粗枝可见皮部有环状的横裂纹。质硬而脆,易折断。断面皮部薄,红棕色,可见一淡色石细胞环带。木部黄白色至淡棕黄色,髓部略呈方形;有特异香气,味甜、微辛,皮部味较浓。含挥发油,油中主要成分为桂皮醛不少于 1.0%,另含桂皮酸、香豆素类。性温,味辛、甘。发汗解肌,温通经络,助阳化气,平冲降气。用于风寒感冒、脘腹冷痛、血寒经闭、关节痹痛、痰饮、水肿、心悸。

案例 9-10 解析:

1. 不是同一种药材。桂皮为同属植物天竺桂 *Cinnamomum japonicum* Sieb.、阴香 *C. burmannii*(C. g. et Th. Nees)Bl.、细叶香桂 *C. chingii* M. et Calf 等数种樟属植物的树皮。

2. 在性状特征方面,桂皮一般皮薄,质硬,干燥不油润,折断面淡棕色,石细胞环带不明显,香气淡,味微甜、辛、涩。桂皮一般做香料或调味品使用,不供药用。

乌药 Linderae Radix

【来源】 樟科植物乌药 *Lindera aggregata*(Sims)Kosterm. 的干燥块根。

【产地】 主产于浙江、湖南。

【采制】 全年均可采挖,除去细根,洗净,趁鲜切片,晒干或直接晒干。

【性状】 多呈纺锤状,略弯曲,有的中部收缩成连珠状,长 6~15cm,直径 1~3cm。表面黄棕色或黄褐色,有纵皱纹及稀疏的细根痕。质坚硬。切片厚 0.2~2mm,切面黄白色或淡黄棕色,射线放射状,可见年轮环纹,中心颜色较深。气香,味微苦、辛,有清凉感。质老、不呈纺锤状的直根,不可供药用。

【化学成分】 含多种倍半萜类成分,如香樟烯(lindestrene)、乌药醇(lindeenol)、乌药酮(linderenone)、异乌药内酯(isolinderalactone)、乌药烷(linderane)、乌药烯(linderene)、乌药内酯(linderalactone),并含有乌药酸(linderic acid)、龙脑、乌药薁(linderazulene)等。

【功效】 性温,味辛。行气止痛,温肾散寒。用于寒凝气滞,胸腹胀痛,气逆喘急,膀胱虚冷,遗尿尿频,疝气疼痛,经寒腹痛等。

十一、罂粟科

罂粟科(Papaveraceae)40 余属,800 多种,主要分布于北温带。我国有 19 属,443 余种,药用 130 余种,南北均有分布。重要的药用属有罂粟属 *Papaver*、紫堇属 *Corydalis*、白屈菜属 *Chelidonium*、博落回属 *Macleaya* 等。主要的生药有延胡索、白屈菜、阿片、罂粟壳、夏天无、博落回、苦地丁等。

罂粟科为草本,体内常含乳汁或黄色汁液。单叶互生,无托叶。花两性,萼片 2,早落,花瓣 4~6;雄蕊多数;子房上位,1 室,侧膜胎座,胚珠多数。蒴果,孔裂或瓣裂。种子细小。

本科植物具有节乳管或分泌细胞。茎横切面木质部导管群成 V 字形;具孔纹或螺纹导管。纤维甚短,壁具单孔。少数有非腺毛,由 1~2 列或多列细胞组成;无腺毛,叶表皮气孔为不定式。

本科植物普遍含有生物碱,以异喹啉类生物碱为主,几乎均含有阿片碱(protopine)。许多生物碱具有重要药用价值,如罂粟碱(papaverine)具有解痉作用;吗啡(morphine)、白屈菜碱(chelidonine)具有镇痛作用;可待因(codeine)、那可丁(narcotine)有镇咳作用;紫堇属植物中的四氢帕马丁(*dl*-tetrahydropalmatine)具有镇痛、镇静作用;血根碱(sanguinarine)主要存在于白屈菜属、罂粟属、博落回属、角茴香属,具有一定的镇痛、抗癌活性。

延胡索(元胡) Corydalis Rhizoma

【来源】 罂粟科植物延胡索 *Corydalis yanhusuo* W. T. Wang 的干燥块茎。

【产地】 主产于浙江东阳、磐安,销全国并出口,湖北、湖南、江苏等地栽培者多自产自销,商品又称"元胡"。

【采制】 夏初茎叶枯萎时采挖,除去地上部分及须根,搓掉浮皮,洗净,入沸水中煮 3~6min,至块茎内部无白心时为度,捞出晒干。

【植物形态】 多年生草本。块茎扁球形。地上茎纤细。基生叶与茎生叶同形,有柄;茎生叶互生,二回三出复叶,小叶片长椭圆形、长卵形或线形。总状花序顶生或与叶对生;萼片 2,早落;花瓣 4,外轮 2 片稍大;雄蕊 6,二体;子房上位,1 室,花柱细短。蒴果线形。种子多数。花期 4 月,果期 5~6 月。

【性状】 呈不规则扁球形,直径 0.5~1.5cm。表面黄色或黄褐色,有不规则网状皱纹。顶端有凹陷的茎痕,底部常有疙瘩状突起。质坚硬而脆,断面黄色,角质样,有蜡样光泽。气微,味苦(图 9-40)。

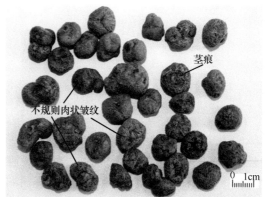

茎痕

不规则肉状皱纹

0 1cm

图 9-40 延胡索药材图

【显微特征】 块茎横切面:①表皮常脱落,偶有残存。②下皮层为 1~2 列厚壁细胞,壁稍厚,木化,具细密纹孔。③皮层细胞 10 余层,扁平。④韧皮部宽广,筛管与管状分泌细胞伴生成环状散列;韧皮薄壁细胞大,充满淀粉粒或糊化淀粉团块。⑤形成层不明显。⑥木质部 4~7 小束成环状排列,导管单个或2~4个相聚疏松排列。⑦中央有较宽广的髓(图9-41)。

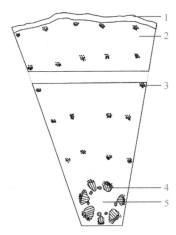

图9-41 延胡索横切面简图
1. 皮层;2. 韧皮部;3. 筛管与分泌细胞;4. 木质部;5. 髓

粉末绿黄色。①糊化淀粉粒团块淡黄色或近无色。未糊化淀粉粒单粒类圆形或长圆形;复粒多见,由2~6分粒组成。②下皮厚壁细胞绿黄色,细胞多角形、类方形或长条形,壁稍弯曲,木化,有的成连珠状增厚,纹孔细密。③石细胞单个散在或成群,类方形、类圆形或类多角形,壁厚12~18μm,纹孔点状,孔沟短而密。④可见螺纹导管,直径16~32μm(图9-42)。

【化学成分】 含有20多种异喹啉类生物碱(总含量0.4%~0.6%),主要有延胡索甲素(d-紫堇碱,d-corydaline)、四氢帕马丁(dl-四氢巴马亭,dl-tetrahydropalmatine)、延胡索丙素(原阿片碱,protopine)、延胡索丁素(l-四氢黄连碱,l-tetrahydro-coptisine)、l-四氢非洲防己碱(l-tetrahydrocolumbamine)、d-紫堇鳞茎碱(d-corybulbine)、去氢紫堇碱(去氢延胡索甲素,dehydrocorydaline)。另有黄连碱(coptisine)、d-海罂粟碱(d-glaucine)、非洲防己碱(columbamine)、紫堇单酚碱(corydalmine)、去氢紫堇单酚碱(dehydrocorydalmine)、元胡球茎碱(bulbocapnine)、α-别隐品碱(α-allocryptopine)、二氢血根碱(dihydrosanguinarine)等。

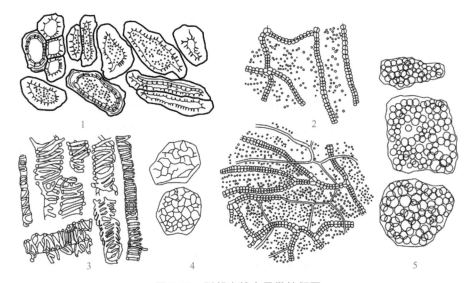

图9-42 延胡索粉末显微特征图
1. 石细胞;2. 下皮厚壁细胞;3. 导管;4. 含糊化淀粉粒的薄壁细胞;5. 含淀粉粒的薄壁细胞

【理化鉴别】 本品粉末甲醇提取物的水溶液,浓氨试液调至碱性后乙醚提取,与延胡索对照药材和四氢帕马丁对照品液以甲苯-丙酮(9:2)为展开剂,共薄层展开,碘蒸汽显色后,置紫外光灯(365nm)下检视,供试品色谱中在与对照药材和对照品色谱相应的位置上,显相同颜色的荧光斑点。

【含量测定】 按高效液相色谱法测定。本品按干燥品计算,含四氢帕马丁($C_{21}H_{25}NO_4$)不得少于0.050%。

	R_1	R_2	R_3	R_4	R_5
延胡索甲素	OCH₃	OCH₃	OCH₃	OCH₃	CH₃
四氢帕马丁	OCH₃	OCH₃	OCH₃	OCH₃	H
延胡索丁素	O-CH₂-O	O-CH₂-O		H	
l-四氢非洲防己碱	H	OCH₃	OCH₃	OCH₃	H
d-紫堇鳞茎碱	OCH₃	H	OCH₃	OCH₃	CH₃

	R_1	R_2
延胡索丙素	O-CH₂-O	
α-别隐品碱	OCH₃	OCH₃

元胡球茎碱

	R_1	R_2	R_3	R_4	R_5
去氢紫堇碱	OCH₃	OCH₃	OCH₃	OCH₃	CH₃
黄连碱	O-CH₂-O	O-CH₂-O	H		
非洲防己碱	H	OCH₃	OCH₃	OCH₃	H

【药理作用】 ①镇痛作用:延胡索总生物碱对实验动物具有较强的镇痛作用,其中四氢帕马丁作用最强,甲素次之。②镇静、安定作用:四氢帕马丁的左旋体较大剂量时对兔、狗、猴均有明显的镇静催眠的作用。③对心血管系统作用:延胡索可增加离体兔心的冠状动脉流量,可使猫心律减慢,血压下降,冠状动脉流量增加。延胡索乙素有抗心律失常作用。④抗胃溃疡作用:去氢延胡索甲素对实验性胃溃疡有明显保护作用;丙素对幽门结扎性溃疡,乙素对饥饿引起的溃疡均有轻度的抑制作用。⑤内分泌系统的作用:四氢帕马丁可促进大鼠脑下垂体分泌促肾上腺皮质激素;能使甲状腺重量增加,并可使雌性小鼠动情周期明显抑制。此外,延胡索还具有肝损伤的保护作用及戒毒作用。

【功效】 性温,味辛、苦。活血,行气,止痛。用于胸胁、脘腹疼痛,胸痹心痛,经闭痛经,产后瘀阻,跌扑肿痛。

【附注】 同属植物东北延胡索 *C. ambigua* Cham. et Schlecht. 、齿瓣延胡索 *C. turtschaninovii* Bess. 、全叶延胡索 *C. repens* Mandl. et Muhldorf 等的块茎,民间亦作药用,功效同延胡索。从东北延胡索中分离的白元胡碱(ambinine)具有较强的抗胃溃疡和镇痛作用。

阿片 Opium

【来源】 罂粟科植物罂粟 *Papaver somniferum* L. 的未成熟蒴果经割破果皮后渗出的乳汁干燥制成。

【性状】 为棕色或暗棕色膏状物,新鲜品略柔软,存放日久则变硬或变脆;气特异,味极苦。

【化学成分】 含有数十种生物碱,总量约 20%,大多数与罂粟酸(meconic)结合成盐存在,主要为吗啡(morphine),其次为可待因(codeine)、那可丁(narcotine)、罂粟碱(papaverine)、蒂巴因(thebain)、那碎因(narceine)。

【功效】 具有镇痛、镇咳、镇静及抑制肠蠕动等作用,制剂有阿片粉、阿片酊、阿片流浸膏等。阿片类药物是最古老的止痛药,主要用于癌症患者的疼痛治疗,但要防止滥用。

知识拓展

《中华人民共和国禁毒法》第三章第十九条:禁止非法种植罂粟、古柯植物、大麻植物以及国家规定管制的可以用于提炼加工毒品的其他原植物。

《中华人民共和国治安管理处罚法》第七十一条:有下列行为之一的,处十日以上十五日以下拘留,可以并处三千元以下罚款;情节较轻的,处五日以下拘留或者五百元以下罚款:

(一)非法种植罂粟不满五百株或者其他少量毒品原植物的;

(二)非法买卖、运输、携带、持有少量未经灭活的罂粟等毒品原植物种子或者幼苗的;

(三)非法运输、买卖、储存、使用少量罂粟壳的。

有前款第一项行为,在成熟前自行铲除的,不予处罚。

十二、十字花科

十字花科[Cruciferae(Brassicaceae)]植物约330属,3500余种,广泛分布于世界各地,主产北温带。我国有102属,412种。主要的属有芸苔属 *Brassica*、碎米荠属 *Cardamine*、葶苈属 *Draba*、独行菜属 *Lepidium*、播娘蒿属 *Descurainia*、萝卜属 *Raphanus* 等。主要生药有板蓝根、大青叶、青黛、葶苈子、独行菜、播娘蒿、莱菔子等。

本科为草本,植物体常有辛辣气味。单叶互生。花两性;多为总状花序;萼片4,2轮;花瓣4,十字形排列;雄蕊6,四强;子房上位,心皮2,合生,由假隔膜分为2室,侧膜胎座,胚珠1至多数。长角果或短角果,多2瓣开裂。种子无胚乳。

本科植物表面通常无腺毛,少数有非腺毛,由1~2列或多列细胞组成;叶表皮气孔为不等式;植物体内常不含草酸钙结晶。

本科多数植物主含硫苷类、芥子苷(sinigrin)类成分,如板蓝根所含的尿苷、鸟苷、腺苷等核苷类成分,能够通过干扰病毒核酸的合成而发挥抗病毒活性;另外,有些植物含有吲哚苷和强心苷类成分。种子中多含丰富的脂肪油。

板蓝根 Isatidis Radix

【来源】 十字花科植物菘蓝 *Isatis indigotica* Fort. 的干燥根。

【产地】 各地均有栽培。主产于河北、北京、黑龙江、河南、江苏、安徽等地。其他各省区也有引种栽培,多自产自销。

【采制】 秋季采挖,除去泥沙,晒干。

【植物形态】 二年生草本,主根圆柱形,较长,肉质肥大。叶互生,叶片长圆状椭圆形,全缘;基生叶有柄,茎生叶半抱茎,基部箭形。圆锥花序生于枝端;花小;花萼绿色;花瓣倒卵形,黄色;雄蕊6,四强;2心皮合生雌蕊。长角果矩圆形,边缘翅状,紫色。种子1枚,花期4~5月,果期6月。

【性状】 呈圆柱形,稍扭曲,长10~20cm,直径0.5~1cm。表面淡灰黄色或淡棕黄色,有纵皱纹、横长皮孔样突起及支根痕。根头略膨大,可见暗绿色或暗棕色轮状排列的叶柄残基和密集的疣状突起。体实,质略软,断面皮部黄白色,木部黄色。气微,味微甜后苦涩(图9-43)。

【显微特征】 根横切面:①木栓细胞数层。②皮层窄,细胞呈切向延长。③韧皮部宽广,射线细胞十余列。④形成层成环。⑤木质部导管黄色,类圆形,直径约至80μm,导管周围常有纤维群相伴。薄壁细胞含淀粉粒(图9-44,图9-45)。

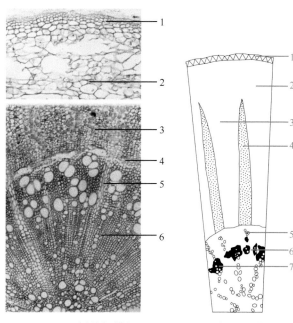

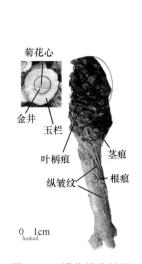

菊花心

金井

玉栏

叶柄痕

纵皱纹

茎痕

根痕

0　1cm

图9-43　板蓝根药材图

图9-44　板蓝根横切面
显微特征详图
1. 木栓层；2. 皮层；3. 韧皮部；
4. 形成层；5. 木射线；6. 木质部

图9-45　板蓝根横切面简图
1. 木栓层；2. 皮层；3. 韧皮射线；
4. 韧皮部；5. 导管；6. 木射线；
7. 木纤维

【化学成分】　含吲哚类成分,如靛蓝(indigotin)、靛玉红(indirubin)、靛玉红吲哚苷(indolyl glucoside)等；含硫类化合物,如(R,S)-告依春(epigoitrin)；芥子苷类(Sinigrin)；另含有腺苷(adenosine)类成分和氨基酸类成分,氨基酸类成分之中以精氨酸的含量最高。

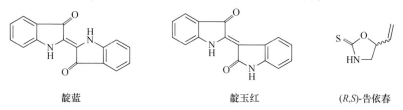

靛蓝　　　　　　　　　　靛玉红　　　　　　　　(R,S)-告依春

【理化鉴别】

(1) 取本品的水煎液,置紫外光灯(365nm)下观察,溶液显蓝色荧光。

(2) 本品粉末乙醇提取,与板蓝根对照药材及精氨酸对照品液以正丁醇-冰醋酸-水(19:5:5)为展开剂,共薄层展开,喷茚三酮试液,105℃加热显色。供试品色谱中与对照品色谱相应的位置上,显相同颜色的斑点。

【含量测定】　按高效液相色谱法测定,本品按干燥品计算,含(R,S)-告依春(C_6H_7NOS)不得少于0.020%。

【药理作用】　①抗病毒作用:将板蓝根多糖溶液腹腔注射至经流感病毒感染的模型小鼠。结果表明,板蓝根多糖能够通过增强小鼠体液免疫功能、参与细胞免疫功能的调节,以提高小鼠抵抗流感病毒感染的能力。鸡胚实验显示,板蓝根提取液能够明显灭活病毒,并具有一定的抗甲Ⅰ型流感病毒鼠适应株和增强机体免疫力的作用。②抑菌作用:板蓝根含片能有效抑制和灭活金黄色葡萄球菌、肺炎双球菌、甲型溶血性链球菌、铜绿假单胞菌、大肠埃希菌、卡他球菌、白色念珠菌标准菌株。③抗内毒素作用:致热是内毒素的主要特征之一。从板蓝根中提取得到的水杨酸,经体内、体外试验,均有抗内毒素作用,且水杨酸含量与抗内毒素作用呈正相关,故建议将该指标应用于板蓝根药材生产、制剂工艺和产品的质量控制。④免疫调节作用:给昆明种小鼠腹腔注射板蓝根提取液,检测 T 细胞、B 细胞免疫功能。结果表明板蓝根提取物具有很强的增强机体免疫功能的作用。⑤抗肿瘤作用:将板蓝根多糖的浓度分别配制为 200mg/15ml、400mg/15ml、800mg/15ml,分别给接种 S180 肉瘤的昆明种小鼠灌胃,每次 2ml,连续 11 日。抑制率分别为 19.35%、78.54%、67.85%,表明板蓝根多糖对小鼠 S180 肉瘤有明显的抑制作用。

【功效】 性寒,味苦。清热解毒,凉血利咽。用于瘟疫时毒,发热咽痛,温毒发斑,痄腮,烂喉丹痧,大头瘟疫,丹毒,痈肿。

【附注】

1. 南板蓝根 爵床科植物马蓝 *Baphicacanthus cusia* (Nees) Bremek. 的根和根茎。本品主产于我国南方的福建、广东、广西等地,故习称"南板蓝根"。根茎呈圆柱形,节膨大,节上着生略弯曲的根。薄壁细胞中含钟乳体。取本品的乙醇提取液点于滤纸上,晾干,置紫外光灯(365nm)下观察,显紫红色荧光。

2. 大青叶(Isatidfs Folium) 十字花科植物菘蓝 *Isatis indigotica* Fort. 的干燥叶。产地同板蓝根。本品多皱缩卷曲,有的破碎。完整叶片展平后呈长椭圆形至长圆状倒披针形,长 5～20cm,宽 2～6cm;上面暗绿色,全缘或微波状,先端顿,基部狭窄下延至叶柄呈翼状;叶柄长 4～10cm,淡棕色。质脆。气微,味微酸、苦、涩。本品粉末绿褐色。下表皮细胞垂周壁稍弯曲,略成连珠状增厚;气孔不等式,副卫细胞 3～4 个。叶肉组织分化不明显;叶肉细胞中含蓝色细小颗粒状物,亦含橙皮苷样结晶。取本品粉末的水浸液置紫外光灯(365nm)下观察,显蓝色的荧光。主要含有靛蓝(indigotin)、靛玉红(indirabin)、苯甲酸、邻氨基苯甲酸等成分。性寒,味苦。清热解毒、凉血消斑。用于温邪入营,高热神昏,发斑发疹,黄疸,热痢,痄腮,喉痹,丹毒,痈肿。

3. 蓼大青叶(Polygoni Tinctorii Folium) 蓼科植物蓼蓝 *Polygonum tinctorium* Ait. 的干燥叶,主产于河北、山东、辽宁。完整叶呈长圆形或椭圆形,全缘,基部渐狭,蓝绿色至蓝黑色。叶柄扁平,偶见膜质状的托叶鞘。叶脉浅棕黄色。显微特征中表皮细胞具腺毛,气孔多为平轴式,少有不等式。薄壁细胞中含有草酸钙簇晶。含靛青苷(indican),被酸水解生成吲哚醇,在空气中氧化为靛蓝,另含色胺酮与靛玉红。性寒,味苦。清热解毒,凉血消斑。用于温病发热,发斑发疹,肺热咳喘,喉痹,痄腮,丹毒,痈肿。

4. 青黛(Indigo Naturalis) 爵床科植物马蓝、蓼科植物蓼蓝或十字花科植物菘蓝的叶或茎叶经水提、石灰处理等加工所制得的干燥粉末、多孔性团块或颗粒。本品为深蓝色的粉末,体轻,易飞扬;或呈不规则多孔性的团块、颗粒,用手搓捻即成细末。微有草腥气,味淡。含靛蓝 5%～8%,靛玉红约 0.2%。性寒,味咸。清热解毒,凉血,定惊。

知识拓展

《神农本草经》上品载有"蓝实"。陶弘景《本草经集注》中"蓝实"下批注:"此(蓝)即今染襟碧所用者……尖叶者为胜。"《新修本草》中记载"蓝"原植物有三种:"陶所引乃是菘蓝,其叶抒为淀者。"李时珍《本草纲目》中记载蓝凡五种,其中:"菘蓝,叶如白菘。"所说应为十字花科植物-菘蓝(*Isatis indigotica* Fort.),分布于河南、河北、江苏等地。古本草所载"蓝"的原植物除菘蓝外还有数种,如《本草纲目》提及五种"蓝"中一种"叶如苦荬,即郭璞所谓大叶冬蓝,俗中所谓板蓝者。"应为爵床科植物马蓝[*Baphicacanthus* (Nees) Bremek.],分布于我国南方福建、广西等地。"板蓝"之名始见于《本草纲目》,谓:"马蓝……俗中所谓板蓝者。"本草中菘蓝的别名也叫马蓝,"有菘蓝,可为淀,亦名马蓝",《中国药典》中收载的板蓝根和南板蓝根都有本草依据。

芥子 Sinapis Semen

【来源】 十字花科植物白芥 *Sinapis alba* L. 或芥 *Brassica juncea* (L.) Czern. et Coss. 的干燥成

熟种子,前者习称"白芥子",后者习称"黄芥子"。

【产地】　各地均有栽培。

【采制】　夏末秋初果实成熟时采割植株,晒干,打下种子,除去杂质。

【性状】　白芥子呈球形,直径 1.5~2.5mm,表面灰白色或淡黄色,具细微的网纹,有明显的点状的种脐。种皮薄而脆,破开后内有白色折叠的子叶,有油性。气微,味辛辣。黄芥子直径 1~2mm。表面黄色至棕黄色,少数呈暗红棕色。研碎后加水浸湿,可产生辛烈特异的臭气。

【化学成分】　白芥子主含白芥子苷(sinalbin),尚含芥子酶(myrosin)、芥子碱(sinapine)及大量的脂肪油,并含 4-羟基苯甲酰胆碱(4-hydroxybenzoylcholine)及 4-羟基苯甲胺(4-hydroxybenzyl-amine)。黄芥子含芥子苷(sinigrin)、芥子酶、芥子酸(sinapic acid)及芥子碱等。

【功效】　性温,味辛。温肺豁痰利气,散结通络止痛。用于寒痰喘咳,胸胁胀痛,痰滞经络,关节麻木,疼痛,痰湿流注,阴疽肿毒。

十三、景 天 科

景天科(Crassulaceae)约 35 属,1500 余种,广布全球,多为耐旱植物。我国有 13 属,233 余种,药用 8 属 70 余种。主要生药有红景天、土三七、垂盆草、瓦松和石莲等。

景天科多为多年生肉质草本或亚灌木。单叶,互生、对生或轮生。花两性,少数为单性且异株,单生或排成聚伞花序;萼片、花瓣均 4~5,雄蕊与花瓣同数或为其倍数;子房上位,心皮 4~5,离生或仅基部合生,胚珠多数。蓇葖果。

本科部分植物地下茎有异性维管束(如红景天属 *Rhodiola*)。

本科植物含有多种苷类,如红景天苷(rhodioloside),能增强机体抵抗力,垂盆草苷(sarmentosin)有降低谷丙转氨酶的作用。其他尚含黄酮类、香豆素类、有机酸等成分。

红景天 Rhodiolae Crenulatae Radix et Rhizoma

【来源】　景天科植物大花红景天 *Rhodiola crenulata*(Hook. f. et Thoms)H. Ohba 的干燥根及根茎。

【产地】　主产于黑龙江、吉林、西藏等地。

【采制】　秋季花茎凋枯后采挖,除去粗皮,洗净,晒干。

【性状】　圆柱形,粗短,略弯曲,少有分枝,长 5~20cm,直径 2.9~4.5cm。表面棕色或褐色,粗糙有褶皱,剥开外表皮有一层膜质黄色表皮且具粉红色花纹;宿存部分老花茎,花茎基部被三角形或卵形膜质鳞片;节间不规则,断面粉红色至紫红色,有一环纹,质轻,疏松。主根呈圆柱形,粗短,长约 20cm,上部直径约 1.5cm,侧根长 10~30cm;断面橙红色或紫红色,有时具裂隙。气芳香,味微苦涩、后甜。

【化学成分】　含有红景天苷(rhodioloside)、酪醇(tyrosol)等化学成分。

【药理作用】　药理研究表明,注射红景天苷能增强大鼠脑干网状结构的兴奋性,并能促进蛋白质合成;红景天流浸膏能增强动物的抗疲劳能力;红景天提取液可降低小鼠对电离辐射的敏感性;此外,红景天苷还具有抗癌作用,对心肌细胞凋亡也有抑制作用。

【功效】　性平,味甘、苦。益气活血,通脉平喘。用于气虚血瘀,胸痹心痛,中风偏瘫,倦怠气喘。

十四、杜 仲 科

杜仲科(Eucommiaceae)1 属,1 种,即杜仲属,杜仲,为我国特有,分布于我国中部及西南各省区,普遍栽培。

杜仲科落叶乔木。枝、叶折断时有银白色胶丝。单叶互生,叶片椭圆形,边缘有锯齿,无托叶。花雌雄异株,无花被,先叶开放,或与叶同时开放,雄花簇生,位于幼枝基部的苞腋内,有柄,雄蕊4~10,常为8;雌花位于下部枝腋,单生或簇生,具短梗,子房上位,2心皮1室,2胚珠。翅果,含种子1粒。

杜仲 Eucommiae Cortex

案例 9-11

杜仲是补肝肾、安胎、降压的良药,属于皮类生药,在净选加工时首先要求去掉粗皮。临床使用时,较少应用生品,要求炮制后使用。

问题:

1. 杜仲净选加工时为什么要去粗皮?

2. 杜仲为什么炮制后使用疗效好?

【来源】 杜仲科植物杜仲 *Eucommia ulmoides* Oliv. 的干燥树皮。

【产地】 主产于湖北、四川、贵州、云南等地,多为栽培。

【采制】 栽培10~20年,4~6月剥取,刮去粗皮,堆置"发汗"至内皮呈紫褐色,晒干。

【植物形态】 落叶乔木,高达20m。树皮灰褐色,粗糙,折断时有银白色胶丝。幼枝有黄褐色毛,后变无毛,单叶互生,叶片椭圆形或卵状椭圆形,先端渐尖,基部圆形或阔楔形,上面暗绿色,下面淡绿色,边缘有锯齿。花单性,雌雄异株,生于当年枝基部,无花被,有梗,雄蕊4~10,常为8;雌花单生或簇生,具短梗,子房上位,2心皮合成1室,胚珠2。翅果扁平,长椭圆形,周围具薄翅。种子狭长椭圆形,两端钝圆,中部较宽厚。花期4月,果期10月。

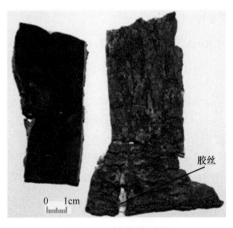

图9-46 杜仲药材图

【性状】 呈板片状或两边稍向内卷,大小不一,厚3~7mm。外表面淡棕色或灰褐色,有明显的皱纹或纵裂槽纹,有的树皮较薄,未去粗皮,可见明显的皮孔。内表面暗紫色,光滑。质脆,易折断,断面有细密、银白色、富弹性的橡胶丝相连。气微、味稍苦(图9-46)。

【显微特征】 横切面:①最外为厚的落皮层,落皮层内侧有数层木栓细胞,排列整齐,壁厚,木化。其下可见栓内层。②皮层细胞形状不规则,内含色素,且木化,壁亦增厚,无细胞间隙。③韧皮部占大部分,有5~7条横向排列的石细胞环带,每环带有3~5列石细胞,细胞壁厚,木化,胞腔小,有放射状孔沟及环形层纹。④射线宽2~3列细胞,接近木栓层处,往往向一方偏斜。⑤白色丝状团块随处可见,尤以韧皮部内方为多(图9-47,图9-48)。

粉末棕色。①橡胶丝成条或扭曲成团,表面呈颗粒性。②石细胞甚多,大多成群,类长方形、类圆形、长条形或形状不规则,长约至180μm,直径20~80μm,壁厚,有的胞腔内含橡胶团块。③木栓细胞表面观多角形,直径15~40μm,壁不均匀增厚,木化,有细小纹孔;侧面观长方形,壁三面增厚,一面薄,孔沟明显(图9-49)。

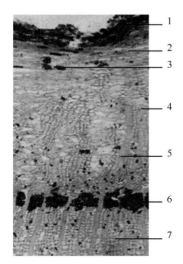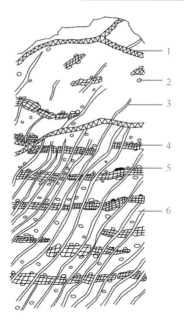

图9-47 杜仲(树皮)横切面详图
1.木栓层;2.皮层;3.石细胞;4.橡胶质;
5.射线;6.纤维群;7.韧皮部

图9-48 杜仲(树皮)横切面简图
1.木栓层;2.橡胶质;3.射线;4.石细胞层;
5.纤维束;6.韧皮部

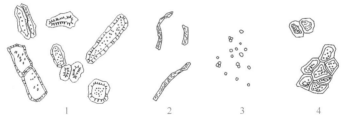

图9-49 杜仲粉末显微特征图
1.石细胞;2.橡胶丝;3.淀粉粒;4.木栓细胞

【化学成分】 主要含木脂素及其苷类:包括松脂醇二葡萄糖苷(pinoresinol-di-O-β-D-glucopy-ranoside)、丁香树脂酚(syringaresinol)、松脂酚(pinoresinol)、杜仲树脂酚(medioresinol)等。含多种环烯醚萜类,主要有桃叶珊瑚苷(aucubin)、京尼平苷(geniposide)、杜仲苷(ulmoside)等。还含杜仲胶(guttapercha),为一种硬质橡胶。此外,尚含绿原酸、香草酸等酚酸类成分、甾体、三萜、氨基酸等。

松脂醇二葡萄糖苷

【理化鉴别】 取本品粉末1g,加三氯甲烷10ml,浸渍2h,滤过。滤液挥干,加乙醇1ml,产生具弹性的胶膜。

【含量测定】 按高效液相色谱法测定,本品按干燥品计算,含松脂醇二葡萄糖苷($C_{32}H_{42}O_{16}$)不得少于0.10%。

【药理作用】 ①降压作用:降压有效成分为松脂醇二葡萄糖苷。杜仲的水提物、醇提物及桃叶珊瑚苷对狗、猫、兔等均有不同程度的降压作用。②增强机体免疫功能:杜仲煎剂灌服,对氢化可的松作用下的小鼠巨噬细胞吞噬红细胞功能有明显影响,使吞噬活力增加;皮下注射水提物,能增强小鼠网状内皮系统的吞噬功能;杜仲还能增强机体非特异性免疫功能。此外,杜仲还有抗脂质过氧化、镇痛、镇静、抗炎、利尿、抗应激、减弱子宫收缩等作用。

【功效】 性温,味甘。补肝肾,强筋骨,安胎。用于肝肾不足,腰膝酸痛,筋骨无力,头晕目眩,妊娠漏血,胎动不安。

【附注】 杜仲叶(Eucommiae Folium)为杜仲科植物杜仲 *Eucommia ulmoides* Oliv. 的干燥叶。夏、秋二季枝叶茂盛时采收,晒干或低温烘干。多破碎,完整叶片展平后呈椭圆形或卵形,长 7~15cm,宽 3.5~7cm,表面黄绿色或黄褐色,微有光泽,先端渐尖,基部圆形或广楔形,边缘有锯齿,具短叶柄。质脆,搓之易碎,折断面有少量银白色橡胶丝相连。气微,味微苦。性温,味微辛。补肝肾,强筋骨。用于肝肾不足,头晕目眩,腰膝酸痛,筋骨痿软。

> 案例 9-11 解析:
> 　　1. 杜仲净选加工时应去掉粗皮,杜仲粗皮占整个药材的 20%~30%,属非药用部位,去净粗皮,可提高药物纯度,保证临床用药剂量的准确。
> 　　2. 杜仲含有杜仲胶,它是有效成分溶出的屏障。盐炙后,杜仲胶被破坏,易于有效成分溶出。药理研究亦表明,杜仲盐炙后,增强了补肾安胎、降压作用。

知识拓展

　　杜仲始载于《神农本草经》,列为上品。谓其"主治腰膝痛,补中,益精气,坚筋骨,除阴下痒湿,小便余沥。久服,轻身耐老"。《本草图经》称:"杜仲,江南人谓之檰,初生叶嫩时采食,谓之檰芽。花实苦涩,亦堪入药;木作屐,亦主益脚。"

　　杜仲是杜仲科杜仲属仅存的孑遗植物,仅存在于中国,不仅具有药用价值,还具有很高的经济价值和科学价值。杜仲叶与杜仲皮所含化学成分近似,药理方面有近似的作用,也被《中国药典》所收载。杜仲的皮、叶、果实均含有杜仲胶,可作硬橡胶,加热软化加工成各种形状冷却后不变形,有优良的绝缘、绝热、抗酸碱性能,是制作海底电缆及输油管的重要材料。

十五、蔷 薇 科

　　蔷薇科(Rosaceae)95~125 属,2825~3500 种。我国有 55 属,950 种。重要药用属为木瓜属 *Chaenomeles*、栒子属 *Cotoneaster*、山楂属 *Crataegus*、枇杷属 *Eriobotrya*、苹果属 *Malus*、梅属 *Prunus*、委陵菜属 *Potentilla*、蔷薇属 *Rosa*、悬钩子属 *Rubus*、花楸属 *Sorbus*、绣线菊属 *Spiraea* 等。主要生药有山楂、杏仁、桃仁、郁李仁、木瓜、枇杷叶、覆盆子、金樱子、月季花、乌梅、地榆、仙鹤草、玫瑰花、翻白草等。

　　本科为草本、灌木或乔木;直立匍匐或蔓生。单叶或复叶,多互生,常具明显托叶或托叶早落。花两性,整齐,单生或排成伞房、圆锥花序;花托凸起或凹下;萼片常 5 枚,基部多与花托愈合,形成中空萼筒;花瓣与萼片同数;雄蕊多数,常为 5 的倍数,通常着生于萼筒上缘,形成周位花,花丝分离或结合;心皮 1~5 或多数,离生或稀合生,于房上位、半下位或下位,胚珠 1 至数个,多为 2。果实为蓇葖果、瘦果、核果、蔷薇果或梨果,常具宿萼。种子一般不含胚乳。根据花托或萼筒、雄蕊群和果实的特性,可分为四个亚科:绣线菊亚科、蔷薇亚科、桃亚科、梨亚科。

　　本科植物解剖学特征呈现多样性。具单细胞非腺毛,单生或连合成簇;气孔不定式;某些植物的叶柄、叶表面及叶齿上存在蜜腺。黏液细胞常存在于叶表皮、叶脉及茎的薄壁组织中(如枇杷属)。草酸钙结晶通常为方晶或簇晶;薄壁细胞常含鞣质。

　　本科植物含有的化学成分主要有如下几种。①氰苷类:如苦杏仁苷(amygdalin)和野樱皮苷

(prunasin)。②黄酮类：主要有黄酮醇、黄酮、异黄酮等。③酚酸及鞣质类：包括简单的酚类、酚苷、儿茶酚、没食子酸和逆没食子酸等。④三萜与甾醇类：如五环三萜类化合物熊果酸、齐墩果酸、白桦脂醇及地榆皂苷等。⑤有机酸类：果实多含有苹果酸、柠檬酸、酒石酸、抗坏血酸等。

山楂 Crataegi Fructus

案例 9-12

　　山楂是药食两用食品。新鲜果实是红色的，质硬，果肉薄，味微酸涩，被广泛用于制造冰糖葫芦、果丹皮、山楂饼、山楂罐头等酸甜可口的食品。干燥成熟果实可生用或炒黄、炒焦及炒炭用入药。

问题：

　　山楂的功效及作用有哪些？

【来源】　蔷薇科植物山里红 *Crataegus pinnatifida* Bge. var. *major* N. E. Br. 或山楂 *Crataegus pinnatifida* Bge. 的干燥成熟果实。习称"北山楂"。

【产地】　主产于山东、河北、河南、辽宁等地。多为栽培。

【采制】　秋季果实成熟时采收，切片，干燥。

【植物形态】　山里红：落叶小乔木，小枝通常由刺。叶互生，有长柄；托叶镰形，较大，边缘有齿；叶片广卵形或菱状卵形，5~9羽状浅裂，仅下面一对裂片较深。伞房花序生于枝端或上部叶腋，花瓣5，白色或稍带红晕。梨果球形，直径达2.5cm，深亮红色，有黄白色小斑点，花萼宿存。种子3~5。花期5月，果期8~10月。

山楂：叶3~5羽状深裂，裂片卵状披针形；果实直径1~1.5cm，深红色。

【性状】　呈类球形，直径1~2.5cm，表面深红色，有光泽，布有细小灰白色斑点，顶端有凹窝，边缘有宿萼，习称"石榴嘴"，基部有细果柄或柄痕。通常横切成圆形片，皱缩不平，直径1~2.5cm，厚0.2~0.4cm，果肉深黄色至淡棕色，中部横切片淡黄色，果核5粒浅黄色，但多脱落。气微清香，味酸，微甜（图9-50）。

【显微特征】　粉末暗红棕色至棕色。①石细胞单个散在或成群，无色或淡黄色，类多角形、长圆形或不规则形，直径19~125μm，孔沟及层纹明显，有的胞腔内含深棕色物。②果皮表皮细胞表面观呈类圆形或类多角形，壁稍厚，胞腔内常含红棕色或黄棕色物。③草酸钙方晶或簇晶存于果肉薄壁细胞中（图9-51）。

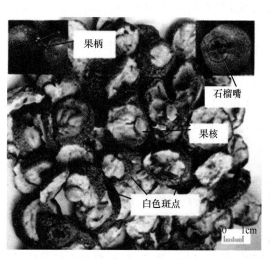

图 9-50　山楂药材图

【化学成分】　主要含黄酮类和有机酸类化合物。黄酮类有金丝桃苷（hyperin）、芦丁、槲皮素（quercetin）、牡荆素（vitexin）及其鼠李糖苷等。有机酸类有柠檬酸及其甲酯、琥珀酸、苹果酸、绿原酸等。尚含山楂酸（maslinic acid）、熊果酸、齐墩果酸等三萜类成分及维生素C、核黄素、胡萝卜素等。

【理化鉴别】　本品粉末加乙酸乙酯超声提取后，与熊果酸对照品以甲苯-乙酸乙酯-甲酸（20：4：0.5）为展开剂，共薄层展开，硫酸乙醇溶液显色。供试品色谱在与对照品色谱相应的位置上，显相同的紫红色斑点；紫外光灯（365nm）下检视，显相同的橙黄色荧光斑点。

【含量测定】　采用酸碱滴定法测定，本品按干燥品计算，含有机酸以柠檬酸计算，不得少于 5.0%。

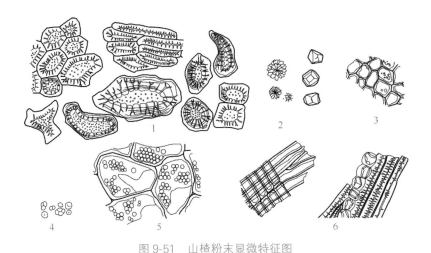

图 9-51　山楂粉末显微特征图

1. 石细胞;2. 草酸钙簇晶和方晶;3. 果皮表皮细胞;4. 淀粉粒;5. 果肉薄壁细胞;6. 纤维

【药理作用】　①对心血管系统的作用:山楂的多种提取物均有一定的强心作用;山楂总提取物、山楂总黄酮、三萜酸及山楂叶提取物对兔、猫均有明显而持久的降压作用;山楂总黄酮有增加冠状动脉流量、抗实验性心肌缺氧和抗心律不齐的作用。②降血脂、抗动脉粥样硬化作用:山楂浸膏可使家兔血中胆固醇及三酰甘油含量明显降低,其降血脂作用主要是通过抑制胆固醇的合成。山楂及山楂黄酮尚可预防脂质代谢紊乱。③促消化作用:山楂含脂肪酶,可促进脂肪的消化。所含多种有机酸和维生素 C 均可提高胃蛋白酶活性,促进蛋白的分解消化。山楂还能促进胃消化酶的分泌,对胃肠功能尚有一定调节作用。④抗菌作用:山楂煎剂和乙醇提取物对痢疾杆菌有较强的抑制作用,对金黄色葡萄球菌、乙型链球菌、大肠杆菌、变形杆菌、炭疽杆菌、白喉杆菌、伤寒杆菌、绿脓杆菌等也有抑制作用。此外,山楂尚有收缩子宫、促进子宫复原,利尿,解痉,镇静及抗癌等作用。

【功效】　性微温,味酸、甘。消食健胃,行气散瘀。用于肉食积滞,小儿疳积,血瘀经闭,产后瘀血作痛,细菌性痢疾,肠炎,高血压症。

【附注】

1. 野山楂　为野山楂 *Crataegus cuneata* Sieb. et Zucc. 的干燥成熟果实,习称“南山楂”。主产江苏、浙江。果实较小,直径 0.8~1.4cm,呈类球形或梨形有的压成饼状;表面棕色至棕红色,无斑点而具细密皱纹,气微弱,味酸、涩。

2. 山楂叶(Crataegi Folium)　为蔷薇科植物山里红 *Crataegus pinnatifida* Bge. var. *major* N. E. Br. 或山楂 *C. pinnatifida* Bge. 的干燥叶。夏、秋二季采收,晾干。多已破碎,完整者展开后呈宽卵形,长 6~12cm,宽 5~8cm,绿色至棕黄色,先端渐尖,基部宽楔形,具 2~6 羽状裂片,边缘具尖锐重锯齿;叶柄长 2~6cm,托叶卵圆形至卵状披针形。气微,味涩、微苦。含黄酮类和有机酸类化合物。性平,味酸。活血化瘀,理气通脉,化浊降脂。用于气滞血瘀,胸痹心痛,胸闷憋气,心悸健忘,眩晕耳鸣,高脂血症。

案例 9-12 解析:

　　山楂生用,长于活血化瘀,常用于高脂血症、高血压病、冠心病等心血管疾病;山楂炒黄,酸味减弱,可缓和对胃的刺激性,用于脾虚食滞,积食停滞;山楂炒焦,酸味减弱,增加苦味,长于消食止泻,用于食积腹泻;山楂炒炭,增加收涩之性,善于止血、止泻,用于胃肠出血或脾虚泄泻。

山楂属一些植物的果实在民间亦作山楂入药,如野山楂 *Crataegus cuneata* Sieb. et Zucc.、湖北山楂 *C.hupehensis* Sarga.、甘肃山楂 *C.kansuensis* Wils.、云南山楂 *C.scabrifolia*（Franch.）Rehd.、华中山楂 *C.wilsonii* Sarg.、中甸山楂 *C.chungtienensis* W. W. Smith、光叶山楂 *C.dahurica Koehne* ex Schneid,功效同山楂。

同属国外一些品种也作药用,如锐刺山楂 *C.oxyacantha* L.、单子山楂 *C.monogyna* 的果实、花、叶已被欧洲药典、英国、法国、德国和瑞士药典收录。

苦杏仁 Armeniacae Semen Amarum

【来源】　蔷薇科植物山杏 *Prunus armeniaca* L. var. *ansu* Maxim.、西伯利亚杏 *Prunussibirica* L、东北杏 *Prunus mandshurica*（Maxim.）Koehne 或杏 *Prunus armeniaca* L. 的干燥成熟种子。

【产地】　我国大部分地区均产,主产于北方,以内蒙古东部、辽宁、河北、吉林产量最大,除杏多栽培外,其余均系野生。

【采制】　夏季采收成熟果实,除去果肉和核壳,取出种子,晒干。

【植物形态】　山杏:落叶乔木,高达 10m。叶互生,叶片宽椭圆形或宽卵形,先端渐尖,基部楔形或近截形,边缘具细锯齿,无毛或下面被毛;花先叶开放,粉红色。核果近球形,果肉薄,果核具网纹;种子 1 枚,扁心形,红棕色,有纵行不规则皱纹,味苦。花期 6 月,果期 6~8 月。

西伯利亚杏:落叶灌木或小乔木,高 2~5m;叶卵形或近圆形。花白色或粉红色;核果近球形,成熟时黄色带红晕。

东北杏:高大乔木,高达 15m;叶缘有粗而深的重锯齿;花白色;核果扁圆形,果核粗糙,两侧扁平。

杏:与山杏基本相似;叶较大,卵圆形;核果较山杏大,心状卵圆形,果肉厚,果核平滑,沿腹缝二侧各有一棱,棱突起锋利者种子味甜,棱平钝者种子味苦。

【性状】　呈扁心形,长 1~1.9cm,宽 0.8~1.5cm,厚 5~8mm,表面黄棕色或红棕色,一端尖,另端钝圆,肥厚,左右不对称,尖端一侧有短线形种脐,圆端合点处向上具多数深棕色的脉纹。种皮薄,子叶 2,乳白色,富油性。气微,味苦(图 9-52)。

【显微特征】　种子横切面:①种皮表皮细

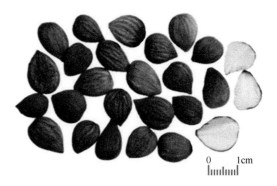

图 9-52　苦杏仁药材图

胞 1 列,其间有近圆形橙黄色石细胞,常单个或 3~5 个成群,突出表皮外,埋于表皮的部位有较大的纹孔。②表皮下为多列薄壁细胞,有小型维管束。③外胚乳为 1 列颓废细胞;内胚乳细胞含糊粉粒及脂肪油,子叶薄壁细胞亦含糊粉及脂肪油(图 9-53、图 9-54)。

粉末:黄白色。①种皮石细胞单个散在或数个成群,淡黄色或黄棕色,侧面观大多呈贝壳形、卵圆形或类圆形,底部较宽,18~60μm,壁厚 3~5μm,层纹无或少见,孔沟甚密,上部壁厚 5~10μm,层纹明显,孔沟少;表面呈类圆形,类多角形,纹孔大而密。②种皮外表皮薄壁细胞棕色或红棕色,多皱缩,常与石细胞相连。③子叶细胞含糊粉粒及油滴;较大的糊粉粒中有细小草酸钙簇晶,直径 2~6μm。此外,尚有内胚乳细胞、螺纹导管等(图 9-55)。

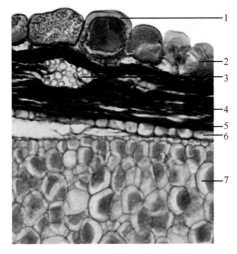

图 9-53　杏(种子)横切面详图
1. 石细胞;2. 表皮;3. 维管束;4. 薄壁细胞;
5. 外胚乳;6. 内胚乳;7. 子叶细胞

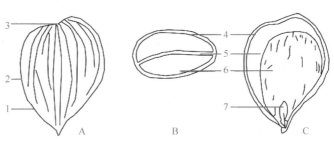

图 9-54　苦杏仁(种子)示意图
A. 外形;B. 横断面;C. 纵剖面
1. 种脐;2. 种脊;3. 合点;4. 种皮;5. 空隙;6. 子叶;7. 胚

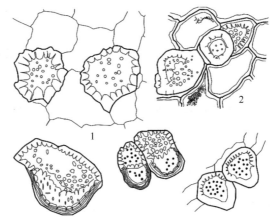

图 9-55　苦杏仁粉末显微特征图
1. 种皮石细胞;2. 种皮外表皮细胞

【化学成分】　含苦杏仁苷(amygdalin)约 3%,脂肪油约 50%;另含苦杏仁酶(emulsin)、樱叶酶。苦杏仁苷经酶或酸水解产生氢氰酸、苯甲醛及葡萄糖。尚含蛋白质和氨基酸。

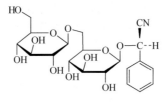

苦杏仁苷

【理化鉴别】
(1)取本品数粒,加水共研,可嗅到苯甲醛的特殊香气。
(2)取本品数粒,捣碎,置试管中,加水数滴使湿润,试管中悬挂一条用碳酸钠试液湿润过的三硝基苯酚试纸,用软木塞塞紧,置 40~50℃的水浴中,10min 内试纸显砖红色(苦味酸钠试验)。

（3）本品粉末经二氯甲烷索氏提取器回流脱脂,甲醇回流提取后,与苦杏仁苷对照品以三氯甲烷-乙酸乙酯-甲醇-水(15∶40∶22∶10)的下层溶剂为展开剂,共薄层展开,0.8%磷钼酸的15%硫酸乙醇溶液浸板显色。供试品色谱在与对照品色谱相应的位置上,显相同颜色的斑点。

【含量测定】 按高效液相色谱法测定,本品含苦杏仁苷($C_{20}H_{27}NO_{11}$)不得少于3.0%。

【药理作用】 ①镇咳平喘作用:小量口服,所含苦杏仁苷经消化酶或胃酸水解,缓缓产生微量氢氰酸,可轻度抑制呼吸中枢起到镇咳平喘作用。②对消化系统的作用:苦杏仁所含大量脂肪油可润肠通便。苦杏仁苷被水解生成的苯甲醛,在体外以及在健康者或溃疡病患者体内,均能抑制胃蛋白酶的活性,从而影响消化功能,对溃疡面有保护作用。③抗肿瘤作用:苦杏仁热水提取物对子宫颈癌 JTC-26 株的抑制率为 50%～70%;给小鼠自由摄食苦杏仁,可抑制艾氏腹水癌的生长,并使生存期延长。此外,苦杏仁尚有抗炎、镇痛、降血脂、抗突变、抗蛲虫感染、治疗再生障碍性贫血等作用。④毒副作用:大量口服苦杏仁可产生中毒,首先作用于延脑的呕吐、呼吸、迷走及血管运动等中枢,引起兴奋,随后进入昏迷、惊厥,继而整个中枢神经系统麻痹而死亡。

【功效】 性微温,味苦,有小毒。降气止咳平喘,润肠通便。用于咳嗽气喘,胸满痰多,肠燥便秘。

【附注】

1. 桃仁(Persicae Semen) 为蔷薇科植物桃 *Prunus persica*(L.)Batsch. 或山桃 *Prunus davidiana*(Carr.)Franch. 的干燥成熟种子。果实成熟时采收,除去果肉及核壳,取出种子,晒干。全国大部分地区均产。桃仁呈扁长卵形,长 1.2～1.8cm,宽 0.8～1.2cm,厚 2～4mm;表面黄棕色至红棕色,密布颗粒状突起。一端尖,中部膨大,另端钝圆稍偏斜,边缘较薄。尖端一侧有短线形种脐,圆端有颜色略深不甚明显的合点,自合点处散出多数纵向维管束。种皮薄,子叶 2,类白色,富油性。气微,味微苦。山桃仁:呈类卵圆形,较小而肥厚。含苦杏仁苷及多量脂肪油。性平,味苦、甘。活血祛瘀,润肠通便,止咳平喘。用于经闭痛经、癥瘕痞块,肺痈肠痈,跌扑损伤,肠燥便秘,咳嗽气喘。

2. 甜杏仁 为蔷薇科植物杏 *Prunus armeniaca* L. 的栽培品种味淡的种子,稍大而扁,长 1.2～2.1cm,宽 0.9～1.6cm,厚 5～6mm,基部略对称,子叶接合面不现空隙。含苦杏仁苷约 0.17%,脂肪油 40%～60%。滋润养肺;用于肺虚咳嗽,大便燥结。

木瓜 Chaenomeli Fructus

【来源】 蔷薇科植物贴梗海棠 *Chaenomeles speciosa*(Sweet)Nakai 的干燥近成熟果实,习称"皱皮木瓜"。

【产地】 主产于四川、湖北、安徽、浙江等地。

【采制】 夏、秋二季果实绿黄时采收,置沸水中烫至外皮灰白色,对半纵剖,晒干。

【性状】 长圆形,多纵剖成两半,长 4～9cm,宽 2～5cm,厚 1～2.5cm。外表面紫红色或红棕色,有不规则的深皱纹;剖面边缘向内卷曲,果肉红棕色,中心部分凹陷,棕黄色;种子扁长三角形,多脱落。质坚硬。气微清香,味酸。

【化学成分】 含齐墩果酸和熊果酸等皂苷、黄酮类、苹果酸、酒石酸、柠檬酸等有机酸及鞣质;种子含氢氰酸。

【功效】 性温,味酸。舒筋活络,和胃化湿。用于湿痹拘挛,腰膝关节酸重疼痛,暑湿吐泻,转筋挛痛,脚气水肿。

枇杷叶 Eriobotryae Folium

【来源】 蔷薇科植物枇杷 *Eriobotrya japonica*(Thunb.)Lindl. 的干燥叶。

【产地】 主产于广东、浙江、华东、中南、西南地区。

【采制】 全年均可采收,晒至七成干时,扎成小把,再晒干。

【性状】 叶片长椭圆形或长倒卵形,长 12～30cm,宽 4～9cm,先端尖,基部楔形,边缘有疏锯齿,近其部全缘。上表面灰绿色、黄棕色或红棕色,较光滑;下表面密被黄棕色绒毛,主脉于下表面显著突起,侧脉羽状;叶柄极短,被棕黄色绒毛。革质而脆,易折断。气微,味微苦。

【化学成分】 含苦杏仁苷、熊果酸、齐墩果酸、鞣质、维生素 B_1 和 C 及微量砷。鲜叶含挥发油 0.04%~0.1%,油中主要含反式苦橙油醇(D-nerolidol)与反-反式金合欢醇(trans-trans-farnesol)等。

【功效】 性微寒,味苦。清肺止咳,降逆止呕。用于肺热咳嗽,气逆喘急,胃热呕逆,烦热口渴。

十六、豆　科

豆科[Leguminosae(Fabaceae)]为被子植物中第三大科,仅次于菊科及兰科,约 650 属,18 000 种,广布于世界各地。我国有 167 属,1673 种,各省区均有分布。本科分为三个亚科:含羞草亚科、云实亚科和蝶形花亚科。重要药用属为甘草属 Glycyrrhiza、黄芪属 Astragalus、决明属 Cassia、槐属 Sophora、葛属 Pueraria 等。主要生药有甘草、黄芪、葛根、苦参、鸡血藤、合欢皮、番泻叶、补骨脂、决明子、山豆根、苏木、降香、广金钱草、槐米等。

本科为乔木、灌木或草本。叶常互生,多为复叶,有托叶和叶枕。花序总状;花两性,萼片与花瓣均为 5;花冠多两侧对称,为蝶形(蝶形花亚科)或假蝶形(云实亚科),少数为辐射对称(含羞草亚科);雄蕊常为 10,多成二体雄蕊;心皮通常 1,子房上位,胚珠 1 至多数,边缘胎座。荚果。种子无胚乳。

本科植物具有各种类型的毛茸,腺毛广泛存在。叶表皮气孔常为平轴式;某些植物小叶的叶肉组织为等面型,叶脉部位有晶鞘纤维,有的厚壁细胞中含草酸钙方晶。分泌组织较少见,分泌物常具有各种色泽(如鸡血藤)。

本科植物所含化学成分类型多样,富含黄酮类、生物碱类、三萜皂苷类等成分,这些成分表现出多方面的生物活性。①黄酮类:甘草属植物中的甘草黄苷(liquiritin)、甘草素(liquiritigenin)、异甘草素(isoliquiritigenin)等黄酮类成分有抗溃疡活性。葛根中的葛根素(puerarin)等异黄酮类成分在心血管系统方面有广泛的活性,槐米中的芦丁(rutin)可以维持血管正常渗透压、减低血管脆性,有预防血管脆化和防止毛细血管性出血的作用。②生物碱类:有苦参碱(matrine)和氧化苦参碱(oxymatrine)具有抗肿瘤、抗病原微生物及提高机体免疫等作用;双稠吡咯啶型(pyrrolizidine)生物碱,如野百合碱(monocrotaline)有抗癌活性,也有明显的肝脏毒性。③三萜皂苷:甘草中的甘草甜素(glycyrrhizin)可以抑制艾滋病病毒增殖,还有抗菌、保肝、镇咳、祛痰等作用。黄芪中的黄芪甲苷可以增进巨噬细胞的吞噬功能。④蒽醌类:决明属中的番泻苷,具有降血脂和泻下等作用。⑤香豆素类:补骨脂中的补骨脂素(psoralen)、异补骨脂素(isopsoralen)等成分有致光敏等活性。⑥多糖:黄芪多糖有增进巨噬细胞的吞噬功能、保护免疫器官、抗癌等多方面的药理作用。甘草所含多糖类成分有抗病毒活性。

黄芪 Astragali Radix

案例 9-13

　　黄芪为补气良药,以补虚为主,常用于体衰日久、言语低弱、脉细无力者。有些人一遇天气变化就容易感冒,中医称为"表不固",可用黄芪来固表,常服黄芪可以避免经常性的感冒。在市场上有以同科植物紫花苜蓿、蓝花棘豆、大野碗豆、锦鸡儿及锦葵科植物圆叶锦葵的干燥根冒充黄芪。

问题:

　　正品黄芪的主要性状鉴别要点是什么?

【来源】 豆科植物蒙古黄芪 Astragalus membranaceus(Fisch.)Bge. var. mongholicus(Bge.)Hsiao

或膜荚黄芪 *Astragalus membranaceus* (Fisch.) Bge. 的干燥根。

【产地】 主产于山西、黑龙江及内蒙古。产于山西绵山者,习称"西黄芪"或"绵芪";产于黑龙江、内蒙古者,习称"北黄芪"。野生或栽培,现以栽培的蒙古黄芪质佳。

【采制】 春、秋季采挖,除去泥土、须根及根头,晒至六、七成干,分别大小,理直扎捆后晒至全干。

【植物形态】 蒙古黄芪:多年生草本,高 40~80cm。主根粗长,较直。茎直立,上部有分枝。奇数羽状复叶互生,小叶 12~18 对;小叶片椭圆形或长圆形,下面被柔毛,托叶披针形。总状花序腋生;花冠黄色至浅黄色,旗瓣长圆状倒卵形,翼瓣及龙骨瓣均有长爪。荚果膜质,膨胀成半卵圆形,无毛。花期 6~7 月,果期 7~9 月。

膜荚黄芪:与上种相似,小叶 6~13 对,小叶片较大,卵状披针形或椭圆形;荚果被黑色或黑白相间的短伏毛。

【性状】 呈圆柱形,有的有分枝,上端较粗,长 30~90cm,直径 1~3.5cm。表面淡棕黄色或淡棕褐色,有不整齐的纵皱纹或纵沟。质硬而韧,不易折断,断面纤维性强,并显粉性,皮部黄白色(玉栏),木部淡黄色(金井),有放射状纹理和裂隙(菊花心),老根中心偶呈枯朽状,黑褐色或呈空洞。气微,味微甜,嚼之微有豆腥味(图 9-56)。

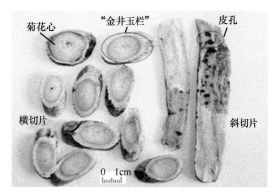

图 9-56 蒙古黄芪药材图

【显微特征】 根横切面:①木栓细胞多列;栓内层为 3~5 列厚角细胞。②韧皮部射线外侧常弯曲,有裂隙;纤维成束,壁厚,木化或微木化,与筛管群交互排列;近栓内层处有时可见石细胞。③形成层成环。④木质部导管单个散在或 2~3 个相聚;导管间有木纤维;射线中有时可见单个或 2~4 个成群的石细胞。薄壁细胞含淀粉粒(图 9-57、图 9-58)。

粉末黄白色。①纤维成束或散离,直径 8~30μm,壁厚,表面有纵裂纹,初生壁常与次生壁分离,两端常断裂成须状,或较平截。②具缘纹孔导管无色或橙黄色,具缘纹孔排列紧密。③石细胞少见,圆形、长圆形或形状不规则,壁较厚(图 9-59)。

【化学成分】 主要含三萜皂苷类、黄酮类、多糖等成分。三萜皂苷类有黄芪皂苷(astragaloside)Ⅰ~Ⅷ 及大豆皂苷 Ⅰ(soyasaponin Ⅰ)。黄酮类:蒙古黄芪含芒柄花素(formononetin)、毛蕊异黄酮(calycosin)及其葡萄糖苷、(3*R*)-2′,3′-二羟基-7,4-二甲氧基异黄酮,3′-羟基-9,10-二甲氧基紫檀烷-(3′-hydroxy-9,10-dimethoxyplerocarpane)及其葡萄糖苷、2′-羟基-3′,4′-二甲氧基异黄烷-7-*O*-β-D-葡萄糖苷等。膜荚黄芪含芒柄花素、毛蕊异黄酮及其葡萄糖苷、2′,4′-二羟基-5,6-二甲氧基二氢异黄烷及熊竹素(kumatakenin)等。多糖类成分有黄芪多糖 Ⅰ、Ⅱ、Ⅲ(astraglalan Ⅰ、Ⅱ、Ⅲ),黄芪多糖 Ⅰ 和 Ⅱ 均有显著的免疫促进活性;还有葡聚糖 AG-1 和 AG-2、杂多糖 AH-1 和 AH-2,AG-1 亦有免疫促进作用。此外,尚含胡萝卜苷、γ-氨基丁酸、天冬酰胺、刀豆氨酸、胆碱、甜菜碱、叶酸等。

【理化鉴别】

(1) 本品粉末加甲醇水浴上回流,滤过,滤液上中性氧化铝柱,用 40% 甲醇洗脱,收集洗脱液,蒸干,加水溶解,用水饱和的正丁醇萃取,正丁醇液蒸干,加甲醇溶解作为供试品溶液,与黄芪甲苷对照品液,以氯仿-甲醇-水(13:7:2)的下层液为展开剂,共薄层展开,10% 硫酸乙醇溶液显色。供试品色谱在与对照品色谱相应的位置上,日光下显相同的棕褐色斑点;紫外灯(365nm)下显相同的橙黄色荧光斑点。

(2) 本品粉末乙醇提取后的乙酸乙酯液,与黄芪对照药材溶液以三氯甲烷-甲醇(10:1)为展开剂,共薄层展开,置氨蒸气中熏后,紫外光灯(365nm)下检视,供试品色谱中在与对照药材色谱相应的位置上,显相同颜色的荧光斑点。

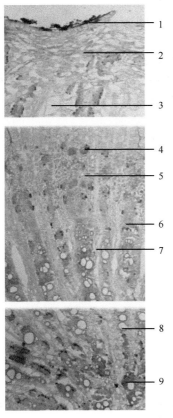

图 9-57　黄芪(根)横切面详图
1. 木栓层;2. 栓内层;3. 裂隙;4. 韧皮纤维束;
5. 韧皮部;6. 形成层;7. 木射线;8. 导管;
9. 木纤维束

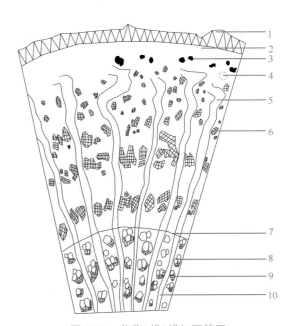

图 9-58　黄芪(根)横切面简图
1. 木栓层;2. 栓内层;3. 石细胞;4. 管状木栓组织;
5. 韧皮射线;6. 韧皮纤维束;7. 形成层;8. 导管;
9. 木纤维束;10. 木射线

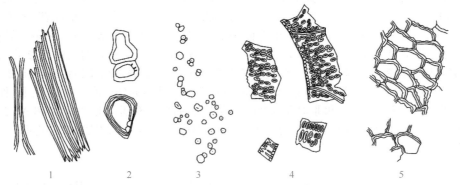

图 9-59　黄芪(根)粉末显微特征图
1. 纤维;2. 石细胞;3. 淀粉粒;4. 导管;5. 木栓细胞

	R_1	R_2	R_3	R_4
黄芪皂苷 I	glc	H	Ac	Ac
黄芪皂苷 II	glc	H	Ac	Ac
黄芪皂苷 III	H	H	glc	H
黄芪皂苷 IV	glc	H	H	H
黄芪皂苷 V	H	glc	glc	H
黄芪皂苷 VI	glc	H	glc	H
黄芪皂苷 VII	glc	glc	H	H

芒柄花黄素	R=H
毛蕊异黄酮	R=OH

【含量测定】 按高效液相色谱法测定,本品按干燥品计算,含黄芪甲苷(黄芪皂苷IV,$C_{41}H_{68}O_{14}$)不得少于 0.040%;含毛蕊异黄酮葡萄糖苷($C_{22}H_{22}O_{10}$)不得少于 0.020%。

【药理作用】 ①增强和调节免疫功能:黄芪、黄芪多糖及黄芪甲苷对免疫系统具有广泛的作用,以免疫增强和免疫调节为主。②利尿作用:黄芪有显著的利尿作用,对多种实验性动物肾炎有预防和阻抑作用,能明显减轻肾病变,减少尿中蛋白;对轻、中度肾衰竭亦有明显改善作用。③提高机体应激能力:黄芪及黄芪多糖均有抗疲劳、抗缺氧、抗辐射、抗衰老和耐低温和耐高温等作用。④对心血管系统的作用:黄芪甲苷、总皂苷、总黄酮对大鼠心肌缺血-再灌注引起的心功能损害均具有保护作用。⑤保肝作用:黄芪总苷对体内外急慢性肝损伤有明显的保护作用,而且可抑制两种人肝癌细胞株的增殖及γ-谷氨酰转移酶活性,升高白蛋白含量。此外,黄芪还有抑制流感病毒、降血糖、抗炎、镇静、镇痛等作用。

【功效】 性温,味甘。补气升阳,固表止汗,利水消肿,生津养血,行滞通痹,托毒排脓,敛疮生肌。用于气虚乏力,食少便溏,中气下陷,久泻脱肛,便血崩漏,表虚自汗,气虚水肿,内热消渴,血虚萎黄,半身不遂,痹痛麻木,痈疽难溃,久溃不敛。

【附注】 红芪(Hedysari Radix):豆科植物多序岩黄芪 *Hedysarum polybotrys* Hand. -Mazz. 的干燥根。圆柱形,长 10~50cm,直径 0.6~2cm;表面灰红棕色,有纵皱纹、横长皮孔样突起及少数支根痕,外皮易脱落,剥落处淡黄色。质硬而韧,不易折断,断面纤维性,并显粉性,皮部黄白色,木部淡黄棕色,射线放射状,形成层环浅棕色。气微,味微甜,嚼之有豆腥味。功效与黄芪类同。

案例9-13解析:

正品黄芪的鉴定要点:淡棕色或黄色,圆柱形,上端粗下渐细,表面有纵皱纹及横向皮孔,质坚韧。断面纤维状,显粉性,皮部黄白色,木质部黄色,有放射状文理。味微甜,嚼有豆腥味。

常见的黄芪伪品共同特点是:外形亦呈圆柱形,但个体均较小;色近似棕色或深棕色;有的根部有分叉;质或坚或韧或脆;断面多成纤维性或刺状;味或淡而甜有豆腥味,或微甜无豆腥味,或苦伴豆腥味很浓,或有刺激性。

知识拓展

地区习惯用药:同属其他植物的根在某些地区也作黄芪用。

(1)金翼黄芪 *A. chrysopterus* Bge.,习称"小黄芪"或"小白芪",产于河北、青海、甘肃、山西。

(2)多花黄芪 *A. floridus* Benth.,主产于四川、西藏。

(3)梭果黄芪 *A. ernestii* Comb.,主产于四川理塘一带,产量较大。

(4)塘谷耳黄芪 *A. tongolensis* Ulbr.,习称"白大芪"、"马芪"或"土黄芪",产于青海、甘肃。

(5)单蕊黄芪 *A. monadelphus* Bunge. ex Maxim.,在商品中比较少见,产于青海、甘肃、四川。

甘草 Glycyrrhizae Radix et Rhizoma

> **案例 9-14**
>
> 甘草因其和百药,解百毒,在中药处方中最为常用。近年来,甘草及甘草酸制剂,如复方甘草片、复方甘草合剂、甘草甜素片、甘草甜素注射剂等在临床上应用广泛,如治疗脾胃虚弱的慢性胃肠炎及热毒雍盛的咳嗽、咽炎等。关于长期或大剂量服用甘草及甘草酸制剂会引起"假性醛固酮增多症"的报道也逐渐增多。
>
> **问题:**
>
> 长期或大剂量服用甘草及甘草酸制剂引起"假性醛固酮增多症"的原因?

【来源】 豆科植物甘草 *Glycyrrhiza uralensis* Fisch.、胀果甘草 *Glycyrrhiza infata* Bat. 或光果甘草 *Glycyrrhiza glabra* L. 的干燥根和根茎。

【产地】 甘草按产地分为西甘草和东甘草,前者产于内蒙古、陕西、甘肃、青海、新疆,后者产于东北及河北、山西等地,以内蒙古杭锦旗、磴口一带所产的品质最佳。胀果甘草与光果甘草主产于新疆、甘肃。

【采制】 春、秋二季采挖,除去须根,晒干。刮去栓皮干燥者称粉甘草。

【植物形态】 甘草:多年生草本,高 30~100cm,全株被白色短毛和腺鳞或腺毛。根茎圆柱形,横走,主根甚长,粗壮,外皮红棕色。茎直立,稍带木质,小枝有棱角。羽状复叶互生,小叶 7~17,卵形或宽卵形;托叶披针形,早落。总状花序腋生,花密集;花萼钟形,5 裂;花冠蝶形,紫红色或蓝紫色;雄蕊 10,二体。荚果弯曲成镰刀状或环状,密被黄褐色刺状腺毛。种子 6~8,肾形,黑色,光滑。花期 6~7 月,果期 7~9 月。

胀果甘草:植物体局部密被淡黄褐色鳞片状腺体,无腺毛;小叶 3~7,卵形或矩圆形,边缘波状;荚果短小而直,膨胀,无腺毛;种子数目较少。花期 7~8 月。

光果甘草:荚果扁直,长圆形,无毛;种子数目较少。花期 6~8 月。

【性状】 甘草:根呈圆柱形,长 25~100cm,直径 0.6~3.5cm。外皮松紧不一。表面红棕色或灰棕色,具显著的纵皱纹、沟纹、皮孔及稀疏的细根痕。质坚实,断面略显纤维性,黄白色,粉性,形成层环明显,射线放射状,有的有裂隙。根茎呈圆柱形,表面有芽痕,断面中部有髓。气微,味甜而特殊(图 9-60)。

胀果甘草:根和根茎木质粗壮,有的分枝,外皮粗糙,多灰棕色或灰褐色。质坚硬,木质纤维多,粉性小。根茎不定芽多而粗大。

光果甘草:根和根茎质地较坚实,有的分枝,外皮不粗糙,多灰棕色,皮孔细而不明显。

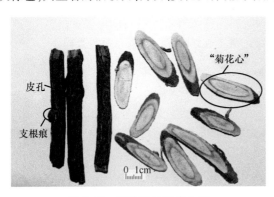

图 9-60 甘草药材与饮片图

【显微特征】 横切面:①木栓层为数列棕色细胞;栓内层较窄。②韧皮部射线宽广,多弯曲,常现裂隙;纤维多成束,非木化或微木化,周围薄壁细胞常含草酸钙方晶;筛管群常因压缩而变形。③束内形成层明显。④木质部射线宽 3~5 列细胞;导管较多,直径约至 160μm;木纤维成束,周围薄壁细胞亦含草酸钙方晶。根中心无髓;根茎中心有髓(图 9-61、图 9-62)。

粉末淡棕黄色。①纤维成束,直径 8~14μm,壁厚,微木化,周围薄壁细胞含草酸钙方晶,形成晶纤维。②草酸钙方晶多见。③具缘纹孔导管较大,稀有网纹导管。④木栓细胞红棕色,多角形,微木化。⑤淀粉粒众多,单粒椭圆形、卵形或类圆形,脐点有的可见,复粒稀少(图 9-63)。

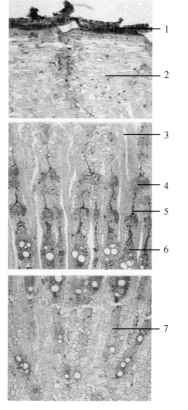

图 9-61 甘草(根)横切面详图

1. 木栓层;2. 皮层;3. 裂隙;4. 韧皮纤维束;
5. 韧皮部;6. 形成层;7. 木质部

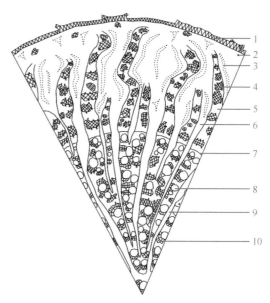

图 9-62 甘草(根)横切面简图

1. 木栓层;2. 草酸钙方晶;3. 裂隙;4. 韧皮纤维束;
5. 韧皮部;6. 韧皮射线;7. 形成层;8. 导管;
9. 木射线;10. 木纤维束

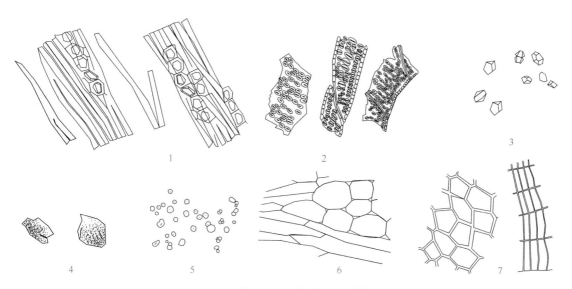

图 9-63 甘草(根及根茎)粉末显微特征图

1. 纤维及晶鞘纤维;2. 导管;3. 草酸钙方晶;4. 棕色块;5. 淀粉粒;6. 薄壁细胞;7. 木栓细胞

【化学成分】 含三萜皂苷类、黄酮类、香豆素类、生物碱类、多糖类等成分。三萜皂苷类化合物甘草甜素(glycyrrhizin),系甘草的甜味成分,是甘草酸(glycyrrhizic acid)的钾、钙盐。甘草酸水解后产生1分子18β-甘草次酸和2分子葡萄糖醛酸。黄酮类主要有甘草苷(liquiritin)、甘草苷元(甘草素,liquiritigenin)、异甘草苷(isoliquiritin)、异甘草苷元(异甘草素,isoliquiritigenin)、新甘草苷(neoliquiritin)、新异甘草苷(neoisoliquiritin)、甘草西定(licoricidin)等。

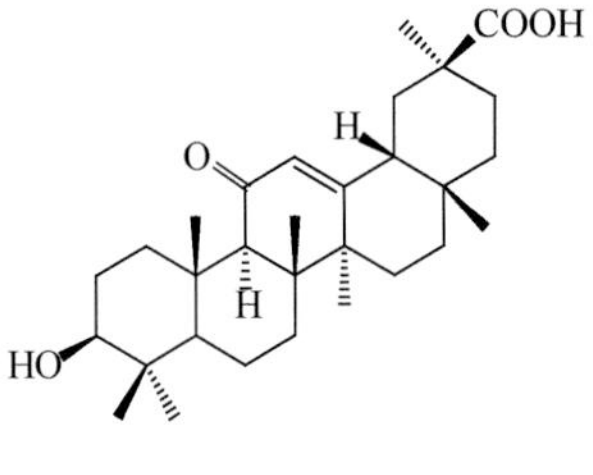

18β-甘草次酸

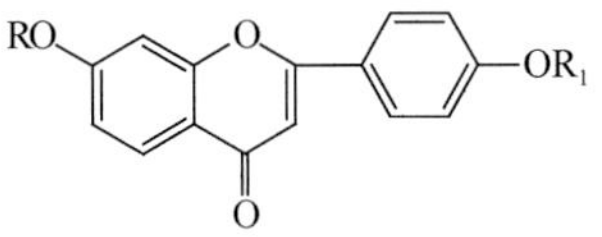

甘草苷元　R=R$_1$=H
甘草苷　　R=H,　R$_1$=glc
新甘草苷　R=glc, R$_1$=H

【理化鉴别】

(1) 本品粉末置白瓷板上,加80%硫酸数滴,显黄色,渐变橙黄色(甘草甜素反应)。

(2) 本品粉末乙醚提取,甲醇溶解液,与甘草对照药材和甘草酸胺对照品液,以乙酸乙酯-甲酸-冰醋酸-水(15:1:1:2)为展开剂,共薄层展开,喷以10%硫酸乙醇溶液,紫外光灯(365nm)下检视。供试品色谱在与对照药材色谱相应的位置上,显相同颜色(橙黄色)的荧光斑点。

【含量测定】 按高效液相色谱法测定,本品按干燥品计算,含甘草苷(C$_{21}$H$_{22}$O$_9$)不得少于0.50%;甘草酸(C$_{42}$H$_{62}$O$_{16}$)不得少于2.0%。

【药理作用】 ①抗溃疡、解痉作用:甘草浸膏及除去甘草甜素的部分对幽门结扎、醋酸、乙酰胆碱和组胺引起的动物实验性胃溃疡均有显著的抑制作用。甘草浸膏对在体兔胃的运动有明显抑制作用;所含黄酮类对离体豚鼠肠管也有明显抑制作用,并能解除乙酰胆碱、氯化钡和组胺引起的肠痉挛,以异甘草苷元的解痉作用最强。②止咳祛痰作用:18β-甘草次酸及其衍生物有显著的中枢性镇咳作用;甘草皂苷尚能促进咽喉和支气管的分泌,呈现祛痰镇咳作用。③抗菌和抗病毒作用:甘草醇提取物及甘草酸钠对金黄色葡萄球菌、结核杆菌、大肠杆菌、阿米巴原虫和滴虫均有抑制作用。甘草多糖对艾滋病病毒、水疱性口炎病毒、Ⅱ型腺病毒、Ⅰ型单纯疱疹病毒和牛痘病毒均有明显的抑制作用。④肾上腺皮质激素样作用:甘草甜素、甘草次酸对多种实验性动物炎症模型均有明显的抗炎作用,并能抑制过敏递质的释放,减轻马血清引起的豚鼠变态反应。上述作用均与其类皮质激素样作用有关。⑤解毒作用:甘草对多种药物、代谢产物、细菌毒素、农药及食物中毒都有一定的解毒作用。甘草的解毒作用与甘草甜素的吸附、葡萄糖醛酸的结合解毒及甘草次酸的肾上腺皮质激素样作用等有关。此外,甘草尚有保肝、降血脂、抗凝血、抗心律失常、抗癌等作用。

【功效】 性平,味甘。补脾益气,清热解毒,祛痰止咳,缓急止痛,调和诸药。用于脾胃虚弱,倦怠乏力,心悸气短,咳嗽痰多,脘腹、四肢挛急疼痛,痈肿疮毒,缓解药物毒性、烈性。

案例9-14解析:

　　长期或大剂量服用甘草及甘草酸制剂会引起"假性醛固酮增多症"。表现为全身乏力,四肢麻木,不能站立行走,头痛、胸闷、血压升高、腹胀、血钾明显降低;严重者可出现心律紊乱、呼吸困难。高血压、低血钾、水肿、醛固酮水平低是假性醛固酮增多症的主要特征。

　　甘草甜素及甘草次酸的化学结构与皮质激素很相似,可与盐皮质激素受体结合,直接发挥其盐皮质激素样活性,促进Na$^+$的重吸收。此外,甘草甜素还协同增强其他糖皮质激素的生物活性,加强肾小管对Na$^+$和水的重吸收。随着Na$^+$和水分布异常,钾从细胞外转移到细胞内,这一转移使细胞内外钾浓度发生变化,出现低血钾。所以甘草不宜大剂量久服。

知识拓展

　　甘草始载于《神农本草经》,列为上品。因其清平无毒,有调和诸药之功效,被尊称为"众药之王"、"国老";历来有"十方九草"、"无草不成方"之说。

　　甘草全身是宝,甘草酸是非常珍贵的天然皂苷,有显著的促肾上腺素皮质激素作用,可用于人体抗衰老、抗炎、降压、增强机体免疫力、提高生理功能、抑制癌细胞生长等,被国外专家称为"仙草"、"神草"。随着对甘草的深入研究,甘草正广泛地应用到医药、食品、饮料、烟草、化工、酿造、国防等行业;甘草茎叶也是优质饲料。不仅如此,甘草还具有抗逆性强、耐瘠薄土壤、耐半干旱、耐盐碱等功能,野生甘草只生长在沙漠、戈壁滩、绿洲之间的狭窄地带,是防风固沙的能手。

番泻叶 Sennae Folium

案例 9-15

　　有人买到番泻叶,服用后无泻下作用,观察性状特征为长椭圆形或倒卵形,先端钝圆或微凹,或具有刺突,基部对称或不对称,表面灰黄绿色至红棕色,下表面灰绿色,两面均有较多的毛茸,主脉突出,其基部及小叶柄处毛茸多而密;闻之气微。

问题:

　　此叶是什么? 和正品番泻叶怎么区别?

　　【来源】　豆科植物狭叶番泻 *Cassia angustifolia* Vahl 或尖叶番泻 *Cassia acutifolia* Delile 的干燥小叶。

　　【产地】　狭叶番泻叶主产于印度南端的丁内未利(Tinnevelly),习称"印度番泻叶"或"丁内未利番泻叶";埃及、苏丹亦产。尖叶番泻叶主产于埃及的尼罗河中上游,由埃及的亚历山大港输出,习称"埃及番泻叶"或"亚历山大番泻叶"。我国广东、海南及云南西双版纳等地亦有栽培。

　　【采制】　狭叶番泻叶在开花前摘下叶片,阴干后用水压机打包。尖叶番泻在9月间果实将成熟时,剪下枝条,摘取叶片晒干,按全叶或碎叶分别包装。

　　【植物形态】　狭叶番泻:小灌木。双数羽状复叶,小叶4~8对,卵状披针形至线状披针形,先端急尖,基部稍不对称,具短柄。总状花序腋生;萼片5,长卵形;花瓣5,倒卵形,黄色;雄蕊10;子房具柄,被疏毛。荚果扁平长方形,背缝顶端有清楚的尖突;种子8枚。花期9~12月,果期次年3月。

　　尖叶番泻:与上种相似,小叶4~5对,长卵形,先端急尖,叶基不对称。荚果的尖突微小不显;种子6~7枚。

　　【性状】　狭叶番泻:长卵形或卵状披针形,长1.5~5cm,宽0.4~2cm,叶端急尖,叶基稍不对称,全缘。上表面黄绿色,下表面浅黄绿色,无毛或近无毛,叶脉稍隆起。革质。气微弱而特异,味微苦,稍有黏性(图9-64)。

　　尖叶番泻:披针形或长卵形,略卷曲,叶端短尖或微突,叶基不对称,两面均有细短毛茸。

　　【显微特征】　横切面:①表皮细胞1列,长方形,外被角质层,内含黏液质;上下表皮均有气孔和单细胞非腺毛。②叶肉组织为等面型,上下均有1列栅栏细胞,上栅栏细胞长柱状,通过主脉,下栅栏细胞较短;海绵细胞中常含草酸钙簇晶。③主脉维管束外韧型,上下两侧均有微木化的中柱鞘纤维束,其外侧薄壁细胞常含草酸钙方晶(图9-65)。

　　粉末淡绿色或黄绿色。①晶纤维多,草酸钙方晶直径12~15μm。②非腺毛单细胞,长100~350μm,直径12~25μm,壁厚,有疣状突起。③草酸钙簇晶存在于叶肉薄壁细胞中,直径9~20μm。④上下表皮细胞表面观呈多角形,垂周壁平直;上下表皮均有气孔,主为平轴式,副卫细胞大多为2个,也有3个(图9-66)。

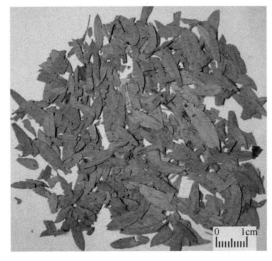

图 9-64　番泻叶药材图

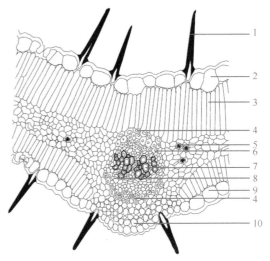

图 9-65　番泻叶横切面图

1. 非腺毛；2. 上表皮；3. 栅栏组织；4. 中柱鞘纤维；
5. 草酸钙簇晶；6. 草酸钙方晶；7. 木质部；8. 韧皮部；
9. 下表皮；10. 厚角组织

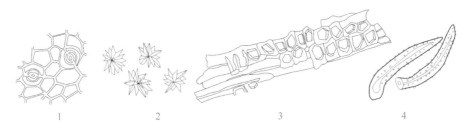

图 9-66　番泻叶粉末显微特征图

1. 表皮细胞及平轴式气孔；2. 草酸钙簇晶；3. 晶鞘纤维；4. 单细胞非腺毛

【化学成分】　主要含二蒽酮苷类化合物,如番泻叶苷 A、B、C、D(sennoside A、B、C、D)、芦荟大黄素二蒽酮苷(aloeemodin dianthrone diglucoside)等;还含有蒽醌及其苷类化合物,如大黄酚(chrysophanol)、芦荟大黄素(aloeemodin)、大黄酸(rhein)及其葡萄糖苷等。

【理化鉴别】

(1) 本品粉末 25mg,加水 50ml 和盐酸 2ml,置水浴中加热 15min,放冷,加乙醚 40ml,振摇提取,分取醚层,通过无水硫酸钠层脱水,滤过,取滤液 5ml,蒸干,放冷,加氨试液 5ml,溶液显黄色或橙色,置水浴中加热 2min 后,变为紫红色(检查蒽苷类)。

(2) 本品粉末经稀乙醇提取,石油醚(60~90℃)脱脂后加稀乙醇,与番泻叶对照药材溶液以乙酸乙酯-正丙醇-水(4:4:3)为展开剂,共薄层展开,紫外光灯(365nm)下检视。供试品色谱在与对照药材色谱相应的位置上,显相同颜色的荧光斑点;20% 硝酸溶液加热,放冷,再喷以 5% 氢氧化钾的稀乙醇溶液,供试品色谱在与对照药材色谱相应的位置上,显相同颜色的斑点。

【含量测定】　按高效液相色谱法测定,本品按干燥品计算,含番泻苷 A($C_{42}H_{38}O_{20}$)和番泻苷 B($C_{42}H_{38}O_{20}$)的总量,不得少于 1.1%。

【药理作用】　①泻下作用:其泻下有效成分及其泻下作用机制均与大黄相似,但本品不含大量鞣质类成分,故无泻下后继便秘的不良反应,可用于习惯性便秘。②止血作用:番泻叶止血有效成分为游离蒽醌类衍生物,能使血凝时间缩短,促进血小板生成和增强毛细血管抵抗力,番泻叶中含有晶鞘纤维与草酸钙簇晶也具有局部止血作用。③抗菌、消炎与利胆作用:番泻苷 A 等有利胆、松弛奥狄括约肌及较强的抗菌消炎作用。水浸剂(1:4)在试管内对某些致病性皮肤真菌有抑制作用。

【功效】　性寒,味甘、苦。泻热行滞,通便,利水。用于热结积滞,便秘腹痛,水肿胀满。

案例 9-15 解析:

此叶为耳叶番泻叶,含蒽苷极微,不具泻下作用,故不可代替番泻叶药用。此伪品在进口番泻叶中有时掺入较多,最高达 60%,掺杂的越多,商品的质量越劣,服用后大大影响疗效,故应细辨之。

(1)正品番泻叶:叶片呈长卵状披针形至线状披针形,先端尖而有锐刺,基部略不对称,表面黄绿色,下表面浅黄绿色,稍有毛茸,叶背叶脉凸出;革质,略具韧性,有因打包加压而中脉留下横斜压纹;闻之气微而特异,口尝味微苦,稍有黏性。

(2)伪品耳叶番泻叶:呈长椭圆形或倒卵形,先端钝圆或微凹,或具有刺突,基部对称或不对称,表面灰黄绿色至红棕色,下表面灰绿色,两面均有较多的毛茸,主脉突出,其基部及小叶柄处毛茸多而密;闻之气微,无正品的特异味道,口尝味亦苦。

知识拓展

(1)番泻实:狭叶番泻和尖叶番泻的未成熟果实,国外供药用,含蒽醌衍生物 1.3%~1.4%。

(2)卵叶番泻叶:为同属植物卵叶番泻 *C.obovata* Colladon 的干燥小叶,主产于埃及、意大利,习称"意大利番泻叶"。小叶片呈倒卵形,先端具棘刺,被短毛。显微特征为下表皮细胞呈乳状突起,可资区别。本品含蒽醌总量约 3.8%,亦可供药用。

(3)耳叶番泻叶:为同属植物耳叶番泻 *C.auriculata* L. 的干燥小叶,常混入进口狭叶番泻叶中。本品含蒽苷极微,不具泻下作用,不可供药用。

葛根 Puerariae Lobatae Radix

【来源】　豆科植物野葛 *Pueraria lobata*(Willd.)Ohwi 的干燥根。

【产地】　主产于湖南、河南、广东、浙江、四川,习称"野葛"。

【采制】　秋、冬二季采挖,趁鲜切成厚片或小块,干燥。

【性状】　呈纵切的长方形厚片或小方块,长 5~35cm,厚 0.5~1cm。外皮淡棕色至棕色,有纵皱纹,粗糙。切面黄白色至淡黄棕色,有的纹理明显。质韧,纤维性强。气微,味微甜。

【化学成分】　含多种异黄酮类化合物,主要有葛根素(puerarin)、大豆苷(daidzin)及大豆苷元(daidzein)等。

【功效】　性凉,味甘、辛。解肌退热,生津止渴,透疹,升阳止泻,通经活络,解酒毒。用于外感发热头痛,项背强痛,口渴,消渴,麻疹不透,热痢,泄泻,眩晕头痛,中风偏瘫,胸痹心痛,酒毒伤中。

【附注】　粉葛:同科植物甘葛藤 *Pueraria thomsonii* Benth. 的干燥根。主产于广西、广东,多栽培,习称"粉葛"。秋、冬二季采挖,除去外皮,稍干,截段或再纵切两半或斜切成厚片,干燥。呈圆柱形、类纺锤形或半圆柱形,长 12~15cm,直径 4~8cm;有的为纵切或斜切的厚片,大小不一。表面黄白色或淡棕色,未去外皮的呈灰棕色。体重,质硬,富粉性,横切面可见由纤维形成的浅棕色同心性环纹,纵切面可见由纤维形成的数条纵纹。气微,味微甘。总黄酮含量不及葛根高,功效同葛根。

山豆根 Sophorae Tonkinensis Radix et Rhizoma

【来源】　豆科植物越南槐 *Sophora tonkinensis* Gagnep. 的干燥根和根茎。

【产地】　主产于广西、广东,习称广豆根。

【采制】　秋季采挖,除去杂质,洗净,干燥。

【性状】 根茎呈不规则的结节状,顶端常残存茎基,其下着生根数条。根呈长圆柱形,常有分枝,长短不等,直径 0.7~1.5cm。表面棕色至棕褐色,有不规则的纵皱纹及横长皮孔样突起。质坚硬,难折断,断面皮部浅棕色,木部淡黄色。有豆腥气,味极苦。

【化学成分】 主要含苦参碱(matrine)和氧化苦参碱(oxymatrine)等。

【功效】 性寒,味苦。清热解毒,消肿利咽。用于火毒蕴结,乳蛾喉痹,咽喉肿痛,齿龈肿痛,口舌生疮。

苦参 Sophorae Flavescentis Radix

【来源】 豆科植物苦参 *Sophora flavescens* Ait. 的干燥根。

【产地】 全国大部分地区均产。

【采制】 春、秋二季采挖,除去根头和小支根,洗净,干燥,或趁鲜切片,干燥。

【性状】 长圆柱形,下部常分枝,长 10~30cm,直径 1~6.5cm。表面灰棕色或棕黄色,具纵皱纹和横长皮孔样突起,外皮薄,多破裂反卷,易剥落,剥落处显黄色,光滑。质硬,不易折断,断面纤维性;切片厚 3~6mm;切面黄白色,具放射状纹理和裂隙,有的具异型维管束呈同心性环列或不规则散在。气微,味极苦。

【化学成分】 含多种生物碱,主要为氧化苦参碱和苦参碱。

【功效】 性寒,味苦。清热燥湿,杀虫,利尿。用于热痢,便血,黄疸尿闭,赤白带下,阴肿阴痒,湿疹,湿疮,皮肤瘙痒,疥癣麻风;外治滴虫性阴道炎。

决明子 Cassiae Semen

【来源】 豆科植物决明 *Cassia obtusifolia* L. 或小决明 *C. tora* L. 的干燥成熟种子。

【产地】 决明主产于江苏、安徽、四川等地,产量较大。**小决明**主产于广西、云南等地,产量较少。

【采制】 秋季采收成熟果实,晒干,打下种子,除去杂质。

【性状】 决明略呈菱方形或短圆柱形,两端平行倾斜,长 3~7mm,宽 2~4mm。表面绿棕色或暗棕色,平滑有光泽。一端较平坦,另端斜尖,背腹面各有 1 条突起的棱线,棱线两侧各有 1 条斜向对称而色较浅的线形凹纹。质坚硬,不易破碎。种皮薄,子叶 2,黄色,呈"S"形折曲并重叠。气微,味微苦。小决明呈短圆柱形,较小,长 3~5mm,宽 2~3mm。表面棱线两侧各有 1 片宽广的浅黄棕色带。

【化学成分】 决明和小决明均主要含大黄酚、决明素、橙黄决明素、大黄素等蒽醌类、蒽酮及二蒽酮类、萘骈吡酮类等化合物。

【功效】 性微寒,味甘、苦、咸。清热明目,润肠通便。用于目赤涩痛,羞明多泪,头痛眩晕,目暗不明,大便秘结。

鸡血藤 Spatholobi Caulis

【来源】 豆科植物密花豆 *Spatholobus suberectus* Dunn 的干燥藤茎。

【产地】 主产于广西、广东、云南。

【采制】 秋、冬二季采收,除去枝叶,切片,晒干。

【性状】 椭圆形、长矩圆形或不规则的斜切片,厚 0.3~1cm。栓皮灰棕色,有的可见灰白色斑,栓皮脱落处显红棕色。质坚硬。切面木部红棕色或棕色,有数个同心性椭圆形环或偏心性半圆形环纹(韧皮部有树脂状分泌物呈红棕色至黑棕色,与木部相间排列);髓部偏向一侧。气微,味涩。

【化学成分】 主要有芒柄花素,芒柄花苷(ononin)和樱黄素(prunetin)等异黄酮类化合物,以及异甘草素(isoliquiritigenin)等查耳酮类化合物。

【功效】 性温,味苦、甘。活血补血,调经止痛,舒筋活络。用于月经不调,痛经,经闭,风湿痹痛,麻木瘫痪,血虚萎黄。

补骨脂 Psoraleae Fructus

【来源】 豆科植物补骨脂 *Psoralea corylifolia* L. 的干燥成熟果实。

【产地】 主产于四川、河南、陕西、安徽。

【采制】 秋季果实成熟时采收果序,晒干,搓出果实,除去杂质。

【性状】 肾形,略扁,长 3~5mm,宽 2~4mm,厚约 1.5mm。表面黑色、黑褐色或灰褐色,具细微网状皱纹。顶端圆钝,有一小突起,凹侧有果梗痕。质硬。果皮薄,与种子不易分离;种子 1 枚,子叶 2,黄白色,有油性。气香,味辛、微苦。

【化学成分】 主要含补骨脂素(psoralen)和异补骨脂素(isopsoralen)等香豆素类及黄酮类成分。

【功效】 性温,味辛、苦。温肾助阳,纳气平喘,温脾止泻。外用消风祛斑。用于肾阳不足,阳痿遗精,遗尿尿频,腰膝冷痛,肾虚作喘,五更泄泻;外用治白癜风,斑秃。

十七、芸 香 科

芸香科(Rutaceae)约 155 属,1600 种,分布于热带、亚热带和温带。我国约有 22 属,126 种,已知药用 100 余种,主产于南方。重要生药有黄柏、吴茱萸、陈皮、枳实、枳壳、花椒等。

本科为乔木或灌木,稀草本。复叶或单身复叶。花两性,稀单性,辐射对称,雄蕊与花瓣同数或为其倍数,外轮雄蕊常与花瓣对生。果实为蓇葖果、蒴果、核果或柑果,稀翅果。叶或果实上常有透明油点(腺点)。

本科植物体普遍具油室或油细胞,有的种类薄壁细胞常含有橙皮苷结晶。

本科植物化学成分多样,主要含挥发油、生物碱、黄酮及香豆素类。①生物碱类:如小檗碱、黄柏碱等,呋喃喹啉类、吡喃喹啉类和吖啶酮类生物碱几乎只存在于该科植物。②黄酮类:常见的有橙皮苷、柚皮苷等。③香豆素类:如二氢香豆素、佛手柑内酯等。

黄柏 Phellodendri Chinensis Cortex

案例 9-16

某市食品药品监督管理局接到该市某药材市场出现一批黄柏药材伪品的举报,派人到市场抽取样品检查,发现被举报药材呈卷筒状或不规则片状,厚 3~11cm,外表面灰黄白色或灰棕黄色,栓皮甚厚,粗糙,有的呈鳞片状,内表面淡黄或红棕色,质稍轻,断面淡黄或暗棕黄色,气微,味微苦涩,嚼之渣甚多,经检验最后确定其为紫葳科植物木蝴蝶 *Oroxylum indicum*(L.)Vent 的干燥树皮。

问题:

如何正确鉴别正品黄柏?

案例 9-17

2015 年 10 月,国家食品药品监督管理总局在全国范围内组织对黄柏、延胡索等中药材及中药饮片进行了专项监督抽检,分别从药品生产、经营和使用环节进行了抽样,经某市食品药品检验检测研究院检验,发现 6 家药品生产企业(中药饮片公司)生产的 7 批黄柏均检出金胺O。

问题:

上述企业生产的黄柏中为什么能检出金胺O,这些药材生产是否符合质量标准要求?

【基源】 芸香科植物黄皮树 *Phellodendron chinense* Schneid 的干燥树皮。习称"川黄柏"。

【产地】 主产于四川、贵州等省区，陕西、湖南、湖北、云南、甘肃、广西等地亦产。

【采制】 通常选 10 年以上的树，在 3~6 月间轮流相间剥取树皮(剥皮处能够新生树皮，可再次剥取)，将剥下的树皮晒至半干，压平，刮净外层栓皮至露出黄色内皮为度，刷净晒干。

【植物形态】 乔木。树皮外层暗灰棕色，内层深黄色，有黏性。小枝常暗红或紫棕色。奇数羽状复叶对生;小叶通常两侧不对称，近全缘，密被长柔毛。花黄绿色，单性，雌雄异株;雄花雄蕊5~6长于花瓣;雌花子房上位，5 室，柱头 5 裂，退化雄蕊 5~6，短小。浆果状核果球形，密集成团，熟后紫黑色。

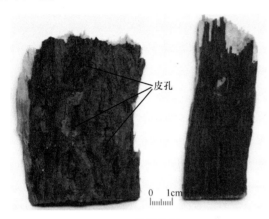

图 9-67　黄柏药材图

【性状】 呈板片状或浅槽状，长宽不一，厚 1~6mm。外表面黄褐色或黄棕色，平坦或具纵沟纹，有的可见皮孔痕及残存的灰褐色粗皮，内表面暗黄色或淡棕色，具细密的纵棱纹。体轻，质硬，断面纤维性，呈裂片状分层，深黄色。气微，味极苦，嚼之有黏性(图 9-67)。

【显微特征】 横切面:①残存的木栓层由长方形内含棕色物质的木栓细胞组成;②皮层散有多数纤维束和石细胞群;③韧皮部大，外侧亦有较多的石细胞，纤维束切向排列呈断续的层带，周围薄壁细胞中常含草酸钙方晶，韧皮射线常弯曲，间隔 2~4 列细胞;④石细胞多分枝状，壁厚，层纹明显，木化;⑤皮层和韧皮部中含有多数黏液细胞;⑥薄壁细胞中含有细小淀粉粒(图 9-68，图 9-69)。

粉末黄色或深黄色。①纤维鲜黄色，常成束，周围细胞含草酸钙方晶，形成晶纤维;含晶细胞壁木化增厚。②石细胞鲜黄色，类圆形或纺锤形，有的呈分枝状，枝端锐尖，壁厚，层纹明显;有的可见大型纤维状的石细胞。③黏液细胞类球形，直径可至 85μm。④草酸钙方晶众多(图 9-70)。

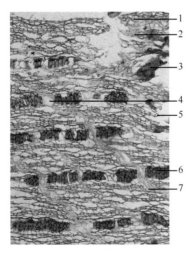

图 9-68　黄柏横切面详图

1. 木栓层;2. 皮层;3. 石细胞;4. 黏液细胞;
5. 草酸钙方晶;6. 纤维;7. 射线

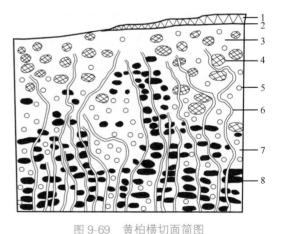

图 9-69　黄柏横切面简图

1. 木栓层;2. 木栓形成层;3. 皮层;4. 石细胞;
5. 黏液细胞;6. 韧皮射线;7. 韧皮部;8. 纤维束

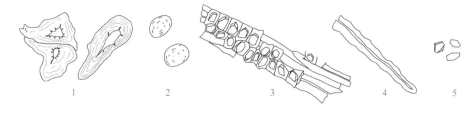

图 9-70　黄柏粉末显微特征图
1. 石细胞；2. 黏液细胞；3. 晶纤维；4. 纤维；5. 草酸钙方晶

【化学成分】 含多种生物碱,包括小檗碱(berberine,含 4%～8%)、黄柏碱(phellodendrine)、巴马亭(palmatine)、药根碱(jatrorrhizine)、木兰碱(magnoflorine)、掌叶防己碱(palmatine)等。另含有黄柏酮(obakunone)、黄柏内酯(limonin)、白鲜内酯、青荧光酸、豆甾醇等。

	R₁	R₂
小檗碱	O—CH₂—O	
巴马亭	OCH₃	OCH₃
药根碱	OH	OCH₃

黄柏碱

【理化鉴别】

(1) 取本品粉末约 1g,加乙醚 10ml,振摇后滤过,滤液挥干,残渣加冰醋酸 1ml 使溶解,再加硫酸 1 滴,放置,溶液显紫棕色(黄柏酮反应)。

(2) 取本品粉末约 1g,加乙醇 10ml,振摇数分钟,滤过,滤液蒸去乙醇,加硫酸 1ml,沿管壁加氯气饱和的水溶液(临时配制)1ml,在两液交界面显红色环(小檗碱反应)。

(3) 取本品粉末加入装有少量水的烧杯中搅拌,液体因黏胶之故而成胶状。

(4) 本品粉末甲醇提取,与黄柏对照药材及盐酸小檗碱对照品溶液,以乙酸乙酯-丁酮-甲酸-水(10:6:1:1)为展开剂,置氨蒸气预饱和的展开缸内,共薄层展开,置紫外灯下(365nm)下检视,供试品色谱中,在与对照药材和对照品色谱相应的位置上,显相同颜色的荧光斑点。

【含量测定】 按高效液相色谱法测定,本品按干燥品计算,含小檗碱以盐酸小檗碱($C_{20}H_{17}NO_4 \cdot HCl$)计,不得少于 3.0%;含黄柏碱以盐酸黄柏碱($C_{20}H_{23}NO_4 \cdot HCl$)计,不得少于 0.34%。

【药理作用】 ①抗菌作用:黄柏煎剂或醇提取物体外试验对金黄色葡萄球菌、肺炎球菌、白喉杆菌、草绿色链球菌、痢疾杆菌、人型结核杆菌等均有较强的抑制作用,对多种致病性皮肤真菌如絮状表皮癣菌、许兰毛癣菌、奥杜盎小孢子菌及腹股沟表皮癣菌等亦有抑制作用。②降压作用:对麻醉动物静脉或腹腔注射,黄柏有明显且持久的降压作用。③抑制中枢神经系统:黄柏碱对中枢神经系统有抑制作用。

【功效】 性寒,味苦。清热燥湿,泻火除蒸,解毒疗疮。用于湿热泻痢、黄疸、带下尿赤,带下阴痒,热淋涩痛,脚气痿躄,骨蒸劳热,盗汗,遗精,疮疡肿毒,湿疹湿疮。盐黄柏滋阴降火。用于阴虚火旺,盗汗骨蒸。

【附注】 关黄柏:2005 年及之后版本的《中国药典》将同科属植物黄檗 *Phellodendron amurense* Rupr. 的干燥树皮药材分列为"关黄柏",呈板片状,栓皮已大部分除去,厚 2～4mm,残留的栓皮灰白色,较厚,有弹性,外表面黄绿色,有不规则纵脊和沟纹,内表面灰黄绿色至黄棕色,体轻质坚韧,折断面成纤维性,鲜黄色或黄绿色,有的呈裂片状分层,气微,味极苦,有黏性,含小檗碱以盐酸小檗碱($C_{20}H_{17}ClNO_4 \cdot HCl$)计,不得少于 0.60%。功效同黄柏。

案例 9-16 解析:

　　按理化鉴别项下方法检测,正品黄柏含有小檗碱,而该伪品含有黄芩苷,不含小檗碱。木蝴蝶树皮是两广一些地区民间使用的一种药材。又称土黄柏,含木蝴蝶素、白杨素、黄芩苷等成分,而不含小檗碱,具有清热利湿、消肿解毒的功效,用于治疗传染性肝炎、膀胱炎、咽喉肿痛、湿疹、痈疮溃烂等。它与黄柏在性状、显微、理化、功效等方面均有明显差别,应注意加以鉴别。此外,芸香科植物臭辣树 *Euodia fargesii* Dode 的树皮在有些地区也作黄柏用,它不含小檗碱成分,断面没有荧光现象。

案例 9-17 解析:

　　金胺 O 是化学染色剂,曾发现被用于劣质黄柏、蒲黄、延胡索等中药材、中药饮片的非法染色。金胺 O 对人体具有一定毒性作用,被列为非食用物质,在中药材、中药饮片和中成药中均不得检出。中药饮片染色主要有三种情况:伪品通过染色掺入正品中,这种情况较为多见,掺入量达 50% 左右;第二种情况则是正品通过染色以次充好,这种常见于人工培植的山参染色后便于高价卖出,第三种则是劣药通过染色,继续入药。对于这些染色的黄柏产品,相关企业和单位所在地省(区)食品药品监管部门可依法采取查封扣押、暂停生产、要求企业召回产品等控制措施。

知识拓展

　　黄柏:别名黄檗、元柏、檗木、檗皮。《药品化义》:黄柏,味苦入骨,是以降火能自顶至踵,沦肤彻髓,无不周到,专泻肾与膀胱之火。

　　常用中成药知柏地黄丸,是一种滋阴清热良方,即是由六味地黄丸加知母、黄柏而成,处方源于明·张景岳《景岳全书》,原名为滋阴八味丸,加强了滋肾阴清相火的作用。知柏地黄丸应用于阴虚火旺,潮热盗汗,口干咽痛,耳鸣遗精,小便短赤等症,使用历史悠久,经过多年的临床验证,具有良好的疗效。

枳实 Aurantii Fructus Immaturus

【来源】　芸香科植物酸橙 *Citrus aurantium* L. 及其栽培变种或甜橙 *C. sinensis* Osbeck 的干燥幼果。

【产地】　主产于四川(川枳实)、湖南(湘枳实)、江西(江枳实)、湖北、贵州等省。

【采制】　5~6 月果实尚未成熟时,拾取地上经风吹落或自行脱落的幼小果实,较大者横切为两半后,晒干或低温干燥,较小者直接晒干或低温干燥。

【性状】　呈半球形,少数为球形,直径 0.5~2.5cm。外果皮黑绿色或棕褐色,具颗粒状突起和皱纹,有明显的花柱残迹或果梗痕。切面中果皮略隆起,厚 0.3~1.2cm,黄白色或黄褐色,边缘有 1~2 列油室,瓤囊棕褐色。质坚硬。气清香,味苦、微酸。

【化学成分】　果皮含挥发油;果实含橙皮苷(hesperidin)、新橙皮苷(neohesperidin)、柚皮苷(naringin),辛弗林(synephrine)、*N*-甲基酪胺(*N*-methyltyramine)等。

【药理作用】　对胃肠平滑肌有兴奋和抑制的双重作用,此外还有抗炎、抗菌、抗病毒、强心等作用。

【功效】　性微寒,味苦、辛、酸。破气消积,化痰散痞。用于积滞内停,痞满胀痛,泻痢后重,大便不通,痰滞气阻,胸痹,结胸,脏器下垂。

【附注】　枳壳(Aurantii Fructus):芸香科植物酸橙及其栽培变种的干燥未成熟果实。呈半球形,直径3~5cm。外果皮棕褐色至褐色,有颗粒状突起,突起的顶端有凹点状油室;有明显的花柱残迹或果梗痕。切面中果皮黄白色,光滑而稍隆起,厚0.4~1.3cm,边缘散有1~2列油室,瓤囊7~12瓣,少数至15瓣,汁囊干缩呈棕色至棕褐色,内藏种子。质坚硬,不易折断。气清香,味苦、微酸。功效与枳实类同。

吴茱萸 Euodiae Fructus

【来源】　芸香科植物吴茱萸 *Euodia rutaecarpa*(Juss.) Benth.、石虎 *Euodia rutaecarpa*(Juss.) Benth. var. *officinalis*(Dode)Huang 或疏毛吴茱萸 *Euodia rutaecarpa*(Juss.) Benth. var. *bodinieri*(Dode) Huang 的干燥近成熟果实。

【产地】　主产于长江流域以南各地。

【采制】　8~11月果实尚未开裂时,剪下果枝,晒干或低温干燥,除去枝、叶、果梗等杂质。

【性状】　呈球形或略呈五角状扁球形,直径2~5mm。表面暗黄绿色至褐色,粗糙,有多数点状突起或凹下的油点。顶端有五角星状的裂隙,基部残留被有黄色绒毛的果梗。质硬而脆,横切面可见子房5室,每室有淡黄色种子1粒。气芳香浓郁,味辛辣而苦。

【化学成分】　含吴茱萸烯(evodene)、罗勒烯(ocimene),吴茱萸内酯(evodin),吴茱萸碱(evodiamine),吴茱萸次碱(rutaecarpine),羟基吴茱萸碱(hydroxyevodiamine)等。

【药理作用】　本品甲醇提取物、水煎剂均有抗动物实验性胃溃疡的作用,其中水煎剂对药物性导致动物胃肠痉挛有对抗作用,本品注射液静脉注射对麻醉大鼠和狗有明显升高血压作用。

【功效】　性热,味苦、辛,有小毒。散寒止痛,降逆止呕,助阳止泻。用于厥阴头痛,寒疝腹痛,寒湿脚气,经行腹痛,脘腹胀痛,呕吐吞酸,五更泄泻。

陈皮 Citri Reticulatae Pericarpium

【来源】　芸香科植物橘 *Citrus reticulata* Blanco 及其栽培变种的干燥成熟果皮。

【产地】　药材分为"陈皮"与"广陈皮"。陈皮主产于四川、浙江、福建、江西、湖南等地。广陈皮主产于广东。

【采制】　10~12月果实成熟时摘下果实,剥取果皮,阴干或低温干燥。

【性状】　陈皮常剥成数瓣,基部相连,有的呈不规则的片状,厚1~4mm。外表面橙红色或红棕色,有细皱纹和凹下的点状油室;内表面浅黄白色,粗糙,附黄白色或黄棕色筋络状维管束。质稍硬而脆。气香,味辛、苦。广陈皮常3瓣相连,形状整齐,厚度均匀,约1mm。点状油室较大,对光照视,透明清晰,质较柔软。

【化学成分】　含d-柠檬烯(d-limonene)、柠檬醛(citral)、α-蒎烯(α-pinene)、β-月桂烯(β-myrcene)、橙皮苷(hesperidin)、新橙皮苷(neohesperidin)、川陈皮素(nobiletin)、辛弗林(synephrine)等。

【药理作用】　挥发油能促进消化液分泌,排除肠道内积气,对胃肠道有温和的刺激作用;另外,陈皮挥发油还有祛痰的作用。煎剂和醇提物均有松弛气管平滑肌平喘,以及增强心肌收缩力、抗炎、增强免疫、抗氧化等作用。其中煎剂还可直接抑制肠道管平滑肌,对抗乙酰胆碱,具解痉的功能。

【功效】　性温,味苦、辛。理气健脾,燥湿化痰。用于胸脘胀满,食少吐泻,咳嗽痰多。

十八、橄　榄　科

橄榄科(Burseraceae)约16属,550种,分布于热带和亚热带。我国有3属,约13种,主产于华南和西南南部。重要的生药有乳香、没药等。乔木或灌木。有树脂道分泌树脂或油质。奇数羽状复叶。花小,3~5数;花盘杯状、盘状或坛状,有时与子房合生成"子房盘";圆锥花序。核果,外果皮肉质,不开裂,内果皮骨质。种子无胚乳。本科植物主要含树脂、树胶、挥发油、有机酸等化学成分。

乳香 Olibanum

【来源】 橄榄科植物卡氏乳香树 *Boswellia carteii* Birdw. 及同属数种植物树皮渗出的树脂。

【产地】 主产于红海沿岸的索马里、埃塞俄比亚等地,分为索马里乳香和埃塞俄比亚乳香,每种乳香又分为乳香珠和原乳香。

【采制】 春夏均可采,于树干的皮部由下向上顺序切伤,并开一狭沟,使树脂从伤口渗出,流入沟中,数日后汇成干硬的固体,即可采取。

【性状】 呈长卵形滴乳状、类圆形颗粒或粘合成大小不等的不规则块状物。大者长达 2cm(乳香珠)或 5cm(原乳香)。表面黄白色,半透明,被有黄白色粉末,久存则颜色加深。质脆,遇热软化。破碎面有玻璃样或蜡样光泽。具特异香气,味微苦。嚼之黏附牙齿,唾液成白色乳状液。燃烧时显油性,冒黑烟,有香气,加水研磨成白色或黄白色乳状液。

【化学成分】 含树脂 60%～70%、树胶 27%～35%、挥发油 3%～8%。其中树脂主要含游离 α-、β-乳香脂酸(α-、β-boswellic acid)33%、结合乳香脂酸 1.5%、乳香树脂烃(olibanoresene)33% 等;树胶主要含多聚糖;挥发油中含 α-水芹烯(α-phellandrene)、二戊烯、α-樟脑烯醛(α-camphorenealde-hyde)、马鞭草烯醇(verbenol)和马鞭草烯酮(verbenone)等。

【功效】 性温,味辛、苦。活血定痛,消肿生肌。用于胸痹心痛,胃脘疼痛,痛经经闭,产后瘀阻,癥瘕腹痛,风湿痹痛,筋脉拘挛,跌打损伤,痈肿疮疡。

没药 Myrrha

【来源】 橄榄科植物地丁树 *Commiphora myrrha* Engl. 或哈地丁树 *Commiphora molmol* Engl. 的干燥树脂。分为天然没药和胶质没药。

【产地】 主要分布于索马里、埃塞俄比亚及阿拉伯半岛南部等地。以索马里产者质量最佳。

【采制】 一般在 11 月至次年 2 月间采收,但亦有在 6～7 月间采收,采收后拣净树皮及其他杂质即得。原药捣碎,炒至焦黑色,待部分挥发油挥发后,稍冷,捣成小块即成。

【性状】 天然没药:呈不规则颗粒性团块,大小不等,大者直径长达 6cm 以上。表面黄棕或红棕色,近半透明部分呈棕黑色,被有黄色粉尘。质坚脆,破碎面不整齐,无光泽。有特异香气,味苦而微辛。胶质没药:呈不规则块状和颗粒,多黏结成大小不等的团块,大者直径长达 6cm 以上,表面棕黄色至棕褐色,不透明,质坚实或疏松,有特异香气,味苦而有黏性。加水研磨成黄色乳状液。

【化学成分】 含树脂 25%～35%,挥发油 2.5%～9%,树胶约 57%～65%,树脂的大部分能溶于醚,不溶性部分含 α-β-罕没药酸(heerabomyrrholic acid),可溶性部分含 α-β-及 γ-没药酸(commiphoric acid)、次没药尼酸(commiphorinic acid)、α-β-罕没药酚(α-、β-heerabomyrrhol),尚含罕没药树脂(heeraboresene)、没药萜醇(commiferin)。挥发油在空气中易树脂化,含丁香油酚(eugenol)、间甲苯酚(m-cresol)、枯醛(cuminaldehyde)、蒎烯(pinene)、柠檬烯(limonene)、桂皮醛(cinnamic aldehyde)、罕没药烯(heerabolene)等。树胶水解得阿拉伯糖、半乳糖和木糖。

【功效】 性平,味辛、苦。散瘀定痛,消肿生肌。用于胸痹心痛,胃脘疼痛,痛经经闭,产后瘀阻,癥瘕腹痛,风湿痹痛,跌打损伤,痈肿疮疡。

十九、楝　　科

楝科(Meliaceae)约 50 属,650 种,主要分布于热带和亚热带。我国有 17 属,约 40 种,已知药用 20 余种,主产于长江以南地区。本科重要生药有苦楝皮、川楝子等。本科植物为乔木。小枝常有皮孔。叶多互生,1~3回羽状复叶,无托叶。花两性或杂性,或雌雄异株,辐射对称,通常5基数;萼浅杯状或短管状。蒴果、浆果或核果;果皮革质、木质或稀肉质;种子常有假种皮,有时具膜质翅。本科植物化学成分主要有三萜类,如川楝素(toosendanin),洋椿苦素(cedrelone)、米仔兰醇(aglaiol);生物碱,如米仔兰碱(odorine)、米仔兰醇碱(odorinol)及香豆素类等。

川楝子 Toosendan Fructus

【来源】　棟科植物川楝 *Melia toosendan* Sieb. et Zucc. 的干燥成熟果实。

【产地】　主产于四川、云南等地。

【采制】　冬季果实成熟时采收,除去杂质,干燥。

【性状】　呈类球形,直径2~3.2cm。表面金黄色至棕黄色,微有光泽,少数凹陷或皱缩,具深棕色小点。顶端有花柱残痕,基部凹陷,有果梗痕。外果皮革质,与果肉间常成空隙,果肉松软,淡黄色,遇水润湿显黏性。果核球形或卵圆形,质坚硬,两端平截,有6~8条纵棱,内分6~8室,每室含黑棕色长圆形的种子1粒。气特异,味酸、苦。

【化学成分】　含川楝素(toosendanin)、苦楝子酮(melianone)、苦楝子醇(lipomelianol),21-*O*-乙酰川楝子三醇(21-*O*-acetyltoosendantriol)、21-*O*-甲基川楝子五醇(21-*O*-methyltoosendan-pentaol),以及多种苦味的三萜成分等。

【药理作用】　有驱蛔虫作用,有效成分为川楝素;对金黄色葡萄球菌及部分真菌有抑制作用。

【功效】　性寒,味苦,有小毒。疏肝泄热,行气止痛,杀虫。用于肝郁化火,胸胁、脘腹胀痛,疝气疼痛,虫积腹痛。

【附注】　苦楝皮(Meliae Cortex):为川楝及同属植物楝 *Melia azedarach* L. 的干燥树皮及根皮。春、秋二季剥取,晒干,或除去粗皮,晒干。药材呈不规则板片状、槽状或半卷筒状,长宽不一,厚2~6mm。外表面灰棕色或灰褐色,粗糙,有交织的纵皱纹和点状灰棕色皮孔,除去粗皮者淡黄色;内表面类白色或淡黄色。质韧,不易折断,断面纤维性,呈层片状,易剥离。气微,味苦。含有川楝素(toosendanin)、苦楝酮(kulinone)、苦楝酮内酯(kulactone)、苦洛内酯(kulolactone)及苦楝子三醇(meliantriol)等。功效与川楝子类同。肝肾功能不全者慎用。

二十、远　志　科

远志科(Polygalaceae)约17属,1000种,广布热带和亚热带。我国有5属53种。已知药用近30种,南北均有分布。重要生药有远志、瓜子金等。本科植物为草本、灌木或乔木。单叶互生,全缘。花两性,左右对称;组成总状、穗状或圆锥花序;萼片5,里面2枚大,呈花瓣状;花瓣5或3,最下1枚呈龙骨状,顶端常具流苏状附属物;花丝常合生成鞘;子房上位。蒴果、坚果或核果。本科植物多含有三萜皂苷、醇类和生物碱。如远志皂苷 A ~ G(onjisaponin A ~ G)、远志皂苷元(tenuigenin)、瓜子金皂苷(polygalasaponin)、远志醇(polygaliol)、远志碱(tenuidin)等。

远志 Polygalae Radix

【来源】　远志科植物细叶远志 *Polygala tenuifolia* Willd. 或卵叶远志 *Polygala sibirica* L. 的干燥根。

【产地】　主产于山西、陕西、吉林、河南等地,以山西产量最大,陕西产的质量好。

【采制】　春季或秋季采挖,除去泥土,晒干,或除去木心后晒干。

【性状】　呈圆柱形,略弯曲,长3~15cm,直径0.3~0.8cm。表面灰黄色至灰棕色,有较密并深陷的横皱纹、纵皱纹及裂纹,老根的横皱纹较密更深陷,略呈结节状。质硬而脆,易折断,断面皮部棕黄色,木部黄白色,皮部易与木部剥离。气微,味苦、微辛,嚼之有刺喉感。

【化学成分】　含远志皂苷(onjisaponin)A~G,远志碱(tenuidine)、远志醇(polygalitol),*N*-乙酰

基-D-葡萄糖胺(N-acetyl-D-glucosamine),桂皮酸(cinnamic acid),氧杂蒽酮(xanthones),细叶远志定碱(tenuidine)、N$_9$-甲酰基哈尔满(N$_9$-formylharman)等。

【含量测定】 按干燥品计算含细叶远志皂苷(C$_{36}$H$_{56}$O$_{12}$),不得少于2.0%,含远志呫酮Ⅲ(C$_{25}$H$_{28}$O$_{15}$)不得少于0.15%,含3,6′-二芥子酰基蔗糖(C$_{36}$H$_{46}$O$_{17}$)不得少于0.50%。

【药理作用】 远志皂苷具有祛痰镇咳作用,远志根皮、未去木心的远志全根和根部木心均有镇静和抗惊厥作用。远志水煎剂具有抗衰老、促进动物体力和智力、抗痴呆和脑保护活性。另外,远志提取物还具有降压、抗肿瘤、抑菌等作用。

【功效】 性温,味苦、辛。安神益智,交通心肾,祛痰,消肿。用于心肾不交引起的失眠多梦、健忘惊悸、神志恍惚、咳痰不爽、疮疡肿毒,乳房肿痛。

二十一、大 戟 科

大戟科(Euphorbiaceae)植物约有322属,8910种,主要分布于热带和亚热带地区。中国约75属406种,遍布中国各省区,主要产于西南至台湾。重要生药有大戟、巴豆、狼毒、一叶萩、甘遂、叶下珠等。本科植物通常为木本或草本,含有乳汁,常具有节乳管。叶基部常有腺体。花单性;雌雄同株或异株;穗状、总状、聚伞或杯状聚伞花序;无花瓣;有花盘或腺体;蒴果。本科植物多有不同程度的毒性,化学成分复杂,但大多含有萜类(二萜及三萜等)成分,种子均含有大量油脂及蛋白质,多具毒性。二萜类成分多具有强烈的生理活性或刺激作用,在分类学上有重要的意义。

京大戟 Euphorbiae Pekinensis Radix

【来源】 大戟科植物大戟 Euphorbia pekinensis Rupr. 的干燥根。

【产地】 主产于江苏、四川、江西、广西等地。

【采制】 秋、冬二季采挖,洗净,晒干。

【性状】 呈不整齐的长圆锥形,略弯曲,常有分枝,长10~20cm,直径1.5~4cm。表面灰棕色或棕褐色,粗糙,有纵皱纹、横向皮孔样突起及支根痕。顶端略膨大,有多数茎基及芽痕。质坚硬,不易折断,断面类白色或淡黄色,纤维性。气微,味微苦涩。

【化学成分】 主要含大戟苷(euphornin)、并含大戟酸(phorbinic acid)和三萜醇等。

【功效】 性寒,味苦,有毒。泻水逐饮,消肿散结。用于水肿胀满,胸腹积水,痰饮积聚,气逆咳喘,二便不利,痈肿疮毒,瘰疬痰核。

巴豆 Crotonis Fructus

【来源】 大戟科植物巴豆树 Croton tiglium L. 的干燥成熟果实。

【产地】 主要分布于四川、湖南、湖北、云南、贵州、广西、广东、福建、台湾、浙江、江苏等地。

【采制】 秋季果实成熟时采收,堆置2~3日,摊开,干燥。

【性状】 呈卵圆形,一般具三棱,长1.8~2.2cm,直径1.4~2cm。表面灰黄色或稍深,粗糙,有纵线6条,顶端平截,基部有果梗痕。破开果壳,可见3室,每室含种子1粒。种子呈略扁的椭圆形,长1.2~1.5cm,直径0.7~0.9cm,表面棕色或灰棕色,一端有小点状的种脐和种阜的瘢痕,另端有微凹的合点,其间有隆起的种脊;外种皮薄而脆,内种皮呈白色薄膜;种仁黄白色,油质。气微,味辛辣。

【化学成分】 种仁含脂肪油(fatty oil)为40%~60%,油中含巴豆树脂,系巴豆醇、甲酸、丁酸及巴豆油酸结合而成的酯,有强烈的致泻作用。此外,含蛋白质约18%,其中包括一种毒性球蛋白,称巴豆毒素。另含有巴豆苷1%~3.8%、精氨酸、赖氨酸、解脂酶及一种类似蓖麻碱的生物碱。巴豆油中含有辅致癌物,为无色树脂状物,经水解后产生辅致癌物 A$_3$ 及致癌物 B$_2$。

【功效】 性热,味辛,有大毒。外用蚀疮。用于恶疮疥癣,疣痣。外用适量,研末涂患处,或捣烂以纱布包擦患处。

【附注】　巴豆霜:巴豆的炮制加工品。为粒度均匀、疏松的淡黄色粉末,显油性。胚乳细胞类圆形,内含脂肪油滴、糊粉粒及草酸钙结晶。含脂肪油应为18.0%～20.0%,按干燥品计算,含巴豆苷($C_{10}H_{13}N_5O_5$)不得少于0.80%。性热,味辛,有大毒。峻下冷积,逐水退肿,豁痰利咽。外用蚀疮。用于寒积便秘,乳食停滞,腹水臌胀,二便不通,喉风,喉痹;外治痈肿脓成不溃,疥癣恶疮,疣痣。

狼毒 Euphorbiae Ebracteolatae Radix

【来源】　大戟科植物月腺大戟 *Euphorbia ebracteolata* Hayata 或狼毒大戟 *Euphorbia fischeriana* Steud. 的干燥根。

【产地】　月腺大戟主产于安徽、河南、江苏、山东、湖北等地。狼毒大戟产于黑龙江、吉林、辽宁、河北、山西、内蒙古、河南等地。

【采制】　春、秋二季采挖,洗净,切片,晒干。

【性状】　月腺大戟:为类圆形或长圆形块片,直径1.5～8cm,厚0.3～4cm。外皮薄,黄棕色或灰棕色,易剥落而露出黄色皮部。切面黄白色,有黄色不规则大理石样纹理或环纹。体轻,质脆,易折断,断面有粉性。气微,味微辛。狼毒大戟:外皮棕黄色,切面纹理或环纹显黑褐色。水浸后有黏性,撕开可见黏丝。

【化学成分】　主要含二萜内酯和三萜类化合物。

【功效】　性平,味辛,有毒。具有散结,杀虫的功效。外用于淋巴结结核、皮癣,灭蛆。熬膏外敷。不宜与密陀僧同用。

二十二、漆　树　科

漆树科(Anacardiaceae)约77属,600余种,主要分布于热带、亚热带。我国有17属,55种,多分布于长江以南地。本科重要药用生药有五倍子、广枣、干漆、黄连木等。多为木本,韧皮部具裂生性树脂道。单叶互生、掌状三小叶或奇数羽状复叶。花小,辐射对称,排列成顶生或腋生的圆锥花序;花萼多少合生,3～5裂;花瓣3～5;子房上位,1室,每室有胚珠1颗,倒生。核果。本科植物普遍含有黄酮类、三萜类、树脂和五倍子鞣质等化合物。

五倍子 Galla Chinensis

【来源】　漆树科植物盐肤木 *Rhus chinensis* Mill. 、青麸杨 *Rhus potaninii* Maxim. 或红麸杨 *Rhus punjabensis* Stew. Var. *sinica*(Diels)Rehd. et Wils. 叶上的虫瘿,主要由五倍子蚜 *Melaphis chinensis*(Bell)Baker 寄生而形成。按外形不同分为"肚倍"和"角倍",肚倍的寄主植物为青麸杨及红麸杨,角倍的寄主植物为盐肤木。

【产地】　主产于四川、贵州、云南、陕西等地。

【采制】　秋季采摘,置沸水中略煮或蒸至表面呈灰色,杀死蚜虫,取出,干燥。

【性状】　肚倍:呈长圆形或纺锤形囊状,长2.5～9cm,直径1.5～4cm。表面灰褐色或灰棕色,微有柔毛。质硬而脆,易破碎,断面角质样,有光泽,壁厚0.2～0.3cm,内壁平滑,有黑褐色死蚜虫及灰色粉状排泄物。气特异,味涩。角倍:呈菱形,具不规则的钝角状分枝,柔毛较明显,壁较薄。

【化学成分】　含五倍子鞣质(gallotannin)50%～80%,此外含没食子酸2%～5%、脂肪、树脂、蜡质及淀粉等。

【功效】　性寒,味酸、涩。敛肺降火,涩肠止泻,敛汗,止血,收湿敛疮。用于肺虚久咳,肺热痰嗽,久泻久痢,自汗盗汗,消渴,便血痔血,外伤出血,痈肿疮毒,皮肤湿烂。

二十三、卫矛科

卫矛科(Celastraceae)约97属,1194种,分布于热带和温带。我国有14属,192种,已知药用的近100种,全国各地均有分布。本科重要药用生药有雷公藤、鬼箭羽、美登木、卫矛等。本科为木本,单叶,对生或互生。花两性或退化为功能性不育的单性花;聚伞花序,具苞片;花4~5基数,分离,花萼基部与花盘合生;心皮2~5,合生,子房下部常陷入花盘而与之合生。蒴果,亦有核果、翅果或浆果。本科植物普遍含倍半萜醇及倍半萜生物碱类化合物,还含有三萜内酯三环氧化物、五环三萜、强心苷和黄酮类化合物。

雷公藤 Tripterygii Radix

【来源】 卫矛科植物雷公藤 *Tripterygium wilfordii* Hook. f. 的干燥根。

【产地】 主产于浙江、安徽、江西、湖南、广东、广西等地。

【采制】 秋季挖取根部,除净泥土,晒干。或去皮晒干。

【性状】 圆柱形,扭曲,常具茎残基,直径0.5~3cm。表面土黄色至黄棕色,粗糙,具细密纵向沟纹及环状或半环状裂隙;栓皮层常脱落,脱落处显橙黄色;皮部易剥离,露出黄白色的木部。质坚硬,折断时有粉尘飞扬,断面纤维性。根茎性状与根相似,多平直,有白色或浅红色髓部。气微、特异,味苦微辛,有大毒。

【化学成分】 含雷公藤碱(wilfordine)、雷公藤次碱(wilforine)、雷公藤碱乙(wilforgine)、雷公藤碱戊(wilforidine)、雷公藤碱庚(wilforzine)等,多为倍半萜大环生物碱,此外还含有雷公藤内酯(triptolide)、雷公藤羟内酯(tripdiolide)、雷公藤羰内酯(triptonide)等二萜内酯类,另还含雷公藤三萜醇、葡萄糖及鞣质等化合物。

【功效】 性凉,味苦。祛风除湿,活血通络,消肿止痛,杀虫解毒。用于风湿痹痛、疔疮肿毒、皮肤瘙痒。

二十四、鼠李科

鼠李科(Rhamnaceae)约50属,900种以上,分布于温带及热带。我国有13属,137种,已知药用的76种,全国各地均有分布,主产于长江以南地区。多为木本,常具刺。单叶,互生或对生。花小,两性,辐射对称;通常排列成聚伞花序;4~5基数,花萼筒状;心皮合生,2~4室,每室胚珠1。核果或蒴果。本科重要药用生药有大枣、酸枣仁、枳椇子、鼠李等。本科植物普遍含蒽醌类、三萜皂苷类、肽型生物碱与异喹啉生物碱类化合物。

大枣 Jujubae Fructus

【来源】 鼠李科植物枣 *Ziziphus jujuba* Mill. 的干燥成熟果实。

【产地】 主产于山西、河南、山东、陕西等地。

【采制】 秋季果实成熟时采收,晒干。

【性状】 呈椭圆形或球形,长2~3.5cm,直径1.5~2.5cm。表面暗红色,略带光泽,有不规则皱纹。基部凹陷,具短果梗。外果皮薄,中果皮棕黄色或淡褐色,肉质,柔软,富糖性而油润。果核纺锤形,两端锐尖,质坚硬。气微香,味甜。

【化学成分】 含大枣皂苷Ⅰ、Ⅱ、Ⅲ(ziziphus saponin Ⅰ、Ⅱ、Ⅲ)、酸枣仁皂苷B(jujuboside B)、光千金藤碱(stepharine),此外还含有有机酸、黄酮类、糖类、维生素类、氨基酸、挥发油、微量元素等化学成分。

【功效】 性温,味甘。补中益气,养血安神。用于脾虚食少,乏力便溏,妇人脏躁。

酸枣仁 Ziziphi Spinosae Semen

【来源】　鼠李科植物酸枣 *Ziziphus jujuba* Mill. var. *spinose*（Bunge）Hu ex H. F. Chou 的干燥成熟种子。

【产地】　主产于河北、陕西、河南、辽宁等地。

【采制】　秋末冬初采收成熟果实，除去果肉和核壳，收集种子，晒干。

【性状】　呈扁圆形或扁椭圆形，长 5~9mm，宽 5~7mm，厚约 3mm。表面紫红色或紫褐色，平滑有光泽，有的有裂纹。有的两面均呈圆隆状突起;有的一面较平坦，中间有 1 条隆起的纵线纹，另一面稍突起。一端凹陷，可见线形种脐;另端有细小突起的合点。种皮较脆，胚乳白色，子叶 2，浅黄色，富油性。气微，味淡。

【化学成分】　含酸枣仁皂苷 A、B（jujuboside A、B）、白桦脂酸（betulinic acid）、白桦脂醇（betulin）、斯皮诺素（spinosin），酸枣仁碱 A（sanjoinine A），还含有脂肪油、蛋白质、甾醇、挥发油类化合物。

【功效】　性平，味甘、酸。养心补肝，宁心安神，敛汗，生津。用于虚烦不眠，惊悸多梦，体虚多汗，津伤口渴。

二十五、藤　黄　科

藤黄科（Guttiferae）约 40 属，1200 种，分布于热带及温带。我国有 8 属，95 种，已知药用的 40 余种，全国各地均有分布。本科重要药用生药有贯叶金丝桃、红旱莲、元宝草、小连翘等。本科为木本或草本，在裂生的空隙或小管道内含有树脂或油。单叶对生，全缘。花单生或成伞状、聚伞状花序;萼片 4~5，花瓣 4~5，离生;雄蕊多数，花丝分离或基部合生成多束（多体雄蕊）;子房上位。蒴果、浆果或核果。本科植物普遍含二蒽酮类、黄酮类、㕮酮类、生物碱类、间苯三酚、挥发油和鞣质类化合物。

贯叶金丝桃 Hyperici Perforati Herba

【来源】　藤黄科植物贯叶金丝桃 *Hypericum perforatum* L. 的干燥地上部分。

【产地】　主产于江西、四川、陕西。

【采制】　夏、秋二季开花时采割，阴干或低温烘干。

【性状】　茎呈圆柱形，长 10~100cm，多分枝，茎和分枝两侧各具一条纵棱，小枝细瘦，对生于叶腋。单叶对生，无柄抱茎，叶片披针形或长椭圆形，长 1~2cm，宽 0.3~0.7cm，散布透明或黑色的腺点，黑色腺点大多分布于叶片边缘或近顶端。聚伞花序顶生，花黄色，花萼、花瓣各 5 片，长圆形或披针形，边缘有黑色腺点;雄蕊多数，合生为 3 束，花柱 3。气微，味微苦涩。

【化学成分】　含金丝桃素（hypericin）、伪金丝桃素（pseudohypericin）、异金丝桃素（isohypericin）等二蒽酮类化合物，贯叶金丝桃素（hyperforin）、加贯叶金丝桃素（adhyperforin）等间苯三酚类化合物，金丝桃苷（hyperin）、槲皮素（quercetin）、槲皮苷（quercitrin）、异槲皮苷（isoquercitrin）等黄酮类化合物，还含有挥发油、有机酸类、香豆素类成分等。

【功效】　性寒，味辛。疏肝解郁，清热利湿，消肿通乳。用于肝气郁结，情志不畅，心胸郁闷，关节肿痛，乳痈，乳少。

二十六、瑞　香　科

瑞香科（Thymelaeaceae）约 48 属，650 种以上。我国有 9 属，115 种左右，已知药用近 40 种，主要分布于长江以南地区。主要生药有沉香、芫花、了哥王、狼毒、结香等。

本科植物为灌木或乔木。茎皮多韧皮纤维，不易折断。单叶。花两性，辐射对称;花萼管状，

4~5裂,呈花瓣状;花瓣缺或退化为鳞片状;雄蕊常与花萼裂片同数或为其2倍,通常着生于萼管的喉部;子房上位,每室1倒生胚珠。浆果、核果或坚果,稀蒴果。

本科植物普遍含二萜类、香豆素类、木脂素类、黄酮类和挥发油等成分。①二萜类:如黄瑞香甲素、黄瑞香乙素、芫花酯甲、芫花酯乙、瑞香毒素等。②香豆素类:普遍存在于瑞香属植物中,常见的有瑞香素、瑞香苷、伞形花内酯等。③木脂素类:主要是二芳基丁内酯木脂素,如落叶松树脂醇、芫花酯醇、马台树脂醇、瑞香木脂素等,还有二芳基丁烷木脂素类,四氢呋喃木脂素类等。④黄酮类:常见的有芹菜素、木犀草素等;双黄酮类,如瑞香狼毒素A、B,瑞香黄酮A、B、C、D,等;色酮类,如2-(2-苯乙基)色酮、6-羟基-2-(2-苯乙基)色酮、6,7-二羟基-2-(2-苯乙基)-5,6,7,8-四氢色酮等。

沉香 Aquilariae Lignum Resinatum

案例 9-18

某省食品药品监督管理局对该辖区中药材市场进行监督检查和抽验时发现一批沉香性状和显微特征与正品沉香很相似,但表面黑褐色,粉末中含具黄褐色树脂团块,水试可沉于水中,醇溶性浸出物含量高达15.67%,符合《中国药典》规定。

问题:

该批沉香是否为正品沉香? 还需做哪些检测来证明?

【来源】 瑞香科植物白木香 *Aquilaria sinensis* (Lour.) Gilg 含有树脂的木材。

【产地】 白木香主产于广东,广西、海南等地亦产。

【采制】 全年均可采收。选择树干直径30cm以上的壮龄白木香树,在距地面1.5~2m处的树干上用刀顺砍数刀,深约3~4cm,使伤口处的木质部分分泌棕黑色树脂,经数年后割取变色的木部,割取时造成的新伤口处仍会继续分泌树脂,可再继续割取沉香。

【植物形态】 常绿乔木,植株高达15m。根和茎有香气,幼枝被柔毛。叶互生,革质,长卵形、倒卵状或椭圆形,先端渐尖,基部楔形,全缘。伞形花序顶生或腋生;花黄绿色,被绒毛;花被钟状,5裂,被白色绒毛;花瓣鳞片状,有毛。蒴果木质,密被灰色绒毛,基部有略微木质的花被;种子卵形。花期3~5月,果期5~6月。

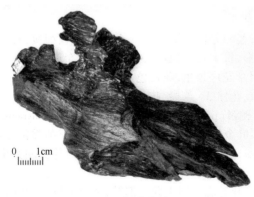

图 9-71 沉香药材图

【性状】 呈不规则块、片状或盔帽状,有的为小碎块。表面凹凸不平,有刀痕,偶有孔洞,可见黑褐色树脂与黄白色木部相间的斑纹,孔洞及凹窝表面多呈朽木状。质较坚实,断面刺状。气芳香,味苦。(图9-71)

【显微特征】 横切面:①木射线宽1~2列细胞,充满棕色树脂。②导管圆多角形,直径42~128μm,有的含棕色树脂。③木纤维多角形,直径20~45μm,壁稍厚,木化。④木间韧皮部扁长椭圆状或条带状,常与射线相交,细胞壁薄,非木化,内含棕色树脂;其间散有少数纤维,有的薄壁细胞含草酸钙柱晶(图9-72A)。

切向纵切面:①木射线宽1~2列细胞,高4~20个细胞。②导管多为短节导管,两端平截,具缘纹孔排列紧密,导管内含黄棕色树脂团块。③纤维细长,壁较薄,有单纹孔。④木间韧皮部细胞长方形(图9-72B)。

径向纵切面:木射线排列成横向带状,细胞为方形或略长方形。余同切向纵切面(图9-72C)。

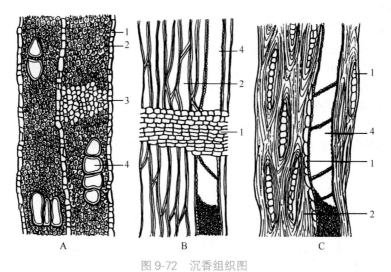

图 9-72　沉香组织图

A. 横切面；B. 径向纵切面；C. 切向纵切面；1. 木射线；2. 木纤维；3. 木间韧皮部；4. 导管

粉末黑棕色。①纤维管胞长梭形，多成束，直径 20～30μm，壁较薄，径向壁上有具缘纹孔。②韧型纤维较少见，多离散，直径 25～30μm，径向壁上有单纹孔。③具缘纹孔导管多见，径约 130μm，内含黄棕色树脂块。④木射线宽 1～2 列细胞，高约 20 个细胞，壁连珠状增厚。⑤草酸钙柱晶少见，长约 68μm。⑥木间韧皮薄壁细胞内含黄棕色物质，壁非木化，可见菌丝腐蚀形成的纵横交错的纹理(图 9-73)。

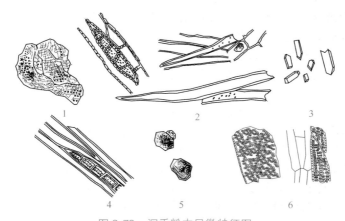

图 9-73　沉香粉末显微特征图

1. 树脂块；2. 韧型纤维及纤维管胞；3. 草酸钙柱晶；4. 木射线；5. 木间韧皮薄壁细胞；6. 导管

【化学成分】　主含挥发油及树脂类化合物；含挥发油约 0.8%，其主要成分为白木香酸(baimuxinic acid)、白木香醛(baimuxinal)、沉香螺醇(agarospirol)、α-沉香呋喃(α-agarofuran)、4-羟基二氢沉香呋喃。尚含色酮类、三萜类成分等。

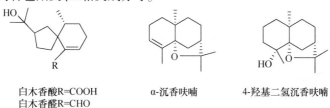

白木香酸R=COOH
白木香醛R=CHO
沉香螺醇R=CH₃

α-沉香呋喃

4-羟基二氢沉香呋喃

【理化鉴别】

(1) 取本品乙醇浸出物少量,进行微量升华,得黄褐色油状物,香气浓郁;于油状物上加盐酸1滴与香草醛少量,再滴加乙醇1~2滴,渐显樱红色,放置后颜色加深。

(2) 本品粉末加乙醚超声提取后,滤液蒸干,加三氯甲烷溶解,与沉香对照药材溶液以三氯甲烷-乙醚(10:1)为展开剂,共薄层展开,置紫外光(365nm)下检视,供试品色谱在与对照药材色谱相应的位置上,显相同颜色荧光斑点。

(3) 特征图谱:在供试品特征图谱中应呈现6个特征峰,并应与沉香对照药材参照物色谱峰中的6个特征峰相对应,其中峰1应与沉香四醇对照品参照物峰保留时间相一致(图9-74)。

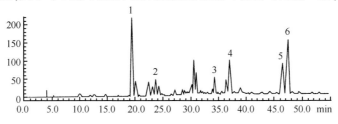

图 9-74 对照特征图谱

6个特征峰中峰 1. 沉香四醇;峰 3.8-氯-2-(2-苯乙基)-5,6,7-三羟基-5,6,7,8-四氢色酮;峰 5.6,4'-二羟基-3'-甲氧基-2-(2-苯乙基)色酮

【含量测定】 按高效液相色谱法测定,本品按干燥品计算,含沉香四醇($C_{17}H_{18}O_6$)不得少于 0.10%。

【药理作用】 ①解痉作用:水煮液和水煮醇沉液能抑制离体豚鼠回肠的自主收缩,对抗组胺、乙酰胆碱引起的痉挛性收;对整体动物腹腔注射水煮醇沉液能使新斯的明引起的小鼠肠推进运动减缓,呈现肠平滑肌解痉作用。②催眠、镇痛作用:苯提取成分灌胃后能明显延长小鼠环己巴比妥的睡眠时间;热板实验对小鼠良好的镇痛作用。③止咳作用:醇提取物能促进体外豚鼠气管抗组胺作用,呈现止喘效果。此外,还有抗炎、抗胃溃疡,抗菌,抗氧化,降压,降血糖等作用。

【功效】 性微温,味辛、苦。行气止痛,温中止呕,纳气平喘。用于胸腹胀闷疼痛,胃寒呕吐呃逆,肾虚气逆喘急。

【附注】 进口沉香来源于沉香 *Aquilaria agallocha* Roxb. 含有树脂的木材。主产于印度尼西亚、马来西亚、柬埔寨、越南等国,我国台湾、广东、广西等地亦有栽培。进口沉香呈圆柱状或不规则片状、棒状,两端及表面有刀劈痕。表面黄棕色或灰黑色,密被断续棕黑色的细纵纹(含树脂的木射线),有时可见黑棕色树脂斑痕。质坚硬而重,能沉水或半沉水,气味较浓烈。进口沉香含油树脂,含挥发油约13%,其主要成分为苄基丙酮(benzylacetone)26%、对甲氧基苄基丙酮(p-methoxy-benzylacetone)53%、倍半萜醇11%等。受曲霉菌感染的沉香挥发油中含有沉香螺萜醇、沉香萜醇、α-及β-沉香呋喃、去甲基沉香萜呋喃酮、4-羟基二氢沉香萜呋喃、3,4-二羟基二氢沉香萜呋喃等化合物。具有行气止痛,温中止呕,纳气平喘之功效。

> **案例 9-18 解析:**
>
> 该批次样品经性状、显微特征、水试及醇溶性浸出物含量结果很难判断其真伪,因此进行了薄层鉴别及挥发性成分 GC-MS 分析。结果显示:在薄层色谱中,与沉香对照药材相比较,该样品在 $R_f 0.62$ 处多一个亮蓝色荧光斑点,$R_f 0.25$ 处少一个粉红色荧光斑点;在 GC-MS 分析中,不含 2-(2-苯乙基)色酮类和脂肪酸类成分,也不含沉香螺旋醇、白木香醛等特征性的倍半萜类化合物及一些重要的芳香族化合物。因此推断该批次沉香应来源于尚未结香的、无树脂的白木香木材,为伪品沉香。与白木香相比,该样品的浸出物含量高,并经 GC-MS 分析含有脱氢松香酸,该成分是松脂中的松香经催化异构化后脱氢而得,并含有长叶龙脑、脱氢松香酸甲酯等松节油的主要成分,由此推断该伪品为白木香木材加松香煎煮后晒干而成。

知识拓展

关于沉香的形成,目前研究焦点集中于病理学、创伤/病理学和非病理三种假说。

一般认为沉香的形成可能是由于树干损伤后被一种或数种真菌侵入寄生,在真菌体内酶的作用下,使木薄壁细胞储存的淀粉发生一系列变化,形成香脂,经多年沉积而得。沉香形成与曲霉、可可球二孢菌、镰刀菌、毛霉、青霉、木霉等有关。

有学者认为沉香的形成创伤是主要作用,而真菌感染是次要作用。芳香油脂主要集中于韧皮部,并存于病树有隔膜真菌的菌丝中,而正常健全树体,却少见有芳香油脂出现。因此认为其形成的原因极可能是由于创伤、昆虫、或真菌的侵染等,经其联合形式而形成沉香。

沉香形成也可能是创伤的防卫性反应。树体受伤后,其薄壁组织细胞内淀粉减少直至消失;淀粉粒消失后,会有显著的液胞化现象,并出现褐色小滴状物。在液胞化的过程中,发现空胞转化成为耐高渗透压状态,与沉香形成有密切的关系,在此过程中未发现任何真菌或菌丝。

沉香是传统名贵药材和天然香料,在流通渠道中时有类似品、伪品和掺伪品出现,这使得鉴别工作显得尤为重要。《中国药典》从 1977 年版起规定沉香的醇溶性浸出物不得少于 15.0%,2005 年版规定不得少于 10.0%,但由于质量标准中浸出物测定的专属性差,市场上出现了白木香或其他木材表面涂黑色油性物质使其浸出物含量达到《中国药典》规定的伪劣沉香。2010 版药典在沉香鉴别向下增加了薄层鉴别,2015 版增加特征图谱及采用高效液相色谱法测定沉香四醇不得少于 0.10%。沉香的特征图谱具有整体性、特征性、可量化性等特点,较全面的反映了所含化学成分的种类和数量,在鉴别沉香的真伪优劣方面是一种有效的质量控制模式,提高了其检测方法的专属性。

二十七、使君子科

使君子科(Combretaceae)约 20 属,500 余种,分布于热带和亚热带。我国有 6 属,20 种,已知药用的 10 余种,分布于长江以南各省。本科为木本。单叶对生或互生,叶基、叶柄或叶下缘齿间具腺体。花两性,辐射对称,排成头状、穗状、总状或圆锥状花序;花萼裂片 4~5,花瓣 4~5 或缺;子房下位,1 室。坚果、核果或翅果,常具 2~5 棱,种子 1 枚。本科重要药用生药有使君子、诃子、毛诃子、千果榄仁等。本科植物主要含鞣质类化合物。

使君子 Quisqualis Fructus

【来源】 使君子科植物使君子 Quisqualis indica L. 的干燥成熟果实。

【产地】 主产于四川、福建、广东、广西等地。

【采制】 秋季果皮变紫黑时采收,除去杂质,干燥。

【性状】 呈椭圆形或卵圆形,具 5 条纵棱,偶有 4~9 棱,长 2.5~4cm,直径约 2cm。表面黑褐色至紫黑色,平滑,微具光泽。顶端狭尖,基部钝圆,有明显圆形的果梗痕。质坚硬,横切面多呈五角星形,棱角处壳较厚,中间呈类圆形空腔。种子长椭圆形或纺锤形,长约 2cm,直径约 1cm;表面棕褐色或黑褐色,有多数纵皱纹;种皮薄,易剥离;子叶 2,黄白色,有油性,断面有裂隙。气微香,味微甜。

【化学成分】 含使君子氨酸(quisequalic acid)、胡芦巴碱(trigonelline),L-脯氨酸、L-天冬素、苹果酸、柠檬酸、琥珀酸及脂肪油等化合物。

【功效】 性温,味甘。杀虫消积。用于蛔虫病,蛲虫病,虫积腹痛,小儿疳积。

诃子 Chebulae Fructus

【来源】 使君子科植物诃子 Terminalia chebula Retz. 或绒毛诃子 Terminalia chebula

Retz. var. *tomentella* Kurt. 的干燥成熟果实。

【产地】 主产于云南。

【采制】 秋、冬二季果实成熟时采收,除去杂质,晒干。

【性状】 呈长圆形或卵圆形,长 2~4cm,直径 2~2.5cm。表面黄棕色或暗棕色,略具光泽,有 5~6 条纵棱线和不规则的皱纹,基部有圆形果梗痕。质坚实。果肉厚 0.2~0.4cm,黄棕色或黄褐色。果核长 1.5~2.5cm,直径 1~1.5cm,浅黄色,粗糙,坚硬,种子狭长纺锤形,长约 1cm,直径 0.2~0.4cm,种皮黄棕色,子叶 2,白色,相互重叠卷旋。气微,味酸涩后甜。

【化学成分】 含鞣质 20%~40%,其主要成分为诃子酸(chebulinic acid)、诃黎勒酸(chebulagic acid)、1,3,6-三没食子酰葡萄糖(1,3,6-trigalloyl-β-glucose)、1,2,3,4,6-五没食子酰葡萄糖、原诃子酸、逆没食子酸、没食子酸、奎尼酸、诃子次酸三乙酯、莽草酸、去氢莽草酸等化合物。

【功效】 性平,味苦、酸、涩。涩肠止泻,敛肺止咳,降火利咽。用于久泻久痢,便血脱肛,肺虚喘咳,久嗽不止,咽痛音哑。

二十八、桃 金 娘 科

桃金娘科(Myrtaceae)约 130 属,4500~5000 余种。分布于热带、亚热带地区。我国原产及驯化 10 属,121 种,分布于江南地区。主要生药有丁香、大叶桉、蓝桉、白千层等。本科为常绿木本。单叶对生,全缘,有透明油腺点,揉之有香气;无托叶。花两性,辐射对称,单生于叶腋内或成各式花序;萼 4~5 裂,萼筒略与子房合生;花瓣 4~5 枚,着生于花盘边缘,或与萼片连成一帽状体,花开时横裂,整个帽状体脱落;雄蕊多枚生于花盘边缘,而与花瓣对生,药隔顶端常有 1 枚腺体;心皮 2~5 枚,合生,子房下位或半下位,通常 2~5 室,每室有 1 至多枚胚珠,花柱单生。浆果、蒴果,稀为核果。本科植物主要含挥发油;黄酮类,如槲皮素、桉树素、酚类、鞣质等化学成分。

丁香 Caryophylli Flos

案例 9-19

在市场上购买丁香,价钱在(35~50)元/500g 不等,但是有一家出售的丁香价格仅为 20 元/500g。从性状判断与丁香性状特征一致,药材包装于密封袋中。购买后放置到第二日气味明显减弱。

问题:

1. 你认为购买的丁香是正品吗? 如何区别?

2. 如何评价丁香药材的质量?

【来源】 桃金娘科植物丁香 *Eugenia caryophyllata* Thunb. 的干燥花蕾。

【产地】 主产于坦桑尼亚、马达加斯加、马来西亚、印度尼西亚等国,我国广东、海南、广西等地有栽培。

【采制】 8~9 月当花蕾由绿色转红时采摘,晒干或于 50℃ 以下干燥,即得。

【植物形态】 常绿乔木,高达 10m。叶对生,叶片长方倒卵形或椭圆形,长 5~10cm,宽 2.5~5cm,先端渐尖,基部渐窄下延至柄,全缘。秋季开花,花有浓香,聚伞圆锥花序顶生;花萼肥厚,绿色后转紫红色,管状,先端 4 浅裂,裂片三角形,肥厚;花冠白色稍带淡紫,基部管状,较萼稍长,先端具 4 裂片;雄蕊多数;子房下位,顶端有粗厚花柱,柱头不明显。浆果红棕色,稍有光泽,长方椭圆形,先端有肥厚宿存花萼裂片,有香气。种子数粒,长方形。

【性状】 略呈研棒状,长 1~2 cm。花冠圆球形,直径 0.3~0.5 cm,花瓣 4,覆瓦状抱合,棕褐色或褐黄色,花瓣内为雄蕊和花柱,搓碎后可见众多黄色细粒状的花药。萼筒圆柱状,略扁,有的稍弯曲,长 0.7~1.4 cm,直径 0.3~0.6cm,红棕色或棕褐色,上部有 4 枚三角状的萼片,十字状分开。质坚实,富油性。气芳香浓烈,味辛辣、有麻舌感(图 9-75)。

【显微特征】 丁香萼筒中部横切面:①表皮细胞 1 列,有较厚角质层。②皮层外侧散有 2~3 列径向延长的椭圆形油室,长 150~200μm;其下有 20~50 个小型双韧维管束,断续排列成环,维管束外围有少数中柱鞘纤维,壁厚,木化。③皮层内侧为数列薄壁细胞组成的通气组织,有大型细胞间隙。④中心轴柱薄壁组织间散有多数细小维管束,薄壁细胞含众多细小草酸钙簇晶(图 9-76)。

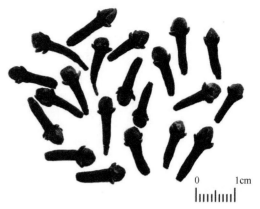

图 9-75 丁香药材图

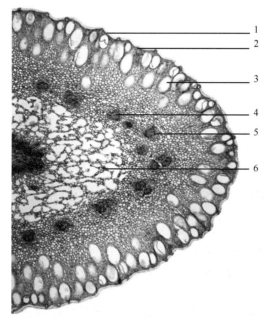

图 9-76 丁香萼筒横切面详图
1. 角质层;2. 表皮;3. 油室;4. 维管束;5. 纤维;6. 海绵组织

粉末暗红棕色。①纤维梭形,顶端钝圆,壁较厚。②花粉粒众多,极面观三角形,赤道表面观双凸镜形,具 3 副合沟。③草酸钙簇晶众多,直径 4~26μm,存在于较小的薄壁细胞中。④油室多破碎,分泌细胞界限不清,含黄色油状物(图 9-77)。

【化学成分】 主含挥发油 15%~20%,油中主要成分为丁香酚(eugenol)、丁香酚乙酸酯(eugenolacetate)、石竹烯(β-caryophyllene)、甲基戊基甲酮(methyl amylketone)、丁香酮(eugenone)、香草醛、糠醛等,尚含番樱桃素、番樱桃素亭、齐墩果酸、豆甾醇、谷甾醇等。

【理化鉴别】 本品粉末的乙醚提取,与丁香酚对照品液以石油醚(60~90℃)-乙酸乙酯(9∶1)为展开剂,共薄层展开,喷以 5% 香草醛硫酸溶液 105℃烘显。供试品色谱在与对照品色谱相应的位置上,显相同颜色的斑点。

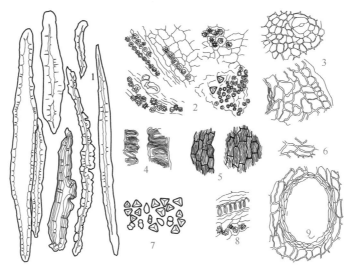

图 9-77 丁香粉末显微特征图

1. 纤维；2. 草酸钙簇晶；3. 花托表皮细胞；4. 花粉囊内壁细胞；5. 花丝表皮细胞；6. 花瓣表皮细胞；
7. 花粉粒；8. 导管；9. 油室

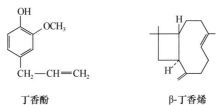

丁香酚   β-丁香烯

【含量测定】 照气相色谱法测定,本品按干燥品计算含丁香酚($C_{10}H_{12}O_2$)不得少于 11.0%。

【药理作用】 ①驱虫作用:对于猪、犬的蛔虫均有驱除作用,丁香油的效力更大,对于犬的钩虫病也有一定疗效。②抑菌试验:本品对于葡萄球菌、结核杆菌、布氏杆菌、鸟型结核杆菌及常见致病性皮肤真菌均有抑制作用。③止痛作用:可显著延长痛觉反应潜伏期和减少扭体反应次数。可消毒龋齿腔,破坏其神经,从而减轻牙痛。④健胃作用:为芳香健胃剂,可缓解腹部气胀、增强消化能力、减轻恶心呕吐。

【功效】 性温,味辛。温中降逆,补肾助阳。用于脾胃虚寒,呃逆呕吐,食 少吐泻,心腹冷痛,肾虚阳痿。

【附注】 母丁香(Caryophylli Anthophylli Fructus)为丁香的干燥近成熟果实。呈长倒卵形至矩圆形,类似两端钝圆的橄榄核状,长 2~2.5cm,直径 6~8mm。顶端有齿状萼片 4 枚,向内略弯曲,基部有果柄残痕。表面棕褐色或带有土红色粉末,粗糙,多细皱纹。果皮与种皮为薄壳状,易脱落,种仁倒卵形,暗棕色,由 2 片肥厚的子叶抱合而成,子叶形如鸡舌,故又称"鸡舌香"。质坚硬难破碎。气香,味辛。

案例 9-19 解析:

1. 不是正品,该丁香应为除去挥发油的丁香。可以利用水试的的方法鉴定。将正品丁香药材置于水中,可以观察到萼管垂直下沉。

2. 丁香药材质量的判断首先应满足药材的性状特征,丁香油的含量是评价丁香药材质量的重要指标,丁香油含量与药材密度相关,影响药材的水试结果,提过油的丁香,由于密度变轻,水试时可观察到药材浮于水面。

知识拓展

丁香为常用中药,始载于《名医别录》,原名鸡舌香。丁香之名始见于唐代《药物论》。《本草纲目》将两者合并列于木部34卷,名丁香。李时珍引藏器曰:"鸡舌香与丁香同种,花实丛生,其中心最大者为鸡舌(击破有顺理而解为两向,如鸡舌,故名),乃是母丁香也。"又引珣曰:"丁香生东海及昆仑国。二月、三月花开,紫白色。至七月方始成实,小者为丁香,大者(如巴豆)为母丁香。""雄为丁香,雌为鸡舌……"上述文献说明,丁香虽产它国,但在我国应用历史久远,同时,丁香自古就有雌(母)、雄(公)之说,并沿用至今即丁香(公丁香)、母丁香(鸡舌香)。

二十九、五 加 科

五加科(Araliaceae)约50属,1350多种,广布于两半球的温带地和热带地,我国有20属,180种。重要药用属为人参属 *Panax*、五加属 *Acanthopanax*、楤木属 *Aralia*、通脱木属 *Tetrapanax*、刺楸属 *Kalopanax*、树参属 *Dendropanax* 等,主要生药有人参、三七、刺五加、竹节参、楤木、通脱木等。植物多数可供药用,多具滋补强壮、散瘀止痛、止血等功效。

本科为木本、藤本或多年生草本。茎常有刺。叶多互生,常为掌状复叶或羽状复叶,少为单叶。花小,两性,稀为单性,辐射对称;伞形花序或集成头状花序,常排成总状或圆锥状;花萼小或具有萼齿5枚,花瓣5、10枚,分离;雄蕊5~10枚,生于花盘边缘,花盘生于子房顶部;子房下位,由2~15枚心皮合生,通常2~5室,每室1枚胚珠。浆果或核果。植物体内有树脂道、草酸钙簇晶等特征。

本科植物普遍含有皂苷类成分,如人参皂苷(ginsenosides)、楤木皂苷(aralosidea)。有的属含挥发油及树脂类成分。另含黄酮、香豆素和二萜类、酚类化合物。

人参 Ginseng Radix et Rhizoma

案例 9-20

2006年,吉林省临江市农民在海拔1000多米的山中,挖出了一棵重187.5g的野山参,体长75cm,五形俱全。经过专家认真鉴别,判断出这棵野山参生长了约260年,市场价值可达数百万元。

问题:
1. 山参的主要性状鉴别特征是什么?
2. 如何区分山参与园参?

【来源】 五加科植物人参 *Panax ginseng* C. A. Mey. 的干燥根和根茎。野生者为"山参",栽培者为"园参"。播种在山林野生状态下自然生长的称"林下山参",习称"籽海"。

【产地】 山参主产于长白山区和大、小兴安岭。园参主产于黑龙江、吉林、辽宁等地。

【采制】 园参栽种5~6年后,于秋季采挖,除去地上部分及泥土,叫"园参水子"。取洗净的鲜参,除去支根,晒干,叫"生晒参";鲜参不除去支根晒干,叫"全须生晒参";将刷洗干净的鲜参,除去不定根和支根,蒸3h左右,取出晒干或烘干,称红参。鲜参的支根及须根用此法加工,即得红直须;将刷洗干净的鲜参,置沸水中浸烫3~7min,用特制的竹针沿参体平行与垂直方向刺小孔,再浸入浓糖液中2~3次,每10~12h,取出晒干或烘干,称白参;主要产品有白参、白糖参、糖参须。山参随时可以采收,以果实成熟或落下时采收较好(即9月间)。采收时应注意拨开泥土挖取,避免支根或须根受损伤。山参只加工成生晒参。

【植物形态】 多年生草本。根茎(芦头)长短不一,具明显的茎痕,有时生不定根。主根肉质,纺锤形或圆柱形,淡黄白色,上部有深而紧密的横纹,须根长而松散,具多数小疣状突起(俗称"珍珠疙瘩")。茎直立,单一,绿色,具细纵纹,基部有数枚鳞片,广三角形,先端钝圆。掌状复叶1~6枚轮生于茎顶,轮生叶的数目依生长年限而不同;小叶5枚,椭圆形或卵形,叶片基部楔形。花茎单一,顶生单一的伞形花序。花有两性及雄性之分;花萼钟形,绿色,顶端呈三角状5齿裂;花瓣5,卵状三角形,淡黄绿色至白色;雄蕊5;子房下位。浆果状核果呈肾形,2室,每室含1粒种子;种子白色,为扁平的圆状卵形,一侧平截。花期6~7月,果期7~9月。

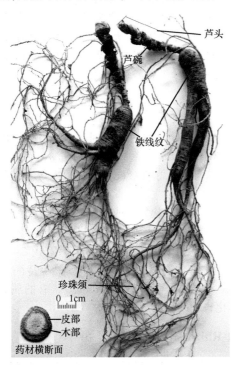

图9-78 人参药材图

【性状】 园参:主根呈纺锤形或圆柱形,长3~15cm,直径1~2cm。表面灰黄色,上部或全体有疏浅断续的粗横纹及明显的纵皱,下部有支根2~3条,并着生多数细长的须根,须根上常有不明显的细小疣状突出(珍珠疙瘩)。根茎(芦头)长1~4cm,直径0.3~1.5cm,多拘挛而弯曲,具不定根(芋)和稀疏的凹窝状茎痕(芦碗)。质较硬,断面淡黄白色,显粉性,棕黄色环纹明显(形成层环),皮部有黄棕色的点状树脂道及放射状裂隙。木部淡黄色具放射状纹理。香气特异,味微苦、甘(图9-78)。

山参:主根多与根茎近等长或较短,呈圆柱形、菱角形或人字形,长1~6cm。表面灰黄色,具纵皱纹,上部或中下部有环纹,支根多为2~3条,须根少而细长,清晰不乱,有较明显的疣状突起。根茎细长,少数粗短,中上部具稀疏或密集而深陷的茎痕。不定根较细,多下垂。

红参:全长6~17cm,主根长3~10cm。表面半透明,红棕色,偶有不透明的暗褐色斑块,俗称"黄马褂"。具纵沟、皱纹及细根痕,上部可见环纹,下部有2~3条扭曲交叉的侧根。根茎上有茎痕及1~2条完整或折断的不定根。质硬而脆,断面平坦,角质样,有光泽,显菊花纹。气无,味甘微苦。

【显微特征】 根横切面:①木栓层为数列细胞。②栓内层窄。③韧皮部有裂隙,内侧薄壁细胞排列较紧密,有树脂道散在,内含黄色分泌物。④形成层成环。⑤木质部射线宽广,导管单个散在或数个相聚,断续排列成放射状,导管旁偶有非木化的纤维。⑥薄壁细胞含草酸钙簇晶(图9-79,图9-80)。

粉末黄白色。①树脂道易见,碎片呈管状,含块状黄色分泌物。②草酸钙簇晶直径20~68μm,棱角锐尖。③木栓细胞类方形或多角形,壁薄,微波状弯曲。导管多网纹或梯纹,直径10~56μm。④淀粉粒甚多,单粒类球形、半圆形或不规则多角形,直径4~20μm,脐点点状或裂缝状,复粒由2~6分粒组成(图9-81)。

【化学成分】 主含人参皂苷(ginsenoside),各种人参中总皂苷的含量通常为2%~12%,支根和须根中总皂苷的含量高于主根;其中主要为达玛烷型四环三萜皂苷,如人参皂苷 Ra_1、Ra_2、Ra_3、Rb_1、Rb_2、Rb_3、Rc、Rd、Re、Rf、Rg_1、Rg_2、Rg_3、Rh_1、20-葡萄糖人参皂苷 *Rf* 等,水解可得到人参二醇(panaxadiol)或人参三醇(panaxatriol);少数为齐墩果酸型皂苷,如人参皂苷 Ro。尚含20(R)-人参皂苷 Rh_2,20(S)-人参皂苷 Rh_2,三七皂苷(notoginsenoside)R_1、R_4,西洋参皂苷 R_1,水杨酰胺(salicylamide),田七氨酸(三七素,dencichine)、挥发性成分、糖类成分、多种氨基酸、维生素、无机元素等。人参皂苷是人参的主要活性成分,尤以达玛烷型四环三萜皂苷活性最显著,常用以评价人参的质量。人参多糖具有免疫调节、抗肿瘤、抗溃疡、降低血糖等活性。

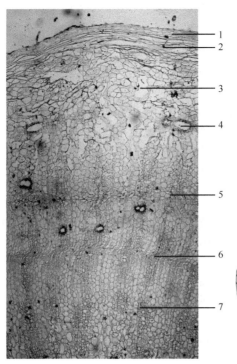

图 9-79　人参(根)横切面详图
1. 木栓层;2. 皮层;3. 裂隙;4. 树脂道;
5. 韧皮部;6. 形成层;7. 木质部

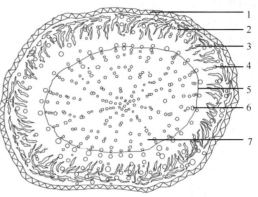

图 9-80　人参(根)横切面简图
1. 木栓层;2. 皮层;3. 裂隙;4. 树脂道;
5. 形成层;6. 导管;7. 木射线

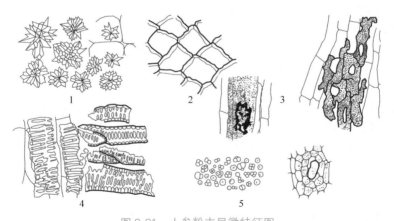

图 9-81　人参粉末显微特征图
1. 草酸钙簇晶;2. 木栓细胞;3. 树脂道;4. 导管;5. 淀粉粒

【理化鉴别】　本品粉末加三氯甲烷脱脂后正丁醇提取的甲醇液,与人参对照药材及人参皂苷 Rg_1、Re、Rb_1 对照品液,以三氯甲烷-乙酸乙酯-甲醇-水(15:40:22:10)10℃以下放置的下层溶液为展开剂,共薄层展开,喷 10% 硫酸乙醇溶液,105℃烘显,日光及紫外光灯(365nm)下观察。供试品色谱在与对照药材色谱相应的位置上,分别显相同颜色的斑点或荧光斑点。

人参皂苷 Ra$_1$	R=ara(p)-xyl
人参皂苷 Ra$_2$	R=ara(f)-xyl
人参皂苷 Rb$_1$	R=glc
人参皂苷 Rb$_2$	R=ara(p)
人参皂苷 Rb$_3$	R=xyl
人参皂苷 Rc	R=ara(f)
人参皂苷 Rd	R=H

ara(p)= 阿拉伯吡喃糖苷   ara(f)= 阿拉伯呋喃糖苷

【含量测定】 按高效液相色谱法测定,本品按干燥品计算,含人参皂苷 Rg$_1$(C$_{42}$H$_{72}$O$_{14}$)和人参皂苷 Re(C$_{48}$H$_{82}$O$_{18}$)的总量不得少于 0.27%,人参皂苷 Rb$_1$(C$_{54}$H$_{92}$O$_{23}$)不得少于 0.18%。

【药理作用】 ①对免疫功能的作用:人参能增强机体自身免疫功能。人参皂苷对正常动物内皮系统的吞噬功能有刺激和促进作用,能使自身免疫增强。②对中枢神经系统的作用:人参皂苷 Rb 类有中枢镇静作用,Rg 类有中枢兴奋作用。人参皂苷 Rb 和 Rc 的混合物对中枢神经系统有安定、镇痛作用。③对心脑血管系统的作用:人参皂苷对血管内皮生长因子有抑制作用,扩张血管平滑肌,降低血液黏稠度;人参皂苷能增加脑血流量,抗自由基致脂质过氧化。对动物脑缺血再灌注损伤有保护作用;保护因脑缺血损伤的神经。④抗肿瘤作用:人参皂苷抗肿瘤活性研究发现,苷元抗肿瘤活性强于糖苷。⑤抗衰老作用:人参皂苷通过调节氧化还原平衡提高机体抗衰老能力,减少自由基诱导损伤,加快细胞代谢,自由基很快清除达到延缓衰老的目的。

【功效】 性微温,味甘、微苦。大补元气,复脉固脱,补脾益肺,生津养血,安神益智。用于体虚欲脱,肢冷脉微,脾虚食少,肺虚喘咳,津伤口渴,内热消渴,气血亏虚,久病虚羸,惊悸失眠,阳痿宫冷。

【附注】 西洋参(Panacis Quinquefolii Radix)为同属植物西洋参 *Panax quinquefolium* L. 的干燥根。原产于加拿大和美国,我国东北、华北、西北等地引种栽培成功。栽种后 4 年可以采收。秋季采挖,洗净,晒干或低温干燥。药材呈纺锤形、圆柱形或圆锥形,表面浅黄褐色或黄白色,可见横向环纹和线形皮孔状突起,并有细密浅纵皱纹和须根痕。主根中下部有一至数条侧根,多已折断。有的上端有根茎(芦头),环节明显,茎痕(芦碗)圆形或半圆形,具不定根(芋)或已折断。体重,质坚实,不易折断,断面平坦,浅黄白色,略显粉性,皮部可见黄棕色点状树脂道,形成层环纹棕黄色,木部略呈放射状纹理。西洋参中主要成分为人参皂苷,如人参皂苷 R$_0$、Rb$_1$、Rg$_1$、Re 和假人参皂苷 F$_{11}$。西洋参性凉,微苦,甘。补气养阴,清热生津。用于气虚阴亏,虚热烦倦,咳喘痰血,内热消渴,口燥咽干。

案例 9-20 解析:

1. 山参主根(参体)短粗,与根茎(芦头)等长或稍短,多具 2 个支根,形似人体,上端有细密而深陷的环纹(铁线纹)。根茎细长,上部茎痕(芦碗)密生,下部较光滑。须根稀疏,长约为主根的 1~2 倍,柔韧不易折断,有明显的疣状突起(珍珠疙瘩)。全体淡黄白色

2. 通过芦、芋、纹、体、须五个方面可以鉴别山参和园参。山参芦头细长,芦碗密,上部扭曲;肩部横纹细而且深,色黑,多呈连续螺旋状,皮细而紧;参腿 1~2 支,参须长而乱,质韧,珍珠疙瘩明显。园参芦头较短,芦碗较少;参体多顺长,横纹较疏浅,不连续,皮粗而松脆,参腿多,上下粗细不匀;参须稀疏,珍珠疙瘩不明显。

知识拓展

人参始载于《神农本草经》，列为上品。

《名医别录》载："人参生上党山谷及辽东。"

李时珍谓："上党，今潞州也。民以人参为地方害，不复采取。今所用者皆是辽参。"又谓："人参因根如人形而得名。"

据考证，古代本草所谓"上党人参"即今之五加科人参而非桔梗科党参。古代最早的人参即产于山西上党（潞州），以此为到低，至清代而以辽参为道地。

朝鲜人参，别名"高丽参"。其原植物与国产人参相同。

茄科植物华山参 *Physochlaina infundibularis* Kuang 的根有时伪充人参入药。

三七 Notoginseng Radix et Rhizoma

案例 9-21

2009~2011 年，由于自然灾害等原因，三七的价格上涨了 10 倍，市场上出现了许多三七伪品，除五加科三七外，药用植物以三七命名者多达 20 种，分属 11 科，加之同物异名、同名异物、人为伪造、以伪冒真，以"土"代正，致使三七药材真伪难辨。

问题：

1. 如何鉴别正品与伪品三七？
2. 如何评价三七的质量？

【来源】 五加科植物三七 *Panax notoginseng*（Burk.）F. H. Chen 的干燥根及根茎。

【产地】 主产于云南文山州各县，文山县、砚山县、马关、西畴、广南、麻栗坡、富宁、邱北等，另广西田阳、靖西、田东、德保等地也有种植。云南文山州三七种植历史悠久、产量大、质量好，习称"文三七"、"田七"，为著名的道地药材。

【采制】 秋季花开前采挖，洗净，分开主根、支根及根茎，干燥。支根习称"筋条"，根茎习称"剪口"，须根习称"绒根"。

【植物形态】 多年生草本。茎直立，无毛。掌状复叶 3~4 片轮生茎顶；小叶通常 5~7 片，椭圆倒卵形或长圆披针形，长 5~15cm，宽 1~5cm，边缘有细密锯齿，两面脉上有刚毛。伞形花序单生于茎顶叶丛中；花瓣 5，雄蕊 5；子房下位，2 室，花柱 2。核果浆果状，近肾形，熟时红色。种子扁球形，1~3 粒。花期 6~8 月，果期 8~10 月。

【性状】 主根：呈类圆锥形或圆柱形，长 1~6cm，直径 1~4cm。表面灰褐色或灰黄色，有断续的纵皱纹和支根痕。顶端有茎痕，周围有瘤状突起，习称"狮子盘头"。体重，质坚实，断面灰绿色、黄绿色或灰白色，习称"铜皮铁骨"，木部微呈放射状排列。气微，味苦回甜。

筋条：呈圆柱形或圆锥形，长 2~6cm，上端直径约 0.8cm，下端直径约 0.3cm。

剪口：呈不规则的皱缩块状或条状，表面有数个明显的茎痕及环纹，断面中心灰绿色或白色，边缘深绿色或灰色（图 9-82）。

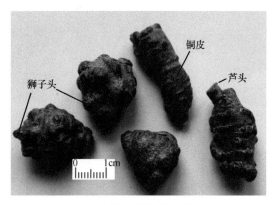

图 9-82 三七药材图

【显微特征】根横切面：①木栓层为数列木栓细胞，栓内层不明显。②韧皮部薄壁组织中，有树脂道散在。③形成层成环，有时呈强波状弯曲。④木射线宽广，木质部束导管 1~2 列径向排列。薄壁细胞中含有淀粉粒，射线细胞中尤多。草酸钙簇晶稀少(图9-83,图9-84)。

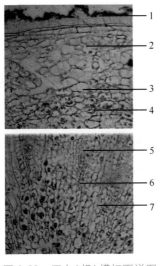

图 9-83 三七(根)横切面详图

1. 木栓层;2. 皮层;3. 树脂道;4. 韧皮部;
5. 形成层;6. 木质部;7. 射线

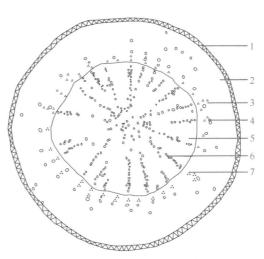

图 9-84 三七(根)横切面简图

1. 木栓层;2. 栓内层;3. 韧皮部;4. 树脂道;
5. 射线;6. 导管;7. 筛管群

粉末灰黄色。①树脂道碎片,直径 $60\sim130\mu m$,分泌细胞及腔道内含棕黄色滴状或块状分泌物。②草酸钙簇晶少见,直径 $50\sim80\mu m$,其棱角较钝。③网纹,梯纹或螺纹导管,端壁多斜置,直径 $15\sim55\mu m$。④木栓细胞长方形或多边形,壁薄,棕色。⑤淀粉粒众多,单粒类圆形,半圆形或多角形,直径 $4\sim30\mu m$,脐点呈点状或裂缝状;复粒多见,由 $2\sim10$ 分粒组成(图9-85)。

【化学成分】 含有多种达玛烷型四环三萜皂苷成分。有人参皂苷 Rb_1、Rb_2、Rc、Rd、Re、Rg_1、Rg_2、Rh_1 及三七皂苷 R_1、R_2、R_3、R_4、R_6、Fa、K。此外还含有止血有效成分田七氨酸,又称三七素,为一种特殊氨基酸,尚含 16 种氨基酸和无机元素,其中 7 种为人体必需的,总氨基酸的平均含量为 7.73% 。还含抗癌多炔成分人参炔三醇。

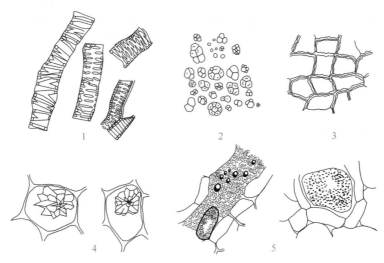

图 9-85 三七粉末显微特征图

1. 导管;2. 淀粉粒;3. 木栓细胞;4. 草酸钙簇晶;5. 树脂道

	R_1	R_2	R_3
三七皂苷 R_1	OH	—O—葡萄糖基 2-1木糖基	—O—葡萄糖基
三七皂苷 R_2	OH	—O—葡萄糖基 2-1木糖基	OH

田七氨酸

【理化鉴别】 本品粉末以水饱和正丁醇提取甲醇溶解,与人参皂苷 Rb_1、人参皂苷 Re、人参皂苷 Rg_1 及三七皂苷 R_1 对照品混合液,以三氯甲烷-乙酸乙酯-甲醇-水(15∶40∶22∶10)10℃以下放置的下层溶液为展开剂,共薄层展开,喷以 10% 硫酸乙醇溶液 10%,105℃烘显,紫外光(365nm)下检视,供试品色谱在与对照品色谱相应的位置上,显相同颜色的斑点。

【含量测定】 按高效液相色谱法测定,本品按干燥品计算,含人参皂苷 Rg_1($C_{42}H_{72}O_{14}$)、人参皂苷 Rb_1($C_{54}H_{92}O_{23}$)及三七皂苷 R_1($C_{47}H_{80}O_{18}$)的总量不得少于 5.0%。

【药理作用】 ①止血:三七具有较强的止血作用,不同动物、不同给药途径、不同制剂均显示明显止血作用。②抗血栓:三七能抗血小板聚集,抗血栓形成。③促进造血:三七"祛瘀生新",具有补血作用。④对心血管系统的作用:三七散瘀消肿定痛,三七皂苷及其他活性成分对心血管系统具有广泛的药理活性。⑤抗炎:三七皂苷对组胺、乙酸、二甲苯、5-羟色胺,缓激肽等引起的毛细血管通透性升高具有明显的抑制作用。⑥保肝:三七具有抗肝损伤作用。三七皂苷可显著降低 CCl_4 肝损伤小鼠血清 ALT 活性。⑦抗肿瘤:人参皂苷 Rh_1 对离体肝癌细胞有抑制作用。⑧镇痛:三七为治疗跌打损伤的常用药,有确切的镇痛作用。

【功效】 性温,味甘、微苦。散瘀止血,消肿定痛。用于咯血,吐血,衄血,便血,崩漏,外伤出血,胸腹刺痛,跌扑肿痛。

> 案例 9-21 解析:
> 1. 三七的真伪鉴别主要以性状鉴别为主,针对三七的不同入药部位(主根、筋条、剪口)的主要性状加以鉴别,重点关注形状、颜色、表面、质地、断面特征。
> 2. 三七的药材质量以个大、体重、质坚、表面光滑、断面灰绿色或黄绿色者为佳。商品药材常按照单位重量(500g)含有的药材个数(头数)进行分级。

知识拓展

三七为常用中药。始载于《本草纲目》。

李时珍曰:"生广西南丹诸州,番峒深山中,采根暴干,黄黑色,团结者,状略似白及,长者如老干地黄,有节,味微甘而苦,颇似人参味。"

据《广西通志》载:"从三七南丹田州出,而田州为妙",是产于田州三七质优而得名。另外,广西田阳县田州镇,历史上是三七的集散地,因而得名"田七"。

三七号称"金疮要药",人们把它比为"金不换",是外科、伤科的常用药物,我国著名的"云南白药"中即含有本品。三七的叶,也有止血消炎的作用。

刺五加 Acanthopanacis Senticosi Radix et Rhizoma Seu Caulis

【来源】 五加科植物刺五加 *Acanthopanax senticosus*(Rupr. et Maxim.)Harms 的干燥根和根茎或茎。

【产地】 我国东北及华北地区;朝鲜、日本、俄罗斯也有分布。

【采制】 春、秋二季采收,洗净,干燥。

【性状】 根茎呈结节状不规则圆柱形,直径 1.4~4.2cm。根呈圆柱形,多扭曲,直径 0.3~1.5cm;表面灰褐色或黑褐色,粗糙,有细纵沟和皱纹,皮较薄,有的剥落,剥落处呈灰黄色。质硬,断面黄白色,纤维性。有特异香气,味微辛、稍苦、涩。茎呈长圆柱形,多分枝,直径 0.5~2cm。表面浅灰色,老枝灰褐色,具纵裂沟,无刺;幼枝黄褐色,密生细刺。质坚硬,不易折断,断面皮部薄,黄白色,木部宽广,淡黄色,中心有髓。气微,味微辛。

【化学成分】 根茎中含有刺五加苷(Eleutheroside A、B、C、D、E、F、G)七种,含有多糖、异黄酮、氨基酸、脂肪酸、维生素及胡萝卜素等成分。

【功效】 性温,辛、微苦。益气健脾,补肾安神。用于脾肺气虚,体虚乏力,食欲缺乏,肺肾两虚,久咳虚喘,肾虚腰膝酸痛,心脾不足,失眠多梦。

五加皮 Acanthopanacis Cortex

【来源】 五加科植物细柱五加 *Acanthopanax gracilistylus* W. W. Smith 的干燥根皮。

【产地】 主产于湖北孝感、河南、四川、湖南、安徽等地,浙江、山东、江苏、江西、贵州、云南、陕西、甘肃等地亦产。

【采制】 夏、秋二季采挖根部,洗净,剥取根皮,晒干。

【性状】 呈不规则卷筒状,长 5~15cm,直径 0.4~1.4cm,厚约 0.2cm。外表面灰褐色,有稍扭曲的纵皱纹和横长皮孔样瘢痕;内表面淡黄色或灰黄色,有细纵纹。体轻,质脆,易折断,断面不整齐,灰白色。气微香,味微辣而苦。

【化学成分】 含挥发油及树脂,油中主成分为 4-甲氧基水杨醛等,此外,尚含紫丁香苷(Syringin)鞣质、棕榈酸、亚麻酸及维生素 A 及维生素 B_1 等。

【功效】 性温,辛、苦。祛风除湿,补益肝肾,强筋壮骨,利水消肿。用于风湿痹病,筋骨痿软,小儿行迟,体虚乏力,水肿,脚气。

三十、伞 形 科

伞形科(Umbelliferae)约 250~400(455)属,3300~3700 种。我国约有 100 属,614 种。重要药用属为当归属(*Angelica*)、柴胡属(*Bupleurum*)、藁本属(*Ligusticum*)等,主要生药有当归、白芷、柴胡、川芎、防风等。

本科为草本。茎中空,有纵棱。叶互生,叶片分裂或有复叶;叶柄基部扩大成鞘状抱茎。花辐射对称,集成复伞形或单伞形花序;花萼 5,花冠 5,雄蕊 5,子房下位,2 心皮合生,2 室,每室胚珠 1;花柱 2。果实为双悬果。

本科植物的茎和根有时具异常增粗。异常构造有的是中心木质部产生多数同心维管束;有的形成束外形成层向内形成木质部,向外形成韧皮部,常有分泌道或分泌腔,内含挥发油、树脂和黏液质的混合物。

本科植物含多类化学成分,主要有挥发油、香豆素类、三萜与三萜皂苷、黄酮类、生物碱类、色原酮类和聚炔类。①挥发油:本科植物的根、茎、叶、花序的裂生腔道中和果实油管中均富含挥发油及其生源有关的树脂,也是本科许多植物的活性成分,如藁本内酯、正丁烯基酞内酯、二氢藁本内酯、反式茴香脑、茴香醛等。②香豆素类:伞形科富含香豆素类成分而且类型多样,有简单香豆素、呋喃香豆素、吡喃香豆素、色满香豆素等,如欧前胡素、异欧前胡素、补骨脂素、香柑内酯等。③三萜和三萜皂苷:分布普遍但含量高的三萜极少,多为 α-香树脂醇型或 β-香树脂醇型五环三萜皂苷,如柴胡皂苷 a、d 等,分布于柴胡属、积雪草属、刺芹属和变豆菜属植物中。④黄酮类:普遍含有,如柴胡色原酮酸、槲皮素、山奈酚、芦丁等。⑤生物碱类:主要分布于藁本属,如川芎嗪、川芎哚、*L*-异亮氨酰-

L-缬氨酸酐等。⑥色原酮类:主要分布于防风属,如升麻素、升麻苷、5-*O*-甲基维斯阿米醇、5-*O*-甲基维斯阿米醇-4-*O*-β-*d*-葡萄糖苷等。⑦聚炔类:普遍含有,都是类型比较简单的链状化合物,以 C_{17} 为主。有少数种类含有 C_{13} 和 C_{15} 类型,与 C_{17} 化合物同时出现或单独存在。有些伞形科聚炔类成分毒性极大,如毒芹属和水芹属的有些种类中含有此类成分。此外,本科植物尚含低聚糖和多糖、酚性成分、脂肪油等。

当归 Angelicae Sinensis Radix

案例 9-22

　　某地药材市场上出现一批当归,性状鉴定各方面特征与正品当归相似,但根头部有多个头状侧茎残基,侧根上有多个横长突起的唇形皮孔;紫外灯下观察,皮部显灰橙色荧光,木部呈蓝色荧光;口尝微甜而麻舌。

问题:

　　1. 该批当归是否为正品当归?

　　2. 能否作为正品当归入药?可能是什么植物充伪?

　　【来源】　伞形科植物当归 *Angelica sinensis*(Oliv.)Diels 的干燥根。

　　【产地】　主产于甘肃、云南,四川、陕西、湖北等地亦产。其中以甘肃岷县和宕昌产量多,质量佳。销全国,并出口。

　　【采制】　一般栽培至第二年秋后采挖,除去茎叶、须根及泥土,放置,待水分稍蒸发后根变软时,捆成小把,上棚,以烟火慢慢熏干。

　　【植物形态】　多年生草本,全株有特异香气。主根粗短,有数条支根。茎带紫色。叶二至三回羽状全裂;小叶 3 对,一至二回分裂;叶柄基部膨大成鞘状,抱茎。复伞形花序顶生;花白色。双悬果,分果有 5 棱,侧棱具翅。花果期 6~9 月。

　　【性状】　主根略呈圆柱形,下部有支根 3~5 条或更多,长 15~25cm。表面浅棕色至棕褐色,具纵皱纹和横长皮孔样突起。根头(归头)直径 1.5~4cm,具环纹,上端圆钝,或具数个明显突起的根茎痕,有紫色或黄绿色的茎及叶鞘的残基;主根(归身)表面凹凸不平;支根(归尾)直径 0.3~1 cm,上粗下细,多扭曲,有少数须根痕。质柔韧,断面黄白色或淡黄棕色,皮部厚,有裂隙和多数棕色点状分泌腔,木部色较淡,黄棕色环纹明显(形成层环)。有浓郁的香气,味甘、辛、微苦(图 9-86)。

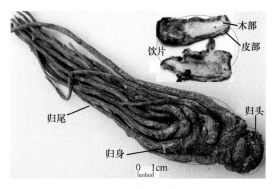

图 9-86 当归药材图

　　【显微特征】　根横切面:①木栓层为数列细胞。②栓内层窄,有少数油室。③韧皮部宽广,多裂隙,散在多数类圆形油室,外侧较大,向内渐小,周围分泌细胞 6~9 个。④形成层成环。⑤木质部射线宽 3~5 列细胞;导管单个散在或 2~3 个相聚,呈放射状排列。⑥薄壁细胞含淀粉粒(图 9-86,图 9-87)。

　　粉末淡黄棕色。①韧皮薄细胞纺锤形,壁略厚,表面有极微细的斜向交错纹理,有时可见菲薄的横隔。②油室碎片淡黄色,内含挥发油油滴。③导管主要为梯纹及网纹(图 9-89)。

　　【化学成分】　含挥发油及水溶性成分。挥发油中主为中性成分藁本内酯(ligustilide)和正丁烯基酞内酯(n-butylidene-phthalide),此外尚含 β-蒎烯(β-pinene)、α-蒎烯(α-pinene)、莰烯(camphene)、反式-罗勒烯、对聚伞花素、对甲基苯甲醇、5-甲氧基-2,3-二甲苯酚、苯酚、邻苯二甲酸二甲酯、壬二酸二甲酯、倍半萜类成分等。水溶性成分有阿魏酸、丁二酸、烟酸、尿嘧啶(uracil)、腺嘧啶、胆碱、多糖、维生素 A、维生素 B_{12}、维生素 E、17 种氨基酸和 20 种微量元素。

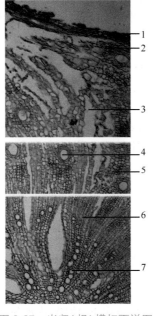

图 9-87　当归(根)横切面详图

1. 木栓层;2. 皮层;3. 裂隙;4. 油室;
5. 韧皮部;6. 形成层;7. 木质部

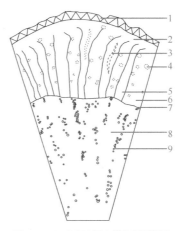

图 9-88　当归(根)横切面简图

1. 木栓层;2. 皮层;3. 裂隙;4. 油室;5. 韧皮射线;
6. 韧皮部;7. 形成层;8. 木射线;9. 木质部

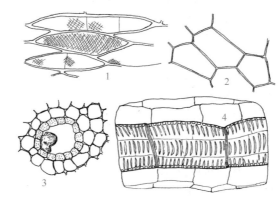

图 9-89　当归粉末显微特征图

1. 韧皮薄壁细胞;2. 木栓细胞;3. 油室;4. 导管

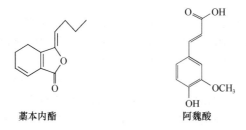

藁本内酯　　　　　　　阿魏酸

【理化鉴别】

(1) 本品粉末乙醚提取后,乙醇溶解,与当归对照药材溶液以正己烷-乙酸乙酯(4:1)为展开剂,共薄层展开,置紫外光灯(365nm)下检视。供试品色谱中,在与对照药材色谱相应的位置上,显相同颜色的荧光斑点。

(2)本品粉末的1%碳酸氢钠溶液提取液,甲醇溶解,与阿魏酸、藁本内酯对照品溶液,以环己烷-二氯甲烷-乙酸乙酯-甲酸(4∶1∶1∶0.1)为展开剂,共薄层展开,置紫外光灯(365nm)下检视。供试品色谱中,在与对照品色谱相应的位置上,显相同颜色的荧光斑点。

【含量测定】 按挥发油测定法测定,含挥发油不得少于0.4%(ml/g);按高效液相色谱法测定,含阿魏酸($C_{10}H_{10}O_4$)不得少于0.050%。

【药理作用】 ①对子宫的作用:当归对多种动物已孕、未孕的离体和在体子宫均有双向作用,高沸点(180~210℃)挥发油有迅速而持久的抑制作用,挥发油且能对抗肾上腺素、垂体后叶素或组胺对子宫的兴奋作用;而水或醇溶性挥发性物则有兴奋作用。②抗凝血与抗贫血作用:当归水煎液及阿魏酸对花生四烯酸等各种诱导的血小板聚集均有显著抑制作用,并有明显的抗血栓作用。当归水浸液能显著促进血红蛋白及红血细胞的生成。当归多糖对贫血小鼠的红细胞、血红蛋白、白细胞和股骨有核细胞数的恢复有显著促进作用。③抗炎、镇痛作用:当归水煎液对多种致炎剂引起的急、慢性炎症均有显著的抑制作用。此外,尚有扩冠、降压、增加冠状动脉血流量、降低心肌耗氧量、抗心肌缺血、抗心律失常、降血脂、抗氧化、清除自由基、抗辐射、免疫增强、保护肝与广谱抗菌等作用。

【功效】 性温,味甘、辛。补血活血,调经止痛,润肠通便。用于血虚萎黄,眩晕心悸,月经不调,经闭痛经,虚寒腹痛,肠燥便秘,风湿痹痛,跌扑损伤,痈疽疮疡。酒当归活血通经。用于经闭痛经,风湿痹痛,跌扑损伤。

【附注】 同属植物欧当归 *Levisticum officinale* Koch.、东当归 *Angelica acutiloba* Kitag. 的干燥根,在部分地区及民间代当归用,习称"欧当归"、"东当归(或日本当归)",有时与正品当归混淆。欧当归药材主根较长,顶端常有数个根茎痕。根部挥发油含藁本内酯35%、正丁烯基酞内酯8.2%。此外,根中尚含绿原酸、咖啡酸、香豆精衍生物、树脂、淀粉和多种糖。东当归药材主根短,有多数支根。主要成分有挥发油、藁本内酯、正丁烯基酞内酯等。

案例9-22 解析:

1. 非正品当归。不能做当归入药。从性状特征及荧光灯下检识结果判断,该批当归为欧当归,为属植物欧当归 *Levisticum officinale* Koch. 的干燥根。

2. 正品当归紫外灯下皮部显蓝色,木部显示紫蓝色荧光;口尝味甘、辛、微苦。

知识拓展

《汤液本草》:当归,入手少阴,以其心主血也;入足太阴,以其脾裹血也;入足厥阴,以其肝藏血也。头能破血,身能养血,尾能行血,用者不分,不如不使。若全用,在参、芪皆能补血;在牵牛、大黄,皆能破血,佐使定分,用者当知。从桂、附、茱萸则热;从大黄、芒硝则寒。惟酒蒸当归,又治头痛,以其诸头痛皆属木,故以血药主之。

柴胡 Bupleuri Radix

案例9-23

某地药材集散地出现一批柴胡,性状鉴定各方面特征与正品柴胡相似,但根茎及根部多具横环纹,横断面多中空,有芹菜样香气,口尝有麻舌感。

问题:

1. 该药材是否为正品柴胡?

2. 能否作为正品柴胡入药?可能是哪种植物的根?

【来源】 伞形科植物柴胡 *Bupleurum chinense* DC. 或狭叶柴胡 *B. scorzonerifolium* Willd. 的干燥根。前者习称"北柴胡",后者习称"南柴胡"。

【产地】 北柴胡主产于河北、陕西、甘肃、辽宁、黑龙江、吉林、内蒙古、山西等地。南柴胡主产于江苏、安徽、辽宁、黑龙江、吉林、陕西、内蒙古、河北等地。

【采制】 春、秋两季采挖,除去茎叶及泥土,晒干。

【植物形态】 柴胡:多年生草本。主根较粗,坚硬。茎上部分枝稍呈"之"字形弯曲。基生叶倒披针形或狭线状披针形,早枯;中部叶倒披针形或长圆状披针形,平行脉 7~9 条。复伞形花序;花瓣 5,鲜黄色。双悬果,棱狭翅状。花期 8~9 月,果期 9~10 月。

狭叶柴胡:主根多单生,棕红色或红褐色。茎基部常被棕红色或黑棕色纤维状的叶柄残基。叶线形或线状披针形,有 5~7 条平行脉;复伞形花序,伞梗较多。双悬果棱粗而钝。花期 7~8 月,果期 8~9 月。

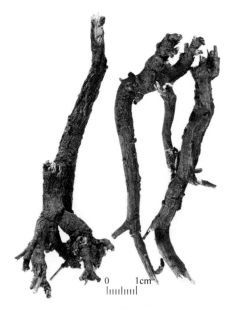

图 9-90 北柴胡药材图

【性状】 北柴胡:呈圆柱形或长圆锥形,长 6~15cm,直径 0.3~0.8cm。根头膨大,顶端残留 3~15 个茎基或短纤维状叶基,下部分枝。表面黑褐色或浅棕色,具纵皱纹、支根痕及皮孔。质硬而韧,不易折断,断面显片状纤维性,皮部浅棕色,木部黄白色。气微香,味微苦(图 9-90)。

南柴胡:根较细,圆锥形,顶端残留 1~2 个茎基及多数细毛状枯叶纤维,下部多不分枝或稍分枝。表面红棕色或黑棕色。靠近根头处多具紧密环纹。质稍软,易折断,断面略平坦,不显纤维性。具败油气。

【显微特征】

横切面:北柴胡:①木栓层为 7~8 列木栓细胞。②韧皮部外侧有 18~20 个分泌道,周围分泌细胞 5~10 个。皮层散有油管及裂隙。③韧皮部有 3~7 列油室。韧皮部有油管,射线宽,筛管不明显。④形成层成环。⑤木质部占大部分,大的导管切向排列;木纤维发达,与木薄壁细胞排成多个环状(图 9-91)。

南柴胡:木栓层为 6~10 列木栓细胞,韧皮部外侧有 14~16 个分泌道,周围分泌细胞 8~12 个。韧皮部有 2~3 列油室,木质部导管与木薄壁细胞排列成断裂的环状,木纤维少(图 9-92)。

粉末:北柴胡:灰棕色或黄棕色。①木纤维成束或散在,长梭形,初生壁碎裂成短须状,纹孔稀疏,孔沟隐约可见。②油管及油室碎片有黄棕色不规则形或条状分泌物,周围细胞多皱缩,细胞界线不明显。③主要为网纹、双螺纹导管。④木栓细胞黄棕色,表面观呈类多角形,壁稍厚(图 9-93)。

南柴胡:黄棕色。木纤维呈长梭形,末端渐尖或钝圆,纹孔细密,有的初生壁碎裂,易与次生壁分离,并有稀疏螺状或双螺状裂缝;油管含淡黄色条状分泌物;双螺纹导管较多见;叶基部纤维有紧密螺状交错裂缝。

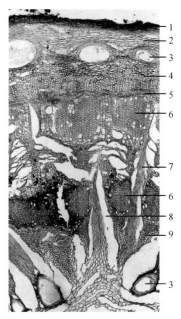

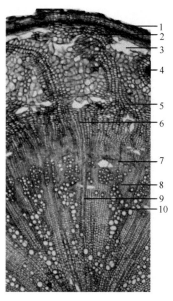

图 9-91 柴胡(北柴胡)根横切面详图

1. 木栓层；2. 皮层；3. 油室；4. 韧皮部；

5. 形成层；6. 纤维束；7. 射线；8. 裂隙；9. 木质部

图 9-92 柴胡(南柴胡)根横切面详图

1. 木栓层；2. 皮层；3. 裂隙；4. 油室；5. 韧皮部；

6. 韧皮射线；7. 形成层；8. 纤维束；9. 木射线；

10. 木质部

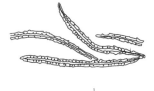   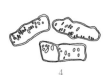

图 9-93 柴胡(北柴胡)粉末显微特征图

1. 木纤维；2. 油管碎片；3. 木栓细胞；4. 茎髓薄壁细胞；5. 导管

【化学成分】 主含三萜皂苷及挥发油。皂苷为五环三萜类齐墩果烷型：柴胡皂苷（saikosaponin）a、c、d、f、t、v、b_2、b_3、S_1、v-2、I、q-1、q-2、2″-O-乙酰柴胡皂苷 a、2″-O-乙酰柴胡皂苷 b_2 和 3″-O-乙酰柴胡皂苷 b_2 等。挥发油中主要为 α-蒎烯、石竹烯等。此外，尚含黄酮、柴胡多糖等。

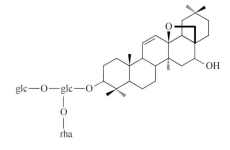

柴胡皂苷a R = β-OH
柴胡皂苷d R = α-OH

柴胡皂苷c

【理化鉴别】

（1）取本品粉末 0.5 g，加水 10 ml，用力振摇，产生持久性泡沫。

（2）根横切片，用 99% 乙醇和浓硫酸混合溶液（1∶1）封片，置显微镜下观察，初呈黄绿色至绿色,5~10min 后渐变为蓝绿色、蓝色,持续 1h 以上,然后变为浊蓝色而消失。

(3)本品粉末的甲醇提取液与柴胡皂苷 a、d 对照品作对照液,以乙酸乙酯-乙醇-水(8∶2∶1)为展开剂,共薄层展开,喷以 2%对二甲氨基苯甲醛的 40%硫酸溶液,60℃加热显色,分别置日光及紫外光灯(365nm)下检视。供试品色谱中,在与对照品色谱相应的位置上,显相同颜色的斑点及荧光斑点。

【含量测定】 按高效液相色谱法测定,含柴胡皂苷 a($C_{42}H_{68}O_{13}$)及柴胡皂苷 d($C_{42}H_{68}O_{13}$)的总量不得少于 0.30%。

【药理作用】 ①解热作用:柴胡煎剂给兔灌胃,对疫苗引起的发热均有明显的解热作用。②抗炎作用:柴胡可抑制角叉菜胶、5-羟色胺、组胺引起的大鼠足跖肿胀,抑制大鼠棉球肉芽肿,同时可使肾上腺肥大,胸腺萎缩;抑制炎症组织组胺释放及白细胞游走。③抗肝损伤作用:柴胡注射液皮下注射连续 5 日可显著降低四氯化碳引起的大鼠血清 GPT 升高,肝细胞变性及坏死也明显减轻,肝细胞内糖原及核糖核酸含量也接近正常。此外,柴胡还有抗辐射损伤和抗结核菌作用。

【功效】 性微寒,味苦。疏散退热,疏肝解郁,升举阳气。用于感冒发热,寒热往来,胸胁胀痛,月经不调,子宫脱垂,脱肛。

【附注】

(1)我国柴胡属植物种类较多,供药用的约 20 种,常用的有以下几种:竹叶柴胡 *B. marginatum* Wall. ex DC.、西藏柴胡 *B. marginatum* var. *stenophyllum* (Wolff)Shan et Y. Li、银州柴胡 *B. yinchowense* Shan et Y. Li、锥叶柴胡 *B. bicaule* Helm.、柴首 *B. chaishoui* Shan et Sheh、小叶黑柴胡 *B. smithii Wolff* var. *parvifolium* Shan et Li。

(2)大叶柴胡 *B. longiradiatum* Turcz. 的根表面密生环带,曾在东北地区作柴胡用,其含柴胡毒素与乙酰柴胡毒素,有剧毒,不能作柴胡入药。

案例 9-23 解析:

1. 非正品柴胡。不能做柴胡入药。从性状特征判断,可能为大叶柴胡 *B. longiradiatum* Turcz. 的根,含柴胡毒素与乙酰柴胡毒素,有剧毒。

2. 正品柴胡没有或仅根头部横环纹,横断面多不空心,气味清香或有败油气,无麻舌感。

知识拓展

《本草纲目》:若劳在肝、胆、心,及包络有热,或少阳经寒热者,则柴胡乃手足厥阴、少阳必用之药;劳在脾胃有热,或阳气下陷,则柴胡乃引清气、退热必用之药;惟劳在肺、肾者,不用可尔。

川芎 Chuanxiong Rhizoma

案例 9-24

小李从市场上买回一种"川芎",呈不规则的结节状圆柱形,无油点,外皮棕褐色或棕黑色,皱缩有沟纹,上侧具有数个较长的茎基残留,茎基中空有洞,断面淡黄色或黄白色,表面具纵直沟纹,外皮易剥落。

问题:

1. 小李所购买的川芎是否为正品川芎?

2. 能否作为川芎入药?可能是哪种些植物的根或根茎?

【来源】 伞形科植物川芎 *Ligusticum chuanxiong* Hort. 的干燥根茎。

【产地】 主产于四川。

【采制】 平原栽培者于 5~6月(小满前后),山地栽培者 8~9月茎上的节盘显著突出并略带紫色时采挖,除去茎叶及泥沙,晒后小火炕干,撞去须根。不宜日光曝晒或急火炕干。

【**植物形态**】　多年生草本,全株有香气。根茎呈结节状拳形团块。茎丛生,直立,茎基节膨大成盘状,中部以上的节不膨大。二至三回羽状复叶互生,小叶 3~5 对,卵状三角形,不整齐羽状全裂或深裂。叶柄基部鞘状抱茎。复伞形花序顶生,花白色。双悬果卵形。花期 7~8 月,果期 9 月。

【**性状**】　为不规则结节状拳形团块,直径 2~7 cm。表面灰褐色或褐色,粗糙皱缩,有多数平行隆起的轮节,顶端有凹陷的类圆形茎痕,下侧及轮节上有多数小瘤状根痕。质坚实,不易折断,饮片形状不规则,习称"蝴蝶片",黄白色或灰黄色,散有黄棕色小油点,可见棕色波状环纹(形成层环)。气浓香,味苦、辛,稍有麻舌感,微回甜(图 9-94)。

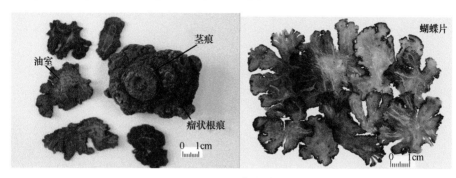

图 9-94　川芎药材图

【**显微特征**】　横切面:①木栓层为 10 余列细胞。②皮层狭窄,散有根迹维管束,其形成层明显。③韧皮部宽广,筛管群散列。④形成层环呈波状或不规则多角形。⑤木质部导管多单列或排成"V"字形,偶有木纤维束。⑥髓部较大。⑦薄壁组织中散有多数油室;薄壁细胞富含淀粉粒,有的含草酸钙晶体,呈类圆形团块或类簇晶状(图 9-95,图 9-96)。

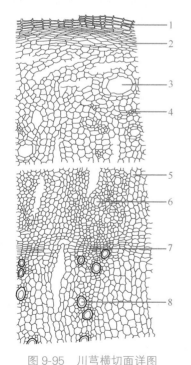

图 9-95　川芎横切面详图
1. 木栓层;2. 栓内层;3. 油室;4. 皮层;
5. 韧皮射线;6. 韧皮部;7. 形成层;8. 木质部

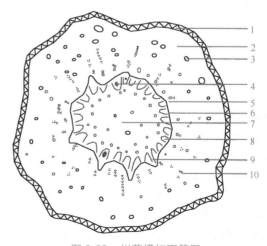

图 9-96　川芎横切面简图
1. 木栓层;2. 皮层;3. 油室;4. 纤维束;
5. 韧皮部;6. 形成层;7. 髓部;8. 木质部;9. 射线;10. 筛管群

粉末淡黄棕色或灰棕色。①木栓细胞深黄棕色,表面观呈多角形,壁薄。②草酸钙晶体存在于薄壁细胞中,呈类圆形团块或类簇晶状。③主要为螺纹导管,亦有网纹及梯纹导管。④木纤维呈长梭形,纹孔及孔沟较细密,胞腔较宽。⑤油室碎片偶可见,分泌细胞壁薄,含有较多油滴。⑥淀粉粒较多,单粒椭圆形或类圆形,脐点状、长缝状或人字形(图9-97)。

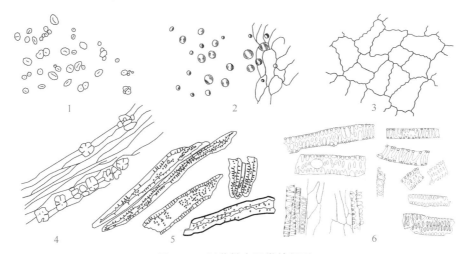

图9-97　川芎粉末显微特征图

1. 淀粉粒;2. 油室碎片;3. 木栓细胞;4. 草酸钙簇晶;5. 木纤维;6. 导管

【化学成分】　①挥发油:油中主含藁本内酯(ligustilide)、二氢藁本内酯(dihydro ligustilide)、丁烯基酞内酯(butylidene phthalide)等多种萜类及脂肪酸酯。②生物碱:川芎嗪(chuanxiongzine)、川芎哚(perlolyrine)、L-异亮氨酰-L-缬氨酸酐(L-isobutyl-L-valine anhydride)、胆碱、尿嘧啶、腺嘌呤和腺苷等。③内酯类:主为藁本内酯、正丁烯基苯酞、3-丁基苯酞(3-butylphthalide)、新蛇床内酯(neocnidilide)、Z-6,8′,7,3′-二聚藁本内酯(Z-6,8′,7,3′-diligustilide)、洋川芎内酯(senkyunolide)、川芎酚(chuanxingol)等。④酚酸类:主为阿魏酸(ferulic acid)、大黄酚、瑟丹酸(sedanonic acid)、香草酸、咖啡酸、原儿茶酸、亚油酸、棕榈酸、芥子酸、香荚兰酸、正十六烷酸等。此外尚含有萜类、洋川芎醌(senkyunone)、孕(甾)烯醇酮(pregnenolone)、镰叶芹二醇[3(R),8(S),9(Z)-falcarindiol]和β-谷甾醇(β-sistosterol)等。

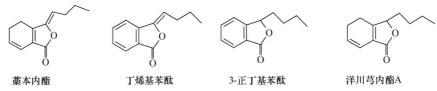

藁本内酯　　　　　　丁烯基苯酞　　　　　　3-正丁基苯酞　　　　　洋川芎内酯A

【理化鉴别】

(1) 取本品粉末1g,加石油醚(30~60℃)5ml,放置10h,时时振摇,静置,取上清液1ml,挥干后,残渣加甲醇1ml使溶解,再加2%的3,5-二硝基苯甲酸的甲醇溶液2~3滴与甲醇饱和的氢氧化钾溶液2滴,显红紫色。

(2) 本品粉末的乙醚提取,乙酸乙酯溶解,与川芎对照药材和欧当归内酯A对照品液,用硅胶GF$_{254}$板,以正己烷-乙酸乙酯(3∶1)为展开剂,共薄层展开,紫外光灯(254nm)下检视。供试品色谱中,在与对照药材及对照品色谱相应的位置上,显相同颜色的荧光斑点。

【含量测定】　按高效液相色谱法测定,含阿魏酸(C$_{10}$H$_{10}$O$_4$)不得少于0.10%。

【药理作用】　①镇静、镇痛作用:川芎挥发油、水煎液有明显的镇静作用,川芎哚具有明显的镇痛作用。②对心血管系统的作用:川芎嗪和川芎哚可明显扩张冠状动脉,增加冠状动脉血流量及心肌营养血流量,降低心肌氧耗。③抑制血小板聚集和抗血栓形成作用:川芎嗪和阿魏酸能提高血小板内 cAMP 含量,抑制 TXA_2 合成酶,使 TXA_2 合成减少,显示明显的抗血小板聚集作用。④对平滑肌的作用:川芎总生物碱、阿魏酸、川芎嗪及藁本内酯对平滑肌均有解痉作用。内酯中以藁本内酯为主要解痉成分,并可明显解除乙酰胆碱、组胺及氯化钡引起的气管平滑肌痉挛收缩。

【功效】　性温,味辛。活血行气,祛风止痛。用于月经不调,经闭痛经,癥瘕腹痛,胸胁刺痛,跌扑肿痛,头痛,风湿痹痛。川芎嗪用于冠心病心绞痛。

【附注】　茶芎:为伞形科植物抚芎 *Ligusticum sinense* Oliv. cv. *chaxiong*. Miss 的根茎,主要栽培于江西的九江地区。江西民间用之与茶叶一起泡开水饮用,故名"茶芎"。可治疗感冒头痛。呈扁圆形结节状团块,顶端有乳头状突起的茎痕,在根茎上略排成 1 行。香气浓,味辛辣、微苦,麻舌。

> 案例 9-24 解析:
> 1. 非正品川芎。从性状特征上看,应为藁本(伞形科藁本属植物藁本或辽藁本)根茎及根。
> 2. 正品川芎呈不整齐结节状拳形圆块,随处散有黄色小油点,有明显结节状起伏轮节,上侧有凹洼状圆形或卵圆形的茎痕,质坚硬,下侧及轮节上有众多小瘤状隆起根痕,断面类黄色。

知识拓展

川芎是产于四川都江堰的道地中药材,人工栽培已有上千年的历史。由于都江堰特殊的土壤气候及环境条件,所产川芎个大、肥满、质坚实、油性足,心似菊花,香气浓郁,其药有效成分含量居全国之冠。故都江堰自古被誉为川芎之乡。

白芷 Angelicae Dahuricae Radix

> 案例 9-25
> 某地区民间牙痛时,常用一种根类中药,长圆锥形,表面有皮孔样的横向凸起,气味芳香,与冰片一起研磨成细粉后,以少许置鼻前庭,均匀吸入,可在几分钟内达到很好治疗效果。同时,此方法还可以用于头痛、三叉神经痛的治疗。
> 问题:
> 1. 该种药材是什么?
> 2. 该药材的主要功效及药理作用是什么?

【来源】　伞形科植物白芷 *Angelica dahurica*(Fisch. ex Hoffm.)Benth. et Hook. f. 或杭白芷 *A. dahurica*(Fisch. ex Hoffm.)Benth. et Hook. f. var. *formosana*(Boiss.)Shan et Yuan 的干燥根。

【产地】　白芷主产于河南、河北等省,商品上依次称"禹白芷"、"祁白芷";杭白芷主产于四川、浙江等省,商品上依次称"川白芷"、"杭白芷"。

【采制】　夏、秋二季叶黄时采挖,除去须根及泥沙,晒干或低温干燥。

【植物形态】　白芷:为多年生草本。根长圆锥形,下部有分枝。茎圆柱形,中空,常带紫色。基生叶有长柄,叶片二至三回羽状分裂,最终裂片长圆形、卵圆形或披针形;茎上部叶有显著膨大的囊状鞘。复伞形花序,花白色。双悬果椭圆形,分果侧棱成翅状。花期 7~9 月,果期 9~10 月。

杭白芷:植株较矮小,茎及叶鞘多为黄绿色,根上部皮孔样突起明显,大而突出。

【性状】　白芷:呈长圆锥形,长 10~25cm,直径 1.5~2.5cm。表面灰棕色至黄棕色,根头部钝四棱形或近圆形,具纵皱纹、支根痕及皮孔样的横向突起,习称"疙瘩丁";顶端有凹陷的茎痕。质坚实。断面白色或灰白色,粉性,棕色环纹明显(形成层环),类圆形,皮部有多数棕色油点,木部约占断面的 1/3。气芳香,味辛、微苦。

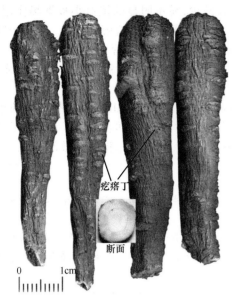

图 9-98 白芷药材图

杭白芷:皮孔样横向突起多四纵行排列,使全根呈类圆锥形而具四纵棱;棕色环纹(形成层环)略呈方形,木部约占断面的 1/2(图 9-98)。

【显微特征】

横切面:白芷:①木栓层由 5~10 列细胞组成。②皮层和韧皮部散有油管。③形成层成环。④木质部略呈圆形,导管放射状排列。⑤薄壁细胞含淀粉粒,有的含草酸钙簇晶(图 9-99,图 9-100)。

杭白芷:木质部略呈方形,射线较多,导管稀疏排列。

粉末黄白色。①油管多已破碎,含淡黄棕色分泌物。②草酸钙簇晶圆簇状或类圆形。③导管多网纹,少数螺纹。④木栓细胞多角形或类长方形,淡黄棕色。⑤淀粉粒甚多,单粒圆球形、多角形、椭圆形或盔帽形,脐点点状、裂缝状、三叉状或星状;复粒由 2~12 分粒组成(图 9-101)。

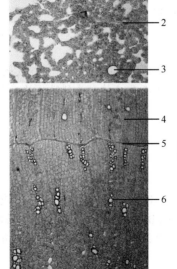

图 9-99 白芷横切面详图
1. 木栓层;2. 皮层;3. 油室;4. 韧皮部;
5. 形成层;6. 木质部

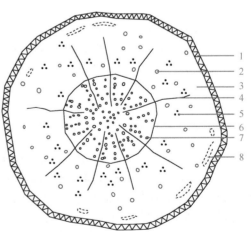

图 9-100 白芷横切面简图
1. 木栓层;2. 油管;3. 皮层;4. 射线;
5. 筛管群;6. 形成层;7. 导管;8. 裂隙

【化学成分】 主含香豆素和挥发油。香豆素主要为欧前胡素(imperatorin)、异欧前胡素(iso-imperatorin)、别欧前胡素(alloimperatorin)、别异欧前胡素(alloisoimperatorin)、比克白芷素(byakan-gelicin),比克白芷醚(byak-angelicol),氧化前胡素(oxypeucedanin)、新白芷醚(sen-byak-angelicol)等;挥发油中主含 5,8,11-十七碳三炔酸甲酯[methylheptadecyn(5,8,11)-oic acid ester]、3-亚甲基-

6-(1-甲乙基)环己烯[cyclhexene,3-methylene 6-(1 methylethl)]等。

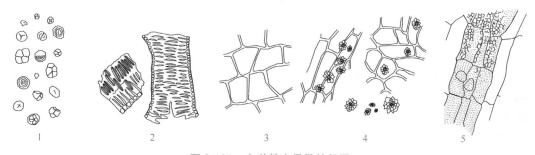

图 9-101 白芷粉末显微特征图
1. 淀粉粒;2. 导管;3. 木栓细胞;4. 草酸钙簇晶;5. 油管

【理化鉴别】
(1) 取粉末 0.5g,加乙醚适量冷浸,振摇后过滤,取滤液 2 滴,滴于滤纸上,置紫外光灯下观察,显蓝色荧光。

(2) 粉末乙醚浸提后滤过,滤液挥干,残渣加乙酸乙酯溶解,作为供试品溶液。以欧前胡素、异欧前胡素对照品作对照,按薄层色谱法,用硅胶 G 板,以石油醚(30~60℃)-乙醚(3:2)为展开剂,在 25℃ 以下展开,置紫外光灯(365nm)下检视。供试品色谱中,在与对照品色谱相应的位置上,显相同颜色的荧光斑点。

【含量测定】 按高效液相色谱法测定,含欧前胡素($C_{16}H_{14}O_4$)不得少于 0.080%。

【药理作用】 ①解热镇痛作用:白芷水煎剂对于大白兔高热动物模型有明显的解热作用,可明显提高小鼠的痛阈值。白芷挥发油通过对单胺类和肽类 2 种神经递质的调节而发挥镇痛作用。②解痉作用:本品所含的佛手柑内酯、花椒毒素、异欧前胡素对兔回肠有明显的解痉作用。③抗炎、抗菌作用:白芷水煎剂可明显抑制二甲苯所致小鼠耳部的炎症,对大肠杆菌、痢疾杆菌、变形杆菌、伤寒杆菌、副伤寒杆菌、绿脓杆菌、霍乱弧菌、人型结核杆菌等均有抑制作用。④对心血管的作用:白芷醚溶性成分、香豆素类成分比克白芷素对冠状血管有扩张作用。而白芷的水溶性成分有血管收缩作用。异欧前胡内酯有降低离体蛙心收缩力作用。此外,白芷还有光敏作用,光敏活性以花椒毒素为最强,香柑内酯次之,异欧前胡素乙较弱。光敏活性物质可用来治疗白癜风。异欧前胡素为治疗银屑病的有效成分。白芷还有抗辐射作用。

【功效】 性温,味辛。解表散寒,祛风止痛,宣通鼻窍,燥湿止带,消肿排脓。用于感冒头痛,眉棱骨痛,鼻塞流涕,鼻渊,牙痛,带下,疮疡肿痛。

案例 9-25 解析:
1. 该药材为白芷,来源为伞形科植物白芷、杭白芷的干燥根。
2. 白芷的主要作用为解热镇痛、抗炎、抗菌及解痉等;具有解表散寒,祛风止痛,宣通鼻窍,燥湿止带,消肿排脓的功效,主要用于感冒头痛,眉棱骨痛,鼻塞流涕,鼻渊,牙痛,带下,疮疡肿痛。

知识拓展
《本草纲目》:白芷,色白味辛,行手阳明;性温气厚,行足阳明;芳香上达,入手太阴肺经。如头、目、眉、齿诸病,三经之风热也;如漏、带、痛疽诸病,三经之湿热也;风热者辛以散之,湿热者温以除之。为阳明主药,故又能治血病、胎病,而排脓生肌止痛。治鼻渊、齿痛、小便出血,眉棱骨痛,大肠风秘,妇人血风眩运,翻胃吐食;解砒毒、蛇伤,鼻衄、刀箭金疮。

小茴香 Foeniculi Radix

案例 9-26

某中药材市场上销售一种小茴香,性状鉴定各方面特征与正品小茴香相似,但个头相对较小,背面有 3 条不明显的棱线,两侧棱线延伸作翅状,少数未分离的双悬果基部有残存的果柄,有微弱香气。

问题:

1. 该批药材是否为正品小茴香?

2. 可能来源于哪些植物的果实?

【来源】 伞形科植物茴香 *Foeniculum vulgare* Mill. 的干燥成熟果实。

【产地】 我国各地均有栽培。

【采制】 秋季果实初熟时采割植株,晒干,打下果实,除去杂质。

【植物形态】 多年生草本,全株有粉霜,具强烈香气。茎直立,上部分枝,有棱。叶互生,二至四回羽状细裂,最终裂片丝状;下部叶具长柄,基部鞘状抱茎,上部叶的柄一部分或全部成鞘。复伞形花序顶生,花小,金黄色。双悬果矩圆形,果棱尖锐,具特异芳香气。花期 6~8 月,果期 8~10 月。

【性状】 双悬果呈圆柱形,有的稍弯曲,长 4~8mm,直径 1.5~2.5mm。表面黄绿色或淡黄色,两端略尖,顶端残留有黄棕色突起的柱基,基部有时有细小的果柄。分果呈长椭圆形,背面有纵棱 5 条,接合面平坦而较宽。横切面略呈五边形,背面的四边约等长。有特异香气,味微甜、辛(图 9-102)。

【显微特征】 分果横切面:①外果皮为 1 列扁平细胞,外被角质层。②中果皮纵棱处有维管束,其周围有多数木化网纹细胞;背面纵棱间各有维管束,其周围有大的椭圆形棕色油管 1 个,接合面有油管 2 个,共 6 个。③内果皮为 1 列扁平薄壁细胞,细胞长短不一。④种皮细胞扁长,含棕色物。⑤胚乳细胞多角形,含多数糊粉粒,每个糊粉粒中含有细小草酸钙簇晶(图 9-103,图 9-104)。

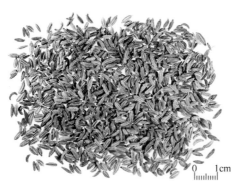

图 9-102 小茴香药材图

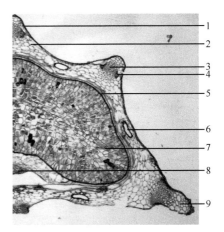

图 9-103 小茴香(分果)横切面详图
1. 外果皮;2. 中果皮;3. 木质部;4. 韧皮部;
5. 内果皮;6. 油管;7. 胚乳;8. 种脊维管束;9. 网纹细胞

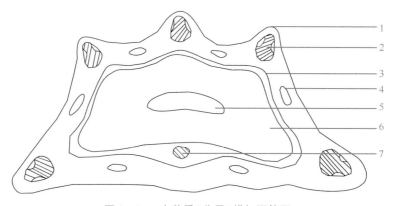

图 9-104 小茴香(分果)横切面简图
1. 外果皮;2. 维管束;3. 内果皮;4. 油管;5. 胚;6. 内胚乳;7. 种脊维管束

粉末绿黄或黄棕色。①油管碎片黄棕色至深红棕色,分泌细胞呈扁平多角形。②内果皮细胞镶嵌状,5~8 个狭长细胞为 1 组,以其长轴相互作不规则方向嵌列。③网纹细胞壁颇厚,木化,具卵圆形网状壁孔。④内胚乳细胞多角形,壁厚,含糊粉粒,直径约 10μm,每一糊粉粒中含细 1 个小簇晶,直径约 7μm(图 9-105)。

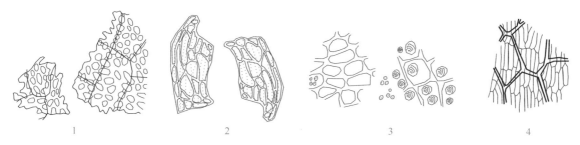

图 9-105 小茴香粉末显微特征图
1. 网纹细胞;2. 油管碎片;3. 内胚乳细胞;4. 镶嵌状细胞

【化学成分】 主含挥发油,又称茴香油。油中主含反式茴香脑(trans-anethole)、α-茴香酮(α-fenchone)、甲基胡椒酚(methylchavicol)、茴香醛(anisaldehyde)、茴香酸(anisicacid)、顺式茴香醚(cis-anethole)、对聚伞花素(p-cymene)、对甲氧苯基丙酮(p-methoxyphenylaceton)、东当归酞内脂(ligustilide)和亚丁基苯酞(butylidenephthalide)等。还含香豆素、黄酮、甾醇等。

茴香醛 R=CHO
茴香脑 R=CH=CH—CH₃
甲基胡椒酚 R=CH₂—CH=CH₂

茴香酮

【理化鉴别】
(1)取本品粉末 0.5g,加适量乙醚冷浸 1h,滤过,滤液浓缩至 1ml,加 0.4% 2,4-二硝基苯肼 2mol/L 盐酸溶液 2~3 滴,溶液呈橘红色(检查茴香脑)。
(2)粉末的乙醚提取液与茴香醛对照品液,以石油醚(60~90℃)-乙酸乙酯(17:2.5)为展开剂,共薄层展开,喷以二硝基苯肼试液显色。供试品色谱中,在与对照品色谱相应的位置上,显相同的橙红色斑点。

【含量测定】 照挥发油测定法测定,本品含挥发油不得少于 1.5%(ml/g);照高效液相色谱法测定,本品含反式茴香脑($C_{10}H_{12}O$)不得少于 1.4%。

【药理作用】 ①抑菌作用:小茴香挥发油对金黄色葡萄球菌、枯草芽孢杆菌、变形杆菌、黑曲霉、副溶血性嗜盐菌、真菌、孢子和鸟型结核菌均有较好的抑菌效果。②调节胃肠功能作用:小茴香挥发油具有增强胃肠运动作用,可显著兴奋离体兔的肠收缩活动。在腹胀时,促进气体排出,减轻疼痛。③抗溃疡作用:经动物灌胃或十二指肠给药,能抑制应激性胃溃疡,对胃液分泌的抑制率为38.9%。④利胆作用:小茴香有利胆作用,其作用表现为伴随着胆汁固体成分增加促进胆汁分泌。此外,还有保肝、利尿、促肾、抗癌、抗突变及性激素样等作用。

【功效】 性温,味辛。散寒止痛,理气和胃。用于寒疝腹痛,睾丸偏坠,痛经,少腹冷痛,脘腹胀痛,食少吐泻,睾丸鞘膜积液。

【附注】

(1)同科葛缕子 *Carum carvi* L. 的果实亦误作药用,常称野茴香。果实细圆柱形,微弯曲,表面黄绿色或灰棕色,顶端残留柱基,基部有细果柄,分果长椭圆形,背面纵棱 5 条棱线色浅。另外,同科植物孜然芹 *Cuminum cyminum* L. 及毒芹 *Cicuta virosa* L. 的果实在有些地区亦药用。应注意鉴别。

(2)在吉林、甘肃、内蒙、四川、贵州、山西、广西等地,有将同科莳萝 *Anethum graveolens* L. 的果实误作小茴香药用,应予以纠正。莳萝果实较小而圆,分果呈广椭圆形,扁平,背棱稍突起,侧棱延展成翅。

> 案例 9-26 解析:
>
> 1. 非正品小茴香,不能做小茴香入药。从性状特征判断,可能为伞形科植物莳萝的果实莳萝子。
> 2. 正品小茴香有 5 条隆起的棱线,横切面呈五边形,香气浓郁。

知识拓展

《新修本草》:主诸痿,霍乱及蛇伤。

《日华子本草》:治干脚气病肾膀癫疝气,开胃下食,治膀胱痛、阴痛。

治疗寒疝腹痛,常与乌药、青皮、高良姜同用,如天台乌药散;治疗肝气郁滞,睾丸偏坠胀痛,可与橘核、山楂等同用;治肝经受寒之少腹疼痛,或冲任虚寒之痛经,可与当归、川芎、肉桂等同用。

防风 Saposhnikoviae Radix

【来源】 伞形科植物防风 *Saposhnikovia divaricata*(Turcz.)Schischk. 的干燥根。

【产地】 主产于东北及内蒙古等地,产于东北者习称"关防风"。

【采制】 春、秋二季采挖未抽花茎植株的根,栽培者种植 2~3 年后采挖,除去须根及泥沙,晒干。

【性状】 呈长圆锥形或长圆柱形,下部渐细,有的略弯曲,长 15~30 cm,直径 0.5~2 cm。表面灰棕色或棕褐色,粗糙,有纵皱纹、多数横长皮孔样突起及点状的细根痕。根头部有明显密集的环纹,习称"蚯蚓头",有的环纹上残存棕褐色毛状叶基。体轻、质松,易折断,断面不平坦,皮部棕黄色至棕色,有裂隙,散有黄棕色油点,木部浅黄色。气特异,味微甘。

【化学成分】 含挥发油,主要有辛醛(octanal)、β-甜没药烯(β-bisabolene)、壬醛(nonanal)等。另外还含色原酮,如升麻素(cimifugin)、3'-O-当归酰亥茅酚(3'-O-angeloylhamaudol)、5-O-甲基维斯阿米醇(5-O-methylvisamminol)等。

【功效】　性微温,味辛、甘。祛风解表,胜湿止痛,止痉。用于感冒头痛,风湿痹痛,风疹瘙痒,破伤风。

北沙参 Glehniae Radix

【来源】　伞形科植物珊瑚菜 *Glehnia littoralis* Fr. Schmidt ex Miq. 的干燥根。

【产地】　主产于江苏、山东等省。

【采制】　夏、秋二季挖取根部,除去须根,洗净,稍晾,置沸水中烫后,除去外皮,干燥;或洗净直接干燥。

【性状】　呈细长圆柱形,偶有分枝,长 15~45cm,直径 0.4~1.2cm。表面淡黄白色,略粗糙,偶有残存外皮,不去外皮的表面黄棕色。全体有细纵皱纹及纵沟,并有棕黄色点状细根痕;顶端常留有黄棕色根茎残基,上端稍细,中部略粗,下部渐细。质脆,易折断,断面皮部浅黄白色,木部黄色。气特异,味微甘。

【化学成分】　主含香豆素,如补骨脂素(psoralen)、佛手柑内酯(bergapten)、欧前胡素(imperatorin)等。

【功效】　性微寒,味甘、微苦。养阴清肺,益胃生津。用于肺热燥咳,劳咳痰血,热病津伤口渴。

前胡 Peucedani Radix

【来源】　伞形科植物白花前胡 *Peucedanum praeruptorum* Dunn 的干燥根。

【产地】　主产浙江、湖南、四川等地。

【采制】　冬季至次春茎叶枯萎或未抽花茎时采挖,除去须根,洗净,晒干或低温干燥。

【性状】　呈不规则的圆柱形、圆锥形或纺锤形,稍扭曲,下部常有分枝,长 3~15cm,直径 1~2cm。表面黑褐色或灰黄色,根头部多有茎痕及纤维状叶鞘残基,上端有密集的细环纹,下部有纵沟、纵皱纹及横向皮孔样突起。质较柔软,干者质硬,可折断,断面不整齐,淡黄白色,皮部有多数棕黄色油点,棕色环纹(形成层环)明显,并有放射状纹理。气芳香,味微苦、辛。

【化学成分】　含挥发油及香豆素类化合物,如白花前胡素 A、B(dl-praeruptorin A,B)、白花前胡素 C、D(dl-praeruptorin C,D)及微量紫花前胡苷(nodakenin)等。

【功效】　性微寒,味苦、辛。降气化痰,散风清热。用于痰热喘满,咯痰黄稠,风热咳嗽痰多。

三十一、山茱萸科

山茱萸科(Cornaceae)13 属 100 种,分布于温带和热带高山上。我国有 7 属,约 50 种,广布于各省,有些供观赏用。

本科为乔木、灌木或多年生草本,叶对生,稀互生或轮生,单叶;花两性或单性,为顶生的花束或生于叶的表面;萼 4~5 齿裂或缺;花瓣 4~5 或缺;雄蕊 4~5,与花瓣同着生于花盘的基部;子房下位,1~4 室;每室胚珠 1,下垂。果为核果或浆果,种子 1~2 枚。

山茱萸 Corni Fructus

【来源】　山茱萸科植物山茱萸 *Cornus officinalis* Sieb. et Zucc. 的干燥成熟果实。

【产地】　主产于浙江省,安徽、陕西、河南、山东等省亦产。

【采制】　秋末冬初果皮变红时采收果实,用文火烘或置沸水中略烫后,及时除去果核,干燥。

【性状】　果肉呈不规则的片状或囊状,有的顶端具圆形宿萼痕,基部有果柄痕;表面紫红色至紫黑色,皱缩,有光泽;质柔润;气微,味酸、涩、微苦。

【化学成分】　含山茱萸苷(cornin,verbenalin)、莫罗苷(morroniside)、7-O-甲基莫罗苷、山茱萸

新苷(cornuside)、当药苷(sweroside)、马钱子苷等环烯醚萜苷类,以及皂苷、熊果酸、酒石酸、没食子酸、苹果酸、山茱萸鞣质Ⅰ、Ⅱ和Ⅲ。

【功效】 酸、涩、微温。补益肝肾,收涩固脱。用于眩晕耳鸣,腰膝酸痛,阳痿遗精,遗尿尿频,崩漏带下,大汗虚脱,内热消渴。

三十二、木 犀 科

木犀科(Oleaceae)约28属,400种,广布于温带和热带地区,我国有10属,约160种,其中药用种类约70种,全国均有分布。

本科为灌木、乔木或藤状灌木。叶多对生,稀互生,无托叶。花两性,稀单性,辐射对称,常组成顶生或腋生的圆锥花序或聚伞花序,有时簇生,很少单生;花萼4裂或顶部近截平,花冠4裂,有时缺;雄蕊2枚,子房上位,2室,每室2胚珠;果为核果、蒴果、浆果或翅果。

本科植物化学成分有:香豆素类,如秦皮苷(fraxin)、秦皮乙素(esculetin)等均有抗菌消炎、止咳化痰作用;木质素类,如连翘苷(phillyrin)具有抗菌消炎作用;苦味素类,如素馨苦苷(jasminin)、丁香苦苷(syringopicroside)。而素馨属(茉莉属)和紫丁香属植物的花中常含有挥发油。

秦皮 Fraxini Cortex

【来源】 木犀科植物苦枥白蜡树 *Fraxinus rhynchophylla* Hance、白蜡树 *Fraxinus chinensis* Roxb.、尖叶白蜡树 *Fraxinus szaboana* Lingelsh. 或宿柱白蜡树 *Fraxinus stylosa* Lingelsh. 的干燥枝皮或干皮。

【产地】 苦枥白蜡树主产于辽宁、吉林等地;尖叶白蜡树及宿柱白蜡树主产于陕西等地;白蜡树主产于四川等地。

【采制】 春、秋二季剥下干皮或枝皮,晒干。

【性状】 枝皮呈卷筒状或槽状,长10~60cm,厚1.5~3mm。外表面灰白色、灰棕色至黑棕色或相间呈斑状,平坦或稍粗糙,并有灰白色圆点状皮孔及细斜皱纹,有的具分枝痕。内表面黄白色或棕色,平滑。质硬而脆,断面纤维性,黄白色。气微,味苦。干皮为长条状块片,厚3~6mm。外表面灰棕色,具龟裂纹及红棕色圆形或横长皮孔。质坚硬,断面纤维性较强。

【化学成分】 主含秦皮甲素(aesculin,七叶苷)、秦皮乙素(esculetin,七叶素)、秦皮亭、白蜡树苷等香豆精类成分。

【功效】 性寒,味苦、涩。清热燥湿,收涩止痢,止带,明目。用于湿热泻痢,赤白带下,目赤肿痛,目生翳膜。

连翘 Forsythiae Fructus

【来源】 木犀科植物连翘 *Forsythia suspensa*(Thunb.)Vahl 的干燥果实。

【产地】 主产于山西、陕西、河南等地,多为栽培。

【采制】 秋季果实初熟尚带绿色时采收,除去杂质,蒸熟,晒干,习称"青翘";果实熟透时采收,晒干,除去杂质,习称"老翘"。

【性状】 呈长卵形至卵形,稍扁,长1.5~2.5cm,直径0.5~1.3cm。表面有不规则的纵皱纹及多数突起的小斑点,两面各有1条明显的纵沟;顶端锐尖,基部有小果梗或已脱落。青翘多不开裂,表面绿褐色,突起的灰白色小斑点较少,质硬;种子多数,黄绿色,细长,一侧有翅。老翘自顶端开裂或裂成两瓣,表面黄棕色或红棕色,内表面浅黄棕色,平滑,具一纵隔,质脆;种子棕色,多已脱落。气微香,味苦。

【化学成分】 主含连翘酚(forsythol)、连翘苷(phillyrin)、连翘酯苷A、松脂素、牛蒡子苷、齐墩果酸等。

【功效】 性微寒,味苦。归肺、心、小肠经。清热解毒,消肿散结,疏散风热。用于痈疽,瘰疬,乳痈,丹毒,风热感冒,温病初起,温热入营,高热烦渴,神昏发斑,热淋涩痛。

女贞子 Ligustri Lucidi Fructus

【来源】 木犀科植物女贞 *Ligustrum lucidum* Ait. 的干燥成熟果实。

【产地】 主产于浙江、江苏、湖南、福建、四川、广西等地。

【采制】 冬季采收成熟的果实,除去枝叶,干燥。

【性状】 多呈卵形、椭圆形或肾形,长径 6~8.5mm,直径 3.5~5.5mm。表面黑紫色或灰黑色,皱缩不平,基部有果梗痕或具宿萼及短梗。体轻。外果皮薄,中果皮较松软,内果皮木质,黄棕色,具纵棱。破开后种子通常为 1 粒,肾形,紫黑色,油性。气微,味甘、微苦涩。以粒大、饱满、色黑紫者为佳。

【化学成分】 主含齐墩果酸(oleanolic acid)、女贞子苷(nuezhenide)、特女贞苷(specnuezhenide)、齐墩果苷(oleuropein)、2α-羟基齐墩果酸等;另含脂肪油、葡萄糖苷等。

【功效】 甘、苦,凉。滋补肝肾,明目乌发。用于肝肾阴虚,眩晕耳鸣,腰膝酸软,须发早白,目暗不明,内热消渴,骨蒸潮热。

三十三、马 钱 科

马钱科(Loganiaceae)约 29 属,500 种,分布于热带至温带地区。我国产 8 属,45 种,分布于西南部至东部,少数西北部,分布中心在云南。重要生药有:马钱子、钩吻、醉鱼草等。

本科为乔木、灌木、藤本或草本。单叶对生或轮生,全缘或有锯齿;通常为羽状脉,花通常两性,辐射对称,单生或孪生,或组成 2~3 歧聚伞花序,再排成圆锥花序、伞形花序或伞房花序、总状或穗状花序;花萼 4~5 裂,裂片覆瓦状或镊合状排列;合瓣花冠,4~5 裂,裂片在花蕾时为镊合状或覆瓦状排列;雄蕊通常着生于花冠管内壁上,与花冠裂片同数,且与其互生,花药基生或略呈背部着生,2室;子房上位,通常 2 室,中轴胎座或子房 1 室为侧膜胎座,花柱通常单生,柱头头状,胚珠每室多颗,横生或倒生。果为蒴果、浆果或核果。

本科植物根、茎、枝和叶柄通常具有内生韧皮部,植株无乳汁,毛被为单毛、星状毛或腺毛。

本科特征化学成分为马钱子碱(brucine),番木鳖碱(strychnine)和吲哚类生物碱等。

马钱子 Strychni Semen

【来源】 马钱科植物马钱 *Strychnos nux-vomica* L. 的干燥成熟种子。

【产地】 主产于印度、泰国、缅甸等地。我国云南有引种。

【采制】 冬季采收成熟的果实,取出种子,晒干。

【植物形态】 常绿乔木。叶对生,广卵形,全缘,革质;聚伞花序顶生,小花白色筒状;浆果球形,表面光滑;种子 3~5 粒或更多,纽扣状圆板形,密被银色茸毛,种柄生于一面的中央。果期 8 月至翌年 1 月。

【性状】 呈纽扣状圆板形,常一面隆起,一面稍凹下,直径 1.5~3cm,厚 0.3~0.6cm。表面密被灰棕或灰绿色绢状茸毛,自中间向四周呈辐射状排列,有丝样光泽。边缘稍隆起,较厚,有突起的珠孔,底面中心有突起的圆点状种脐。质坚硬,平行剖面可见淡黄白色胚乳,角质状,子叶心形,叶脉 5~7 条。气微,味极苦(图 9-106)。

【显微特征】 种子横切面:①种皮表皮细胞分化成单细胞毛,向一方斜伸,长 500~1100μm,宽约 25μm 以上,基部膨大似石细胞状,壁极厚,强烈木化,有纵长扭曲的纹孔。体部有肋状木化增厚条纹,胞腔断面观类圆形。②种皮内层为颓废的棕色薄壁细胞,细胞边界不清。③内胚乳细胞壁厚约 25μm,隐约可见胞间连丝,以稀碘液处理后明显,细胞内含脂肪油滴及糊粉粒(图 9-107)。

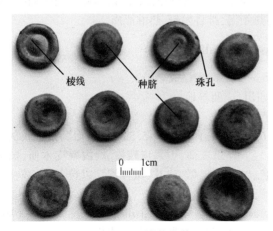

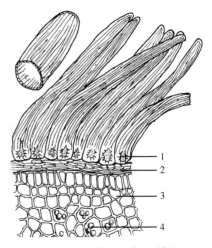

图 9-106 马钱子药材图　　　　　图 9-107 马钱子(种子)横切面
1. 种皮非腺毛;2. 颓废的种皮细胞;3. 胚乳;4. 脂肪油滴

粉末灰黄色。非腺毛单细胞,基部膨大似石细胞,壁极厚,多碎断,木化。胚乳细胞多角形,壁厚,内含脂肪油及糊粉粒(图 9-108)。

【化学成分】　含总生物碱 2%～5%,主要为士的宁(番木鳖碱 strychnine)、马钱子碱(brucine)及微量番木鳖次碱、伪番木鳖碱及伪马钱子碱等。另含番木鳖苷、绿原酸、棕榈酸、脂肪油、蛋白质及多糖等。

【理化鉴别】　本品粉末的三氯甲烷-乙醇(10∶1)混合溶液提取液,与士的宁、马钱子碱对照品液,以甲苯-丙酮-乙醇-浓氨试液(4∶5∶0.6∶0.4)为展开剂,共薄层展开,喷以稀碘化铋钾试液显色。供试品色谱中,在与对照品色谱相应的位置上,显相同颜色的斑点。

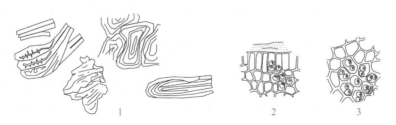

图 9-108 马钱子粉末显微特征图
1. 非腺毛;2. 色素层;3. 内胚乳细胞

【含量测定】　按高效液相色谱法测定,本品按干燥品计算,含士的宁($C_{21}H_{22}N_2O_2$)应为 1.20%～2.20%,马钱子碱($C_{23}H_{26}N_2O_4$)不得少于 0.80%。

【药理作用】　①士的宁:可兴奋整个中枢神经系统,首先兴奋脊髓的反射功能,其次兴奋延髓的呼吸中枢及血管运动中枢,并能提高大脑皮质的感觉中枢功能,也能刺激味感觉器反射性增加胃液分泌,促进消化功能及食欲。②马钱子碱对小鼠有明显的镇咳和祛痰作用,强度与氯化铵相似。此外 马钱子具一定的镇痛、抑菌作用。

【功效】　性温,味苦,有大毒。通络止痛,散结消肿。用于跌打损伤,骨折肿痛,风湿顽痹,麻木瘫痪,痈疽疮毒,咽喉肿痛。

三十四、龙 胆 科

龙胆科(Gentianaceae)约 80 属,700 多种,广布于全世界,主产于北温带。我国 20 属,419 多种,各地有分布,以西南山区种类较多。已知药用 15 属,109 种。重要生药与药用植物有龙胆、秦艽、广地丁、当药、青叶胆等。

本科为草本,茎直立或攀援,稀灌木。单叶对生,全缘,少轮生,无托叶。花常两性,辐射对称,多成聚伞花序,稀单生;萼筒管状,常4~5裂;花冠漏斗状、幅状或管状,常4~5裂,多旋转状排列,有时有距;雄蕊与花冠裂片同数互生,着生花冠管上;子房上位,常2心皮合生成1室,侧膜胎座,胚珠多数。蒴果2瓣裂。

本科植物多数无毛,有的具1~2细胞的非腺毛,稀见腺毛。叶表皮及叶肉中常有黏液细胞。草酸钙结晶通常细小,针晶、棱柱晶、砂晶或棱晶。维管束大多为双韧型。

本科的特征性化学成分为裂环烯醚萜苷和䒤类成分,如龙胆苦苷(gentiopicroside)、獐牙菜苷(sweroside)、当药苦苷(swertiamarin),它们为龙胆科的苦味成分,具抗菌消炎、促进胃液分泌等作用。龙胆䒤(gentisin)、当药䒤(swertianin)有抗结核及利胆作用。有些还含生物碱,如龙胆碱(gentianine)能镇静和抗过敏。

秦艽 Gentianae Macrophyllae Radix

【来源】 龙胆科植物秦艽 *Gentiana macrophylla* Pall.、麻花秦艽 *G. straminea* Maxim.、粗茎秦艽 *G. crassicaulis* Duthie ex Burk. 或小秦艽 *G. dahurica* Fisch. 的干燥根。前三种分别习称"秦艽"和"麻花艽"后一种习称"小秦艽"。

【产地】 秦艽主产于甘肃、陕西、山西 以甘肃产量最大,质量最好。粗茎秦艽主产于西南地区。麻花秦艽主产于四川、甘肃、青海、西藏等地。小秦艽主产于河北、内蒙古及陕西等地。多为栽培。

【采制】 春、秋两季采挖,除去茎叶及泥沙,秦艽及麻花艽晒软时堆放"发汗"至表面为红黄色或灰黄色时,摊开晒干;或不经"发汗"直接晒干。小秦艽鲜时搓去黑皮,晒干。

【性状】 秦艽:呈类圆柱形,上粗下细,扭曲不直,长10~30cm,直径1~3cm。表面黄棕色或灰黄色,有纵向或扭曲的纵皱纹,顶端有残存茎基及纤维状叶鞘。质硬而脆,易折断,断面略显油性,皮部黄色或棕黄色,木部黄色。气特异,味苦、微涩。麻花艽:呈类圆锥形,多由数个小根纠聚而膨大,直径可达7cm。表面棕褐色,粗糙,有裂隙呈网状孔纹。质松脆,易折断,断面多呈枯朽状。小秦艽:呈类圆锥形或类圆柱形,长8~15cm,直径0.2~1cm。表面棕黄色。主根通常1个,残存的茎基有纤维状叶鞘,下部多分枝。断面黄白色。

【化学成分】 含秦艽甲素(龙胆碱 gentianine)、秦艽乙素(龙胆次碱 gentianidine)和秦艽丙素(gentianal)等生物碱。其中秦艽甲素含量最高,为主要活性成分。还含有苦味成分龙胆苦苷(gentiopicrin)、马钱苷酸(loganic acid)等。另含糖类、挥发油等。

【功效】 性平,味辛、苦。祛风湿,清湿热,止痹痛,退虚热。用于风湿痹痛,中风半身不遂,筋脉拘挛,骨节酸痛,湿热黄疸,骨蒸潮热,小儿疳积发热。

龙胆 Gentianae Radix et Rhizoma

案例 9-27

某老人因用偏方龙胆5g治疗耳聋,导致身体不适。到医院就诊,诊断为药物中毒。医院对老人中毒事件进行了调查研究,发现导致老人中毒的药物为小檗科植物六角莲 *Dysosma pleiantha*(Hance)Woods. 的根及根茎。

问题:

1. 该老人用5g龙胆为什么会中毒?

2. 我们从中得到什么启示?

【来源】 龙胆科植物龙胆 *Gentiana scabra* Bge.、三花龙胆 *Gentiana triflora* Pall、条叶龙胆(东北龙胆) *Gentiana manshurica* Kitag. 或坚龙胆 *Gentiana rigescens* Franch. 的干燥根及根茎。前三种习称"龙胆"后一种习称"坚龙胆"。

【产地】 龙胆、条叶龙胆及三花龙胆主产于东北各地,习称"龙胆";内蒙古等地也产。坚龙胆主产于云南、四川、贵州等地。有栽培。

【采制】 春、秋两季采挖,除去地上部分,洗净泥土,晒干。以秋季质量最好。

【植物形态】

龙胆:多年生草本。根状茎短,周围簇生多数细长圆柱状根。茎直立。叶对生,基部叶甚小,中部及上部叶卵状披针形或卵形,先端尖或渐尖,基部圆形或楔形,抱茎全缘,边缘粗糙,主脉3~5条。花2~5朵簇生于茎顶及上部叶腋,无花梗;花萼钟形;花冠深蓝色至蓝色,钟形,5裂,顶端尖,裂片之间有褶状三角形副花冠;雄蕊5,雌蕊1。蒴果卵圆形,有柄。种子条形,周边具翅,表面具细网纹。花期9~10月,果期10月。

三花龙胆:叶线状披针形或披针形,宽0.5~2cm,叶缘及叶脉光滑;花冠裂片卵圆形,褶极小。

条叶龙胆:叶片条形或披针形,宽0.4~1 2cm,叶片边缘反卷,主脉1~3条;花1~2朵生于茎顶,花冠裂片三角状卵形,先端急尖。

坚龙胆:与上述三种的主要区别是:根近棕黄色,茎常带紫棕色。叶片倒卵形或倒卵状披针形,全缘。花紫红色。种子不具翅。

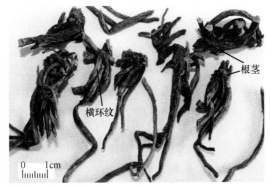

图9-109 龙胆药材图

【性状】

龙胆:根茎呈不规则的块状,长1~3cm,直径0.3~1cm;表面暗灰棕色或深棕色,上端有茎痕或残留茎基,周围和下端着生多数细长的根。根圆柱形,略扭曲,长10~20cm,直径0.2~0.5cm;表面淡黄色或黄棕色,上部多有显著的横皱纹,下部较细,有纵皱纹及支根痕。质脆,易折断,断面略平坦,皮部黄白色或淡黄棕色,木部色较浅,呈点状环列。气微,味甚苦(图9-109)。

坚龙胆:表面无横皱纹,外皮膜质,易脱落,木部黄白色,易与皮部分离。

【显微特征】

根横切面:龙胆:①表皮细胞有时残存,外壁较厚。②皮层窄;外皮层细胞类方形,壁稍厚,木栓化;内皮层细胞切向延长,每一细胞由纵向壁分隔成数个类方形小细胞。③韧皮部宽广,有裂隙。④形成层不甚明显。⑤木质部导管3~10个群束。⑥髓部明显。⑦薄壁细胞含细小草酸钙针晶(图9-110、图9-111)。

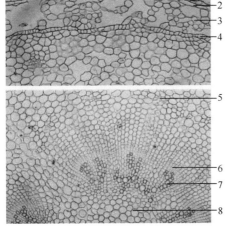

图9-110 龙胆根横切面详图

1.表皮;2.外皮层;3.皮层;4.内皮层;
5.筛管群;6.形成层;7.导管;8.髓

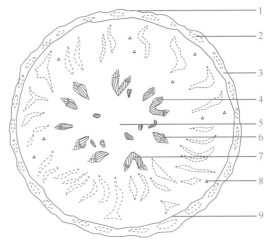

图9-111 龙胆根横切面简图

1.外皮层;2.裂隙;3.皮层;4.韧皮部;
5.髓;6.形成层;7.木质部;8.筛管群;9.内皮层

坚龙胆:内皮层以外组织多已脱落。木质部导管发达,均匀密布。无髓部。

粉末淡黄棕色:龙胆:①外皮层细胞表面观类纺锤形,每一细胞由横壁分隔成数个扁方形的小细胞。②内皮层细胞表面观类长方形,甚大,平周壁显纤细的横向纹理,每一细胞由纵隔壁分隔成数个栅状小细胞,纵隔壁大多连珠状增厚。③薄壁细胞含细小草酸钙针晶。网纹导管及梯纹导管直径约至45μm(图9-112)。

坚龙胆:无外皮层细胞。内皮层细胞类方形或类长方形,平周壁的横向纹理较粗而密,有的粗达3μm,每一细胞分隔成多数栅状小细胞,隔壁稍增厚或呈连珠状。

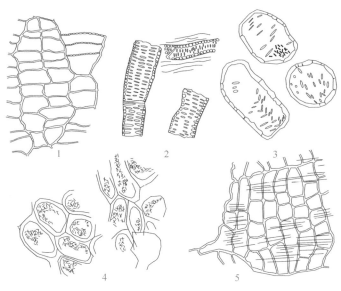

图 9-112　龙胆粉末显微特征图
1. 外皮层;2. 导管;3. 石细胞;4. 草酸钙针晶;5. 内皮层

【化学成分】　龙胆、三花龙胆、条叶龙胆及坚龙胆均含龙胆苦苷(gentiopicroside)、当药苦苷(swertiamarin)及当药苷(sweroside)。龙胆中还含有苦龙胆酯苷(amarogentin)、四乙酰龙胆苦苷(gentiopicroside tetraacetate)、三叶龙胆苷(trifloroside)和龙胆三糖(gentianose)、龙胆碱(gentianine)。

【理化鉴别】　本品粉末的甲醇提取液与龙胆苦苷对照品液,以乙酸乙酯-甲醇-水(10:2:1)为展开剂,共薄层展开,紫外光灯(254nm)下检视。供试品色谱中,在与对照品色谱相应的位置上,显相同颜色的斑点。

【含量测定】　按高效液相色谱法测定,本品按干燥品计算,龙胆含龙胆苦苷($C_{16}H_{20}O_9$)不得少于2.0%;坚龙胆含龙胆苦苷不得少于1.0%。

【药理作用】　①保肝作用:龙胆能减轻四氯化碳所致小鼠肝损伤的细胞变性和组织坏死。龙胆地上部分也有类似的保肝作用。②利胆作用:龙胆苦苷能增加大鼠胆汁分泌,促进胆囊收缩。③健胃作用:龙胆苦苷可使实验动物胃液及游离盐酸分泌增加。当药苦苷有显著解痉作用。④抗炎、抗过敏作用:龙胆苦苷对实验动物炎症有抑制作用。龙胆还有显著抗过敏作用。⑤对中枢神经功能的影响:龙胆碱具有显著镇静、降低体温和抗惊厥效果。⑥抗病原体作用:体外实验龙胆煎剂对铜绿假单胞菌、变形杆菌、伤寒杆菌、金黄色葡萄球菌等有不同程度的抑制作用。

【功效】　性寒,味苦。清热燥湿,泻肝胆火。用于湿热黄疸,阴肿阴痒,带下,湿疹瘙痒,肝火目赤,耳鸣耳聋,胁痛口苦,强中,惊风抽搐。

【附注】　商品龙胆按产地不同可分为五类。①关龙胆(东北、内蒙古)为主流商品,原植物主为条叶龙胆,龙胆次之,三花龙胆仅零星分布。②滇龙胆(云南、贵州)原植物为坚龙胆和亚木龙胆Genti-ana suffru-tescens J. P. Luo et Z. C. Lou)。③川龙胆(四川)原植物为头花龙胆 G. cephalantha

Franch. ex Hemsl.、亚木龙胆和红花龙胆 *G. rhodantha* Franch.,此外德钦龙胆 *G. atuntsiensis* W. W. Sm 也曾大量收购,德钦龙胆所含成分与东北产龙胆相似,龙胆苦苷含量达 4.2%,可以作为龙胆的新资源加以开发利用。④严龙胆(浙江、安徽、江苏南部)原植物包括条叶龙胆、建德龙胆和龙胆。⑤苏龙胆(江苏)原植物为条叶龙胆。头花龙胆、亚木龙胆、德钦龙胆和红花龙胆根中央无髓,皮层多脱落。

> **案例 9-27 解析:**
>
> (1)该植物含毒性成分鬼臼毒素(podophyllotoxin)。而龙胆的毒性研究表明,龙胆碱灌服小鼠 LD_{50} 为 460mg/kg。成年人吃 5g 龙胆是不会中毒的。
>
> (2)从该事件中不难看出,假药危害人的生命安全。我们应好好学习中药真伪鉴定知识,防止假药害人事件的发生。例如,龙胆,其鉴别要点为:根茎呈不规则块状,周围及下端着生多数细长的圆柱形根,断面木部有环列的"筋脉点",味极苦。粉末显微特征为外皮层细胞及内皮层细胞都被横壁、纵壁分割成多个小细胞。只要有 1 点不符合上述特征的,就 1 票否决,不能作龙胆用。

知识拓展

龙胆始载于《神农本草经》,列为中品。陶弘景曰:"状似牛膝,味甚苦,故以胆为名。"马志谓:"叶如龙葵,味苦如胆,因以为名。"苏颂谓:"宿根黄白色,下抽根十余条,类牛膝而短。直上生苗,高余尺。四月生叶如嫩蒜,细茎如小竹枝。七月开花,如牵牛花,作铃铎状,青碧色。冬后结子,苗便枯。俗呼'草龙胆'。"以上所述草龙胆与条叶龙胆甚相符。《滇南本草》所载之"草龙胆"即《植物名实图考》之滇南龙胆草,所述植物形态与坚龙胆相符。

三十五、夹竹桃科

夹竹桃科(Apocynaceae)约有 155 属,2000 多种,主要分布于热带、亚热带地区,少数在温带地区。我国 44 属,145 种,主要分布于南部各省区。已知药用 95 种,重要生药与药物植物有萝芙木、长春花、蔓长春花、黄花夹竹桃、罗布麻叶、毒毛旋花子、羊角拗、络石藤等。

本科植物的植物体各部均有无节乳管,乳汁中有时含淀粉及显著的核。白坚木属(*Aspido-sperma*)的皮部有时有分泌细胞。维管束多为双韧型。气孔不定式或平轴式(羊角拗属),少数两种类型均有。非腺毛单细胞或为多细胞线状毛、分枝毛;一般无腺毛。叶肉中常具骨针状细胞。茎的中柱鞘纤维断续环状排列。藤本植物的茎中有异常构造。草酸钙结晶类型多样。

本科植物的特征性活性成分为吲哚类生物碱和强心苷。生物碱类,如利血平(reserpine)、蛇根碱(serpentine)等,具降压作用;长春碱(vinblastine)、长春新碱(vincristine)等有抗癌作用。强心苷类,如黄夹苷(thevetin)、羊角拗苷(divaricoside)、毒毛花苷(strophanthin)等。

萝芙木 Rauvolfiae Verticillatae Radix

【来源】 夹竹桃科植物萝芙木 *Rauvolfia verticillata*(Lour.)Baill.、云南萝芙木 *Rauvolfia yunnanensis* Tsiang 及红果萝芙木 *Rauvolfia verticillata*(Lour.)Baill. f. *rubrocarpa* H. T. Chang 的干燥根。

【产地】 主产于广东、云南、贵州、广西及台湾。

【采制】 全年均可采收,取根,去掉泥土,晒干。

【性状】 呈锥圆柱形,长 15~30cm,上端直径 1~2cm,下端细至 0.5cm 以下,其下常有数条圆柱形的支根。表面灰棕色或淡棕色,具不规则的纵沟和隆起的脊,栓皮易脱落,露出皮部或皮部脱落露出黄色木部。质坚硬,不易折断,断面不平坦,皮部窄,棕色,木部占极大部分,有 1~2 圈轮纹。气微,味极苦。

【化学成分】 含多种吲哚类生物碱,主要有利血平(reserpine)、利血胺(rescinnamine)、坎尼生(canesscine)、罗尼生(raunescine)、蛇根双碱(serpentinine)、蛇根碱(serpentine)、萝芙木碱(ajmaline)、萝芙木甲素(rauwolfia A)等。其中利血平能降低血压和减慢心率,且能减少血管病变范围,延长动物的寿命。利血平对中枢神经系统具有持久性的安定作用。蛇根碱有抗心肌纤颤作用。萝芙木碱有抗心律不齐作用。

【功效】 性寒,味苦;有小毒。能镇静,降压,活血止痛,清热解毒。

三十六、萝 藦 科

萝藦科(Asclepiadaceae)共250属,2000余种,分布于全世界,主产热带。我国44属,270种,全国分布以西南、华南种类较多。已知药用32属112种。常用生药与药用植物有香加皮、徐长卿、白首乌、白前、白薇、通关藤、萝藦等。

本科特征与夹竹桃相近,主要区别是本科具花粉块和合蕊柱,叶片基部与叶柄连接处有丛生的腺体,夹竹桃科的腺体在叶腋内或叶腋间。本科植物大多有毒,尤其是乳汁和根。

本科全体植物均有乳管。气孔常为平轴式。有非腺毛与腺毛。维管束常为双韧型。薄壁细胞中含有草酸钙方晶、簇晶。

本科化学成分有强心苷,如杠柳毒苷、马利筋苷、牛角瓜苷。苦味甾体脂苷,其水解后的苷元为萝藦苷元、肉珊瑚苷元。皂苷,如杠柳苷。生物碱,如娃儿藤碱、娃儿藤新碱等,这些生物碱都显示显著的抗肿瘤与抗白血病活性,但对中枢神经系统有不可逆的毒性,影响临床应用。酚性成分,如牡丹酚等。

香加皮 Periplocae Cortex

【来源】 萝藦科植物杠柳 *Periploca sepium* Bge. 的干燥根皮。

【产地】 主产于山西、河南、河北、山东等地。

【采制】 春、秋二季采挖根,剥取根皮,晒干。

【性状】 呈卷筒状或槽状,少数呈不规则的块片状,长 3~10cm,直径 1~2cm,厚 0.2~0.4cm。外表面灰棕色或黄棕色,栓皮松软常呈鳞片状,易剥落。内表面淡黄色或淡黄棕色,较平滑,有细纵纹。体轻,质脆,易折断,断面不整齐,黄白色。有特异香气,味苦。

【化学成分】 含香加皮苷 A、B、C、D、E、F、G、H、K,4-甲氧基水杨醛、β-谷甾醇、香树脂醇等。香气成分主要为 4-甲氧基水杨醛。

【功效】 性温,味辛、苦;有毒。利水消肿,祛风湿,强筋骨。用于下肢浮肿,心悸气短,风寒湿痹,腰膝酸软。

白薇 Cynanchi Atrati Radix et Rhizoma

【来源】 萝藦科植物白薇 *Cynanchum atratum* Bge. 或蔓生白薇 *Cynanchum versicolor* Bge. 干燥的根及根茎。

【产地】 主产于山东、安徽、辽宁、湖北等省。

【采制】 春、秋二季采挖,洗净,干燥。

【性状】 根茎粗短,有结节,多弯曲。上面有圆形的茎痕,下面及两侧簇生多数细长的根,根长 10~25cm,直径 0.1~0.2cm。表面棕黄色。质脆,易折断,断面皮部黄白色,木部黄色。气微,味微苦。

【化学成分】 主含挥发油、强心苷及白薇醇。20 世纪 80 年代后从白薇中发现了 12 种苷,4 种苷元。蔓生白薇中分离到 7 种 C_{22} 甾体苷类成分。

【功效】 性寒,味苦、咸。清热凉血,利尿通淋,解毒疗疮。用于温邪伤营发热,阴虚发热,骨蒸劳热,产后血虚发热,热淋,血淋,痈疽肿毒。

白前 Cynanchi Stauntonii Rhizoma et Radix

【来源】 萝藦科植物柳叶白前 *Cynanchum stauntonii* (Decne.) Schltr. ex Lévl. 或芫花叶白前 *Cynanchum glaucescens* (Decne.) Hand. -Mazz. 干燥的根茎及根。

【产地】 主产于浙江、安徽、江苏等地。

【采制】 8月挖根或拔起全株,割去地上部分,洗净,晒干。

【性状】 柳叶白前:根茎呈细长圆柱形,有分枝,稍弯曲,长 4~15cm,直径 1.5~4mm。表面黄白色或黄棕色,节明显,节间长 1.5~4.5cm,顶端有残茎。质脆,断面中空。节处簇生纤细弯曲的根,长可达 10cm,直径不及 1mm,有多次分枝呈毛须状,常盘曲成团。气微,味微甜。芫花叶白前:根茎较短小或略呈块状;表面灰绿色或灰黄色,节间长 1~2cm。质较硬。根稍弯曲,直径约 1mm,分枝少。

【化学成分】 芫花叶白前主含有三萜皂苷,海罂粟苷元 A、B(glaucogenin A、B),海罂粟苷 A (glaucoside A)及海罂粟苷元 C-黄花夹竹桃单糖苷(glaucogenin-C-mono-D-thevetoside)等。

【功效】 性微温,味辛、苦。降气,消痰,止咳。用于肺气壅实,咳嗽痰多,胸满喘急。

三十七、旋 花 科

旋花科(Convolvulaceae)约58属,1650余种。我国有20属,约129种。重要药用属为菟丝子属 *Cuscuta*、牵牛属 *Pharbitis* 等,主要生药有菟丝子、牵牛子等。

草质缠绕藤本,常具乳汁。单叶互生,无托叶。单花腋生或聚伞花序;花两性,辐射对称,萼片5枚,常宿存;花冠漏斗状、钟状、坛状等;雄蕊5枚;子房上位,心皮 2(稀 3~5),合生成2室(稀 3~5),每室胚珠2枚。蒴果,稀浆果。

本科植物茎具双韧维管束。

本科植物主要化学成分如下所示。①莨菪烷型生物碱:如丁公藤甲素,为治疗青光眼的有效成分。②香豆素类:如莨菪亭(scopoletin)、东莨菪苷(scopolin)等。③苷类:如牵牛子苷 (pharbitin),具泻下作用。④黄酮类:如槲皮素(quercetin)、紫云英苷(astragalin)、金丝桃苷 (hyperin)等。

菟丝子 Cuscutae Semen

【来源】 旋花科植物南方菟丝子 *Cuscuta australis* R. Br. 菟丝子 *Cuscuta chinensis* Lam. 的干燥成熟种子。

【产地】 主产于山东惠民、烟台、聊城;山西运城;河北沧州;河南安阳、南阳;江苏徐州;辽宁海城及陕西、黑龙江、吉林、内蒙古等省区。

【采制】 秋季果实成熟时采收植株,晒干,打下种子,除去杂质。

【性状】 呈类球形,直径 1~1.5mm。表面灰棕色或棕褐色,具细密突起的小点,种脐线形或扁球形。质坚实,不易以指甲压碎。气微,味淡。加沸水浸泡后,表面有黏性;加热煮至种皮破裂时,可露出黄白色至棕褐色卷旋状的胚,形如吐丝。

【化学成分】 主含山奈酚(kaempferol)、槲皮素(quercetin)、β-胡萝卜素、γ-胡萝卜素、维生素 A 类物质等成分。

【功效】 辛、甘,平。补益肝肾,固精缩尿,安胎,明目,止泻;外用消风祛斑。用于肝肾不足,腰膝酸软,阳痿遗精,遗尿尿频,肾虚胎漏,胎动不安,目昏耳鸣,脾肾虚泻;外治白癜风。

牵牛子 Pharbitidis Semen

【来源】 旋花科植物裂叶牵牛 *Pharbitis nil* (L.) Choisy 或圆叶牵牛 *Pharbitis purpurea* (L.)

Voigt 的干燥成熟种子。

【产地】　全国各地均产。

【采制】　秋季果实成熟,未开裂时采收植株,晒干,打下种子,除去杂质。

【性状】　似橘瓣状,长 4~8mm,宽 3~5mm,表面灰黑色或淡黄白色,背面有一条浅纵沟,腹面棱线的下端有一点状种脐,微凹。质硬,横切面可见淡黄色或黄绿色皱缩折叠的子叶,微显油性。气微,味辛、苦,有麻感。

【化学成分】　种子含牵牛苷(pharbitin)约 2%,巴豆苷(2-hydroxyadenosine)、巴豆酸(tiglic acid)、裂叶牵牛子酸(nilic acid)、α-甲基丁酸(α-methylbutyric acid)、戊酸(valeric acid)、裸麦角碱(chanoclavine)、野麦角碱(elymoclavine)、狼尾草麦角碱(penniclavine)、田麦角碱(agro-clavine)、麦角醇(lysergol)等。

【功效】　性寒,味苦;有毒。泻水通便,消痰涤饮,杀虫攻积。用于水肿胀满,二便不通,痰饮积聚,气逆喘咳,虫积腹痛。

三十八、紫　草　科

紫草科(Boraginaceae)约 156 属,2500 种,以地中海地区为中心分布于世界温带和热带地区,我国有 47 属,294 种,遍布全国,但以西南部最为丰富。其中药用 21 属,62 种。重要药用属有紫草属 *Lithospermum*、软紫草属 *Arnebia*、鹤虱属 *Lappula* 等,主要生药有新疆紫草、内蒙紫草、紫草、鹤虱等。

本科植物特征性化合物主要有两类:一类是吡咯里西啶类生物碱(pyrrolizidine alkaloids),主要存在于狼紫草属、琉璃草属、天芥菜属等;另一类是萘醌类色素如紫草素(shikonin)、紫草烷(alkannan)等,主要存在于紫草属、软紫草属、齿缘草属、鹤虱属等。此外,紫草科还含有酚酸类、苯酚及苯醌类、三萜酸及甾醇类、黄酮类以及多糖类等物质。

紫草 Arnebiae Radix

【来源】　紫草科植物新疆紫草 *Arnebia euchroma* (Royle) Johnst. 或内蒙紫草 *A. guttata* Bunge 的干燥根,分别习称“软紫草”和“内蒙紫草”。

【产地】　软紫草主产于新疆,产量大,质量佳;内蒙紫草产于内蒙古、新疆、甘肃等地。

【采制】　春、秋二季采挖,除去泥沙及残茎,晒干或用微火烘干。忌用水洗。

【性状】　新疆紫草(软紫草):呈不规则的长圆柱形,多扭曲,长 7~20cm,直径 1~2.5cm。表面紫红色或紫褐色,皮部疏松,呈条形片状,常 10 余层重叠,易剥落。顶端有的可见分歧的茎残基。体轻,质松软,易折断,断面不整齐,木部较小,黄白色或黄色。气特异,味微苦、涩。

内蒙紫草:呈圆锥形或圆柱形,扭曲,长 6~20cm,直径 0.5~4cm。根头部略粗大,顶端有残茎 1 或多个,被短硬毛。表面紫红色或暗紫色,皮部略薄,常数层相叠,易剥离。质硬而脆,易折断,断面较整齐,皮部紫红色,木部较小,黄白色。气特异,味涩。

【化学成分】　含多种萘醌类色素,主要有:β,β′-二甲基丙烯酰阿卡宁(β,β′-dimethylacrylalkannin)、乙酰紫草素(acetyshikonin)、丙酰紫草素(propionylshikonin)、紫草素(shikonin)、β-羟基异戊酰紫草素(β-hydroxyisovalerylshikonin)等。

【功效】　性寒,味甘、咸。清热凉血,活血解毒,透疹消斑。用于血热毒盛,斑疹紫黑,麻疹不透,疮疡,湿疹,水火烫伤。

【附注】　紫草 *Lithospermum erythrorhizon* Sieb. et Zucc. 亦作药用,主产于东北及华北。略呈圆锥形或纺锤形,稍扭曲,有分枝,长 7~15cm,直径 0.5~2cm;根头有残茎,表面被粗硬毛。表面紫红色或紫黑色,粗糙,有纵沟纹及细小支根痕,外皮有时呈鳞片状剥裂。质硬脆,断面皮部紫红色,木部类白色,射线色深,老根木部有时朽蚀。含羟基萘醌总色素 1.05%~1.75%。

三十九、唇 形 科

唇形科(Labiatae)约220属,3500种,广布于全世界。我国96属,807种,全国各地均有分布,已有药用75属,436种。重要药用属有鼠尾草属 Salvia、黄芩属 Scutellaria、益母草属 Leonurus、薄荷属 Mentha、香茶菜属 Rabdosia、裂叶荆芥属 Schizonepeta、石荠苎属 Mosla、紫苏属 Perilla、夏枯草属 Prunella 等,主要生药有丹参、黄芩、半枝莲、益母草、薄荷、冬凌草、溪黄草、荆芥、紫苏、广藿香、夏枯草、连钱草等。

本科为多草本,稀木本,常含挥发油而有香气。茎四棱形。叶对生,单叶,稀复叶。花两性,两侧对称,轮状聚伞花序(轮伞花序),有的再集成穗状、总状或圆锥状的复合花序;花萼合生,常5裂,宿存;花冠二唇形;雄蕊通常4枚,2强;雌蕊子房上位,4深裂成假4室;花柱着生于4裂子房的底部。果实通常为4枚小坚果。

本科植物气孔为直轴式,具有腺毛、腺鳞,偶有间隙腺毛等组织特征。

本科植物主要含有挥发油、二萜、黄酮、生物碱和甾类成分。挥发油:薄荷油、荆芥油、广藿香油和紫苏油等有抗菌、消炎及抗病毒作用。二萜类:丹参属植物中的丹参酮(tanshinone)、隐丹参酮(cryptotanshinone)等具抗菌消炎、降血压、活血化瘀等作用。香茶菜属植物中的冬凌草甲素(rubescensin A)、冬凌草乙素(rubescensin B)等具抗菌消炎和抗癌作用。黄酮类:黄芩苷(baicalin)、野黄芩素(scutellarein)等有抗菌消炎作用。生物碱类:益母草碱(leonurine)、水苏碱(stachydrine)。甾酮类:筋骨草属(Ajuga)植物中含蜕皮甾酮(ecdysterone)等昆虫变态激素,可促进蛋白质合成、降血脂。

薄荷 Menthae Haplocalycis Herba

案例 9-28

某药材收购站,收到一批薄荷,经检验发现该批薄荷各种特征与正品薄荷很相似,但叶两面均无毛,轮伞花序生于茎及分枝顶端,密集成圆柱形穗状花序,有鱼香气,通过气-质联用检测其挥发油,油中主要成分为香芹酮(carvone),不含薄荷脑。

问题:

1. 该批薄荷是正品吗?
2. 如果不是,那是什么?

【来源】 唇形科植物薄荷 Mentha haplocalyx Briq. 的干燥地上部分。

【产地】 主产于江苏、安徽等地(称"苏薄荷"),江西、河南、四川、云南亦产。全国各地有栽培。

【采制】 7月中、下旬割取地上部分(称头刀),主要供提取挥发油;10月中、下旬收割第二次,主要供药用(称二刀)。采收之前1~2日及采收时宜选晴天,分次采割,收割后晒至半干,捆把,堆放1~2日,再摊开晒至全干。

【植物形态】 多年生草本,全株有清凉香气。茎直立,方形,有倒向微柔毛和腺鳞。叶对生,叶片卵形或长圆形,先端稍尖,基部楔形,边缘具细锯齿。轮伞花序腋生;花冠淡紫色;雄蕊4。小坚果卵球形。花期8~10月,果期9~11月。

【性状】 茎方柱形,有对生分枝;表面紫棕色或淡绿色,棱角处具茸毛,节间长2~5cm;质脆,断面白色,髓部中空。叶对生,有短柄;叶片皱缩卷曲,完整者展平后呈宽披针形、长椭圆形或卵形;上表面深绿色,下表面灰绿色,稀被茸毛,有凹点状腺鳞。轮伞花序腋生,花萼钟状,先端5齿裂,花冠淡紫色。叶揉搓后有特殊清凉香气,味辛凉(图9-113)。

【显微特征】 叶横切面:①上表皮细长方形,下表皮细胞稍小,扁平,具气孔;上、下表皮细胞有多数凹陷,内有大型特异的扁球形腺鳞,可见少数小腺毛和非腺毛;②叶异面型,栅栏细胞常 1 层,稀 2 层,海绵组织 4~5 层,排列疏松;③主脉维管束外韧型,木质部导管常 2~6 个排列成行,韧皮部外侧与木质部外侧均有厚角组织;④叶肉细胞、薄壁细胞及部分导管中可见橙皮苷结晶(Hesperidin)(图 9-114)。

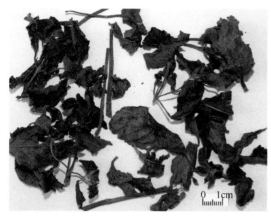

图 9-113 薄荷药材图

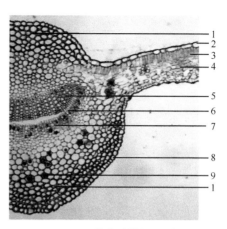

图 9-114 薄荷叶横切面详图

1. 厚角细胞;2. 上表皮;3. 栅栏细胞;4. 海绵组织;
5. 木质部;6. 形成层;7. 韧皮部;8. 下表皮;9. 橙皮苷结晶

茎横切面:呈四方形。①表皮为一列长方形细胞,外被角质层,有腺鳞、小腺毛和非腺毛;②四棱处有数列厚角细胞,内侧为数列皮层薄壁细胞,排列疏松;③内皮层明显;④韧皮部狭窄;形成层成环;木质部在四棱处发达,导管与木纤维多角形,射线宽窄不一;⑤髓部薄壁细胞大,常中空(图9-115,图9-116)。

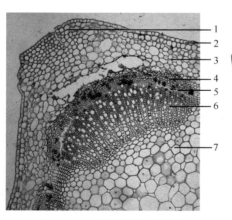

图 9-115 薄荷茎横切面详图

1. 厚角组织;2. 表皮;3. 皮层;4. 韧皮部;
5. 形成层;6. 木质部;7. 髓部

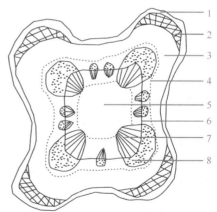

图 9-116 薄荷茎横切面简图

1. 表皮;2. 厚角组织;3. 皮层;4. 内皮层;
5. 髓;6. 形成层;7. 木质部;8. 韧皮部

粉末:淡黄绿色,微有香气。①腺鳞由头、柄部组成。头部顶面观球形,侧面观扁球形。由 6~8 个分泌细胞组成,内含浅黄色分泌物;柄极短,单细胞。②小腺毛头部椭圆形,单细胞,内含淡黄色分泌物;柄多为单细胞。③非腺毛完整者由 1~8 个细胞组成,常弯曲,长 100~792μm,壁厚 2~7μm,外壁具壁疣。④叶片上表皮细胞表面观不规则形,垂周壁略弯曲;下表皮细胞垂周壁波状弯曲,细胞中常含淡黄色橙皮苷结晶;⑤气孔直轴式;⑥茎表皮细胞类长方形或类多角形,有细纵纹。此外有导管、木纤维等(图 9-117)。

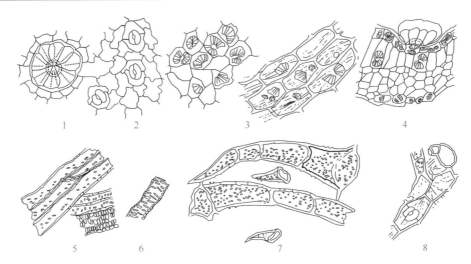

图 9-117　薄荷粉末显微特征图
1. 腺鳞；2. 气孔；3. 橙皮苷结晶；4. 叶肉碎片；5. 木纤维；6. 导管；7. 非腺毛；8. 茎表皮及腺毛

【化学成分】　主含挥发油,鲜茎叶含挥发油约 1%,干茎叶含挥发油约 1.3%～2%;又含黄酮类、有机酸等。挥发油:有 77%～87% 的 l-薄荷醇(薄荷脑,l-menthol),10% 的 l-薄荷酮(l-menthone),3%～6% 的乙酰薄荷酯类,1.75% 的异薄荷酮(isomenthone),此外还有胡薄荷酮(pulegone)、乙酸薄荷酯(menthyl acetate)、d-月桂烯(d-myrcene)、柠檬烯(limonene)、辛醇-3(octanol)等成分。黄酮类:异瑞福灵(isoraifolin)、木犀草素-7-*O*-β-D 葡萄糖苷(luteolin-7-*O*-β-D-glucoside)、薄荷异黄酮苷(menthoside)。有机酸:迷迭香酸(rosmarinic acid)、咖啡酸(coffeic acid)等及多种氨基酸。

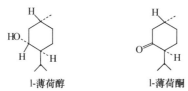

l-薄荷醇　　　　　　l-薄荷酮

【理化鉴别】
(1) 取本品叶的粉末少许,经微量升华得油状物,置显微镜下观察,有针簇状薄荷醇结晶析出,在结晶上加硫酸 2 滴及香草醛结晶少量,初显黄色至橙黄色,再加水 1 滴,即变紫红色(薄荷醇反应)。
(2) 本品粉末的石油醚(60～90℃)提取与对照药材液,以甲苯-乙酸乙酯(19:1)为展开剂,共薄层展开,喷以香草醛硫酸试液-乙醇(1:4)混合溶液,烘显。供试品在与对照药材、对照品色谱相应的位置上,显相同颜色斑点。

【含量测定】　按挥发油测定方法测定,本品按干燥品计算含挥发油不得少于 0.80%(ml/g)。

【药理作用】　①抗菌、抗病毒作用:薄荷水煎剂对金黄色葡萄球菌、甲型链球菌、福氏痢疾杆菌、白念珠菌等多种球菌、杆菌均有抑制作用。对单纯性疱疹病毒、森林病毒、流行性腮腺炎病毒有抑制作用。②发汗解热作用:小剂量服用薄荷可兴奋中枢神经系统,促使皮肤毛细血管扩张,并促进汗腺分泌,增加散热。③解痉、止痛、消炎与祛痰作用:薄荷油能抑制胃肠平滑肌收缩,对抗乙酰胆碱,外用,能刺激神经末梢的冷感受器而产生冷感,并反射性地造成深部组织血管的变化而起到消炎、止痛、止痒作用,薄荷脑具有祛痰作用。④抗早孕作用:薄荷水溶液及薄荷油对大鼠、小鼠均有明显的抗早孕作用。

【功效】　性凉,味辛。疏散风热,清利头目,利咽,透疹,疏肝行气。用于风热感冒、风温初起、头痛、目赤、喉痹、口疮、风疹、麻疹、胸胁胀闷。

【附注】 （1）薄荷油：为新鲜叶、茎经水蒸气蒸馏，再冷冻，部分脱脑加工得到的挥发油（又称薄荷白油）。为无色或淡黄色澄清液体，有强烈薄荷香气，味初辛，后凉。长时间存放，色渐变深，变黏。能与乙醇、氯仿、乙醚任意比例混合。性凉，味辛，无毒。为芳香剂、祛风剂、调味剂，用于头痛、晕船、反胃、胃肠气胀等，涂布或内服。

（2）薄荷商品中混有留兰香，留兰香挥发油内含有藏茴香酮（carvone），不含薄荷脑，不能代替薄荷入药。

案例 9-28 分析：

　　（1）该批"薄荷"不是正品，因为薄荷叶两面均有毛，所含挥发油中主要为1-薄荷醇，不含香芹酮，薄荷气芳香但无鱼香气，故不能作薄荷入药。

　　（2）该批"薄荷"是同属植物留兰香 Mentha Spicata L.，留兰香无橙皮苷结晶，可借此进行显微鉴定。

丹参 Salviae Miltiorrhizae Radix et Rhizoma

案例 9-29

某药厂进了一批丹参，呈紫红色，经检验发现该"丹参"横断面有同心环纹，将其打成粉末，进行显微鉴定，发现导管多为梯网纹，少数为具缘纹孔导管，管壁木化或轻度木化，纤维有斜形单纹孔，轻度木化，薄壁细胞碎片，数个连在一起或重叠成团块，淡黄色木栓细胞碎片，稀见有细小草酸钙砂晶，散在或包含于薄壁细胞中。

问题：

　　1. 该批药材是否为丹参？

　　2. 丹参的颜色与其质量有无关系？

　　3. 丹参的主要显微特征是什么？

【来源】 唇形科植物丹参 Salvia miltiorrhiza Bge. 的干燥根和根茎。

【产地】 主产于四川、安徽、河南、陕西、江苏、山西、河北等省。栽培或野生，商品多为栽培品。

【采制】 春、秋二季采挖，以秋季采挖质量较好。栽培品于种植第二、第三年秋季采挖，除去地上部分及须根，将根摊开曝晒，晒至五六成干时，集中堆积发热（发汗），使内部变为紫黑色，再晒干。

【植物形态】 多年生草本，全株密被柔毛及腺毛。根圆柱形，表面砖红色。茎四棱形。叶对生，奇数羽状复叶，小叶卵形，边缘有锯齿。轮伞花序组成顶生或腋生的假总状花序；花萼钟状；花冠蓝紫色，二唇形；雄蕊2。小坚果4，黑色椭圆形。花期5~8月，果期8~9月。

【性状】 根茎短粗，顶端有时带残留茎基。根数条，长圆柱形，略弯曲，有的分枝并具须状细根。表面棕红色或暗棕红色，粗糙，具纵皱纹。老根外皮疏松，多显紫棕色，常呈鳞片状剥落。质硬而脆，断面疏松，有裂隙或略平整而致密，皮部棕红色，木部灰黄色或紫褐色，导管束黄白色，呈放射状排列。气微，味微苦涩（图9-118）。

栽培品较粗壮，直径0.5~1.5cm。表面红棕色，具纵皱纹，外皮紧贴不易剥落。质坚实，断面较平整，略呈角质样。

【显微特征】 根横切面：①木栓层为数层细胞，大多含橙色或淡紫棕色物，有的可见落皮层；②皮层宽广；③韧皮部狭窄，呈半月形；④形成层成环；⑤木质部8~10多束，呈放射状，导管在近形成层处较多，呈切向排列，渐至中央导管呈单列，木纤维常成束存在于初生木质部（图9-119，图9-120）。

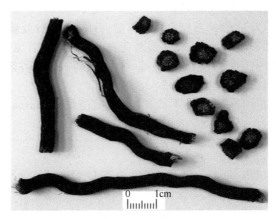

图 9-118　丹参药材图

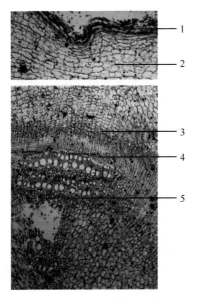

图 9-119　丹参根横切面详图
1. 木栓层；2. 皮层；3. 韧皮部；4. 形成层；5. 木质部

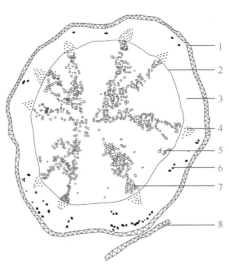

图 9-120　丹参根横切面简图
1. 木栓层；2. 形成层；3. 皮层；4. 韧皮部；
5. 导管；6. 石细胞；7. 木质部；8. 落皮层

　　粉末:红棕色。①石细胞多单个散在,形状各异,边缘不平整,孔沟明显,有的胞腔内含棕色物。②导管网纹或具缘纹孔,网纹导管分子长梭形,末端钝圆或斜尖,壁不均匀增厚,网孔狭细,穿孔多位于侧壁。③韧皮纤维梭形,长 60~170μm,孔沟明显,有的可见层纹与纹孔。④木纤维多成束,长梭形,末端斜尖或钝圆,孔沟稀疏,具缘纹孔点状,纹孔斜裂缝状或十字形;⑤木栓细胞黄棕色,表面观类方形或多角形,壁稍厚,含红棕色色素(图 9-121)。

　　【化学成分】　主含脂溶性的二萜醌类和水溶性的酚酸类成分。二萜醌类有丹参酮 Ⅰ、Ⅱ$_A$、Ⅱ$_B$(tanshinone Ⅰ,Ⅱ$_A$,Ⅱ$_B$)、异丹参酮 Ⅰ、Ⅱ(isotanshinone Ⅰ,Ⅱ)、隐丹参酮(cryptotanshinone)等成分。酚酸类有丹参酚酸 A、B、C、D、E、G(salvianolic acid A,B,C,D,E,G)、丹参素甲、乙、丙(salvianic acid A,B,C)、原儿茶醛(protocatechuic aldehyde)、鼠尾草酚(salviol)、迷迭香酸(rosmarinic acid),以及熊果酸(ursolic acid)等。

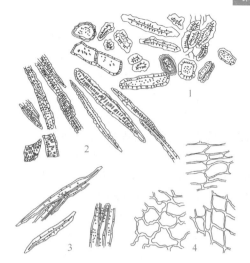

图 9-121 丹参粉末显微特征图
1. 石细胞；2. 导管；3. 木纤维；4. 木栓细胞

丹参酮Ⅰ

丹参酮ⅡA R₁=CH₃ R₂=H
丹参酮ⅡB R₂=CH₂OH R₂=H

异丹参酮Ⅰ   异丹参酮Ⅱ   丹参酚酸A

【理化鉴别】 本品粉末乙醇提取与对照药材及丹参酮ⅡA、丹参酸 B 对照品液，以三氯甲烷-甲苯-乙酸乙酯-甲醇-甲酸(6∶4∶8∶1∶4)为展开剂，共薄层展开，再以石油醚(60~90℃)-乙酸乙酯(4∶1)为展开剂，展开，日光及紫外光灯(365nm)下观察，供试品在与对照药材、对照品色谱相应的位置上，显相同颜色的斑点或荧光斑点。

【含量测定】 按高效液相色谱法测定，本品按干燥品计算，含丹参酮ⅡA($C_{19}H_{18}O_3$)、隐丹参酮($C_{19}H_{20}O_3$)和丹参酮Ⅰ($C_{18}H_{12}O_3$)的总量不得少于 0.25%，含丹酚酸 B($C_{36}H_{30}O_{16}$)不得少于 3.0%。

【药理作用】 ①心脑血管作用：可扩张冠状动脉，增加血流量，降低心肌的兴奋性，对心肌缺血有一定的保护作用；可改善脑缺血再灌注所致小鼠学习记忆障碍及脂质过氧化反应；可降低脑缺血大鼠的脑梗死面积和水肿；对病毒性心肌炎、心室颤动有治疗作用。②抗血栓作用：丹参水提取液体外试验有抑制凝血、激活纤溶酶原、促进纤维蛋白裂解的作用。并具有改善微循环、抗血栓形成和使血黏度下降等作用。③抗氧化作用：丹酚酸、丹参素等单体抗氧化自由基作用强；水溶性部位能显著抑制动物心、脑、肝、肾等微粒体的脂质过氧化；丹参酮ⅡA清除自由基，保护 DNA。④抗肿瘤作用：具有杀伤肿瘤细胞、诱导癌细胞分化和凋亡的作用。⑤对免疫系统的影响：煎剂小鼠肌内注射能明显增加吞噬鸡红细胞的巨噬细胞数，可提高大鼠血中淋巴细胞转化，增强机体免疫功能。

【功效】　性微寒,味苦。活血祛瘀,通经止痛,清心除烦,凉血消痈。用于胸痹心痛,脘腹胁痛,癥瘕积聚,热痹疼痛,心烦不眠,月经不调,痛经经闭,疮疡肿痛。不宜与藜芦同用。

【附注】　同属植物下列品种在少数地区亦作丹参使用。①南丹参 *Salvia bowleyana* Dunn.,产于湖南、江苏、浙江、福建等省,根表面灰红色或橘红色,质较坚硬,根横切面可见木质部束7~9个。② 甘西鼠尾 *S. przewalskii* Maxim. 分布于甘肃、青海、四川、云南等省,药材名甘肃丹参,根呈圆锥形,扭曲呈辫子状,根头部有1至数个茎基丛生,表面暗紫红色,外皮脱落部分显红褐色,根横切面维管束稍偏于一侧,木质部导管3~4行切向排列,木纤维位于导管周围。③褐毛甘西鼠尾 *S. przewalskii* Maxim. var. *mandarinorum*(Diels)Stib.,分布于四川、云南等地,从云南产的本品中分离出新的紫丹参素(przewaquinone)A、B、C、D、E、F,抗动物肿瘤活性和抑菌作用比隐丹参酮强,药材性状与上种相似,多与上种混用。④三叶鼠尾 *S. trijuga* Diels,分布于云南、四川、西藏,根茎短,下部着生数条圆形的根,砖红色。⑤ 白花丹参 *S. miltiorrhiza* Bunge f. alba C. Y. Wu,分布于山东,根茎短,下部着生数条长圆柱形的根,有分枝,须根多,其外表、颜色、断面、气味同丹参,三叶鼠尾与白花丹参含有效成分亦较高,也是优良资源,以上均为非正品丹参。

案例 **9-29** 解析:

1. 该批药材不是丹参,而是用红土将苋科植物牛膝的根染红冒充丹参。

2. 丹参药材红色程度与其脂溶性成分含量呈正相关,因而丹参“以色红为好”。

3. 丹参的主要显微鉴别特征为木质部8~10多束,呈放射状,导管在近形成层处较多。粉末中有含棕色物的石细胞,类圆形;木纤维长梭形,纹孔斜裂缝状或十字形。有这些鉴别特征的为丹参,还可测丹参酮Ⅱ$_A$的含量,不得少于0.20%。

知识拓展

　　丹参始载于《神农本草经》,列为上品,陶弘景谓:“今近道处处有之。茎方有毛,紫花。”苏颂谓:“今陕西、河东州郡及随州皆有之。二月生苗,高一尺许。茎方有棱,青色。叶相对,如薄荷而有毛。三月至九月开花成穗,红紫色,似苏花。根赤色,大者如指,长丈余,一苗数根。”李时珍谓:“处处山中有之。一枝五叶,叶如野苏而尖,青色皱毛。小花成穗如蛾形,中有细子。其根皮丹而肉紫。”以上所述与现时药用之丹参形态相符。

黄芩 Scutellariae Radix

案例 **9-30**

　　某青年患者咳嗽不止,服用多种治疗咳嗽的中药,但病情日益加重,后来找了一位有名的老中医诊治,服用老中医的偏方后,病好了,这个青年人想,老中医的偏方中有什么特效药呢?于是就请中药鉴定的老师帮他鉴定老中医偏方的药粉,老师经显微鉴定,发现药粉中有纺锤形的木薄壁细胞,中央有横隔;韧皮薄壁细胞纺锤形,中央有横隔;壁连珠状增厚;石细胞呈类方形、类圆形、长圆形或不规则形,孔沟有时有分枝;韧皮纤维梭形,壁厚,孔沟明显;木纤维细长,两端尖,壁稍厚,具缘纹孔或斜纹孔。

问题:

　　该老师鉴定药粉中有什么治疗咳嗽的药?

【来源】　唇形科植物黄芩 *Scutellaria baicalensis* Georgi 的干燥根。

【产地】　主产于东北及河北、山西、河南、陕西、内蒙古等省区,以山西产量最多,河北承德产质量最好。

【采制】　春、秋季采挖,以春季采挖为好。除去地上部分及须根、泥土,晒至半干,撞去粗皮,晒干。新根色鲜黄、内部充实者称"子芩"、"条芩"或"枝芩";老根内部暗棕色、中心枯朽者称"枯芩"。子芩质佳,枯芩次之。黄芩软化切制饮片,不宜冷浸,应以蒸(≤1h)或沸水煮(10min)后切制为宜。

【植物形态】 多年生草本。主根粗大,圆锥形,老根中心常腐朽、中空。茎丛生,钝四棱形。叶对生,披针形至条状披针形,全缘,下面密布下陷的腺点,具短柄。总状花序在茎顶再聚成圆锥花序,具叶状苞片,花偏生于花序一侧;花冠紫红色至蓝紫色,二唇形,花冠管基部甚细,从基部作曲线向上弯曲;雄蕊4;雌蕊花柱细长。小坚果4,黑色,卵球形,花期7~8月,果期8~9月。

【性状】 呈圆锥形,扭曲。表面棕黄色或深黄色,有稀疏的疣状细根痕,上部较粗糙,有扭曲的纵皱纹或不规则的网纹,下部有顺纹和细皱纹。质硬而脆,易折断,断面黄色,中心红棕色;老根中心呈枯朽状或中空,暗棕色或棕黑色。气微,味苦(图9-122)。

栽培品较细长,多有分枝。表面浅黄棕色,外皮紧贴,纵皱纹较细腻。断面黄色或浅黄色,略呈角质样,味微苦。

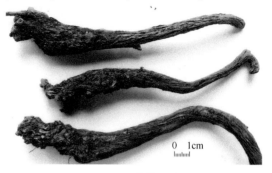

图9-122 黄芩药材图

【显微特征】 根横切面:①木栓层为数层至20余层扁平细胞组成,外缘多破裂,有石细胞散在;②皮层与韧皮部界限不明显,有多数纤维与石细胞,单个或成群散在,石细胞多分布于外侧,韧皮纤维多分布于内侧;③形成层成环;④木质部在老根中央,有栓化细胞环形成,栓化细胞单环或成数个同心环;⑤薄壁细胞中含淀粉粒(图9-123,图9-124)。

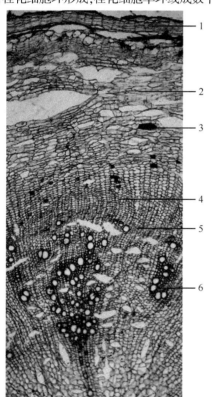

图9-123 黄芩(根)横切面详图
1.木栓层;2.皮层;3.石细胞;4.韧皮部;
5.形成层;6.木质部

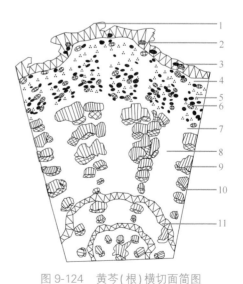

图9-124 黄芩(根)横切面简图
1.木栓层;2.纤维束;3.石细胞;4.皮层;
5.韧皮部;6.皮层内侧石细胞和纤维;
7.形成层;8.木射线;9.木质部;10.木纤维;11.栓化细胞环

粉末黄色。① 韧皮纤维单个散在或数个成束,梭形,两端尖或钝圆,壁厚,孔沟细;② 木纤维多碎断,具稀疏斜纹孔;③ 石细胞淡黄色,类方形、类圆形、椭圆形或纺锤形,壁厚可至24μm;④ 木薄壁细胞纺锤形,中部有横隔;⑤ 韧皮薄壁细胞纺锤形或长圆形,壁连珠状增厚;⑥ 网纹导管多见,具缘纹孔及环纹导管较少;⑦ 木栓细胞棕黄色,多角形;⑧ 淀粉粒甚多,单粒类球形,脐点明显,复粒由2~3分粒组成(图9-125)。

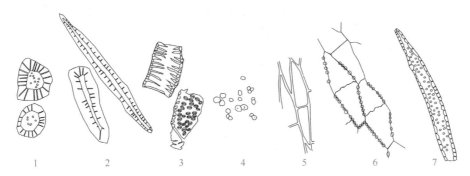

图9-125 黄芩粉末显微特征图

1. 石细胞;2. 韧皮纤维;3. 导管;4. 淀粉粒;5. 木薄壁细胞;6. 韧皮薄壁细胞;7. 木纤维

【化学成分】 含多种黄酮类化合物,主要为黄芩苷(baicalin)(含量3%~16%)、黄芩素(baicalein)、汉黄芩苷(wogonoside)、汉黄芩素(wogonin)、千层纸素A葡萄糖醛酸苷(oroxylin aglucuronide)、黄芩新素Ⅰ、Ⅱ(neobaicalein Ⅰ,Ⅱ)、去甲汉黄芩素(norwogonin)、7-甲氧基黄芩素(7-methoxybaicalein)、7-甲氧基去甲基汉黄芩素(7-methoxynorwogonin)、5,7,4′-三羟基-8-甲氧基黄酮(5,7,4′-trihydroxy-8-methoxyflavone)、5,8,2′-三羟基-7-甲氧基黄酮(5,8,2′-trihydroxy-7-methoxy-flavone)、5,8,2′-三羟基-6,7-二甲氧基黄酮(5,8,2′-trihydroxy-6,7-dimethoxyflavone)等。此外尚含挥发油、油菜甾醇、β-谷甾醇、豆甾醇等。

黄芩素	R=H
黄芩苷	R=葡萄糖醛酸基
7-甲氧基黄芩素	R=CH₃

| 汉黄芩素 | R=H,R₁=CH₃ |
| 汉黄芩苷 | R=葡萄糖醛酸基,R₁=CH₃ |

【理化鉴别】

(1) 本品粉末乙酸乙酯-甲醇(3:1)混合溶液提取后加甲醇溶解,与黄芩对照品药材、黄芩苷对照品、黄芩素对照品、汉黄芩素对照品液,以甲苯-乙酸乙酯-甲醇-甲酸(10:3:1:2)为展开剂,共薄层展开,紫外光灯(365nm)下检视,供试品色谱中,在与对照药材色谱相应的位置上显相同颜色的斑点。

(2) 取粉末2g,加乙醇20ml,回流提取,滤过,取滤液1ml,加乙酸铅试液2~3滴,即发生橘黄色沉淀,另取滤液1ml加镁粉少量与盐酸3~4滴,显红色(黄酮反应)。

【含量测定】 按高效液相色谱法测定,本品按干燥品计含黄芩苷($C_{21}H_{18}O_{11}$)不得少于9.0%。黄芩片及酒黄芩含黄芩苷不得少于8.0%。

【药理作用】 ①抗病原微生物作用:黄芩对多种球菌、杆菌、流感病毒、乙型肝炎病毒、皮肤真菌有抑制作用;体外试验有抑制阿米巴原虫生长和杀灭钩端螺旋体的作用。②抗变态反应、抗炎作用:水提物及甲醇提物能抑制大鼠角叉菜胶性足肿胀和小鼠乙酸性血管通透性增加;可抑制小鼠被动皮肤变态反应和大鼠腹腔内肥大细胞脱颗粒反应。③改善脂肪代谢:黄酮类成分能改善脂肪代谢,抑制三酰甘油及脂类过氧化作用。④降压及扩张血管作用:浸剂能使麻醉动物和肾型或神经性高血压犬血压降低。⑤利胆与解痉作用:黄芩苷、黄芩水提物、黄芩醇提物给家兔灌服有利胆作用,黄芩素有解痉作用。

【功效】　性寒,味苦。清热燥湿,泻火解毒,止血,安胎。用于湿温、暑湿、胸闷呕恶、湿热痞满、泻痢、黄疸、肺热咳嗽、高热烦闷、血热吐衄、痈肿疮毒、胎动不安。

【附注】　还有同属其他植物的根在少数地区作黄芩用:①滇黄芩 *Scutellaria amoena* C. H. Wright 的根,云南、四川、贵州等省使用,性状与黄芩相似,但老根木质部不枯朽,木栓层无石细胞,韧皮部有纤维及石细胞分布,中央无木栓环。根中含黄酮类成分,主要有汉黄芩素、黄芩素、汉黄芩苷、黄芩苷和滇黄芩素(hispidulin)。②黏毛黄芩 *S. viscidula* Bge. 的根,主产于河北、山西、内蒙古、山东等省,老根中央红棕色,木栓层无石细胞,韧皮部无石细胞,有纤维束分布,中央有木栓环,环外侧有石细胞散在,从黏毛黄芩中分离出黄芩苷、黄芩素、汉黄芩苷、汉黄芩素、千层纸素 A、黄芩新素、穿心莲黄酮及黏毛黄芩素 Ⅰ、Ⅱ、Ⅲ等成分。③甘肃黄芩 *S. rehderiana* Diels 的根,分布于山西、甘肃、陕西等省,根细长,老根中央暗褐色,枯朽,木栓层无石细胞,皮层有纤维及石细胞,韧皮部无石细胞和纤维束分布,中央无木栓环。从甘肃黄芩中分离出多种黄酮类成分:黄芩苷、汉黄芩苷、黄芩黄素、千层纸甲素 A、甘肃黄芩素 Ⅰ、甘肃黄芩苷元等。以上均为非正品。

> **案例 9-30 解析:**
>
> 　　该老师看到的上述特征,是黄芩的粉末显微特征,黄芩能清湿热,是治好这位青年肺热咳嗽的主要药物之一。

知识拓展

　　黄芩始载于《神农本草经》,列为中品,苏颂谓:"今川蜀、河东、陕西近郡皆有之。苗长丈余,茎干粗如箸,叶从地四面作丛生,类紫草,高一尺许,亦有独茎者,叶细长青色,两两相对,六月开紫花,根如知母粗细,长四五寸,二月、八月采根暴干。"李时珍谓:"宿芩乃旧根,多中空,外黄内黑,即今所谓片芩,……子芩乃新根,多内实,即今所谓条芩。"上述黄芩与今所用黄芩基本一致。

益母草 Leonuri Herba

【来源】　唇形科植物益母草(异叶益母草)*Leonurus japonicus* Houtt. 的新鲜或干燥地上部分。

【产地】　全国各地均产。

【采制】　鲜品春季幼苗期至初夏花前期采割;干品夏季茎叶茂盛、花未开或初开时采割,晒干,或切段晒干。

【性状】　鲜益母草:幼苗期无茎,基生叶圆心形,5~9 浅裂,每裂片有 2~3 钝齿。花前期茎呈方柱形,上部多分枝,四面凹下成纵沟;表面青绿色;质鲜嫩,断面中部有髓。叶交互对生,有柄;叶片青绿色,质鲜嫩,揉之有汁;下部茎生叶掌状 3 裂,上部叶羽状深裂或浅裂成 3 片,裂片全缘或具少数锯齿。气微,味微苦。干益母草:茎表面灰绿色或黄绿色;体轻,质韧,断面中部有髓。叶片灰绿色,多皱缩、破碎、易脱落。轮伞花序腋生,小花淡紫色,花萼筒状,花冠二唇形。切段者长约 2cm。

【化学成分】　全草含益母草碱(leonurine,0.02%~0.12%,开花初期仅含微量,期中逐渐增高)、水苏碱(stachydrine,0.59%~1.72%)、益母草定(leonuridine)、槲皮素(quercetin)、芹菜素(apigenin)、山奈素(kaempferol)、延胡索酸(fumaric acid)、益母草酰胺(leonuruamide)、月桂酸、亚麻酸、p-亚油酸、挥发油等成分。干益母草含盐酸水苏碱($C_7H_{33}NO_2 \cdot HCl$)、盐酸益母草碱

（$C_{14}H_{21}O_5N_3 \cdot HCl$）不得少于 0.50% 和 0.050%。

【功效】　性微寒，味辛、苦。活血调经，利尿消肿，清热解毒。用于月经不调、痛经、经闭、恶露不尽、水肿尿少、疮疡肿毒。

【附注】　孕妇慎用。干益母草置干燥处；鲜益母草置阴凉潮湿处。

紫苏叶 Perillae Folium

【来源】　唇形科植物紫苏 Perilla frutescens（L.）Britt. 的干燥叶（或带嫩枝）。

【产地】　主产于江苏、浙江、河北等省，全国各省区均有栽培。

【采制】　夏季枝叶茂盛时采收，除去杂质，晒干。

【性状】　多皱缩卷曲、破碎，完整者展平后呈卵圆形，长 4～11cm，宽 2.5～9cm。先端长尖或急尖，基部圆形或宽楔形，边缘具圆锯齿。两面紫色或上表面绿色、下表面紫色或上表面绿色、下表面紫色，疏生灰白色毛，下表面有多数凹点状的腺鳞。叶柄长 2～7cm，紫色或紫绿色。质脆。带嫩枝者，枝的直径 2～5mm，紫绿色，断面中部有髓。气清香，味微辛。

【化学成分】　含挥发油约 0.5%，油中主要成分为为 1-紫苏醛（1-perillaldehyde，16.8%～22.6%）、紫苏醇（perillyl alcohol，19.7%～23.1%），具有特殊香气。其次尚含柠檬烯（limonene）、榄香脂素（elemicin），紫苏酮（perilla ketone）、去氢香薷酮（β-dehydroelscholtzione）、异白苏酮（isoegomaketone）、薄荷醇、丁香酚等。

【功效】　性温，味辛。解表散寒，行气和胃。用于风寒感冒，咳嗽呕恶，妊娠呕吐，鱼蟹中毒。

广藿香 Pogostemonis Herba

【来源】　唇形科植物广藿香 Pogostemon cablin（Blanco）Benth. 的干燥地上部分。

【产地】　主产广东石牌及海南省，以海南广藿香为大宗，销全国，石牌广藿香质优，但产量少，主销广州。台湾、广西、云南亦有栽培。

【采制】　夏秋季枝叶茂盛时采割，日晒夜闷，反复至干。

【性状】　茎略呈方柱形，多分枝，枝条稍曲折，长 30～60cm，直径 0.2～0.7cm；表面被柔毛；质脆，易折断，断面中部有髓；老茎类圆柱形，直径 1～1.2cm，被灰褐色栓皮。叶对生，皱缩成团，展平后叶片呈卵形或椭圆形，长 4～9cm，宽 3～7cm；两面均被灰白色绒毛；先端短尖或钝圆，基部楔形或钝圆，边缘具大小不规则的钝齿；叶柄细，长 2～5cm，被柔毛。气香特异，味微苦。

【化学成分】　含挥发油，油中主要含百秋李醇（patchouli alcohol，52%～57%）等。还含有 α-、β-、γ-百秋李烯、广藿香酮（pogostone）等。不同产地的广藿香含油量及油中组分比率明显不同，海南广藿香含油量高于石牌广藿香，而抗真菌成分广藿香酮为石牌所产油中主要成分，海南岛所产油中含量甚微。

【功效】　性微温，味辛。芳香化浊，和中止呕，发表解暑。用于湿浊中阻，脘痞呕吐，暑湿表证，湿温初起，发热倦怠，胸闷不舒，寒湿闭暑，腹痛吐泻，鼻渊头痛。

四十、茄　　科

茄科（Solanaceae）约 95 属，2300 种，广布于温带及热带地区。我国 20 属，101 种，各地均产。已知药用 25 属，84 种。重要的药用属有：枸杞属 Lycium、曼陀罗属 Datura、茄属 Solanum、天仙子属 Hyoscyamus、酸浆属 Physalis、泡囊草属 Physochlaina 等，重要生药有枸杞子、洋金花、龙葵、白英（蜀羊泉）、颠茄、莨菪、酸浆、华山参等。

本科为草本或灌木，稀小乔木或藤本。单叶互生，有时呈大小叶对生状，稀复叶。花两性，辐射对称，单生、簇生或成各式聚伞花序；萼常 5 裂或平截，宿存；花冠 5 裂，呈辐状、钟状、漏斗状或高脚碟状；雄蕊常 5 枚，着生花冠上，与花冠裂片互生；子房上位，2 心皮 2 室，有时因假隔膜而成不完全

4室,中轴胎座,胚珠多数;柱头头状或2浅裂。蒴果或浆果。种子盘形或肾形。

本科植物多具有双韧型维管束及内涵韧皮部。叶具不等式气孔,腺毛与非腺毛。通常含有草酸钙砂晶,形成砂晶细胞(砂晶囊),有时尚含簇晶、方晶或砂晶细胞内夹杂有小簇晶。

本科化学成分以含多种托品类、甾体类和吡啶类生物碱为特征。托品类生物碱:如莨菪碱(hyoscyamine)东莨菪碱(scopolamine)、颠茄碱(belladonine),多含于颠茄属 Atropa、莨菪属 Scopolia 及曼陀罗属 Datura 的一些植物中。甾体类生物碱:龙葵碱(solanine)、澳茄碱(solasonine)、蜀羊泉碱(soladulcine)、辣椒胺(solanocapsine)等,为甾体药物合成的原料,主要存在于茄属 Solanum、酸浆属 Physalis 及辣椒属 Capsium 植物中。吡啶类生物碱:烟碱(nicotine)、胡芦巴碱(trigonelline)、石榴碱(pelletierine)。此外还含吡咯啶类、吲哚类、嘌呤类生物碱等。

洋金花 Daturae Flos

> **案例 9-31**
>
> 三国时代的华佗用"麻沸散",施行全身麻醉,成功地进行肿瘤切除、胃肠吻合、开颅等高难度的外科手术。
>
> 《水浒传》中生动地描写了梁山好汉吴用等人,在酒中加入"迷魂药",在黄泥岗把押解生辰纲的全部官兵都麻倒在地,然后劫走了这批运往京城的金银珠宝。
>
> 经考证,"麻沸散"及"迷魂药"中起麻醉作用的主要生药为洋金花。
>
> **问题:**
>
> 洋金花中含有哪些主要成分?

【来源】 茄科植物白花曼陀 Datura metel L. 的干燥花。习称"南洋金花"。

【产地】 主产于江苏,浙江、福建、广东等省亦产,以江苏产者为佳,多为栽培。

【采制】 4~11月花初开时采收,晒干或低温烘干,常扎成小把。

【植物形态】 一年生草本,高0.5~2m。茎基部木质化,上部呈二歧分枝,幼枝略带紫色。单叶互生,上部常近对生状,叶片卵形至广卵形,先端尖,基部不对称楔形,全缘或微波状。花单生;花萼筒状,稍有棱纹;花冠喇叭状,白色,有5角棱;雄蕊5枚,雌蕊1个。蒴果类球状或扁球状。花期5~9月;果期6~10月。

【性状】 多皱缩成条状,完整者长9~15cm;花萼呈筒状,长为花冠的2/5,灰绿色或灰黄色,先端5裂,基部具纵脉纹5条,表面微有茸毛;花冠呈喇叭状,淡黄色或黄棕色,先端5浅裂,裂片有短尖,短尖下有明显的纵脉纹3条,两裂片之间微凹;雄蕊5,花丝贴生于花冠筒内,长为花冠的3/4,雌蕊1,柱头棒状;烘干品质柔韧,气特异,晒干品质脆;气微,味微苦(图9-126)。

【显微特征】 粉末淡黄色。①花粉粒呈类球形或长圆形,外壁有细点状条形雕纹,自两极向四周呈放射状排列。②腺毛二种,一种头部2~5细胞,柄1~2细胞;一种头部单细胞,柄2~5细胞。③花萼非腺毛1~3细胞,壁具疣状突起;花冠裂片边缘非腺毛1~10细胞,壁微具疣状突起。花丝基部非腺毛粗大,1~5细胞,顶端钝圆。④花冠表皮气孔不定式,副卫细胞3~8个。⑤花萼、花冠薄壁组织中有草酸钙簇晶、砂晶及方晶(图9-127)。

【化学成分】 花蕾期含总生物碱量为0.12%~0.82%。其中东莨菪碱(scopolamine)为0.11%~0.47%,莨菪碱(hyoscyamine)为0.01%~0.37%,以及去甲莨菪碱等。尚含阿托品(atropine)、六环或五环醉茄甾内酯、槲皮素与山奈酚等成分。

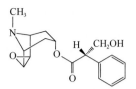

莨菪碱 R＝CH₃
去甲莨菪碱 R＝H

东莨菪碱

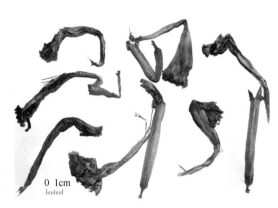

图 9-126 洋金花药材图

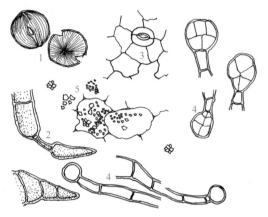

图 9-127 洋金花粉末显微特征图
1. 花粉粒;2. 非腺毛;3. 气孔;4. 腺毛;5. 草酸钙结晶

【理化鉴别】

(1) 取本品粉末 4g,加乙醇 15ml,振摇 15min,滤过,滤液蒸干,残留物加 1% 硫酸 2ml 溶解,搅拌后滤过,滤液加氨试液使呈碱性,用三氯甲烷 2ml 振摇提取,分取三氯甲烷溶液,蒸干,加发烟硝酸 5 滴,蒸干得黄色残留物,冷后加醇制氢氧化钠溶液 2~3 滴,显深紫色,渐变为暗红色,再加固体氢氧化钠少许,则紫色复现(莨菪烷类生物碱反应)。

(2) 本品粉末加浓氨试液碱化,三氯甲烷提取,与硫酸阿托品对照品、氢溴酸东莨菪碱对照品液,以乙酸乙酯-甲醇-浓氨试液(17:2:1)为展开剂,共薄层展开,喷以稀碘化铋钾试液显色。供试品色谱中,在与对照品色谱相应的位置上,显相同颜色的斑点。

【含量测定】 按照高效液相色谱法测定,本品按干燥品计算,含东莨菪碱($C_{17}H_{21}NO_4$)不得少 0.15%。

【药理作用】 ①中枢抑制作用:人肌内注射或静脉滴注洋金花总生物碱后出现头昏、眼重、肌体无力、嗜睡等中枢抑制现象,继而兴奋,然后进入麻醉状态。东莨菪碱与冬眠合剂(氯丙嗪等)合用可产生全身麻醉以进行外科手术,称为"中药麻醉";并能提高痛阈,加强吗啡、哌替啶等镇痛药的作用。②解痉作用:洋金花注射液能拮抗乙酰胆碱引起的离体豚鼠气管平滑肌收缩,洋金花生物碱能松弛支气管平滑肌,抑制呼吸道腺体分泌,改善纤毛运动,因而有平喘、祛痰、止咳作用。尚能降低胃肠道的蠕动及张力。③改善微循环:洋金花生物碱能改善微循环,使休克患者四肢转暖、脉压增宽、尿量增加,亦能改善气管微循环,减轻急性和慢性气管炎大鼠的气管微循环障碍。此外,尚能拮抗肾上腺素引起的心律失常,对抗拟胆碱药引起的血管扩张,大剂量时又能拮抗去甲肾上腺素的血管收缩作用,并有散瞳与抑制多种腺体分泌等作用。④毒性:犬静脉注射最小致死量为 80mg/kg。

【功效】 性温,味辛,有毒。平喘止咳,解痉定痛。用于哮喘咳嗽,脘腹冷痛,风湿痹痛,小儿慢惊;外科麻醉。孕妇、外感及痰热咳喘、青光眼、高血压及心动过速者禁用。

【附注】 北洋金花:为茄科植物毛曼陀罗 *Datura innoxia* Mill. 的干燥花,辽宁、河北、江苏、浙江等地,北京、南京、上海等城市有栽培。一年生草本,形与白花曼陀罗相似,但全体密被白色短柔毛,叶互生或近于对生,叶片广卵形,基部不对称近圆形,花萼圆筒状而不具棱角,花下半部带淡绿色,上部白色,萼管基部宿存,蒴果俯垂,近球状或卵球状,密生细针刺,针刺有韧曲性,种子扁肾形。亦含莨菪烷类生物碱。总生物碱含量 0.65%(凋谢期)~0.87%(盛开期),其中东莨菪碱约占 85%,莨菪碱和去甲莨菪碱少量。全株有毒。

> **案例 9-31 解析:**
> 洋金花中主要含有生物碱类成分,包括莨菪碱、东莨菪碱和去甲莨菪碱等,具有麻醉作用。

枸杞子 Lycii Fructus

【来源】　茄科植物宁夏枸杞 *Lycium barbarum* L. 的干燥成熟果实。

【产地】　主产于宁夏、甘肃、青海、新疆、内蒙古、河北等省区。以宁夏的中宁和中卫县产量大质优。

【采制】　夏、秋两季果实呈红色时采收,晾至皮皱后,再晒至外皮干硬,果肉柔软,除去果梗。晾晒时不宜用手翻动,以免变黑。

【性状】　类纺锤形或椭圆形,长 6~20mm,直径 3~10mm。表面红色或暗红色,顶端有小突起状的花柱痕,基部有白色的果梗痕。果皮柔韧,皱缩;果肉肉质,柔润。种子 20~50 粒,类肾形,扁而翘,长 1.5~1.9mm,宽 1~1.7mm,表面浅黄色或棕黄色。气微,味甜。

【化学成分】　果实含枸杞多糖、甜菜碱、胡萝卜素(carotene,约 3.3%)、烟酸(nicotinic acid)、维生素 B_1(约 0.2%)、维生素 B_2、维生素 C(约 3%)、玉蜀黍黄素(zeaxanthin)等。果实含酸浆红素(physalein)等多种维生素及游离氨基酸,还含牛磺酸等。

【功效】　性平,味甘。滋补肝肾,益精明目。用于虚劳精亏,腰膝酸痛,眩晕耳鸣,阳痿遗精,内热消渴,血虚萎黄,目昏不明。

【附注】　地骨皮(Lycii Cortex)为茄科植物枸杞 L. chinense Mill 或宁夏枸杞 L. barbarum L. 的干燥根皮。主产于河北、河南、山西、陕西等省,多为野生,以河南、山西产量较大,江苏、浙江地骨皮品质较好。全年可采,剥下根皮,晒干。清明节前采,质量较好,皮厚易剥取。药材呈筒状或槽状,长 3~10cm,宽 0.5~1.5cm,厚 0.1~0.3cm。外表面灰黄色至棕黄色,粗糙,有不规则纵裂纹,易成鳞片状剥落。内表面黄白色至灰黄色,较平坦,有细纵纹。体轻,质脆,易折断,断面不平坦,外层黄棕色,内层灰白色。气微,味微甘而后苦。含甜菜碱、枸杞酰胺(lyciumamide),柳杉酚(sugiol)、蜂蜜酸(melissic acid)、β-谷甾醇、亚油酸、亚麻酸、东莨菪内酯、甜菜碱、维生素 B 等。性寒,味甘。凉血除蒸,清肺降火。用于阴虚潮热,骨蒸盗汗,肺热咳嗽,咯血,衄血,内热消渴。

四十一、玄 参 科

玄参科(Scrophulariaceae)约 220 属,4500 种以上,广布于全世界。我国 61 属,681 种,全国分布,主产于西南。已知药用 231 种。主要的药用属有:洋地黄属 *Digitalis*、地黄属 *Rehmannia*、玄参属 *Scrophularia* 等。

本科为草本、灌木或少乔木。叶多对生、少互生或轮生。花两性,常两侧对称,总状、穗状或聚伞花序;萼多 5 裂,宿存;花冠 4~5 裂,裂片多少不等或呈二唇形;雄蕊多为 4 枚,二强;花盘常环状或小而似腺;子房上位,2 心皮 2 室,中轴胎座,每室胚珠多数;花柱倒生或横生。多为蒴果。种子多而细小。

本科的化学成分主要有环烯醚萜苷,如桃叶珊瑚苷(aucubin)、哈巴俄苷(harpagoside)、胡黄连苷(picroside)。强心苷,如洋地黄毒苷(digitoxin)、地高辛(digoxin)、毛花苷 C(lanatoside C)等,为临床常用的强心药。黄酮类,如柳叶穿鱼苷(pectolinarin)、蒙花苷(linarin)。蒽醌类,如洋地黄蒽醌(digitoquinone)。生物碱,如槐定碱(sophoridine)、骆驼蓬碱(peganine)。

地黄 Rehmanniae Radix

　　不少人把六味地黄丸当成补肾的良品,认为六味地黄丸无不良反应,有的甚至长期服用。其实,六味地黄丸并非补肾万能药,它是中医滋补肾阴的代表方剂。方中六味药合用,三补三泻,以熟地黄、山萸肉、山药三补为主,滋养肝、脾、肾三脏;以泽泻、茯苓、丹皮三泻为佐,渗湿清热泄浊。此方主治由肾阴亏虚引起的腰膝酸软、头晕目眩、耳鸣耳聋、潮热盗汗、口燥咽干、足跟作痛等症状。

　　六味地黄丸组成药物以滋润为主,久服过服,易滞脾碍胃,脾胃失和则影响食欲。因此,体内湿热的人不宜;脾胃弱的人不宜;对于形寒肢冷,尤以下肢为甚,神疲乏力,男子阳痿、早泄、精冷,女子宫寒不孕阳虚的人更不要吃,否则会越吃越虚。

问题:

　　1. 地黄的主产地是哪里?

　　2. 鲜生地、生地、熟地黄的功效是什么?

【来源】　玄参科植物地黄 *Rehmannia glutinosa* Libosch. 的新鲜或干燥块根。

【产地】　我国大部分地区均有栽培生产,以河南产最多,质量佳,习称"怀地黄"。辽宁、河北、山东、浙江等省有野生地黄,作鲜生地入药。

【采制】　秋季采挖。除芦头及须根,鲜用者习称"鲜地黄";将根 55~60℃缓缓烘焙至约八成干且内部颜色变黑时,捏成团块状者习称"生地黄"。

【植物形态】　多年生草本,全株密被灰白色长柔毛及腺毛。块根肉质肥大,呈圆柱形或纺锤形等,表面红黄色。基生叶丛生,倒卵形至长椭圆形,上面绿色多皱,下面带紫色。总状花序,顶生;花萼钟状,5裂;花冠宽筒状稍弯曲,先端5裂,略呈二唇形,紫红色,内面常有黄色带紫的条纹;雄蕊4,二强;子房上位,2室,花后渐变1室。蒴果球形或卵圆形种子多数。

【性状】　鲜地黄:呈纺锤形或条状,长8~24cm,直径2~9cm。外皮薄,表面浅红黄色,具弯曲的纵皱纹、芽痕、横长皮孔样突起及不规则瘢痕。肉质,易断,断面皮部淡黄白色,可见橘红色油点,木部黄白色,导管呈放射状排列。气微,味微甜、微苦。

生地黄:多呈不规则的团块状或长圆形,中间膨大,两段稍细,有的细小,长条状,稍扁而扭曲,长6~12cm,直径2~6cm。表面棕黑或棕灰色,极皱缩,具不规则的横曲纹。体重,质较软而韧,不易折断,断面棕黑或乌黑色,有光泽,具黏性。气微,味微甜(图9-128)。

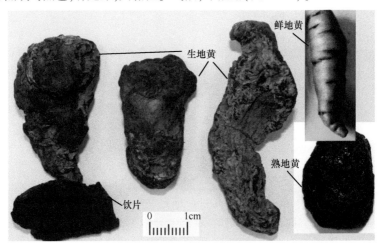

图 9-128　地黄药材图

【显微特征】鲜生地横切面:①木栓层为数列细胞。②栓内层薄壁细胞排列疏松,散有较多分泌细胞,内有橙黄色油滴;偶有石细胞。③韧皮部较宽,分泌细胞较少。④形成层成环。⑤导管稀疏,单个或数个相连成放射状排列。⑥木质部射线宽广,中心无髓(图9-129、图9-130)。

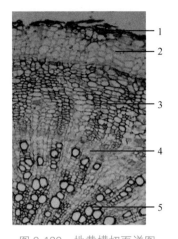

图9-129　地黄横切面详图

1. 木栓层;2. 皮层;3. 韧皮部;4. 形成层;5. 木质部

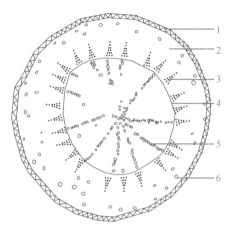

图9-130　地黄横切面简图

1. 木栓层;2. 皮层;3. 韧皮部;
4. 形成层;5. 木质部;6. 分泌细胞

粉末深棕色。①木栓细胞淡棕色。②薄壁细胞类圆形,内含类圆形细胞核。③分泌细胞形状与一般薄壁细胞相似,内含橙黄色或橙红色油滴状物。④具缘纹孔及网纹导管直径约至92μm(图9-131)。

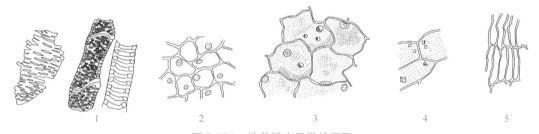

图9-131　地黄粉末显微特征图

1. 导管;2. 薄壁细胞;3. 分泌细胞;4. 草酸钙方晶;5. 木栓细胞

【化学成分】　主要含有焦地黄苷A、B(jioglutoside-A、B)及京尼平苷(geniposide)、筋骨草苷(ajugoside)、毛蕊花糖苷、梓醇(catalpol)、二氢梓醇(dihydrocatalpol)、桃叶珊瑚苷(aucubin)、益母草苷(leonuride)、地黄苷A、B、C、D(rehmannioside A、B、C、D)、美利妥双苷(melittoside)等。尚含甘露醇、β-谷甾醇、豆甾醇、胡萝卜苷、1-乙基-β-D-半乳糖苷、地黄素、氨基酸等。

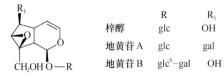

	R	R_1
梓醇	glc	OH
地黄苷A	glc	gal
地黄苷B	glc^6-gal	OH

【理化鉴别】

(1) 本品粉末甲醇提取,与梓醇对照品液,以三氯甲烷-甲醇-水(14∶6∶1)为展开剂,共薄层展开,喷以茴香醛试液,105℃烘显。供试品色谱中,在与对照品色谱相应的位置上,显相同颜色的斑点。

（2）本品粉末80%甲醇提取，与毛蕊花糖苷对照品液，以乙酸乙酯-甲醇-甲酸(16∶0.5∶2)为展开剂，共薄层展开，用0.1%的2,2-二苯基-1-苦肼基无水乙醇溶液浸板显色。供试品色谱中，在与对照品色谱相应的位置上，显相同颜色的斑点。

【含量测定】 按照高效液相色谱法测定，生地黄按干燥品计算，含梓醇($C_{15}H_{22}O_{10}$)不得少于0.20%，毛蕊花糖苷($C_{29}H_{36}O_{15}$)不少于0.020%。

【药理作用】 ①调节免疫系统：地黄低聚糖具有增强免疫作用；水提液具有抑制免疫作用，地黄多糖具有拮抗免疫器官的衰退的作用。②对血液及骨髓造血系统的影响：鲜、干煎剂具有止血作用；地黄多糖具有增强造血功能；鲜地黄、地黄寡糖能增强造血祖细胞的增殖；腺嘌呤核苷具有强心作用。③对心血管系统的影响：地黄水提取液具有调节血压的作用，地黄煎剂具有拮抗心脑缺血损伤的作用。

【功效】 鲜地黄性寒，味甘、苦。清热生津，凉血，止血。用于热病伤阴，舌绛烦渴，发斑发疹，吐血、衄血、咽喉肿痛。生地黄性寒，味甘。清热凉血，养阴生津。用于热病舌绛烦渴，阴虚内热，骨蒸劳热，内热消渴，吐血衄血，发斑发疹。

【附注】 熟地黄：为生地黄的炮制加工品，将生地黄照蒸法或酒炖法，蒸或炖至内外全黑润，取出晒至八成干时，切厚片或块，干燥即得"熟地黄"。本品为不规则块片、碎块，大小、厚薄不一。表面乌黑色，有光泽，黏性大。质柔软而带韧性，不易折断，断面乌黑色，有光泽。气微，味甜。粉末为灰棕色，薄壁组织碎片众多，淡灰棕色或黑棕色，细胞类多角形，多皱缩，含棕色类圆形核状物，直径11～13μm；分泌细胞含橙黄色或橘红色油滴及分泌物；导管主要为具缘纹孔及网纹导管；草酸钙方晶少数，直径约5μm；木栓细胞一般黑棕色。味甘，性微温。能滋阴补血，益精填髓。用于肝肾阴虚，腰膝酸软，骨蒸潮热，盗汗遗精，内热消渴，血虚萎黄，心悸怔忡，月经不调，崩漏下血，眩晕耳鸣，须发早白。

案例 9-32 解析：

1. "肾虚"补肾，首先一定要辨明阴阳。不可随意乱补，针对不同的证候，补法各有不同。

（1）肾阴虚者，可适当选择：熟地黄、生地黄、海参、芝麻、枸杞子、桑椹、何首乌、银耳、女贞子、麦冬、天冬、黄精、龟板等食材以调养，代表方有六味地黄丸、左归丸等。

（2）肾阳虚者，可适当选择：山药、芡实、黑豆、胡桃、鹿茸、海马、杜仲、肉苁蓉、巴戟、菟丝子、肉桂、仙茅、淫羊藿(仙灵脾)等食材以调养，代表方有金匮肾气丸、右归丸等。

2. 地黄主产于河南，为四大怀药之一。

3. 鲜生地：清热生津、凉血、止血。生地黄：清热凉血，养阴生津。熟地黄：能滋阴补血，益精填髓。

知识拓展

地黄在古代就被人们视为久服益寿延年之品，有多种以地黄为主药制成的地黄丸，如六味地黄丸、杞菊地黄丸、知柏地黄丸等，大多具有补肾作用，但其功效又有差异，应注意对症使用。其中六味地黄丸由熟地黄、山茱萸、山药、泽泻、茯苓六味中药组成。具滋阴补肾、益精填髓之功效，并具增强机体免疫功能、改善机体自由基代谢、抗DNA损伤、提高记忆力等作用，为强身健体、延缓衰老之良药。方中药材的产地不同，其药效差别很大，以道地药材为佳。

毛花洋地黄叶 Digitalis Lanatae Folium

案例 9-33

毛花洋地黄苷(西地兰、毛花苷丙丙、毛花苷C)为一种速效强心苷，其作用较洋地黄、地高辛快，但比毒毛花苷稍慢，口服经2h见效，作用维持36日；静脉给药开始作用为5～30min，作用维持2～4日。由于排泄较快，蓄积性较小。缓慢全效量：1～1.6mg，分次口服。维持量：

一般为 0.25~0.5mg/d,分 2 次口服。静脉注射:成人全效量 1~1.2mg,首次剂量0.4~0.6mg；24h 后再给予 0.2~0.4mg,用葡萄糖注射液稀释后缓慢静脉注射。成人致死量 15mg。

问题:

毛花洋地黄叶中毒原因及机制是什么?

【来源】　玄参科植物毛花洋地黄 *Digital lanata* Ehrh 的干燥叶。

【产地】　原产于欧洲中部与南部山区。现我国浙江、上海、江苏与山东等地已有大量栽培。

【采制】　晴天分批采收植株底层的成熟叶,于 20~40℃缓缓晾干为宜,干燥叶应低温储藏于密闭容器内。

【性状】　多皱缩,破碎,完整叶片展平后呈长披针形或倒长披针形,长 5~30cm,宽 2~5cm,全缘,叶缘下部有时有毛,上表面暗绿色,微有毛,下表面灰绿色,叶脉显著下突,无柄。基生叶的叶缘略呈波状弯曲,基部渐狭呈翼状。气微香,味微苦。

【显微特征】　叶横切面:①上表皮细胞类圆形或略呈方形,外被角质层；下表皮细胞较小,略扁圆形,大小不一,有较多气孔与毛茸。②栅栏细胞不明显,略为 1 列,呈不明显的短柱形细胞,海绵细胞 8~10 列。③主脉上面凹陷,下面显著突出。④维管束外韧型,木质部呈新月形,导管常 3~10 个排列成行,韧皮部较窄,细胞细小,维管束周围有厚角细胞包围。⑤主脉上、下表皮内侧有 1~2 列厚角细胞(图 9-132)。

叶表面观:①上表皮细胞垂周壁略弯曲,下表皮细胞垂周壁弯曲,有时呈串珠状增厚,气孔不定时。②腺毛头部 2 细胞,柄单细胞；另一种腺头单细胞,柄 1~6 个细胞。③非腺毛 2~14 个细胞不等,中部有 1~2 个细胞皱缩,壁有疣状突起(图 9-133)。

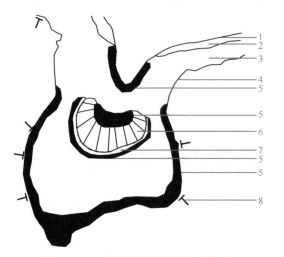

图 9-132　毛花洋地黄叶横切面简图
1. 上表皮；2. 栅栏组织；3. 海绵组织；4. 下表皮；
5. 厚角组织；6. 木质部；7. 韧皮部；8. 非腺毛

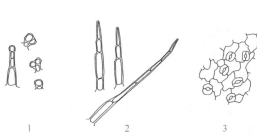

图 9-133　毛花洋地黄叶药材粉末图
1. 腺毛；2. 非腺毛；3. 下表皮细胞及气孔

【化学成分】　含 40 余种强心苷,其苷元有五种类型,即洋地黄毒苷元(digitoxigenin)、羟基洋地黄毒苷元(芰毒苷元,gitoxigenin)、异羟基洋地黄毒苷元(地黄苷元,digoxigenin)、洋地黄纳苷元(地芰纳苷元,diginatigenin)和芰他洛苷元(16-甲酰芰毒苷元,gitaloxigenin,16-formyl-gitoxi-genin)。尚含有洋地黄甾醇苷(digifolein)、皂苷(苷元为惕皂苷元等)、黄酮类化合物、蒽醌类化合物、蒽醌类化合物及酶类等。

【药理作用】　对心肌有直接作用,能增强心肌的收缩力,对衰竭的心肌更为明显,并有改善血液循环或直接抑制心内传导系统,使心率减慢。故用于治疗充血性心力衰竭及心房颤动。此外对心源性水肿有显著利尿消肿作用。因其有蓄积作用,粉、针、片剂均可能引起恶心、二联脉等中毒现象。作为一种强心药,仅供提取强心苷的原料。

【功效】 强心药。供提取强心苷的原料。

【附注】 洋地黄叶(Digitalis Folium):玄参科植物洋地黄 Digitalis purpurea L. 干燥叶(图 11-164)。多皱缩、破碎,完整叶片展平后呈卵状披针形至宽卵形,长 10~40cm,宽 4~10cm,叶缘具钝锯齿,上表面暗绿色,微有毛,叶脉下凹;下表面淡灰绿色,多毛,叶脉显著突出呈网状。基生叶有长柄,茎生叶有短柄或无柄,叶柄有翼,横切面扁三角形。质脆。气微,味苦。主要含苷类成分,现已分离出 20 余种强心苷,由三种不同的苷元即洋地黄毒苷元、羟基洋地黄毒苷元及吉他洛苷元与不同的糖缩合而成,还含多种甾体皂苷、蒽醌类、内酯类、黄酮类等。药理作用与功效同毛花洋地黄叶。

案例 9-33 解析:

中毒原因及机制同地高辛,本品属速效类,发生作用时间及体内代谢、排泄均快,持续时间也较短,一般不易中毒。

毛花洋地黄苷中毒的治疗要点(参见地高辛的治疗要点)如下所示。

1. 如出现频发期前收缩、二联律、室性心动过缓,低于 60 次/分及色视觉障碍等,及时停用药物,中毒症状自行缓解消失。

2. 对过快速型心律失常和室性期前收缩,可应用钾盐治疗,氯化钾 1.0~2.0g,溶于 5% 葡萄糖液 500ml,静脉滴注,持续 24h。

3. 室性期前收缩,心室颤动可用利多卡因 100~800mg,溶于 5% 葡萄糖液 500ml,静脉滴注。室上性心动过速可给予维拉帕米(异搏定)、普罗帕酮(心律平)等。

4. 传导阻滞、窦性心动过缓、窦性停搏时,可用阿托品 1~5mg,静脉滴注,2~3h 重复一次。

5. 离子交换树脂(如消胆胺)可在肠腔中多价络合强心苷,使其不被吸收随粪便排泄。

6. 透析疗法:中毒后 36h 内可行透析治疗。急性重症有条件者可进行血浆置换疗法。

7. 应用地高辛特异抗体,能快速有效地清除地高辛。

玄参 Scrophulariae Radix

【来源】 玄参科植物玄参 Scrophularia ningpoensis Hemsl. 的干燥根。主产于浙江、四川、湖北。

【采制】 冬季茎叶枯萎时采挖。除去根茎、幼芽、须根及泥沙,晒或烘至半干,堆放 3~6 日,反复数次至干燥。

【性状】 呈类圆柱形,中间略粗或上粗下细,有的微弯曲,长 6~20cm,直径 1~3cm。表面灰黄色或灰褐色,有不规则的纵沟、横向皮孔及稀疏的横裂纹和须根痕。质坚实,不易折断,断面黑色,微有光泽。气特异似焦糖,味甘、微苦。

【化学成分】 主含环烯醚萜类化合物,主要有哈巴苷(harpagide),哈巴俄苷(harpagoside),桃叶珊瑚苷(aucubin),6-O-甲基梓醇(6-O-methylcatalpol),梓醇等。

【功效】 性微寒,味甘、苦、咸。清热凉血,滋阴降火,解毒散结。用于热入营血,温毒发斑,热病伤阴,舌绛烦渴,骨蒸劳嗽,目赤,咽痛,白喉,瘰疬,痈肿疮毒。

【附注】 北玄参 Scrophularia buergeriana Miq. [S. oldhami Oliv.]分布于东北、华北与华东地区。根与玄参功效相同。

四十二、列 当 科

列当科(Orobanchaceae)有 15 属,约 150 种。我国约有 9 属,42 种,主要分布在西部,少数分布在东北部,北部等地。重要的药用属为列当属、肉苁蓉属、草苁蓉属等,主要生药有肉苁蓉、野菰、丁座草、草苁蓉等。

寄生草本,花两性,两侧对称,单生于苞片的腋内;花萼4~5裂;花冠常5裂;雄蕊4枚,二强;子房上位,柱头大,2~4浅裂,2心皮合生,1室;蒴果。

肉苁蓉 Cistanches Herba

【来源】 列当科植物肉苁蓉 *Cistanche deserticola* Y. C. Ma 或管花肉苁蓉 *Cistancle tubulosa* (Schrenk) Wight 的干燥带鳞叶的肉质茎。

【产地】 主产于内蒙古、甘肃、新疆、青海。

【植物形态】 生于湖边、沙地梭梭林中。寄生于藜科植物梭梭(盐木)*Haloxylon ammodendron* 的根上,属于世界濒危保护植物。

【性状】 呈扁圆柱形,稍弯曲,长3~15cm,直径2~8cm。表面棕褐色或灰棕色,密被覆瓦状排列的肉质鳞叶,通常鳞叶先端已断。体重,质硬,微有柔性,不易折断,断面棕褐色,有淡棕色点状维管束,排列成波状环纹。气微、味甜、微苦。管状肉苁蓉呈纺锤形、扁纺锤形或扁柱形,稍弯曲,长5~25cm,直径2.5~9cm。表面棕褐色至黑褐色。断面颗粒状,灰棕色至灰褐色,散生点状维管束。

【化学成分】 主含有 *D*-甘露醇、胡萝卜素、有机酸、咖啡酸糖脂、甜菜碱及多糖。

【功效】 性温,味甘、咸。补肾助阳,润肠通便。用于肾阳亏虚,精血不足之阳痿早泄、宫冷不孕、腰膝酸痛、痿软无力,肠燥津枯便秘。

四十三、茜 草 科

茜草科(Rubiaceae)约660属,11150多种,广布于热带和亚热带,少数分布于温带地区。我国有97属,701种,主产西南及东南部。已知药用50属,219种。常见药用属有茜草属 *Rubia*、栀子属 *Gardenia*、钩藤属 *Uncaria*、巴戟天属 *Morinda* 等。重要的生药有钩藤、巴戟天、茜草、红大戟、栀子等。

本科为木本或草本,有时攀援状。单叶,对生或轮生,常全缘,有托叶,有时托叶呈叶状。花常两性,辐射对称,以伞状花序排成圆锥状或头状,少单生;萼4~5裂;花冠4~6裂,稀多裂;雄蕊与花冠裂片同数而互生,贴生于花冠筒上;子房下位,2心皮2室,每室1至多数胚珠。蒴果、浆果或核果。

本科活性成分主要有生物碱、环烯醚萜苷和蒽醌类。生物碱有多种类型:喹啉类,如奎宁(quinine)、奎尼丁(quinidine)具抗疟活性;吲哚类,如钩藤碱(rhynchophylline)、异钩藤碱(isorhynchophylline)具镇静、降血压作用;嘌呤类,如咖啡因(caffeine)能强心、利尿。环烯醚萜苷,如栀子苷(geniposide)、车叶草苷(asperuloside)等,多有促进胆汁分泌作用。蒽醌类,如茜草酸(munjistin)、紫茜素(purpurin)等。

钩藤 Uncariae Ramulus cum Uncis

【来源】 茜草科植物钩藤 *Uncaria rhynchophylla* (Miq.) Miq. *ex* Havil.、华钩藤 *U. sinensis* (Oliv.) Havil.、大叶钩藤 *U. macrophylla* Wall.、毛钩藤 *U. hirsuta* Havil. 或无柄果钩藤 *U. sessilifructus* Roxb. 的干燥带钩茎枝。

【产地】 主要产于云南、广西、广东。

【采制】 秋、冬二季采收,去叶,切段,晒干。

【性状】 茎枝呈圆柱形或类方柱形,长2~3cm,直径0.2~0.5cm。表面红棕色至紫红色者具细纵纹,光滑无毛,黄绿色至灰褐色者有时可见白色点状皮孔,被黄褐色柔毛。多数枝节上对生两个向下弯曲的钩(不育花序梗),或仅一侧有钩,另一侧为突起的瘢痕;钩略扁或稍圆,先端细尖,基部较阔;钩基部的枝上可见叶柄脱落后的窝点状痕迹和环状的托叶痕。质坚韧,断面黄棕色,皮部纤维性,髓部黄白色或中空。气微,味淡。

【化学成分】 根、茎、叶中含有钩藤碱(rhynchophylline)、异钩藤碱(isorhynchophylline)、毛钩藤碱(hirsutine)、去氢毛钩藤碱(hirsuteine)、柯南因碱(corynantheine)等生物碱。并含有喜果苷(vincoside-lactam)、金丝桃苷、三叶豆苷(trifolin)、表儿茶素(epicatechin)等。其中异去氢钩藤碱和异钩藤碱的含量最高。

【功效】 性凉,味甘。清热平肝,息风定惊。用于肝风内动,头痛眩晕,感冒夹惊,惊痫抽搐,妊娠子痫。

巴戟天 Morindae officinalis Radix

【来源】 茜草科植物巴戟天 *Morinda officinalis* How 的干燥根。

【产地】 主产于广东、广西、福建。

【采制】 全年均可采挖,洗净,除去须根,晒至六七成干,轻轻捶扁,晒干。

【性状】 为扁圆柱形,略弯曲。长短不等,直径 0.5~2cm。表面灰黄色或暗灰色,具纵纹及横裂纹,皮部有时横向断离,露出木部,呈串节状。质韧,断面皮部厚,紫色或淡紫色,易与木部剥离,木部黄棕色或黄白色,直径 1~5mm。气微,味甜而微涩。

【化学成分】 根所含有的化学成分主要为蒽醌类、环烯醚萜及苷类、糖类、挥发性组分、甾体化合物等。

【功效】 性微温,味辛、甘。补肾助阳,祛风除湿,强筋健骨。用于阳痿遗精,宫冷不孕,月经不调,小腹冷痛,风湿痹痛,筋骨痿软。

栀子 Gardeniae Fructus

【来源】 茜草科植物栀子 *Gardenia jasminoides* Ellis 的干燥成熟果实。

【产地】 产于山东、河南、江苏、安徽、浙江、江西、福建、台湾、湖北、湖南、广东、香港、广西、海南、四川、贵州和云南,河北、陕西和甘肃有栽培。

【采制】 9~11 月果实成熟呈红黄色时采收,除去果梗和杂质,蒸至上气或置沸水中略烫,取出,干燥。

【性状】 呈长卵圆形或椭圆形,长 1.5~3.5cm,直径 1~1.5cm。表面红黄色或棕红色,具 6 条翅状纵棱,棱间常有 1 条明显的纵脉纹,并有分枝。顶端残存萼片,基部稍尖,有残留果梗。果皮薄而脆,略有光泽;内表面色较浅,有光泽,具 2~3 条隆起的假隔膜。种子多数,扁卵圆形,集结成团,深红色或红黄色,表面密具细小疣状突起。气微,味微酸而苦。

【化学成分】 主含栀子苷、去羟栀子苷等环烯醚萜类成分,绿原酸(chlorogenic acid)、奎宁酸(quinic acid)等酸类成分,及黄酮类成分。

【功效】 性寒,味苦。泻火除烦,清热利湿,凉血解毒;外用消肿止痛。用于热病心烦,湿热黄疸,淋证涩痛,血热吐衄,目赤肿痛,火毒疮疡,外治扭挫伤痛。

四十四、忍 冬 科

忍冬科(Caprifoliaceae)共15属,450种左右,分布于温带地区。我国12属,约207种,全国均有分布。已知药用9属,106种。

本科为灌木或乔木,稀草本和藤本。多单叶,对生通常无托叶。花两性,辐射对称或两侧对称,呈聚伞花序或再组成各种花序;萼4~5裂,花冠管状,多5裂,有时二唇形;雄蕊与花冠裂片同数而互生,贴生花冠上;子房下位,常3室。每室常1胚珠。浆果、核果或蒴果。

本科植物以含酚性成分和黄酮类为特征。如绿原酸(chlorogenicacid)、异绿原酸(isochlorogenic acid)、忍冬苷(lonicein)、忍冬素(loniceraflavone)等。此二类成分均有抗菌消炎作用。此外还含三萜类成分(如熊果酸)、皂苷和氰苷等。

金银花 Lonicerae Japonicae Flos

【来源】 忍冬科植物忍冬 *Lonicera Japonica* Thunb. 的干燥花蕾或带初开的花。

【产地】 主产山东、河南、内蒙古,全国大部地区均产。

【采制】 夏初花开放前采收,干燥。有的地区用炒晒、蒸晒法干燥。

【植物形态】 多年生半常绿木质藤本。茎中空,老枝棕褐色,幼枝绿色,密被柔毛。叶对生,卵形至长卵形,初时两面有毛,后则上面无毛。花成对腋生,花梗及花均有短柔毛;苞片叶状,卵形;花萼5齿裂,无毛或有疏毛;花冠筒细长,外被柔毛和腺毛;雄蕊5,伸出花冠。花冠初开时白色,后变黄色。浆果球形,黑色。

【性状】 呈棒状,上粗下细,略弯曲,长2~3cm,上部直径约3mm,下部直径约1.5mm。表面黄白色或绿白色(储久色渐深),密被短柔毛。偶见叶状苞片;花萼绿色,先端5裂,裂片有毛,长约2mm。开放者花冠筒状,先端二唇形;雄蕊5,附于筒壁,黄色;雌蕊1,子房无毛。气清香,味淡、微苦(图9-134)。

【显微特征】 粉末黄绿色。①花粉粒类球形,直径60~92μm,表面有细密短刺及圆颗粒状雕纹,具3孔沟。②花冠外表面腺毛有两种类型,一种头部倒圆锥形,顶端平坦,侧面观为10~33个细胞,排成2~4层,直径40~108μm,有的细胞含淡黄色物,柄部1~5个细胞,长70~700μm;另一种较短小,头部类圆形或略扁圆形,侧面观4~20个细胞,直径24~80μm,柄2~4个细胞,长24~80μm。③厚壁非腺毛多单细胞,平直或稍弯曲,长45~990μm,体部直径14~37μm,壁厚5~10μm,表面有微疣状突起,有的具单或双角质螺纹;另有极多薄壁非腺毛,单细胞,甚长,弯曲或皱缩。④草酸钙簇晶直径6~45μm,棱角细尖,以萼筒组织中最为密集(图9-135)。

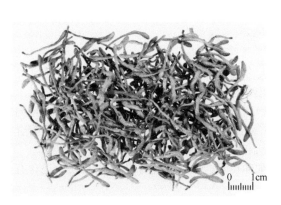

图9-134 金银花药材图

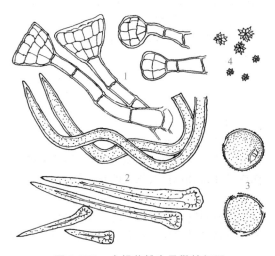

图9-135 金银花粉末显微特征图
1. 腺毛;2. 非腺毛;3. 花粉粒;4. 草酸钙簇晶

【化学成分】 主要含有机酸类,如绿原酸(chlorogenic acid)、异绿原酸及绿原酸四乙酰化合物,总绿原酸含量约到6.6%,棕榈酸、肉豆蔻酸等;三萜皂苷类,主要包括以常春藤苷元为苷基的三萜皂苷和以石竹素为苷元的三萜皂苷;黄酮类成分,如木犀草素(luteolin)、木犀草苷(luteoloside)、5-羟基-3′,4′,7-三甲氧基黄酮、槲皮素-7-*O*-β-*D*-葡萄糖苷(quercetin-3-*O*-β-*D*-glucoside)和金丝桃苷等;挥发油含量约0.6%,主成分为双花醇、芳樟醇、香叶醇、双花醇和香树烯;尚含马钱苷(loganin)、裂马钱苷(secologanin)、β-谷甾醇(β-sitosterol)、鞣质及少量肌醇。

绿原酸   马钱苷   裂马钱苷

【理化鉴别】 本品粉末甲醇提取,与绿原酸对照品液,以乙酸丁酯-甲酸-水(7:2.5:2.5)的上层溶液为展开剂,共薄层展开,置紫外光(365nm)下检视,供试品色谱中,在与对照品色谱相应的位置上,显相同颜色的荧光斑点。

【含量测定】 按照高效液相色谱法测定,含绿原酸($C_{16}H_{18}O_9$)不得少于 1.5%,含木犀草苷($C_{21}H_{20}O_{11}$)不得少于 0.050%。

【药理作用】 具有抑菌、抗病毒、解热、抗炎、利胆保肝、止血、抗氧化、免疫调节、抗生育等作用。

【功效】 性寒,味甘。清热解毒,凉散风热。用于痈肿疔疮,喉痹,丹毒,热毒血痢,风热感冒,温病发热。

【附注】 山银花:为忍冬科植物红腺忍冬 *L. hypoglauca* Miq.、灰毡毛忍冬 *L. macranthoides* Hand.-Mazz. 或华南忍冬 *L. confusa* DC. 的干燥花蕾或带初开的花。①灰毡毛忍冬:花蕾呈棒状,略弯曲,长 3~4.5cm。上部直径约 2mm,下部直径约 1mm。表面绿棕色至黄白色,总花梗集结成簇,开放着花冠裂片不及全长之半。质稍硬,手捏之稍有弹性。气清香,味微苦甘。主产于广东、广西、云南等省区。②红腺忍冬:花蕾长 2.5~4.5cm,直径 0.8~2mm。表面黄白至黄棕色,无毛或疏被毛。萼筒无毛,先端 5 裂,裂片长三角形,被毛。开放者,花冠下唇反转。花柱无毛。主产于浙江、江西、福建、湖南、广东、广西、四川等省区。③华南忍冬:花蕾长 1.6~3.5cm,直径 0.5~2mm。萼筒和花冠密被灰白色毛,子房有毛。

四十五、葫 芦 科

葫芦科(Cucurbitaceae)全世界约 123 属,800 种,大多数分布于热带和亚热带地区。我国约 35 属,151 种,全国均有,以南部和西南部最多。已知药用约 25 属,92 余种。

本科为多草质或木质藤本,具卷须。单叶互生,常掌状分裂,稀为鸟趾状复叶。花单生,雌雄同株或异株,辐射对称;雄花的花萼辐状、钟状或管状,5 裂,花瓣 5,花药常弯曲成 S 形;雌花花瓣合生,5 裂,萼管与子房联合;3 心皮合生,子房下位,侧膜胎座。果为瓠果。

本科植物主要含有四环三萜类葫芦烷型化合物,如葫芦素、雪胆甲素、雪胆乙素。此外,还含有五环三萜齐墩果烷型皂苷、蛋白质、氨基酸类成分。

天花粉 Trichosanthis Radix

【来源】 葫芦科植物栝楼 *Trichosanthes kirilowii* Maxim. 或双边栝楼 *Trichosanthes rosthornii* Harms 的干燥根。

【产地】 栝楼主产于河南、山东、广东、贵州、安徽等地;双边栝楼主产于四川,以河南安阳产品量大质优,有"安阳花粉"之称,行销全国并出口。

【采制】 秋、冬二季采挖。洗净,除去外皮,切成段、块、片,用石灰水浸泡过,捞起晒至七八成干,然后用硫黄薰白,再晒干或烘干。

【植物形态】 栝楼:多年生草质藤本。块根粗大,圆柱形。叶片近圆形或心形,掌状 5~7 深裂,边缘浅裂或粗齿,裂片菱状倒卵形、长圆形。雌雄异株,雄花组成总状花序,雌花单生;花萼花冠均 5 裂,花冠白色,中部以上细裂成流苏状。雄花有雄蕊 3 枚。瓠果椭圆形。种子椭圆形、扁平、浅棕色。

双边栝楼:与栝楼相似。主要区别是:叶常5深裂几达基部,中部裂片3枚,裂片条形或倒披针形。种子深棕色,有一圈与边缘平行的明显棱线。

【性状】 呈不规则圆柱形、纺锤形或瓣块状,长8~16cm,直径1.5~5.5cm。表面黄白色或淡棕色,有纵皱纹、细根痕及略凹陷的横长皮孔,有的有黄棕色外皮残留。质坚实,断面白色或淡黄色,富粉性,横切面可见黄色木部,略呈放射状排列,纵切面可见黄色条纹状。气微,味微苦(图9-136)。

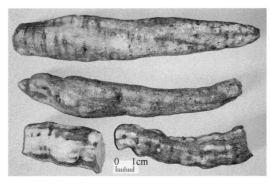

图9-136 天花粉药材图

【显微特征】 横切面:①木栓层内侧有断续排列的石细胞环。②韧皮部较窄。③木质部甚宽广,导管3~10个成群,也有单个散在。初生木质部导管附近常有小片内含韧皮部。④薄壁细胞内富含淀粉粒(图9-137,图9-138)。

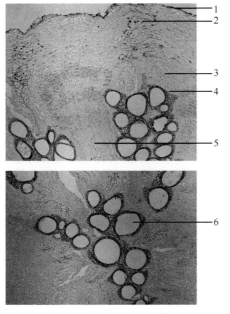

图9-137 天花粉(栝楼)药材横切面详图
1. 木栓层;2. 皮层(石细胞);3. 韧皮部;
4. 形成层;5. 射线;6. 木质部

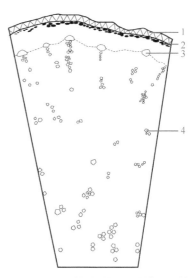

图9-138 天花粉(栝楼)药材横切面简图
1. 木栓层;2. 石细胞层;3. 新生韧皮束;
4. 导管

粉末类白色。①淀粉粒甚多,单粒类球形、半圆形或盔帽型,直径6~48μm。脐点点状、短缝状或人字状,层缝隐约可见;复粒有2~14分粒组成。②具缘纹孔导管大,多破碎,有的具缘纹孔呈六角形或方形且排列紧密。③石细胞黄绿色,长方形、椭圆形、类方形、多角形或纺锤形,直径 27~72μm,壁较厚,纹孔细密(图 9-139)。

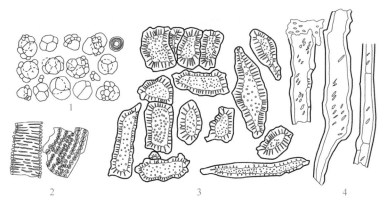

图 9-139　天花粉(栝楼)药材粉末显微特征图
1. 淀粉粒;2. 导管;3. 石细胞;4. 木纤维

【化学成分】　栝楼块根主含多量淀粉及皂苷(约 1%)、天花粉蛋白(trichosanthin)、氨基酸类、酶和多糖。氨基酸类成分主要有瓜氨酸、精氨酸、谷氨酸、天冬氨酸及少量的丝氨酸、甘氨酸、苏氨酸、丙氨酸、γ-氨基丁酸等多种游离氨基酸和少量肽类。

【理化鉴别】　本品粉末加稀乙醇提取后,与天花粉对照药材及瓜氨酸对照品液以正丁醇-无水乙醇-冰醋酸-水(8:2:2:3)为展开剂,共薄层展开,喷以茚三酮试液,105℃烘显。供试品色谱中,在与对照药材色谱和对照品色谱相应的位置上,显相同颜色的斑点。

【药理作用】　①引产和抗早孕作用:天花粉蛋白有明显抗早孕、致流产和引产作用。②抗菌作用:据体外试验结果,天花粉水浸剂或煎剂对多种致病真菌有不同程度的抑制作用。③利尿作用:家兔在严密控制进水量的情况下,每日灌服酊剂 0.5g/kg,连服 5 日,有非常显著的利尿作用,灰分则无利尿作用。家兔口服或静脉注射煎剂,亦出现利尿作用。④抗肿瘤作用:离体试验表明天花粉蛋白对绒癌细胞有选择性抑制作用。

【功效】　性微寒,味甘、微苦。清热生津,降火润燥,排脓消肿。用于热病伤津口渴,胃热伤阴、烦躁口渴、唇舌干燥,消渴,热毒疮痈、乳痈等症。本品反川乌、草乌。

【附注】　下列同属植物的根在少数地区作天花粉用:①同属植物日本栝楼 *Trichosanthes japonica* Regel 的根,主产于江西,湖北。其原植物与栝楼的主要区别:叶片较窄,中央裂片较长,常不再裂。果实稍小,种子较小,扁平,长方椭圆形,长约 11mm,棕褐色,边缘棱线明显。其根性状及组织与栝楼根相似。②同属植物长萼栝楼 *T. laceribractea* Hayata 的根,称"广花粉",在广东、广西等地曾使用。块根长纺锤形或圆柱形,常切成段或纵瓣;表面灰黄色,断面黄白色,粉性,可见稀疏的数棕黄色小孔;中心部位异型维管束明显;稍有土腥气,味微苦涩。③同属植物湖北栝楼 *T. hupehensis* C. Y. Cheng et C. H. Yueh 的根,称"苦花粉"。块根圆柱形,常纵切或斜切成片;带皮者表面浅棕色,有密集的突起皮孔,去皮者表面灰黄色,断面黄白色,粉性差,纤维较多,有多数棕黄色小孔呈放射状排列;味极苦。粉末中石细胞椭圆形或多角形,长 39~111μm,宽 5~15μm;复粒淀粉由 2~15 个分粒构成;有分隔纤维。有毒,因其含有毒成分葫芦素 B(cucurbitacin B),服后有恶心、呕吐等不良反应,应注意鉴别。以上均非正品。

知识拓展

　　天花粉,非天庭之花,系葫芦科植物栝楼的块根。为什么称栝楼根为天花粉?明代陈嘉谟认为"栝楼根名天花粉,内有花纹天然而成,故名之";李时珍认为"其根作粉,洁白如雪,故谓之天花粉"。

　　1957 年,武汉市中医药学会以民间验方天花粉等药配制乳浆剂进行试验,虽能引产,但对孕妇身体损害较大。1965 年,湖北中医学院附属医院将天花粉等药制成栓剂引产,效果较前满意。1975 年,湖北中医学院附属医院和武汉医学院等单位制成天花粉素注射液用于临床,通过临床观察,有效率达 97%,是一种较好的引产药物。天花粉引产和抗早孕的有效成分是一种名为天花粉蛋白的植物蛋白质。科学家们经过不断研究,证明了天花粉蛋白直接作用于胎盘滋养层细胞,使之变性坏死,导致绒毛膜促性腺激素和黄体激素迅速下降至先兆流产水平之下,从而胎盘组织严重损伤,母体和胎儿间的物质交换受到破坏,宫缩增强而引起流产。1983 年,引产新药结晶天花粉蛋白,获得国家创造发明奖二等奖。1987 年,天花粉蛋白化学结构、空间结构及二级结构的研究,获得国家自然科学奖二等奖。

瓜蒌 Trichosanthis Fructus

　　【来源】　葫芦科植物栝楼 *Trichosanthes kirilowii* Maxim. 或双边栝楼 *Trichosanthes rosthornii* Harms 的干燥成熟果实。

　　【产地】　主产于安徽。

　　【采制】　秋季果实成熟时,连果梗剪下,悬挂通风处阴干。

　　【性状】　呈类球形或宽椭圆形,长 7~15cm,直径 6~10cm。表面橙红色或橙黄色,皱缩或较光滑,顶端有圆形的花柱残基,基部略尖,具残存的果梗。质脆,易破开,内表面黄白色,有红黄色丝络,果瓤橙黄色,黏稠,与多数种子黏结成团。气如焦糖;味微酸、甜。

　　【化学成分】　含三萜皂苷、氨基酸、糖类、有机酸等成分。种子含油酸、亚油酸及甾醇类化合物。

　　【功效】　性寒,味甘、微苦。清热涤痰,宽胸散结,润燥滑肠。用于肺热咳嗽,痰浊黄稠,胸痹心痛,结胸痞满,乳痈,肺痈,肠痈,大便秘结。本品反川乌、草乌。

　　【附注】　据调查,目前商品瓜蒌的品种有十多种,全国使用最多的除栝楼或双边栝楼外,还有大子栝楼 *T. truncata* C. B. Clarke 在广西、云南等省使用;大苞栝楼 *T. bracteata* (Lam.) Voigt 在贵州、云南及两广地区使用;大子栝楼果实长卵圆形,长 15~18cm,宽 1.5~2cm,厚 0.4~0.6cm,一侧略凸出,沿边缘一圈不明显棱线。大苞栝楼果实倒卵状椭圆形,长 8~9cm,宽 4.5~7cm,表面深橙红色,果顶稍窄,花柱残基长约 0.4cm;种子长方形至矩状椭圆形,种脐端扁圆形,另端方形或微凹。

四十六、桔　梗　科

　　桔梗科(Campanulaceae)约 86 属,2300 余种。我国有 16 属,约 159 种,全国分布,以西南地区种类最多。已知药用 13 属,111 种。广布于全球,以温带和亚热带为多。主要生药有桔梗、党参、南沙参、半边莲等。

　　本科多为草本,常具乳汁。单叶互生,稀对生或轮生,无托叶。花两性,辐射对称或两侧对称,花萼 5 裂,宿存;花冠钟状或管状,雄蕊 5 枚,雌蕊心皮 3,子房常下位或半下位,2~5 室,中轴胎座。蒴果,稀浆果。

　　本科植物中具有乳汁管群,一些种含有菊糖。根横断面形成层环明显,木质部导管单个或数个相聚,呈放射状排列,形成菊花心。

　　本科植物普遍含皂苷,如桔梗皂苷(platycodin),多糖。半边莲属植物普遍含生物碱,如山梗菜碱(lobeline)。

桔梗 Platycodonis Radix

　　【来源】　桔梗科植物桔梗 *Platycodon grandiflorum* (Jacq.) A. DC. 的干燥根。

　　【产地】　分布于全国各地,多为栽培。东北、华北产量大,称"北桔梗";华东地区产者质量佳,称"南桔梗",以安徽产者最佳。

【采制】 春、秋二季采挖,洗净,除去须根,趁鲜剥去外皮或不去外皮,干燥。

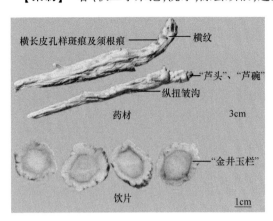

横长皮孔样斑痕及须根痕 ——
横纹
"芦头"、"芦碗"
纵扭皱沟
药材　　　　　3cm
"金井玉栏"
饮片　　　　　1cm

图 9-140 桔梗药材图

【植物形态】 多年生草本,全株有白色乳汁。根长圆锥形。主根肥大肉质,圆锥形,少分枝。茎下部及中部叶对生或 3~4 叶轮生,上部叶互生,无柄或柄极短,叶片卵形或披针形,边缘有锐锯齿。花单生,茎顶集成总状花序;花萼钟状 5 裂;花冠阔钟状,蓝紫色或蓝白色,先端 5 裂;雄蕊 5;子房下位,花柱 5 裂。蒴果倒卵圆形,熟时先端 5 瓣裂,具宿萼。种子多数,细小,黑褐色。花期 7~9 月,果期 8~10 月。

【性状】 呈圆柱形或略呈纺锤形,下部渐细,有的有分枝,略扭曲,长 7~20cm,直径 0.7~2cm。表面淡黄白色至黄色,不去外皮者表面黄棕色至灰棕色,具纵扭皱沟,并有横长的皮孔样斑痕及支根痕,上部有横纹。有的顶端有较短的根茎或不明显,其上有数个半月形茎痕。质脆,断面不平坦,形成层环,棕色环纹(形成层)明显,皮部黄白色,有裂隙,木部淡黄色。气微,味微甜后苦(图 9-140)。

【显微特征】 根横切面:①木栓细胞有时残存,细胞中偶含草酸钙小棱晶。②皮层窄,有裂隙。③韧皮部宽广,乳管群散在,壁略厚,内含微细颗粒状黄棕色物。④形成层成环。⑤木质部导管单个散在或数个相聚,呈放射状排列。⑥薄壁细胞含菊糖(图 9-141,图 9-142)。

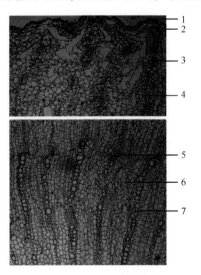

图 9-141 桔梗根横切面详图
1. 木栓层;2. 皮层;3. 乳管群;4. 韧皮部;
5. 形成层;6. 木射线;7. 木质部

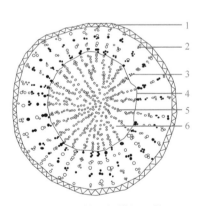

图 9-142 桔梗根横切面简图
1. 木栓层;2. 乳管群;3. 韧皮部;
4. 形成层;5. 木质部;6. 木射线

粉末米黄色。①用水合氯醛装片(不加热)观察,薄壁细胞中的菊糖团块呈扇形。②乳汁管连接成网状,内含浅黄色油滴及颗粒状物。③梯纹、网纹及具缘纹孔导管直径 16~72μm。④木薄壁细胞端壁细波状弯曲(图 9-143)。

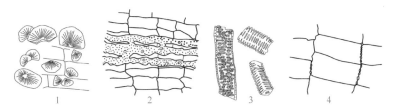

图 9-143 桔梗粉末显微特征图
1. 菊糖;2. 乳汁管;3. 导管;4. 木薄壁细胞

【化学成分】 含多种三萜皂苷,如桔梗皂苷 A、C、D 等。总皂苷完全水解后产生的皂苷元主要有桔梗皂苷元(platycodigenin),其次有远志酸(polygalacic acid)、桔梗酸(platycogenic acid)A、B、C。此外尚含 α-菠菜甾醇及其糖苷、白桦脂醇、桔梗聚糖等。

【理化鉴别】

(1) 粉末或切片遇 α-萘酚、浓硫酸试液显紫堇色(菊糖反应)。

(2) 取粉末 0.5g,加水 10ml,水浴中加热 10min,放冷,取上清液,置带塞试管中用力振摇,产生持久性蜂窝状泡沫。

(3) 薄层色谱:本品粉末加硫酸乙醇-水(1∶3)混合液,加热回流,用三氯甲烷提取,无水硫酸钠脱水、过滤,滤液残渣加甲醇溶解后,与桔梗对照药材溶液以三氯甲烷-乙醚(1∶1)为展开剂,共薄层展开,置紫外光(365nm)下检视。供试品色谱中,在与对照药材色谱相应的位置上,显相同颜色的斑点。

	R₁	R₂
桔梗皂苷 A	COCH₃	H
桔梗皂苷 D	H	H
桔梗皂苷 C	H	COCH₃

【含量测定】 按高效液相色谱测定,本品按干燥品计算,含桔梗皂苷 D($C_{57}H_{92}O_{28}$)不得少于 0.10%。

【药理作用】 ①镇咳与祛痰作用:桔梗皂苷有镇咳和祛痰作用。桔梗煎剂能显著增加呼吸道黏膜分泌量,使痰液稀释易于排出。②抗炎作用:桔梗皂苷尤其是桔梗皂苷 D 为抗炎活性成分,具有较强的抗炎作用。③对中枢神经作用:桔梗皂苷具有镇静、镇痛及解热等中枢抑制作用。此外,桔梗灌胃给药对大鼠乙酸所致的慢性溃疡有明显疗效。桔梗水灌胃或乙醇提取物可使血糖下降;桔梗多糖具有抗肿瘤和免疫调节活性。

【功效】 性平,味苦、辛。宣肺,利咽,祛痰,排脓。用于咳嗽痰多,胸闷不畅,咽痛音哑,肺痈吐脓。

党参 Codonopsis Radix

【来源】 桔梗科植物党参 *Codonopsis pilosula*(Franch.)Nannf.、素花党参 *Codonopsis pilosula*

Nannf. var. *modesta*(Nannf.)L. T. Shen 或川党参 *Codonopsis tangshen* Oliv. 的干燥根。

【产地】 主产于山西、陕西、甘肃、四川等地。

【采制】 秋季采挖,除去地上部分,洗净泥土,晒制半干,用手或木板搓揉,使皮部与木质部贴紧,饱满柔软,然后再晒再搓,反复 3~4 次,最后晒干即成。

【性状】 党参呈长圆柱形,稍弯曲,长 10~35cm,直径 1~3cm。表面灰黄色,根头部有多数疣状突起的茎痕(习称"狮子盘头")及芽,每个茎痕的顶端呈凹下的圆点状;根头下有致密的环状横纹,向下渐稀疏,有的达全长的一半,栽培品环状横纹少或无;全体有纵皱纹和散在的横长皮孔样突起,支根断落处常有黑褐色胶状物。质稍柔软或稍硬而略带韧性,断面稍平坦,有裂隙或放射状纹理,皮部淡棕黄色至黄棕色,木部淡黄色至黄色。有特殊香气,味微甜。素花党参(西党参)长 10~35cm,直径 0.5~2.5cm。表面黄白色至灰黄色,根头下致密的环状横纹常达全长的一半以上。断面裂隙较多,皮部灰白色至淡棕色。川党参长 10~45cm,直径 0.5~2cm。表面灰黄色至黄棕色,有明显不规则的纵沟。质较软而结实,断面裂隙较少,皮部黄白色。

【化学成分】 含有糖类(如党参多糖和杂多糖)、苷类(如党参苷Ⅰ、Ⅱ、Ⅲ、Ⅳ)、内酯类、三萜类、甾醇、挥发油和党参碱。

【功效】 性平,味甘。健脾益肺,养血生津。用于脾肺气虚,食少倦怠,咳嗽虚喘,气血不足,面色萎黄,心悸气短,津伤口渴,内热消渴。

【附注】 党参药材由于产地不同,商品上有西党、东党、潞党三种。

西党:主产陕西、甘肃。根部类圆柱形,末端较细,长 10~35cm,直径为 0.5~2.5cm。根头部有许多疣状突起的茎痕,每个茎痕呈凹下点状。表面灰黄色或浅棕黄色,有明显纵沟,近根头处有紧密的环状皱纹,逐渐稀疏约占全体一半以上。皮孔横长、明显,略突出,长 0.3~0.8cm。支根脱落处常见黑褐色胶状物,系内部乳汁溢出干燥所成。质稍坚脆,易折断。断面皮部白色,有裂隙,木部淡黄色。气特殊,味微甜。以根条肥大、粗实、皮紧、横纹多、味甜者为佳。

东党:主产东北等地。根类圆柱形,常分歧,长 12~25cm,直径 0.5~2.2cm。根头大而明显,根外皮部黄色及灰黄色,粗糙,有明显纵皱。皮孔短而突出,呈点状突起。质疏松,易折断。断面皮部黄色,木部黄白色,皮部占木部之 1/3,皮部有横向裂隙,木部射线易成裂隙。以根条肥大、外皮黄色、皮紧肉实、皱纹多者为佳。

潞党:主产山西,多为栽培品。野生与山西五台山等地者称"台党"。根类扁圆柱形,单一,长 8~22cm,直径 0.7~1cm。根头部无明显"狮子盘头"。根表面浅灰棕色,有深而不规则的纵皱沟,近根头部处有较稀横纹。质较轻,易折断,断面不规则。气微,无香气,味甜。以独支不分叉、色白、肥壮粗长者为佳。

南沙参 Adenophore Radix

【来源】 桔梗科植物轮叶沙参 *Adenophora tetraphylla*(Thunb.)Fisch. 或沙参 *Adenophora stricta* Miq. 的干燥根。

【产地】 轮叶沙参主产于贵州、河南、黑龙江及江苏。杏叶沙参主产于安徽、江苏及浙江。

【采制】 春、秋二季采挖,除去须根,洗后趁鲜刮去粗皮,洗净,干燥。

【性状】 呈圆锥形或圆柱形,略弯曲,长 7~27cm,直径 0.8~3cm。表面黄白色或淡棕黄色,凹陷处常有残留粗皮,上部多有深陷横纹,呈断续的环状,下部有纵纹和纵沟。顶端具 1 或 2 个根茎。体轻,质松泡,易折断,断面不平坦,黄白色,多裂隙。气微,味微甘。

【化学成分】 含 β-谷甾醇、胡萝卜苷、蒲公英萜酮、二十八烷酸及多糖等化合物。

【功效】 性微寒,味甘。养阴清肺,益胃生津,化痰,益气。用于肺热燥咳,阴虚劳嗽,干咳痰黏,胃阴不足,食少呕吐,气阴不足,烦热口干。不宜与藜芦同用。

【附注】 名称相似品种:北沙参为伞形科多年生草本植物珊瑚菜 *Glehnia littoralis* Fr. Schm. ex Miq. 的干燥根,在民间使用常与南沙参混淆。北沙参根呈长圆柱形,偶有分枝。表面淡黄白色,粗糙,全体有细纵皱纹或纵沟,并有棕黄色或黄白色点状皮孔和须根痕。质坚硬而脆,易折断,断面皮部浅黄白色,木部黄色。本品含挥发油、三帖酸、豆甾醇等化学成分,也常用于热伤肺阴,干咳少痰,咽干口渴,虚劳久咳等症。

四十七、菊　　科

菊科(Compositae)为被子植物第一大科,约1600~1700属,24000余种,全球广布,但热带地区较少,主产温带地区。我国约有248属,2336种,全国均产。已知药用155属,778种。主要生药有青蒿、红花、苍术、木香、茵陈、菊花、小蓟、大蓟、蒲公英、苍耳子、款冬花。

本科多为草本。有的具乳汁或树脂道。叶互生,稀对生或轮生,无托叶。花两性,稀单性或无性;花萼退化成冠毛状、鳞片状、刺状或阙如;雄蕊5,心皮2,合生,子房下位,1室,具1倒生胚珠,柱头2裂。果为连萼瘦果。

本科通常分为两个亚科。①管状花亚科(Tubuliflorae):整个花序全为管状花或中央管状花,边缘为舌状花。植物体无乳汁,有的含挥发油。②舌状花亚科(Liguliflorae):整个花序全为舌状花,植物体有乳汁。

本科植物中普遍含有菊糖;有香气,常具有各种腺毛,如蒿属植物中具有4,6,8细胞相对叠加而成鞋底形,并有丁字形(T形)非腺毛,款冬花、旋复花等植物中腺头由2列细胞组成,有的则具有分泌道、油室;并具有各种草酸钙结晶,如苍术、白术中的针晶,艾叶中的方晶,旋复花中的柱晶等。

本科常见的活性成分有倍半萜内酯、黄酮类、生物碱、挥发油、香豆素、三萜皂苷、菊糖等,其中最具特征性的为倍半萜内酯和菊糖。①倍半萜内酯如佩兰内酯(euparatin)、斑鸠菊内酯、地胆草内酯、蛇鞭菊内酯。②黄酮类,如水飞蓟宾(silymarin)。③生物碱,如野千里光碱(campestrine)、兰刺头碱。④三萜皂苷,如紫苑皂苷。⑤挥发油和聚炔类成分,如云木香油、茵陈素。⑥香豆素类如蒿属香豆素(scoparone)。

青蒿 Artemisiae Annuae Herba

【来源】　菊科植物黄花蒿 *Artemisia annua* L. 的干燥地上部分。

【产地】　分布于全国各地,多为栽培。主产于浙江、安徽、河南、湖北等地。

【采制】　秋季花盛开时采割,除去老茎,阴干。

【植物形态】　一年生草本。全株具强烈气味。茎直立,具纵条纹,多分枝,光滑无毛。基生叶平铺地面;茎生叶互生,有短柄,向上渐无柄;叶片三回羽状全裂,表面深绿色,有极小粉末状短柔毛,背面浅绿色,具有细小的毛或腺状斑点;叶柄基部稍扩大抱茎。头状花序细小,球形,具短梗,多数组成圆锥状;花全为管状花,黄色,外围为雌花,中央为两性花。瘦果长圆形至椭圆形。花期8~10月,果期10~11月。

【性状】　茎呈圆柱形,上部多分枝,长30~80cm,直径0.2~0.6cm;表面黄绿色或棕黄色,具纵棱线;质略硬,易折断,断面中部有髓。叶互生,暗绿色或棕绿色,卷缩易碎,完整者展平后为三回羽状深裂,裂片和小裂片矩圆形或长椭圆形,两面被短毛。气香特异,味微苦(图9-144)。

【显微特征】　叶片表面观:①上下表皮细胞形状不规则,垂周壁波状弯曲,长径18~80μm,脉脊上的表皮细胞呈窄长方形。②气孔椭圆形微凸于表面,不定式,保卫细胞肾形。③表面密布非腺毛和腺毛。④非腺毛为T字毛,柄3~8个细胞单列,臂细胞横向延伸,长240~816μm。⑤腺毛椭圆形,常充满黄色挥发油,由2~3个细胞单列(图9-145)。

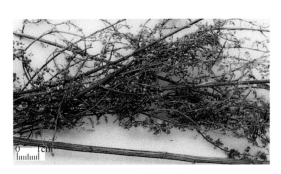

图 9-144 青蒿药材图

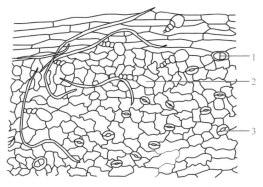

图 9-145 青蒿(叶)表面制片图
1. 腺毛;2. 丁字毛;3. 气孔

【化学成分】 含有倍半萜类、黄酮类、香豆素类和挥发油成分。倍半萜类,如青蒿素(artemisinin)、青蒿醇(artemisinol)、青蒿酸(artemisic acid)等;黄酮类,如山奈酚(kaempferol)、槲皮素(quercetin)、木犀草素(luteolin)、藤菊黄素(patuletin)、猫眼草酚(chrysosplenol-D)等;此外还有香豆素(coumarin)、6-甲氧基-7-羟基香豆素(6-methoxy-7-hydroxycoumarin)等香豆素类成分以及 β-半乳糖苷酶(β-galactosidace)、β-葡萄糖苷酶(β-glucosidase)、β-谷甾醇(β-sitosterol)、豆甾醇(stigmasterol)和棕榈酸(palmitic acid)等。亦含挥发性成分,如莰烯(camphene)、β-莰烯(β-camphene)、异青蒿酮(isoartemisia ketone)、左旋樟脑(L-camphor)、β-石竹烯(β-caryophyllene)、β-蒎烯(β-pinene)等。

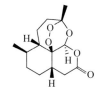

青蒿素

【理化鉴别】

(1) 检查内酯类化合物:本品叶的粉末 1g,加甲醇 50ml 浸泡。取甲醇提取液,挥去溶剂,加 7% 盐酸羟胺的甲醇溶液与 10% 氢氧化钾的甲醇溶液(1:1)1ml,在水浴中微热;冷却后用 10% 盐酸调 pH 至 3~4,加 1% 三氯化铁的乙醇液 1~2 滴,即显紫色。

(2) 本品粉末加石油醚与乙腈提取和乙醇提取后,与青蒿对照药材溶液以石油醚(60~90℃)-乙醚(4:5)为展开剂,共薄层展开,置于紫外光灯(365nm)下检视,供试品色谱中,在与对照品色谱相应的位置上,显相同颜色的荧光斑点。

【药理作用】 ①抗疟作用:青蒿乙醚提取中性部分及稀醇浸膏对鼠疟、猴疟和人疟均有显著抗疟作用。②抗病原微生物的作用:青蒿水煎剂对表皮葡萄球菌、卡他球菌、炭疽杆菌、白喉杆菌有较强的抑菌作用,对金黄色葡萄球菌、绿脓杆菌、痢疾杆菌、结核杆菌等也有一定的抑菌作用。③解热作用:青蒿注射液对百、白、破三联疫苗致热的家兔有明显的解热作用。④对心血管系统的作用:青蒿素对离体兔心灌注,有减慢心率、抑制心肌收缩力、降低冠状动脉血流量的作用。此外,青蒿素可提高淋巴细胞的转化率,有促进机体细胞的免疫作用。黄花蒿水煎液氯仿提取物对大鼠有明显的利胆作用。青蒿琥酯能显著缩短小鼠戊巴比妥睡眠时间。

【功效】 性寒,味苦、辛。清虚热,除骨蒸,解暑热,截疟,退黄。用于温邪伤阴,夜热早凉,阴虚发热,骨蒸劳热,暑邪发热,疟疾寒热,湿热黄疸。

知识拓展

2015 年 10 月 5 日在瑞典斯德哥尔摩揭晓了 2015 年度诺贝尔生理学或医学奖,来自中国的女药学家屠呦呦成为首位获得诺贝尔科学类奖项的中国女科学家。20 世纪 60~70 年代,屠呦呦团队受中国典籍《肘后备急方》启发,成功提取出青蒿素,并证明青蒿素及其衍生物能迅速消灭人体内疟原虫,对恶性疟疾有很好的治疗效果,在全球广泛使用,被誉为"拯救 2 亿人口"的发现。以青蒿素为基础的复方药物已经成为疟疾的标准治疗药物。目前,世界卫生组织将青蒿素和相关制剂列入其基本药品目录。

红花 Carthami Flos

【来源】　菊科植物红花 *Carthamus tinctorius* L. 的干燥花。

【产地】　全国各地有栽培,主产于新疆、河南、四川、云南等地。

【采制】　夏季花由黄变红时采摘,阴干或晒干。

【植物形态】　一年生草本。叶互生,长椭圆形,叶缘齿端有尖刺。头状花序顶生总苞片外层绿色,卵状披针形,边缘具锐刺,内层卵形,无刺;全为管状花,初开时黄色,后转橙红色;瘦果椭圆形,无冠毛。花期 5~7 月,果期 7~9 月。

【性状】　为不带子房的管状花,长 1~2cm。表面红黄色或红色。花冠筒细长,先端 5 裂,裂片呈狭条形,长 5~8mm;雄蕊 5,花药聚合成筒状,黄白色;柱头长圆柱形,顶端微分叉。质柔软。气微香,味微苦(图 9-146)。

【显微特征】　粉末橙黄色。①花冠、花丝、柱头碎片多见,有长管状分泌细胞常位于导管旁,直径约至 66μm,含黄棕色至红棕色分泌物。②花冠裂片顶端表皮细胞外壁突起呈短绒毛状。③柱头和花柱上部表皮细胞分化成圆锥形单细胞毛,先端尖或稍钝。④花粉粒类圆形、椭圆形或橄榄形,直径约至 60μm,具 3 个萌发孔,外壁有齿状突起。⑤草酸钙方晶存在于薄壁细胞中,直径 2~6μm(图 9-147)。

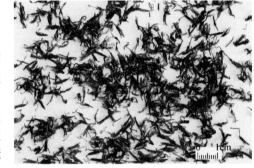

图 9-146　红花药材图

【化学成分】　主要含有二氢黄酮类成分,如红花苷(carthamin)、新红花苷(neo-carthamin)、醌式红花苷(carthamone)。不同成熟期的红花所含成分有差异,淡黄色花主含新红花苷,微量红花苷;黄色花主含红花苷;橘红色花主含红花苷或红花醌苷。又含红花素(carthamidin)、红花黄色素(safftor yellow)、二十九烷、多糖、挥发油、脂肪油和有机酸等。

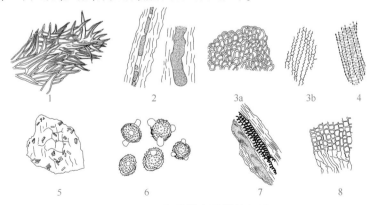

图 9-147　红花粉末显微特征图

1. 花柱碎片;2. 分泌细胞;3. 花冠表皮细胞(a. 表面观;b. 侧面观);4. 网纹细胞;
5. 草酸钙方晶;6. 花粉粒;7. 分泌细胞及导管;8. 花药基部

红花苷

羟基红花色素A

【理化鉴别】 本品粉末加丙酮溶解后与红花对照药材溶液,以乙酸乙酯-甲酸-水-甲醇(7:2:3:0.4)为展开剂,共薄层展开,置紫外灯(365nm)下检视,供试品色谱中,在与对照药材色谱相应的位置上,显相同颜色的斑点。

【含量测定】 按高效液相色谱法测定。本品按干燥品计算,含羟基红花黄色素 A($C_{27}H_{32}O_{16}$)不得少于 1.0%;含山奈素($C_{15}H_{10}O_6$)不得少于 0.050%。

【药理作用】 ①对心血管作用:增加冠状动脉流量,对急性心肌缺血有明显的保护作用。②对平滑肌作用:对子宫有兴奋作用,可增加子宫重量。③抗凝血、血栓作用:红花中的腺苷可抑制血小板聚集。此外,红花黄色素有镇痛、镇静作用。

【功效】 性温,味辛。活血通经,散瘀止痛。用于经闭,痛经,恶露不行,癥瘕痞块,胸痹心痛,瘀滞腹痛,胸胁刺痛,跌扑损伤,疮疡肿痛。孕妇慎用。

【附注】 白平子 Carthami Tinctorii Fructus 为红花的果实,含脂肪油15%~20%,种子中含油量可达 50%,常称为"红花子油"。脂肪油的主要成分为棕榈酸、脂蜡酸、油酸、十八碳三烯酸等成分。白平子中含苦味成分穗罗汉松脂素苷(matairesinol monoglucoside),并含 2-羟基牛蒡酚苷(2-hydroxyarctiin)及 15α,20β-二羟基-△⁴-孕甾烯-3-酮-20-纤维双糖苷等。功效与花类似。

苍术 Atractylodis Rhizoma

【来源】 菊科植物茅苍术 *Atractylodes lancea*(Thunb.)DC. 或北苍术 *Atractylodes chinensis*(DC.)Koidz. 的干燥根茎。

【产地】 茅苍术又名南苍术,主产于江苏、湖北、河南、安徽。北苍术主产于华北及西北地区。

【采制】 春、秋二季采挖,除去泥沙,晒干,撞去须根。

【植物形态】 茅苍术:多年生草本。根状茎长块状。茎直立,圆柱形而有纵棱,上部不分枝或稍有分枝。叶互生;卵状披针形至椭圆形,顶端渐尖,基部渐狭,边缘有刺状锯齿,叶脉隆起,无柄;下部叶常 3 裂,顶端裂片极大,卵形,基部楔形。头状花序顶生,叶状苞片 1 列,羽状深裂,裂片刺状;总苞圆柱形,总苞片 5~7 层,卵形至披针形;花冠管状,白色或稍带红色,长约 9mm。瘦果有柔毛;冠毛长约 8mm,羽状。花果期 6~10 月。北苍术与上种主要区别为:叶通常无柄,叶片较宽,卵形或窄卵形;头状花序稍宽,夏秋间开花。

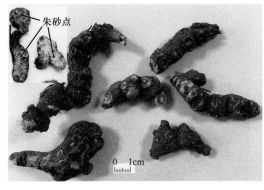

朱砂点

图 9-148 茅苍术(茅苍术)药材图

【性状】 茅苍术:呈不规则连珠状或结节状圆柱形,略弯曲,偶有分枝,长 3~10cm,直径 1~2cm。表面灰棕色,有皱纹、横曲纹及残留须根,顶端具茎痕或残留茎基。质坚实,断面黄白色或灰白色,散有多数橙黄色或棕红色油室,习称"朱砂点",暴露稍久,可析出白色细针状结晶,习称"起霜"或"吐脂"。气香特异,味微甘、辛、苦(图9-148)。

北苍术:呈疙瘩块状或结节状圆柱形,长 4~9cm,直径 1~4cm。表面黑棕色,除去外皮者黄棕色。质较疏松,断面散有黄棕色油室。香气较淡,味辛、苦。

【显微特征】 茅苍术横切面:①木栓层间

夹有石细胞带 3～8 条不等。②皮层宽广,其间散有大型油室。③木质部内侧有纤维束,和导管群相间排列。④射线较宽,中央为髓部,射线和髓部均散有油室。⑤薄壁细胞含有菊糖和细小的草酸钙针晶(图 9-149,图 9-150)。

粉末棕色。①草酸钙针晶细小,长 5～30μm,不规则地充塞于薄壁细胞中。②纤维大多成束,长梭形,直径约至 40μm,壁甚厚,木化。③石细胞甚多,有时与木栓细胞连结,多角形、类圆形或类长方形,直径 20～80μm,壁极厚。④菊糖多见,表面呈放射状纹理(图 9-151)。

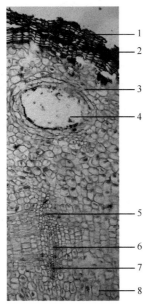

图 9-149　茅苍术(根茎)横切详图

1. 木栓层;2. 石细胞环带;3. 皮层;4. 油室;

5. 中柱鞘纤维束;6. 韧皮部;7. 木质部;8. 髓部

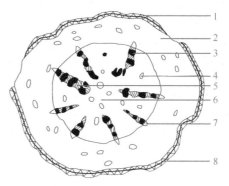

图 9-150　茅苍术(根茎)横切面简图

1. 木栓层;2. 皮层;3. 木纤维;4. 油室;

5. 木质部;6. 髓;7. 韧皮部;8. 石细胞带

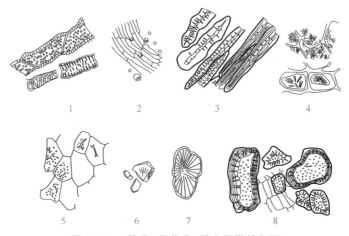

图 9-151　苍术(茅苍术)粉末显微特征图

1. 导管;2. 油细胞碎片;3. 木纤维;4. 草酸钙针晶;5. 木栓细胞;6-7. 菊糖结晶;8. 石细胞

【化学成分】　茅苍术含挥发油 5%～9%,油中主要成分为苍术素、β-桉油醇、茅术醇、羟基苍术酮、苍术醇、苍术酮等。另含少量糠醛、色氨酸、苍术苷和多种微量元素。北苍术含挥发油 3%～5%,还含阿拉伯糖、半乳糖、葡萄糖、蔗糖等多种糖类。

【理化鉴别】　本品粉末加甲醇提取后,与苍术对照药材溶液以石油醚(60～90℃)-丙酮

（9：2）为展开剂,共薄层展开,喷以 10% 硫酸乙醇溶液,加热至斑点清晰。供试品色谱中,在与对照药材色谱和对照品色谱相应的位置上,显相同颜色的斑点。

【含量测定】 避光操作。照高效液相色谱法测定。本品按干燥品计算,含苍术素（$C_{13}H_{10}O$）不得少于 0.30%。

茅术醇   苍术素

【药理作用】 ①抗菌抗病毒作用:苍术烟熏,对多种细菌、病毒、真菌具有明显杀灭作用。②降血糖作用:能使血糖下降,同时还能抑制糖原生成。③抗癌作用:苍术挥发油对食管癌细胞具有体抑制作用。④对中枢神经系统作用:苍术小剂量对小鼠有镇静作用,大剂量则对中枢神经系统有抑制作用。⑤对消化系统作用:对胃肠运动功能有双向调节作用,还具有利胆作用。

【功效】 性温,味辛、苦。燥湿健脾,祛风散寒,明目。用于湿阻中焦,脘腹胀满,泄泻,水肿,脚气痿躄,风湿痹痛,风寒感冒,夜盲,眼目昏涩。

【附注】 白术（Atractylodis MacrocephalaeRhizoma）为菊科植物白术 *Atractylades macrocephala* Koidz. 的干燥根茎。为不规则的肥厚团块,长 3～13cm,直径 1.5～7cm。表面灰黄色或灰棕色,有瘤状突起及断续的纵皱和沟纹,并有须根痕,顶端有残留茎基和芽痕。质坚硬不易折断,断面不平坦,黄白色至淡棕色,有棕黄色的点状油室散在;烘干者断角质样,色较深或有裂隙。气清香,味甘、微辛,嚼之略带黏性。含挥发油,主要成分为苍术醇（atractylol）、苍术酮（atractylon）等,尚含白术内酯甲、乙、芹烷二烯酮、β-芹油烯、桉树萜等。味苦、甘,性温。归脾、胃经。能健脾益气,燥湿利水,止汗,安胎。用于脾虚食少,腹胀泄泻,痰饮眩悸,水肿,自汗,胎动不安。

木香 Aucklandiae Radix

【来源】 菊科植物木香 *Aucklandia lappa* Decne. 的干燥根。

【产地】 主产于云南省,又名"云木香",以云南省的丽江地区和迪庆州产量较大。四川、西藏亦产。

【采制】 秋、冬二季采挖,除去泥沙和须根,切段,大的再纵剖成瓣,干燥后撞去粗皮。

【植物形态】 多年生草本。主根粗大,有特殊香味,茎不分枝。基生叶大,叶片三角状卵形或长三角形;茎生叶较小。头状花序顶生或腋生,总苞约 10 层;花全部管状,花冠暗紫色,5 裂;雄蕊 5,聚药。瘦果线形。花期 5～9 月,果期 8～10 月。

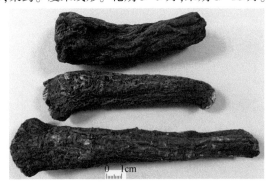

图 9-152　木香药材图

【性状】 呈圆柱形或半圆柱形,长 5～10cm,直径 0.5～5cm。表面黄棕色至灰褐色,有明显的皱纹、纵沟及侧根痕。质坚,不易折断,断面灰褐色至暗褐色,周边灰黄色或浅棕黄色,形成层环棕色,有放射状纹理及散的褐色点状油室。气香特异,味微苦（图 9-152）。

【显微特征】 根横切面:①木栓层为多列木栓细胞,有时可见残存的落皮层。②韧皮部宽广,纤维束散在。③形成层成环。④木质部导管束径向交叉排列;木纤维存在于近形成层处及中心的导管旁。⑤韧皮部、木质部中均有大的圆形或椭圆形油室散在,内常储有黄色油滴。⑥薄壁细胞中含菊糖（图 9-153、图 9-154）。

粉末黄绿色。①菊糖多见,表面现放射状纹理。②木纤维多成束,长梭形,直径 16～24μm,纹孔口横裂缝状、十字状或人字状。③网纹导管多见,也有具缘纹孔导管,直径 30～90μm。④油室碎片有时可见,内含黄色或棕色分泌物(图9-155)。

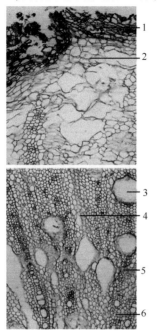

图 9-153 木香根横切面详图

1. 木栓层;2. 皮层;3. 油室;

4. 韧皮部;5. 形成层;6. 木质部

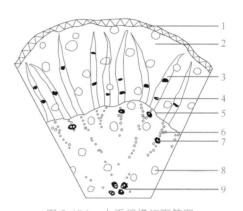

图 9-154 木香根横切面简图

1. 木栓层;2. 栓内层;3. 韧皮部;4. 韧皮纤维束;

5. 形成层;6. 木质部;7. 木纤维;8. 油室;9. 初生木质部

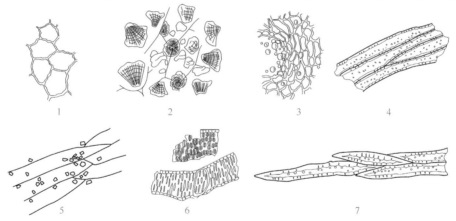

图 9-155 木香粉末显微特征图

1. 木栓层细胞;2. 菊糖;3. 油室碎片;4. 木纤维;5. 薄壁细胞和方晶;6. 导管;7. 韧皮纤维

【化学成分】 含挥发油,主要由单萜和倍半萜内酯组成。木香碱 0.05%、菊糖 18%。油中主要成分为木香内酯、二氢木香内酯、α-木香醇、α-木香酸、风毛菊内酯、去氢木香内酯、异去氢木香内酯、异土木香内酯,以及单紫杉烯、α 及 β-木香烯、α 及 β-紫罗兰酮、β-芹子烯等。并含氨基酸 20 余种。

【理化鉴别】

(1)本品切片,经 70% 乙醇浸软后,加 5% α-萘酚溶液与硫酸各一滴,即显紫色。

(2)取木香粉末 0.5g,加乙醇 10ml,水浴加热约 1min,取滤液 1ml 置于试管中,加浓硫酸 0.5ml,显浓紫色(脱氢木香内酯的呈色反应)。

(3)取少许木香挥发油与试管中,加入异羟肟酸铁试剂 2~3 滴,呈橙红色(内酯类反应)。

（4）本品粉末加甲醇提取后，与木香药材对照溶液，以环己烷-甲酸乙酯-甲酸（15∶5∶1）的上层溶液为展开剂，共薄层展开，置紫外光（365nm）下检视，供试品色谱中，在与对照品色谱相应的位置上，显相同颜色的斑点。

【含量测定】 按高效液相色谱法测定。本品按干燥品计算，含木香烃内酯（$C_{15}H_{20}O_2$）和去氢木香内酯（$C_{15}H_{18}O_2$）的总量不得少于 1.80%。

【药理作用】 ①对消化系统作用：本品生物碱能对抗乙酰胆碱与组胺对离体豚鼠回肠所致的肠痉挛作用。木香烃内酯和去氢木香烃内酯有较强的利胆作用。②对心血管系统作用：抑制心脏的活动，增加血液流量。③抑菌作用：挥发油能抑制细菌和真菌的生长。④松弛平滑肌作用：木香对支气管收缩有对抗作用，能扩张支气管平滑肌。

【功效】 性温，味辛、苦。行气止痛，健脾消食。用于胸胁、脘腹胀痛，泻痢后重，食积不消，不思饮食。煨木香实肠止泻。用于泄泻腹痛。

【附注】 我国商品木香尚有川木香、越西木香、土木香和青木香，前三者来源于菊科，后一种来源于马兜铃科。

川木香（Vladimiriae Radix）：为川木香 *Vladimiria souliei*（FR.）Ling 的干燥根。主产四川。根较粗长，纤维性网纹较多，根头部常已烧黑并发黏；质较轻，棕色油点较少。显微鉴别点为韧皮部中纤维束较多，成层排列；木质部木纤维较多，成束散在；油室较少。含挥发油，油中分离得土木香内酯（alantolactone）。药理试验有类似山道年的驱蛔作用。性味、功效与木香类同。

越西木香：为厚叶木香 *Vladimiria berardioides*（Fr.）Ling 及越西木香 *V. denticulata* Ling 等 5 种及 2 变型的干燥根，主产四川、云南一带，曾代木香使用。根呈圆柱形，似鸡骨样，有突起侧根痕；质坚硬、难折断，皮部与木部厚度略相等。横切面可见韧皮部与木质部有多数树脂道散在，内含棕色树脂团块。含挥发油，根据其理化性质，质量与木香相近。

青木香（Aristolochiae Radix）：为马兜铃科植物南马兜铃 *Aristolochia debilis Sieb. et Zucc.* 的干燥根。主产于四川、江苏、江西、浙江等地。类圆柱形。表面黄褐色或灰棕色，粗糙不平，有纵皱纹及须根痕。质脆，易折断，断面皮部淡黄色，木部宽广，射线类白色，放射状排列，形成层环明显，黄棕色。气香特异，味苦。有平肝止痛、解毒消肿之功效。

茵陈 Artemisiae Scopariae Herba

【来源】 菊科植物滨蒿 *Artemisia scoparia* Waldst. et Kit. 或茵陈蒿 *Artemisia capillaris* Thunb. 的干燥地上部分。

【产地】 主产于陕西、山西、安徽等地。

【采制】 春季幼苗高 6~10cm 时采收或秋季花蕾长成至花初开时采割，除去杂质和老茎，晒干。春季采收的习称"绵茵陈"，秋季采割的称"花茵陈"。

【性状】 绵茵陈：多卷曲成团状，灰白色或灰绿色，全体密被白色茸毛，绵软如绒。茎细小，长 1.5~2.5cm，直径 0.1~0.2cm，除去表面白色茸毛后可见明显纵纹；质脆，易折断。叶具柄；展平后叶片呈一至三回羽状分裂，叶片长 1~3cm，宽约 1cm；小裂片卵形或稍呈倒披针形、条形，先端锐尖。气清香，味微苦。

花茵陈：呈圆柱形，多分枝，长 30~100cm，直径 2~8mm；表面淡紫色或紫色，有纵条纹，被短柔毛；体轻，质脆，断面类白色。叶密集，或多脱落；下部叶二至三回羽状深裂，裂片条形或细条形，两面密被白色柔毛；茎生叶一至二回羽状全裂，基部抱茎，裂片细丝状。头状花序卵形，多数集成圆锥状，长 1.2~1.5mm，直径 1~1.2mm，有短梗；总苞片 3~4 层，卵形，苞片 3 裂；外层雌花 6~10 个，可多达 15 个，内层两性花 2~10 个。瘦果长圆形，黄棕色。气芳香，味微苦。

【化学成分】 含滨蒿内酯、6,7-二甲基马栗树皮素（6,7-dimethyl esculetin）及挥发油，油中主要为 α-蒎烯、茵陈二炔酮（capillanol）、茵陈色原酮（capillarisin）、绿原酸等。

【功效】 性微寒，味苦、辛。清利湿热，利胆退黄。用于黄疸尿少，湿温暑湿，湿疮瘙痒。

菊花 Chrysanthemi Flos

【来源】 菊科植物菊 *Chrysanthemum morifolium* Ramat. 的干燥头状花序。

【产地】 生用主产于浙江、安徽、河南、四川等省。

【采制】 9~11月花盛开时分批采收,阴干或焙干,或熏、蒸后晒干。药材按产地和加工方法不同,分为"亳菊"、"滁菊"、"贡菊"、"杭菊"、"怀菊"。

【性状】 亳菊:呈倒圆锥形或圆筒形,有时稍压扁呈扇形,直径1.5~3cm,离散。总苞碟状;总苞片3~4层,卵形或椭圆形,草质,黄绿色或褐绿色,外面被柔毛,边缘膜质。花托半球形,无托片或托毛。舌状花数层,雌性,位于外围,类白色,劲直,上举,纵向折缩,散生金黄色腺点;管状花多数,两性,位于中央,为舌状花所隐藏,黄色,顶端5齿裂。瘦果不发育,无冠毛。体轻,质柔润,干时松脆。气清香,味甘、微苦。

滁菊:呈不规则球形或扁球形,直径1.5~2.5cm。舌状花类白色,不规则扭曲,内卷,边缘皱缩,有时可见淡褐色腺点;管状花大多隐藏。

贡菊:呈扁球形或不规则球形,直径1.5~2.5cm。舌状花白色或类白色,斜升,上部反折,边缘稍内卷而皱缩,通常无腺点;管状花少,外露。

杭菊:呈碟形或扁球形,直径2.5~4cm,常数个相连成片。舌状花类白色或黄色,平展或微折叠,彼此粘连,通常无腺点;管状花多数,外露。

怀菊:呈不规则球形或扁球形,直径1.5~2.5cm。多数为舌状花,舌状花类白色或黄色,不规则扭曲,内卷,边缘皱缩,有时可见腺点;管状花大多隐藏。

【化学成分】 含绿原酸、木樨草苷、3,5-*O*-二咖啡酰基奎宁酸等成分。

【功效】 性微寒,味甘、苦。散风清热,平肝明目,清热解毒。用于风热感冒,头痛眩晕,目赤肿痛,眼目昏花,疮痈肿毒。

小蓟 Cirsii Herba

【来源】 菊科植物刺儿菜 *Cirsium setosum*(Willd.)MB. 的干燥地上部分。

【产地】 分布于中国大部分地区。

【采制】 夏、秋二季花开时采割,除去杂质,晒干。

【性状】 茎呈圆柱形,有的上部分枝,长5~30cm,直径0.2~0.5cm;表面灰绿色或带紫色,具纵棱及白色柔毛;质脆,易折断,断面中空。叶互生,无柄或有短柄;叶片皱缩或破碎,完整者展平后呈长椭圆形或长圆状披针形,长3~12cm,宽0.5~3cm;全缘或微齿裂至羽状深裂,齿尖具针刺;上表面绿褐色,下表面灰绿色,两面均具白色柔毛。头状花序单个或数个顶生;总苞钟状,苞片5~8层,黄绿色;花紫红色。气微,味微苦。

【化学成分】 含密蒙花苷、芦丁、刺槐素、咖啡酸、原儿茶酸、绿原酸等成分。

【功效】 性凉,味甘、苦。凉血止血,散瘀解毒消痈。用于衄血,吐血,尿血,血淋,便血,崩漏,外伤出血,痈肿疮毒。

大蓟 Cirsii Japonici Herba

【来源】 菊科植物蓟 *Cirsium japonicum* Fisch. ex DC. 的干燥地上部分。

【产地】 分布于全国各地。主产于江苏、浙江、四川等地。

【采制】 夏、秋二季花开时采割地上部分,除去杂质,晒干。

【性状】 茎呈圆柱形,基部直径可达1.2cm;表面绿褐色或棕褐色,有数条纵棱,被丝状毛;断面灰白色,髓部疏松或中空。叶皱缩,多破碎,完整叶片展平后呈倒披针形或倒卵状椭圆形,羽状深裂,边缘具不等长的针刺;上表面灰绿色或黄棕色,下表面色较浅,两面均具灰白色丝状毛。头状花序顶生,球形或椭圆形,总苞黄褐色,羽状冠毛灰白色。气微,味淡。

【化学成分】 含有黄酮类成分如柳穿鱼叶苷、蒙花苷、大蓟黄酮苷等。根中还含有挥发油,如单紫杉烯、香附子烯等。

【功效】 性凉,味甘、苦。凉血止血,散瘀解毒消痈。用于衄血,吐血,尿血,便血,崩漏,外伤出血,痈肿疮毒。

【附注】 同属植物中下列数种在不同地区也作大蓟入药。①野蓟 *Cirsium maackii* Maxim. [*C. japonicum* DC. var. maackii(Maxim.) Nakai]。②虎蓟 *Cirsium spicatum* Matsum。③烟管蓟 *Cirsium pendulum* Fisch。④青刺蓟(滇大蓟、白马蓟) *Cirsium chlorolepis* Petrak。⑤藏大蓟 *Cirsium eriophoroideum*(Hook. f.) Petrak。

知识拓展

小蓟与大蓟功效区别:《日华子本草》:"小蓟力微,只可退热,不似大蓟能补养下气。"《本草求原》:"大蓟、小蓟二味根、叶,俱苦甘气平,能升能降,能破血,又能止血。小蓟则甘平胜,不甚苦,专以退热去烦,使火清而血归肝经,是保血在于凉血。"《医学衷中参西录》:"鲜小蓟根,性凉濡润,善入血分,最清血分之热,凡咳血、吐血、衄血、二便下血之因热者,服者莫不立愈。"

蒲 公 英 **Taraxaci Herba**

【来源】 菊科植物蒲公英 *Taraxacum mongolicum* Hand. -Mazz. 、碱地蒲公英 *Taraxacum borealisinense* Kitam. 或同属数种植物的干燥全草。

【产地】 分布全国大部分地区。

【采制】 春至秋季花初开时采挖,除去杂质,洗净,晒干。

【性状】 呈皱缩卷曲的团块。根呈圆锥状,多弯曲,长3~7cm;表面棕褐色,抽皱;根头部有棕褐色或黄白色的茸毛,有的已脱落。叶基生,多皱缩破碎,完整叶片呈倒披针形,绿褐色或暗灰绿色,先端尖或钝,边缘浅裂或羽状分裂,基部渐狭,下延呈柄状,下表面主脉明显。花茎1至数条,每条顶生头状花序,总苞片多层,内面一层较长,花冠黄褐色或淡黄白色。有的可见多数具白色冠毛的长椭圆形瘦果。气微,味微苦。

【化学成分】 含挥发油,油中主要成分有2-呋喃甲醛樟脑、苯甲醛、石竹烯、咖啡酸、绿原酸等,还含有黄酮类成分,如木樨草素、芹菜素等。

【功效】 性寒,味苦、甘。清热解毒,消肿散结,利尿通淋。用于疔疮肿毒,乳痈,瘰疬,目赤,咽痛,肺痈,肠痈,湿热黄疸,热淋涩痛。

第二节 单子叶植物纲

四十八、香 蒲 科

香蒲科(Typhaceae)仅2属,约35种。我国约有23种,主要生药有蒲黄。

本科为多年生沼生、水生或湿生草本。根状茎横走,地上茎直立。叶二列,无柄,条形叶直立或斜上,下部有鞘。花单性同株,辐射对称,无花被,肉穗花序蜡烛状;雄花序生于上部,花期时比雌花序粗壮,雄蕊常1~3,花丝分离或合生,花药线形;雌花集于花序下方,有柔毛状或狭长匙形小苞片,子房上位,由1心皮构成,1室,1胚珠。小坚果。

本科植物的花粉中含有黄酮类、有机酸类、甾类等化学成分。

蒲黄 **Typhae Pollen**

【来源】 香蒲科植物水烛香蒲 *Typha angustifolia* L. 、东方香蒲 *T. orientalis* Presl. 或同属植物的干燥花粉。

【产地】 水烛香蒲主产江苏、浙江、山东、安徽、湖北等省。东方香蒲主产贵州、山东、山西、东北等省。

【采制】 夏季采收蒲棒上部的黄色雄花序,晒干,碾碎,除去花茎等杂质,成为带有雄花的花粉,即为"草蒲黄";再经细筛,所得纯花粉,习称"蒲黄"。

【性状】 黄色粉末。体轻,放水中则飘浮水面。手捻有滑腻感,易附着手指上。气微,味淡。

【化学成分】 含异鼠李素-3-O-新橙皮苷(isorhamnetin-3-O-neohespeidoside)、香蒲新苷(typhaneoside)、柚皮素(naringenin)、槲皮素(quercetin)等黄酮类化合物及有机酸类、甾类。

【功效】 性平,味甘。止血,化瘀,通淋。用于吐血,衄血,咯血,崩漏,外伤出血,经闭痛经,胸腹刺痛,跌扑肿痛,血淋涩痛。

四十九、泽 泻 科

泽泻科(Alismataceae)约13属,100种。我国有6属,18种。重要药用属为泽泻属 Alisma、慈姑属 Sagittaria,主要生药有泽泻、慈姑。

本科为多年生水生或沼生草本,具根状茎或球茎。单叶常基生,叶柄基部具鞘,叶形变化较大。花两性或单性,常轮生于花葶上,总状花序或圆锥花序;花被片6,外轮3枚萼片状,绿色,宿存;内轮3枚花瓣状,易脱落;雄蕊6至多数;雌蕊子房上位,心皮6至多数,分离,1室,1胚珠或数枚,仅1枚发育,花柱宿存。聚合瘦果。

本科植物含三萜类、挥发油、有机酸类等成分。

泽泻 Alismatis Rhizoma

【来源】 泽泻科植物泽泻 Alisma orientale(Sam.)Juzep. 的干燥块茎。

【产地】 主产于福建、四川、江西等省。

【采制】 冬季茎叶开始枯萎时采挖,洗净,干燥,除去须根和粗皮。

【性状】 类球形、椭圆形或卵圆形,长2~7cm,直径2~6cm。表面淡黄色至淡黄棕色,有不规则的横向环状浅沟纹和多数细小突起的须根痕,底部有的有瘤状芽痕。质坚实,断面黄白色,粉性,有多数细孔。气微,味微苦。

【化学成分】 含多种四环三萜酮醇衍生物,如23-乙酰泽泻醇B、C(alisol B 23-acetate,alisol C 23-acetate)及24-乙酰泽泻醇A(alisol A 24-acetate),泽泻醇A、B、C(alisol A,B,C)及其乙酰酯,表泽泻醇A(epialisol A),环氧泽泻烯(alismoxide)等。此外还含有倍半萜类、二萜类及其他多个三萜类化合物。

【功效】 性寒,味甘、淡。利水渗湿,泄热,化浊降脂。用于小便不利,水肿胀满,泄泻尿少,痰饮眩晕,热淋涩痛,高脂血症。

五十、禾 本 科

禾本科(Gramineae)约700属,11 000种。我国有226属,1795种。重要药用属为薏苡属 Coix、白茅属 Imperata、淡竹叶属 Lophatherum、芦苇属 Phragmites 等,主要生药有薏苡仁、白茅根、淡竹叶、芦根、竹茹等。

本科多为草本,少木本。地下常具根状茎,或须状根;地上茎有明显的节和节间,节间常中空。单叶互生,排成2列;叶由叶片、叶鞘和叶舌三部分组成。花小,集成小穗再排成穗状、总状或圆锥状花序;小穗基部生有2颖片,小花外包有外稃和内稃;雄蕊通常3,花丝细长,花药丁字着生;雌蕊子房上位,2~3心皮合生,1室,1胚珠,花柱2,柱头常呈羽毛状。颖果。

本科含杂氮噁嗪酮类、生物碱、三萜、氰苷及黄酮类等化学成分。

薏苡仁　Coicis Semen

【来源】 禾本科植物薏苡 Coix lacryma-jobi L. var. ma-yuen(Roman.)Stapf 的干燥成熟种仁。

【产地】 主产福建、江苏、河北、辽宁等省。

【采制】 秋季果实成熟时采割植株,晒干,打下果实,再晒干,除去外壳、黄褐色种皮和杂质,收集种仁。

【性状】 宽卵形或长椭圆形,长 4~8mm,宽 3~6mm。表面乳白色,光滑,偶有残存的黄褐色种皮;一端钝圆,另端较宽而微凹,有 1 淡棕色点状种脐;背面圆凸,腹面有 1 条较宽而深的纵沟。质坚实,断面白色,粉性。气微,味微甜。

【化学成分】 含脂类及多糖类成分,如薏苡仁酯(coixenolide)及薏苡多糖 A、B、C(coixan A,B,C)等。

【功效】 性凉,味甘、淡。利水渗湿,健脾止泻,除痹,排脓,解毒散结。用于水肿,脚气,小便不利,脾虚泄泻,湿痹拘挛,肺痈,肠痈,赘疣,癌肿。

白茅根　Imperatae Rhizoma

【来源】 禾本科植物白茅 Imperata cylindrica Beauv. var. major(Nees)C. E. Hubb. 的干燥根茎。

【产地】 全国各地均产。

【采制】 春、秋二季采挖,洗净,晒干,除去须根和膜质叶鞘,捆成小把。

【性状】 长圆柱形,长 30~60cm,直径 0.2~0.4cm。表面黄白色或淡黄色,微有光泽,具纵皱纹,节明显,稍突起,节间长短不等,通常长 1.5~3cm。体轻,质略脆,断面皮部白色,多有裂隙,放射状排列,中柱淡黄色,易与皮部剥离。气微,味微甜。

【化学成分】 含有三萜类芦竹素(arundoin)、白茅素(cylindrin);黄酮类麦黄酮(tricin)、六羟黄酮-3,6,3-三甲基醚(jaceidin)、3,5-二氧甲基山柰酚(3,5-di-O-methyl-kaempferol);木脂素类 graminone A、B;内酯类 4,7-二甲氧基-5-甲基香豆素(4,7- dimethoxyl-5- methyl-cumarin)及有机酸类对羟基桂皮酸(p-coumaric acid)、棕榈酸(palmitic acid)等。

【功效】 性寒,味甘。凉血止血,清热利尿。用于血热吐血,衄血,尿血,热病烦渴,湿热黄疸,水肿尿少,热淋涩痛。

淡竹叶　Lophatheri Herba

【来源】 禾本科植物淡竹叶 Lophatherum gracile Brongn. 的干燥茎叶。

【产地】 主产浙江、安徽、湖南、四川、湖北、广东、江西省。

【采制】 夏季未抽花穗前采割,晒干。

【性状】 长 25~75cm。茎呈圆柱形,有节,表面淡黄绿色,断面中空。叶鞘开裂。叶片披针形,有的皱缩卷曲,长 5~20cm,宽 1~3.5cm;表面浅绿色或黄绿色。叶脉平行,具横行小脉,形成长方形的网格状,下表面尤为明显。体轻,质柔韧。气微,味淡。

【化学成分】 茎、叶含三萜类化合物:芦竹素(arundoin)、印白茅素(cylindrin)、蒲公英赛醇(taraxerol)、无羁萜(friedelin)等。

【功效】 性寒,味甘、淡。清热泻火,除烦止渴,利尿通淋。用于热病烦渴,小便短赤涩痛,口舌生疮。

五十一、棕 榈 科

棕榈科(Palmae)约 183 属,2450 种。我国有 18 属,77 种。重要药用属为槟榔属 Areca、黄藤属 Daemonorops、棕榈属 Trachycarpus 等,主要生药有槟榔、大腹皮、血竭、棕榈等。

本科为乔木或灌木,稀藤本。茎常不分枝。叶大型,常绿,互生或聚生于茎顶;叶片掌状或羽状分裂,革质;叶柄基部常扩大成具纤维的鞘。花两性或单性,同株或异株,辐射对称,肉穗花序分枝或不分枝;常具佛焰苞 1 至数枚;花被片 6,成二轮排列;雄蕊常 6 枚;雌蕊子房上位,常 3 心皮,分离或合生,每室 1 胚珠。浆果、核果或坚果。

本科含黄酮类、生物碱类、多元酚和缩合鞣质等化学成分。

槟榔 Arecae Semen

案例 9-34

某校举办中药饮片识别竞赛。一类圆形薄片状中药饮片,直径 2.2cm,侧面表面淡黄棕色且具稍凹下的网状沟纹,质硬,切面可见棕色与白色相间的大理石样花纹。

问题:

1. 此饮片可能为何?基源为何?

2. 该饮片中大理石样纹理的实质为何?

【来源】 棕榈科植物槟榔 *Areca catechu* L. 的干燥成熟种子。

【产地】 主产于海南、广东、广西、云南。国外主产印度尼西亚、印度、菲律宾、泰国、缅甸、柬埔寨、越南、马来西亚、斯里兰卡等地。

【采制】 春末至秋初采收成熟果实,用水煮后,干燥,除去果皮,取出种子,干燥。

【植物形态】 乔木。羽状复叶,簇生于茎顶,长达 1.3~2m,羽片狭长披针形,顶端有不规则齿裂。雌雄同株,花序多分枝,圆锥花序式;雄花小,无梗,着生于小穗顶端,排成 2 列,花萼 3,花瓣 3,雄蕊 6,退化雄蕊 3;雌花较大,着生于小穗基部,无梗,具退化雄蕊 6,子房上位,1 室。坚果卵圆形或长椭圆形,成熟时橙红色或深红色,中果皮厚,纤维质,内含大形种子 1 枚。每年开花 2 次,花期 3~8 月,冬花不结果,果期 12 月至翌年 2 月。

【性状】 呈扁球形或圆锥形,高 1.5~3.5cm,底部直径 1.5~3cm。表面淡黄棕色或淡红棕色,具稍凹下的网状沟纹,底部中心有圆形凹陷的珠孔,其旁有 1 明显瘢痕状种脐。质坚硬,不易破碎,断面可见棕色种皮与白色胚乳相间的大理石样花纹。气微,味涩、微苦(图 9-156)。

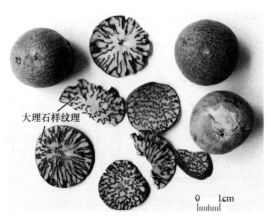

大理石样纹理

图 9-156 槟榔药材图

【显微特征】 横切面:①种皮组织分内、外层,外层为数列切向延长的扁平石细胞,内含红棕色物,石细胞形状、大小不一,常有细胞间隙。②内层为数列薄壁细胞,含棕红色物,并散有少数维管束。③外胚乳较狭窄,种皮内层与外胚乳常插入内胚乳中,形成错入组织。④内胚乳细胞白色,多角形,壁厚,纹孔大,含油滴和糊粉粒(图 9-157,图 9-158)。

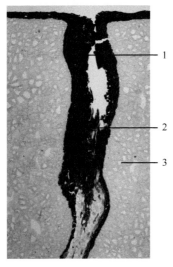
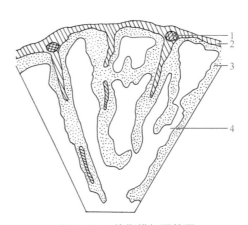

图 9-157　槟榔横切面详图
1. 种皮外层;2. 种皮内层;3 胚乳

图 9-158　槟榔横切面简图
1. 维管束;2. 种皮;3. 外胚乳;4. 内胚乳

　　粉末红棕色至淡棕色。①种皮石细胞呈鞋底形、纺锤形、多角形或长条形,直径 24~64μm,壁厚 5~12μm,淡黄棕色,纹孔少数,裂缝状,有的胞腔内充满红棕色物。②外胚乳细胞呈类方形、类多角形或长条状,直径 40~72μm,壁稍厚,孔沟可察见,胞腔内大多数充满红棕色至深棕色物。③内胚乳细胞极多,多破碎,无色,完整者呈不规则多角形或类方形,胞间层不甚明显,直径 56~112μm,壁厚 6~11μm,纹孔较多,甚大,类圆形或矩圆形,直径 8~19μm。偶见螺纹导管和网纹导管及残留的中果皮纤维(图 9-159)。

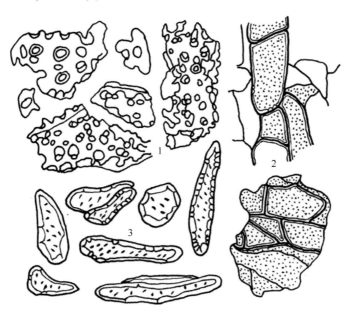

图 9-159　槟榔粉末显微特征图
1. 内胚乳碎片;2. 外胚乳碎片;3. 种皮石细胞

　　【化学成分】　含多种与鞣质结合的生物碱:槟榔碱(arecoline)含量最高(亦为其主要有效成分),其次为槟榔次碱(arecaidine)、去甲基槟榔碱(guvacoline)、去甲基槟榔次碱(guvacine)、异去甲基槟榔次碱(isoguvacine)、槟榔副碱(arecolidine)及高槟榔碱(homoarecoline)等。尚含鞣质、槟榔红色素、脂肪油、氨基酸、儿茶精、花白素及其聚合物等。

	R	R$_1$
高槟榔碱	—CH$_3$	—C$_2$H$_5$
槟榔碱	—CH$_3$	—CH$_3$
槟榔次碱	—CH$_3$	—H
去甲基槟榔碱	—H	—CH$_3$
去甲基槟榔次碱	—H	—H

异去甲基槟榔次碱　　　　槟榔副碱

【理化鉴别】

(1)取槟榔粉末 0.5g,加水 3~4ml,加 5% 硫酸溶液 1 滴,微热数分钟,滤过,取滤液 1 滴于载玻片上,加碘化铋钾试液 1 滴,即显混浊,放置后,置显微镜下观察,有石榴红色的球晶或方晶产生(检查槟榔碱)。

(2)本品粉末加乙醚和碳酸盐缓冲液提取后,与槟榔对照药材及氢溴酸槟榔碱对照品液以环己烷-乙酸乙酯-浓氨试液(7.5∶7.5∶0.2)为展开剂,置氨蒸气预饱和的展开缸内,共薄层展开,置碘蒸气中熏至斑点清晰,供试品色谱在与对照药材色谱和对照品色谱相应的位置上,显相同颜色的斑点。

【含量测定】 按高效液相色谱法测定,本品按干燥品计算,含槟榔碱(C$_8$H$_{13}$NO$_2$)不得少于 0.20%。

【药理作用】 ①驱虫作用:槟榔碱有麻痹猪绦虫、牛绦虫及短小绦虫的作用,使虫体产生弛缓性麻痹,对猪绦虫作用更强大,能使虫体各部瘫痪;对钉螺也有杀灭作用。②对胆碱受体的作用:槟榔碱能显著提高小鼠小肠推进力,推测可能与兴奋肠道平滑肌 M 胆碱受体的作用有关。

【功效】 性温,味苦、辛。杀虫,消积,行气,利水,截疟。用于绦虫病,蛔虫病,姜片虫病,虫积腹痛,积滞泻痢,里急后重,水肿脚气,疟疾。

> 案例 **9-34** 解析:
> 1. 中药槟榔饮片,来源于棕榈科植物槟榔 *Areca catechu* L. 的干燥成熟种子的切片。
> 2. 大理石样纹理的实质是槟榔的种皮和外胚乳的折合层不规则地嵌入到内胚乳中形成的纹理,是一种错入组织。

知识拓展

始载于李当之《药录》,《名医别录》列入中品。《本草图经》载:"高五七丈,正直无枝……其实春生,至夏乃熟……但以作鸡心状,正稳心不虚,破之作锦文者佳尔……"以上所述,尤其是"破之作锦文"(编者按:大理石样纹理)与今用之中药槟榔一致。

我国海南、台湾、云南、广东、广西、福建有栽培,以海南和台湾最多。中药槟榔国内主产海南,其他地方槟榔难以成熟。商品大部分来源于进口,以个大形圆,质坚,断面大理石样纹理清晰者为佳。国产者形较长似鸡心,质地较进口优质品为松,有枯心者,断面大理石样纹理亦不及进口优质品清晰。

台湾所销食品槟榔为七八成熟槟榔的全鲜果,湖南所销食品槟榔(购自海南)为七八成熟槟榔烘干果的壳。

大腹皮为槟榔的干燥果皮,气微,味淡。性微温,味辛。行气宽中,行水消肿。用于湿阻气滞,脘腹胀闷,大便不爽,水肿胀满,脚气水肿,小便不利。

血竭 Draconis Sanguis

【来源】 棕榈科植物麒麟竭 *Daemonorops draco* Bl. 果实渗出的树脂加工品。

【产地】 主产印度尼西亚、印度和马来西亚等地。

【采制】 采集成熟果实,充分晒干,加贝壳同入笼中强力振摇,松脆的树脂块即脱落,筛去果实鳞片杂质,用布包起,入热水中使软化成团,加入辅料如达玛树脂,取出放冷。

【性状】 略呈类圆四方形或方砖形,表面暗红,有光泽,附有因摩擦而成的红粉。质硬而脆,破碎面红色,研粉为砖红色。气微,味淡。在水中不溶,在热水中软化。

【化学成分】 含血竭素(dracorhodin)、血竭红素(dracorubin)、去甲血竭素(nordracorubin)、去甲血竭红素(nordracorhodin)、黄烷醇(flavanols)及松香酸(abietic acid)等成分。

【功效】 性平,味甘、淡。活血定痛,化瘀止血,生肌敛疮。用于跌打损伤,心腹瘀痛,外伤出血,疮疡不敛。

五十二、天 南 星 科

天南星科(Araceae)约110属,3500种。我国有26属,181种。已知药用23属,83种。重要药用属为半夏属 *Pinellia*、天南星属 *Arisaema*、菖蒲属 *Acorus*、犁头尖属 *Typhonium*、千年健属 *Homalomena* 等,主要生药有半夏、天南星、石菖蒲、藏菖蒲、白附子、千年健等。

本科多草本,常具块茎或根状茎,富含苦味水汁或乳汁。单叶或复叶,常基生,叶柄基部常有膜质鞘,叶脉网状。花小,单性或两性,辐射对称,肉穗花序具佛焰苞;单性同株时雌花群生于花序下部,雄花群生于花序上部,两者间常有无性花相隔,常无花被,雄蕊常愈合为雄蕊柱;两性花常具鳞片状花被4~6,雄蕊数与之相同;雌蕊子房上位,每室1至数枚胚珠。浆果,密集于肉穗花序上。

本科植物含生物碱、氨基酸、黄酮类、有机酸类、挥发油等化学成分。多数植物有毒。

半夏 Pinelliae Rhizoma

案例 9-35

某省食品药品检验所中药室对该辖区内中药材市场半夏的三批抽检样品进行鉴定,鉴定结果如下所示。

样品1:类球形,有的稍偏斜,直径1~1.5cm,表面白色或浅黄色,顶端有凹陷的茎痕,周围密布麻点状根痕;下端钝圆,较光滑,质坚实,断面粉性,气微,味辛辣,麻舌而刺喉。

样品2:椭圆形或圆锥形,表面类白色,不光滑,有多数点状根痕,上端类圆形,有凸起的芽痕,下端略尖。

样品3:扁球形,表面类白色,较光滑,顶端有凹陷的茎痕,周围有麻点状根痕,多数块茎周边有小扁球状侧芽;味辛而麻辣但无刺喉感。

问题:

1. 三批样品是否均为正品半夏?

2. 目前市场上常见的半夏伪品有哪些?

【来源】 天南星科植物半夏 *Pinellia ternata*(Thunb.)Breit. 的干燥块茎。

【产地】　主产于四川、湖北、河南等省。我国大部分地区有生产。

【采制】　夏、秋二季采挖,洗净,除去外皮和须根,晒干,为生半夏。一般炮制后药用,常见炮制品有法半夏、清半夏和姜半夏。

生半夏:除去杂质,用时捣碎。

法半夏:取半夏,用水浸泡至内无干心,取出;另取甘草适量,加水煎煮2次,合并煎液,倒入石灰液中搅匀,加入上述已浸透的半夏,浸泡,保持pH 12以上,至剖面黄色均匀,口尝微有麻舌感为度,取出,洗净,阴干或烘干。

姜半夏:取半夏,用水浸泡至内无干心,取出;另取生姜切片煎汤,加白矾与半夏共煮透,取出,晾干。

清半夏:取半夏,用8%白矾溶液浸泡至内无干心,口尝微有麻舌感,取出,洗净,切厚片,干燥。

【植物形态】　多年生草本。块茎近球形,须根多数。叶基生,一年生为卵状心形单叶,两年后为三出复叶,全缘,羽状网脉。花单性同株,肉穗花序,佛焰苞绿色;雌花生于花序基部,贴生于佛焰苞;雄花生于上部,花序顶端附属器青紫色,伸于佛焰苞外呈鼠尾状。浆果卵状椭圆形,熟时红色。花期5~7月,果期8~9月。

【性状】　生半夏:类球形,有的稍偏斜,直径1~1.5cm。表面白色或浅黄色,顶端有凹陷的茎痕,周围密布麻点状根痕;下面钝圆,较光滑。质坚实,断面洁白,富粉性。气微,味辛辣、麻舌而刺喉(图9-160)。

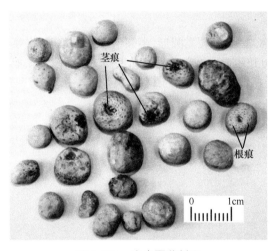

图9-160　生半夏药材图

法半夏:呈类球形或破碎成不规则颗粒状。表面淡黄白色、黄色或棕黄色。质较松脆或硬脆,断面黄色或淡黄色,颗粒者质稍硬脆。气微,味淡略甘、微有麻舌感。

姜半夏:呈片状、不规则颗粒状或类球形。表面棕色至棕褐色。质硬脆,断面淡黄棕色,常具角质样光泽。气微香,味淡、微有麻舌感,嚼之略黏牙。

清半夏:呈椭圆形、类圆形或不规则的片状,切面淡灰色至灰白色,可见灰白色点状或短线状维管束迹,有的残留栓皮处下方显淡紫红色斑。质脆,易折断,略呈角质样。气微,味微涩、微有麻舌感。

【显微特征】　横切面:①未去外皮的生药,最外侧10余列木栓细胞。除去外皮的,主体为薄壁组织,靠外侧的基本组织含淀粉粒较少,渐次向内含淀粉粒渐多。②黏液细胞椭圆形,内含草酸钙针晶束。③维管束外韧型或周木型,纵横散布。导管常数个成群排列(图9-161、图9-162)。

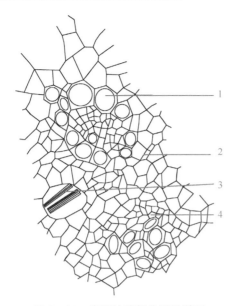

图 9-161 半夏块茎部分组织详图
1. 导管；2. 基本组织；3. 草酸钙针晶束；4. 外韧维管束

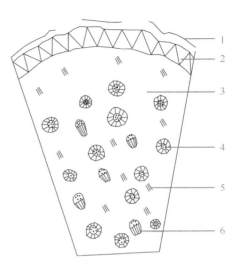

图 9-162 半夏横切面简图
1. 表皮；2. 木栓细胞层；3. 基本组织；
4. 周木维管束；5. 草酸钙针晶；6. 外韧维管束

粉末类白色。①淀粉粒甚多，单粒类圆形、半圆形或圆多角形，直径 2~20μm，脐点裂缝状、人字状或星状；复粒由 2~6 分粒组成。②草酸钙针晶束存在于椭圆形黏液细胞中，或随处散在，针晶长 20~144μm。③螺纹导管直径 10~24μm（图 9-163）。

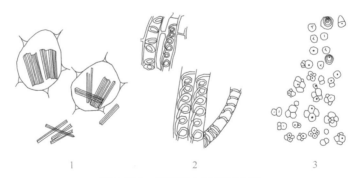

图 9-163 半夏粉末显微特征图
1. 草酸钙针晶束；2. 导管；3. 淀粉粒

【化学成分】 含半夏蛋白及氨基酸，氨基酸含 0.08%，包括 β-、γ-氨基丁酸（β-，γ-aminobutyric acid）、天门冬氨酸（aspartic acid）、谷氨酸等；三萜及其苷类：β-谷甾醇-D-葡萄糖苷（即胡萝卜苷；β-sitosterol-D-glucoside）；苯酚类及其苷，尿黑酸（homogentistic acid）及其葡萄糖苷、原儿茶醛（3,4-二羟基苯甲醛）及其二糖苷，此亦为半夏的麻舌而刺喉物质；有机酸类，琥珀酸、棕榈酸、十六碳烯二酸等；生物碱类，l-麻黄碱（l-ephedrine）、胆碱（choline）。

【理化鉴别】

（1）取本品粉末 1g，以 50% 乙醇 20ml 温浸，滤液浓缩至 2ml，加 0.2% 茚三酮试剂，煮沸，溶液显蓝紫色；取滤液点于滤纸上，以甲醇展开，喷 0.2% 茚三酮试剂，80℃烘数分钟，显蓝紫色斑点（氨基酸反应）。

（2）本品粉末甲醇回流提取液，与精氨酸、丙氨酸、缬氨酸、亮氨酸对照品液以正丁醇-冰醋酸-

水(8∶3∶1)为展开剂,于以羧甲基纤维素钠为黏合剂的硅胶 G 薄层板上展开,取出,晾干,喷以茚三酮试液,105℃加热至斑点显色清晰。供试品色谱在与对照品色谱相应的位置上显相同颜色的斑点。

(3)本品粉末乙醇回流提取液,与半夏对照药材溶液以石油醚(60~90℃)-乙酸乙酯-丙酮-甲酸(30∶6∶4∶0.5)为展开剂,于硅胶 G 薄层板上展开,取出,晾干,喷以 10% 硫酸乙醇溶液,在105℃加热至斑点显色清晰。供试品色谱中,在与对照药材色谱相应的位置上,显相同颜色的斑点。

【药理作用】 ①镇咳作用:与可待因相似但作用稍弱。生半夏、制半夏煎剂灌服,对电刺激猫喉上神经或胸腔注入碘液引起的咳嗽具有明显的抑制作用。②祛痰作用:大鼠腹腔注射半夏水煎剂,可明显抑制硝酸毛果芸香碱对唾液的分泌作用。生半夏和清半夏乙醇提取物给小鼠灌胃,用酚红法检测,清半夏有一定祛痰作用,生半夏未见明显祛痰作用。③镇吐作用:半夏能激活迷走神经传出活动而且具有镇吐作用,能显著升高猫的阿扑吗啡最小催吐量,能有效抑制犬硫酸铜或吗啡所引起的催吐。④毒副作用:误食生半夏可使口腔和舌咽部产生麻木、肿痛、张口困难、胃部不适、恶心及胸前压迫感等,严重可使呼吸迟缓而不整,痉挛,最后麻痹而死亡。制半夏混悬液和生半夏煎剂给小鼠灌胃,毒性均不明显。

【功效】 性温,味辛,有毒。燥湿化痰,降逆止呕,消痞散结。用于湿痰寒痰,咳喘痰多,痰饮眩悸,风痰眩晕,痰厥头痛,呕吐反胃,胸脘痞闷,梅核气;外治痈肿痰核。清半夏长于化痰,以燥湿化痰为主,用于痰湿咳嗽,痰热内结,风痰咳逆,咳吐不出。姜半夏增强降逆止呕作用,以温中化痰,降逆止呕为主,用于痰饮呕吐,胃脘痞满。法半夏偏于祛寒痰,具调和脾胃作用,用于痰多咳嗽,痰饮眩悸。不宜与乌头类药材同用。

【附注】 水半夏:同科植物鞭檐犁头尖 *Typhonium flagelliforme*(Lodd.)Blume 的块茎,主产广西贵县、横县。自产自销,也销往省外。块茎呈椭圆形、圆锥形或半圆形,高 0.8~3cm,直径 0.5~1.5cm。表面类白色或淡黄色,不平滑,有多数隐约可见的点状根痕,上端类圆形,有凸起的芽痕,下端略尖。质坚实,断面白色,粉性,气微,味辛辣,麻舌而刺喉。本品与半夏不同,不可代半夏使用。

案例 9-35 解析:

1. 在三批样品中,样品 1 为正品半夏,样品 2 和样品 3 不是正品半夏,其中样品 2 疑似水半夏,样品 3 疑似小天南星。

2. 目前市场上常见的半夏伪品主要有水半夏、小天南星和掌叶半夏。水半夏为天南星科犁头尖的块茎,小天南星为天南星科天南星的幼小块茎,掌叶半夏天南星科植物掌叶半夏的块茎。

知识拓展

除水半夏外,还有的地区使用犁头尖 *Typhonium divaricatum* Decne、滇南星 *Arisaema yunnanense* Buch、紫盏南星 *Arisaema franchetianm* Engl.、掌叶半夏 *Pinellia Pedatisecta* Schott、滴水珠 *Pinellia cordata* N. E. Brown、大半夏 *Pinellia polyphylla* S. L. Hu 的块茎作半夏药用,应注意鉴别。目前市场上常见的半夏伪品主要有水半夏、小天南星和掌叶半夏。

天南星 Arisaematis Rhizoma

【来源】 天南星科植物天南星 *Arisaema erubescens*(Wall.)Schott、异叶天南星 *Arisaema heterophyllum* Bl. 或东北天南星 *Arisaema amurense* Maxim. 的干燥块茎。

【产地】 天南星和异叶天南星主产于四川、湖北、河南、贵州、安徽、云南、陕西等地,东北天南星主产于东北及内蒙古、河北等地。

【采收】　秋、冬二季茎叶枯萎时采挖,除去须根及外皮,干燥。

【性状】　呈扁球形,高 1~2cm,直径 1.5~6.5cm。表面类白色或淡棕色,较光滑,顶端有凹陷的茎痕,周围有麻点状根痕,有的块茎周边有小扁球状侧芽。质坚硬,不易破碎,断面不平坦,白色,粉性。气微辛,味麻辣。

【化学成分】　含三萜皂苷、氨基酸、生物碱及黏液质等成分。

【功效】　性温,味苦、辛。散结消肿。外用治痈肿,蛇虫咬伤。

五十三、百　部　科

百部科(Stemonaceae)有 4 属,约 32 种。我国 2 属,8 种。重要药用属为百部属 *Stemona*,主要生药有百部。

本科为多年生草本或亚灌木,常具丛生的纺锤形或圆柱形的肉质块根。单叶对生、互生或轮生,多全缘,有明显基出脉和平行、致密的横脉。花两性,辐射对称,单生或簇生于叶腋,有时花梗贴生于叶片中脉上;花被片 4,花瓣状,排成 2 轮;雄蕊 4,花丝短,分离或基部合生,花药 2 室,内向纵裂,药隔通常延伸于药室之上成一细长的附属物;雌蕊子房上位或稀为半下位,2 心皮,1 室。蒴果 2 裂。

本科植物含生物碱类等化合物。

百部　Stemonae Radix

【来源】　百部科植物直立百部 *Stemona sessilifolia*(Miq.)Miq.、蔓生百部 *Stemona japonica*(Bl.)Miq 或对叶百部 *Stemona tuberosa* Lour. 的干燥块根。

【产地】　主产于安徽、江苏、湖北、浙江、湖南等地。

【采收】　春、秋二季采挖,除去须根,洗净,置沸水中略烫或蒸至无白心,取出,晒干。

【性状】　直立百部:呈纺锤形,上端较细长,皱缩弯曲,长 5~12cm,直径 0.5~1cm。表面黄白色或淡棕黄色,有不规则深纵沟,间或有横皱纹。质脆,易折断,断面平坦,角质样,淡黄棕色或黄白色,皮部较宽,中柱扁缩。气微,味甘、苦。

蔓生百部:两端稍狭细,表面多不规则皱褶和横皱纹。

对叶百部:呈长纺锤形或长条形,长 8~24cm,直径 0.8~2cm。表面浅黄棕色至灰棕色,具浅纵皱纹或不规则纵槽。质坚实,断面黄白色至暗棕色,中柱较大,髓部类白色。

【化学成分】　主要含吡咯并氮杂䓬类生物碱,如直立百部碱(sessilistemonine)、百部碱(stemonine)、对叶百部碱(tuberostemonine)、蔓生百部碱(stemonamine)、霍多林碱(hordorine)和原百部碱(protostemonine)等。

【功效】　性微温,味甘、苦。润肺下气止咳,杀虫灭虱。用于新久咳嗽,肺痨咳嗽,顿咳;外用于头虱,体虱,蛲虫病,阴痒。蜜百部润肺止咳。用于阴虚劳嗽。

五十四、百　合　科

百合科(Liliaceae)约 250 属,3500 种。我国有 57 属,726 种。重要药用属为贝母属 *Fritillaria*、沿阶草属 *Ophiopogon*、芦荟属 *Aloe*、知母属 *Anemarrhena*、黄精属 *Polygonatum*、菝葜属 *Smilax*、天门冬属 *Asparagus*、重楼属 *Paris*、百合属 *Lilium* 等,主要生药有川贝母、浙贝母、平贝母、麦冬、芦荟、知母、黄精、玉竹、土茯苓、天冬、重楼、百合等。

本科为多年生草本,稀灌木或亚灌木,常具鳞茎或根茎。单叶互生或基生,少对生或轮生。花两性,辐射对称,穗状、总状或圆锥花序;花被片 6,花瓣状,排成两轮,分离或合生;雄蕊 6 枚;子房多上位,3 心皮合生成 3 室,中轴胎座,每室胚珠多数。蒴果或浆果。

本科植物根的髓部明显,地下部分常含大量淀粉粒,薄壁组织常有含草酸钙针晶束的黏液细胞,叶表面气孔平轴式。

本科植物含生物碱、强心苷、甾体皂苷、蜕皮激素、蒽醌类、黄酮类等化合物。①生物碱:如秋水仙碱、贝母碱、川贝母素。②强心苷:如铃兰毒苷。③甾体皂苷:如知母皂苷、麦冬皂苷、蚤休皂苷。④蒽醌类:如芦荟苷。

川贝母　Fritillariae Cirrhosae Bulbus

案例 9-36

　　张某因近日咳嗽去中医院就诊,诊断为燥热咳嗽,在医生建议下,自行到当地药店购买川贝母30g。因听说川贝母市场较乱,自己不能辨真伪,为确保安全,遂携带所购药材到当地药检所请求一验真伪。鉴定结果如下:呈类扁球形,高0.6~1.0cm,直径0.8~1.2cm;表面灰黄色,外层鳞叶2瓣,大小相近,相对抱合不紧,顶部开裂,内有心芽和小鳞叶2~3枚及细圆柱形的残茎;气微,味微苦。

问题:

　　1. 样品是不是川贝母?为什么?

　　2. 川贝母的常见混伪品有哪些?

【来源】　百合科植物川贝母 *Fritillaria cirrhosa* D. Don、暗紫贝母 *Fritillaria unibracteata* Hsiao et K. C. Hsia、甘肃贝母 *Fritillaria przewalskii* Maxim.、梭砂贝母 *Fritillaria delavayi* Franch.、太白贝母 *Fritillaria taipaiensis* P. Y. Li 或瓦布贝母 *Fritillaria unibracteata* Hsiao et K. C. Hsia var. *wabuensis*(S. Y. Tang et S. C. Yue)Z. D. Liu,S. Wang et S. C. Chen 的干燥鳞茎。按性状不同分别习称"松贝"、"青贝"、"炉贝"和"栽培品"。

【产地】　卷叶贝母主产于四川西部、西藏南部至东部、云南西部部,国内市场已少见;暗紫贝母主产于四川阿坝地区;甘肃贝母产于甘肃、青海和四川西部;梭砂贝母主产于青海、四川、云南、西藏等地。前三者的鳞茎按性状不同分别称"松贝"和"青贝",松贝过去集散于松潘地区而得名,青贝产区以青藏高原的甘孜、德格为中心而得名;后者的鳞茎称"炉贝",过去多集散于康定(打箭炉)而得名。太白贝母主产于重庆、陕西和湖北,瓦布贝母主产于四川阿坝州,此两者为川贝母栽培品的主要原植物,商品称"栽培川贝母"。

【采制】　夏、秋二季或积雪融化后采挖,除去须根、粗皮及泥沙,晒干或低温干燥。

【植物形态】　卷叶贝母:多年生草本,鳞茎圆锥形。植株高15~40cm,叶对生,茎中部兼有散生或轮生,条形或条状披针形,先端卷曲或不卷曲。花单生,俯垂,钟状,黄色至黄绿色,具多少不一的紫色斑点或方格纹,有时花被片呈紫色,具黄绿色斑纹。蒴果棱上有窄翅。花期5~7月,果期8~10月。

暗紫贝母:具1枚苞片,先端不卷曲,柱头裂片很短,花深紫色,有不明显的小方格或几无。花期6月,果期8月。

甘肃贝母:最下面的叶2枚对生,先端通常不卷曲。花浅黄色,有黑紫色斑点;叶状苞片1枚,先端稍卷曲或不卷曲;蜜腺窝不很明显;花丝具小乳突。花期6~7月,果期8月。

梭砂贝母:叶3~5枚集中于接近茎中部(或中部以上)处。花浅黄色,具红褐色斑点或小方格。靠近花的下方无苞片。宿存花被常包住蒴果。花期6~7月,果期8~9月。

太白贝母:花单朵,绿黄色,无方格斑,通常仅在花被片先端近两侧边缘有紫色斑带;每花有3枚叶状苞片,苞片先端有时稍弯曲,但决不卷曲。花期5~6月,果期6~7月

瓦布贝母:与原变种暗紫贝母的区别在于植物较高,蜜腺窝长5~8mm。茎高50~80(~115)cm,粗可达1.3cm。花初开黄绿色或黄色,内面常有紫色斑点;叶状苞片1~4枚;花被片倒卵形至矩圆状倒卵形,长3.5~5.5cm,蜜腺窝长5~8mm。花期5~6月,果期7~8月。

【性状】　松贝:呈类圆锥形或近球形,高0.3~0.8cm,直径0.3~0.9cm。表面类白色。外层鳞叶2瓣,大小悬殊,大瓣紧抱小瓣,未抱部分呈新月形,习称"怀中抱月";顶部闭合,内有类圆柱形、

顶端稍尖的心芽和小鳞叶 1~2 枚;先端钝圆或稍尖,底部平,微凹入,中心有 1 灰褐色的鳞茎盘,偶有残存须根。质硬而脆,断面白色,富粉性。气微,味微苦(图 9-164)。

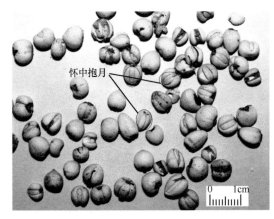

怀中抱月

图 9-164 川贝母(松贝)药材图

青贝:呈类扁球形,高 0.4~1.4cm,直径 0.4~1.6cm。外层鳞叶 2 瓣,大小相近,相对抱合,顶部开裂,内有心芽和小鳞叶 2~3 枚及细圆柱形的残茎。

炉贝:呈长圆锥形,高 0.7~2.5cm,直径 0.5~2.5cm。表面类白色或浅棕黄色,有的具棕色斑点。外层鳞叶 2 瓣,大小相近,顶部开裂而略尖,基部稍尖或较钝。

栽培品:呈类扁球形或短圆柱形,高 0.5~2cm,直径 1~2.5cm。表面类白色或浅棕黄色,稍粗糙,有的具浅黄色斑点。外层鳞叶 2 瓣,大小相近,顶部多开裂而较平。

【显微特征】 粉末类白色或浅黄色。松贝、青贝及栽培品:①淀粉粒甚多,广卵形、长圆形或不规则圆形,有的边缘不平整或略作分枝状,直径 5~64μm,脐点短缝状、点状、人字状或马蹄状,层纹隐约可见;②表皮细胞类长方形,垂周壁微波状弯曲,偶见不定式气孔,圆形或扁圆形;③螺纹导管直径 5~26μm;④草酸钙方晶少数,直径约至 13μm。

炉贝:①淀粉粒广卵形、贝壳形、肾形或椭圆形,直径约至 60μm,脐点人字状、星状或点状,层纹明显;②螺纹导管和网纹导管直径可达 64μm(图 9-165)。

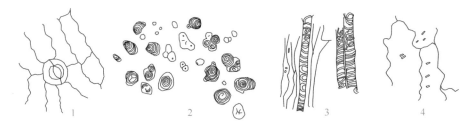

图 9-165 暗紫贝母(鳞茎)粉末显微特征图
1. 表皮细胞及气孔;2. 淀粉粒;3. 导管;4. 草酸钙结晶

【化学成分】 含多种甾体生物碱。卷叶贝母鳞茎含西贝碱(imperialine, sipeimine)、贝母辛(peimisine)、贝母素甲(peimine)、贝母素乙(peiminine)和川贝碱(fritimine)等;暗紫贝母含贝母素甲、贝母素乙、西贝碱、贝母辛、松贝辛(songbeisine)、松贝甲素(songbeinine)和松贝乙素(songbeinone)等;甘肃贝母含岷贝碱甲(minpeimine)、岷贝碱乙(minpeiminine)、梭砂贝母酮碱(delavinone)、西贝碱、贝母辛、贝母素甲和贝母素乙等;梭砂贝母含梭砂贝母碱(delavine)、梭砂贝母酮碱、梭砂贝母酮碱、西贝碱、贝母辛、贝母素甲和贝母素乙(peiminine)等;太白贝母含贝母辛、贝母素甲、贝母素乙和西贝碱等;瓦布贝母含西贝碱、贝母辛、鄂贝乙素(eduardine)、异浙贝甲素(isoverticine)和贝母素乙等。

西贝碱： R=α-H
贝母素乙： R=β-H

贝母辛

【理化鉴别】

(1)取本品粉末,置白瓷板上,于紫外灯(365nm)下检视,呈亮蓝紫色荧光。

(2)本品粉末加浓氨试液浸泡和二氯甲烷超声后滤液蒸干,用甲醇溶解,与贝母素乙对照品溶液以乙酸乙酯-甲醇-浓氨试液-水(18∶2∶1∶0.1)为展开剂,共薄层展开,依次喷以稀碘化铋钾试液和亚硝酸钠乙醇试液,供试品色谱中在与对照品色谱相应的位置上显相同颜色的斑点。

【含量测定】 按高效液相色谱法测定,本品按干燥品计算,含总生物碱以西贝母碱($C_{27}H_{43}NO_3$)计,不得少于0.050%。

【药理作用】 ①祛痰、镇咳、平喘作用:川贝母流浸膏、所含生物碱均有不同程度的祛痰、镇咳和平喘作用。②降压作用:小剂量川贝母对麻醉猫静脉注射能使周围血管扩张、血压持续下降,心搏变慢及短暂的呼吸抑制。西贝碱能使周围血管扩张,血压下降,但不致引起心搏变慢与短暂的呼吸抑制。③对平滑肌的作用:川贝碱能抑制兔离体肠肌蠕动及增强豚鼠离体子宫收缩;对十二指肠、小肠、子宫等有类似罂粟碱样的松弛和解痉作用。

【功效】 性微寒,味苦、甘。清热润肺,化痰止咳,散结消痈。用于肺热燥咳,干咳少痰,阴虚劳嗽,痰中带血,瘰疬,乳痈,肺痈。不宜与乌头类药材同用。

【附注】 浙贝母(Fritillariae Thunbergii Bulbus):百合科植物浙贝母 *Fritillaria thunbergii* Miq. 的干燥鳞茎。主产浙江鄞县等地,江苏、安徽、湖南亦产,多系栽培。药材按大小分两种规格,大者摘除心芽加工成"大贝"(元宝贝),小者不摘除心芽加工成"珠贝"。含甾体类生物碱,主为贝母素甲(浙贝母碱、verticine、peimine)、贝母素乙(去氢浙贝母碱、verticinone、peiminine)、浙贝宁(zhebeinine)、浙贝丙素(zhebeirine)。照高效液相色谱法测定,按干燥品计算,含贝母素甲($C_{27}H_{45}NO_3$)和贝母素乙($C_{27}H_{43}NO_3$)的总量,不得少于0.080%。性寒,味苦。清热化痰止咳,解毒散结消痈。用于风热咳嗽,痰火咳嗽,肺痈,乳痈,瘰疬,疮毒。

案例**9-36**解析:

1. 是川贝母。样品之类扁球形的形状、"观音合掌"的性状,及大小、表面颜色等方面均符合川贝母中之"青贝"的性状特征。

2. 常见川贝母的混伪品有小平贝母、小浙贝母、小湖北贝母、伊贝母、草贝母、米贝母、光慈姑等。

知识拓展

  川贝母基源鉴定对于其临床用药的安全性、有效性非常重要,但基于性状、显微或化学成分的鉴定方法缺乏专属性,而分子鉴定方法表现出较强专属性。聚合酶链反应-限制性酶切片段多态性(PCR-RFLP)分子鉴定法已成功应用于川贝母商品药材的鉴定。贝母干燥鳞茎依次用75%乙醇溶液和灭菌超纯水清洗后,以新型广谱植物基因组 DNA 快速提取试剂盒提取基因组 DNA,以所提取的 DNA 为模板进行 ITS1 区 PCR 扩增和酶切反应,最后将酶切液进行琼脂糖凝胶电泳,所得图谱显示川贝母类核糖体 DNA 的 ITS1 区存在限制性内切酶 Sma I 的酶切位点,在100~250bp 之间有两条 DNA 条带,而非川贝母类没有这两条特征性条带。2010 年版《中国药典》一部增补本已收载了川贝母药材的 DNA 分子鉴定方法,可以更加有效地鉴别川贝母的真伪,保障用药安全。

麦冬   Ophiopogonis Radix

案例 9-37

  李先生近日干咳无痰,咽痛,听说麦冬可以治疗咳嗽,遂自行从药材市场购买麦冬准备泡水喝。因听说市场上有伪品存在,自己不辨真伪,为确保安全,遂找到专业人员检验。据观察,本品呈纺锤形,两端略尖,长 4~5cm,直径 0.5~0.8cm,具粗纵纹。表面淡黄色至棕黄色,具不规则纵皱纹。质柔韧,干后质硬脆,易折断,断面淡黄色至棕黄色,角质样,中柱细小。气微,味甘、微苦,嚼之发黏。

问题:

  1. 李先生购买的是否为正品麦冬?

  2. 若不是正品麦冬,其为何种? 为什么?

【来源】 百合科植物麦冬 *Ophiopogon japonicus*(L. f)Ker-Gawl. 的干燥块根。

【产地】 主产于浙江、四川,多栽培。浙江产者称"杭麦冬",四川产者称"川麦冬"。

【采制】 夏季采挖,洗净,反复暴晒、堆置,至七八成干,除去须根,干燥。

【植物形态】 多年生草本。地下茎匍匐细长,有多数须根,须根中部或先端有膨大的纺锤形块根。叶丛生,线形,先端尖,基部稍扩大并在边缘具膜质叶鞘。总状花序;花被片披针形,淡紫色或白色;子房半下位。浆果球形,成熟后紫蓝色至蓝黑色。花期 5~8 月,果期 7~9 月。

【性状】 呈纺锤形,两端略尖,长 1.5~3cm,直径 0.3~0.6cm。表面淡黄色或灰黄色,有细纵纹。质柔韧,断面黄白色,半透明,中柱细小。气微香,味甘、微苦,嚼之有黏性(图 9-166)。

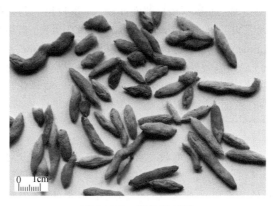

图 9-166   麦冬药材图

【显微特征】　横切面：①表皮细胞1列或脱落，根被为3~5列木化细胞。②皮层宽广，散有含草酸钙针晶束的黏液细胞，有的针晶直径至10μm；内皮层细胞壁均匀增厚，木化，有通道细胞，外侧为1列石细胞，其内壁及侧壁增厚，纹孔细密。③中柱较小，韧皮部束16~22个，木质部由导管、管胞、木纤维及内侧的木化细胞连结成环层。④髓小，薄壁细胞类圆形（图9-167，图9-168）。

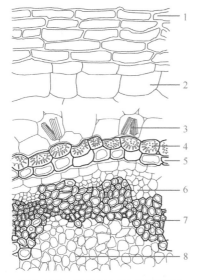

图9-167　麦冬（块根）横切详图

1.表皮；2.皮层；3.草酸钙针晶；4.石细胞；
5.内皮层；6.韧皮部；7.木质部；8.髓

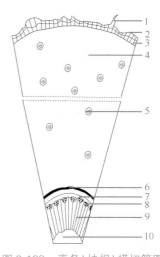

图9-168　麦冬（块根）横切简图

1.根毛；2.表皮；3.根被；4.皮层；5.针晶束及黏液细胞；
6.石细胞带；7.内皮层；8.韧皮部；9.木质部；10.髓

粉末淡黄棕色。①草酸钙针晶成束或散在，长24~50μm。②石细胞类方形或长方形，常成群存在，直径30~64μm，长约180μm，壁厚至16μm，有的一边甚薄，纹孔甚密，孔沟较粗。③内皮层细胞长方形或长条形，壁增厚，木化，孔沟明显。④木纤维细长，末端倾斜，壁稍厚，微木化。⑤导管及管胞多为单纹孔或网纹，少数为具缘纹孔导管（图9-169）。

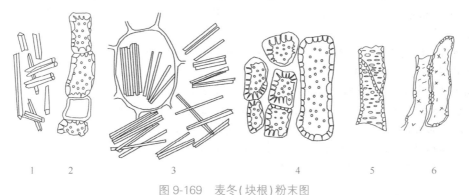

图9-169　麦冬（块根）粉末图

1.柱晶；2.通道细胞；3.黏液细胞和草酸钙针晶；4.石细胞；5.导管；6.木纤维

【化学成分】　含甾体皂苷类、黄酮类、多糖类成分。甾体皂苷，如苷元均为假叶树皂苷元（鲁斯可皂苷元，ruscogenin）的麦冬皂苷A、B、C、D（ophiopogonin A、B、C、D），苷元均为薯蓣皂苷元（diosgenin）的麦冬皂苷B′、C′、D′（ophiopogonin B′、C′、D′），其中麦冬皂苷A含量最高，约占生药的0.05%，麦冬皂苷B次之，约0.01%。黄酮类，如麦冬黄酮A、B（ophiopogonone A、B），甲基麦冬黄酮A、B（methylophiopogonone A、B），二氢麦冬黄酮A、B（ophiopogonanone A、B），甲基二氢麦冬黄酮 A、B(methylophiopogonanone A、B)等。尚有麦冬多糖、含 β-谷甾醇及其葡萄糖苷、豆甾醇等成分。

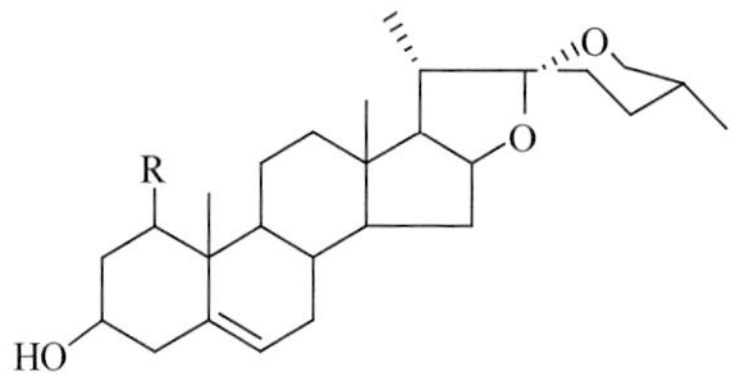

	R
薯蓣皂苷元	R=H
假叶树皂苷元	R=OH

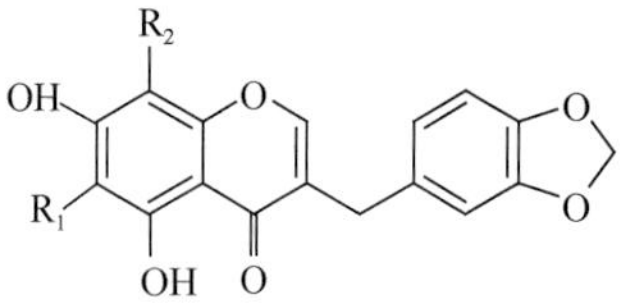

	R₁	R₂
麦冬黄酮 A	CH₃	H
甲基麦冬黄酮 A	CH₃	CH₃

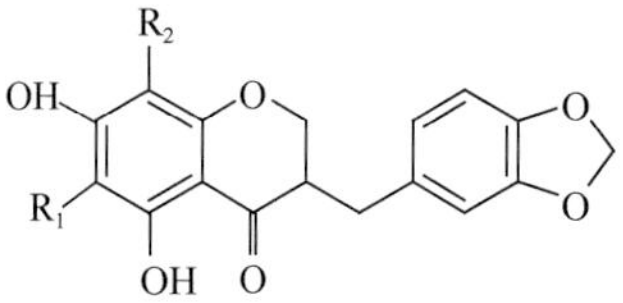

	R₁	R₂
二氢麦冬黄酮A	CH₃	H
二氢甲基麦冬黄酮A	CH₃	CH₃

【理化鉴别】 本品粉末经三氯甲烷-甲醇(7∶3)浸渍并超声后的提取液与麦冬对照药材溶液在同一硅胶 GF_{254} 薄层板上,以甲苯-甲醇-冰醋酸(80∶5∶0.1)为展开剂,展开后,置紫外光灯(254nm)下检视。供试品色谱中,在与对照药材色谱相应的位置上,显相同颜色的斑点。

【药理作用】 ①增加冠状动脉流量及心收缩力:麦冬注射液低剂量使离体豚鼠心脏冠状动脉流量增加,心收缩力增加。②提高耐缺氧能力,保护心肌:麦冬注射液能提高小鼠低压缺氧条件下的耐缺氧的能力。0.5g/kg 腹腔注射能明显减少小鼠长时间游泳后心肌细胞缺氧性损害,能使显著受损的心肌细胞较快得以恢复,促进其愈合,相应地减少心肌细胞的坏死。③抑菌作用:麦冬粉平皿法对白色葡萄球菌、枯草杆菌、大肠杆菌、伤寒杆菌等均有较强的抑制作用。④降血糖作用:口服麦冬多糖 100mg/kg 对正常小鼠有明显降血糖作用,剂量 200mg/kg 能明显降低四氧嘧啶糖尿病小鼠血糖水平。

【功效】 性微寒,味甘、微苦。养阴生津,润肺清心。用于肺燥干咳,阴虚痨嗽,喉痹咽痛,津伤口渴,内热消渴,心烦失眠,肠燥便秘。

【附注】 山麦冬:同科植物湖北麦冬 Liriope spicata(Thunb.)Lour. var. prolifera Y. T. Ma 或短葶山麦冬 Liriope muscari(Decne.)Baily 的干燥块根。湖北麦冬主产湖北,长 1.2~3cm,直径 0.4~0.7cm,韧皮部束 8~14 个。短葶山麦冬主产于华北,稍扁,长梭形或长矩圆形,长 2~5cm,直径 0.3~0.8cm,具粗纵纹,韧皮部束 8~17 个。功效同麦冬。

案例 9-37 解析:

李先生购买的不是正品麦冬,而是其混淆品山麦冬中的短葶山麦冬的干燥块根。因为样品虽然形似麦冬,但其明显比正品麦冬形体要长,表面要粗糙,质地要硬脆,断面颜色要深,甜味不如麦冬且微苦,这符合短葶山麦冬干燥块根的特征。短葶山麦和湖北麦冬干燥块根都作"山麦冬"使用,但前者比后者形体要长、表面要更粗糙,前者味甘、微苦,后者味甘。

知识拓展

　　麦冬能泻肺中伏火,清胃中邪热,故用治燥伤肺胃阴分、干咳无痰。与沙参、玉竹、桑叶等配用有加强养阴清热、润燥止咳之功。肺痿咳逆上气、咽喉不利、口干舌红,麦冬与人参、半夏、甘草配用以滋阴益气降逆。阴虚四肢烦热、骨蒸、口干渴者,麦冬与地骨皮同用可清热除蒸。若燥热伤阴、吐血衄血,则可用麦冬捣汁和蜜服,或与生地黄同煎服。阴虚有热、心烦失眠,麦冬常与生地黄、酸枣仁等配伍;若温病邪扰心营,身热夜甚、烦躁不安、舌绛而干者,则麦冬常与黄连、竹叶心、生地黄等同用,以清心除烦安神。治脾肺有热、虚火上攻、咽喉生疮,麦冬与黄连同用。治消渴饮水不解,要用麦冬配乌梅以酸甘化阴,或配黄连以清火养阴。凡脾胃虚寒、痰湿内阻者忌服。

芦荟　Aloe

　　【来源】　百合科植物库拉索芦荟 *Aloe barbadensis* Miller、好望角芦荟 *Aloe ferox* Miller 或其他同属近缘植物叶的汁液浓缩干燥物。前者习称"老芦荟",后者习称"新芦荟"。

　　【产地】　我国南方各省如广东、云南、江西、福建、台湾等省有栽培。国外"老芦荟"主产南美洲的库拉索等地,"新芦荟"主产南非。

　　【采收】　全年皆可割取。收集割下叶片的流出液汁,放入铜锅中加热蒸发呈稠膏状,待其冷却凝固。

　　【性状】　库拉索芦荟:呈不规则块状,常破裂为多角形,大小不一。表面呈暗红褐色或深褐色,无光泽。体轻,质硬,不易破碎,断面粗糙或显麻纹。富吸湿性。有特殊臭气,味极苦。

　　好望角芦荟:表面呈暗褐色,略显绿色,有光泽。体轻,质松,易碎,断面玻璃样而有层纹。

　　【化学成分】　主含羟基蒽醌苷类衍生物,如芦荟苷(barbaloin)、异芦荟苷(isobarbaloin)、芦荟大黄素(aloe-emodin)、后莫那特芦荟苷(homonataloin)等成分。

　　【功效】　性寒,味苦。泻下通便,清肝泻火,杀虫疗疳。用于热结便秘,惊痫抽搐,小儿疳积;外治癣疮。

知母　Anemarrhenae Rhizoma

　　【来源】　百合科植物知母 *Anemarrhena asphodeloides* Bge. 的干燥根茎。

　　【产地】　主产于河北省,山西、河南、甘肃、陕西、内蒙古等地亦产。

　　【采收】　春、秋二季采挖,除去须根和泥沙,晒干,习称"毛知母";或除去外皮,晒干。

　　【性状】　呈长条状,微弯曲,略扁,偶有分枝,长 3~15cm,直径 0.8~1.5cm,一端有浅黄色的茎叶残痕(习称"金包头")。表面黄棕色至棕色,上面有一凹沟,具紧密排列的环状节,节上密生黄棕色的残存叶基,由两侧向根茎上方生长;下面隆起而略皱缩,并有凹陷或突起的点状根痕。质硬,易折断,断面黄白色。气微,味微甜、略苦,嚼之带黏性。

　　【化学成分】　含多种知母皂苷(timosaponin),其苷元有菝葜皂苷元(sarsasapongenin)、马尔可皂苷元(markogenin)和新吉托皂苷元(neogitogenin)。并含黄酮类芒果苷(mangiferin)和异芒果苷(isomangiferin)及胆碱、烟酸等。

　　【功效】　性寒,味苦、甘。清热泻火,滋阴润燥。用于外感热病,高热烦渴,肺热燥咳,骨蒸潮热,内热消渴,肠燥便秘。

黄精　Polygonati Rhizoma

　　【来源】　百合科植物滇黄精 *Polygonatum kingianum* Coll. et Hemsl.、黄精 *Polygonatum sibiricum* Red. 或多花黄精 *Polygonatum cyrtonema* Hua 的干燥根茎。按形状不同,习称"大黄精"、"鸡头黄精"、"姜形黄精"。

　　【产地】　滇黄精主产于贵州、云南、广西等地;黄精主产于河北、内蒙古、陕西等地;多花黄精主产于贵州、湖南、云南等地。

【采收】 春、秋二季采挖,除去须根,洗净,置沸水中略烫或蒸至透心,干燥。

【性状】 大黄精:呈肥厚肉质的结节块状,结节长可达10cm以上,宽3~6cm,厚2~3cm。表面淡黄色至黄棕色,具环节,有皱纹及须根痕,结节上侧茎痕呈圆盘状,圆周凹入,中部突出。质硬而韧,不易折断,断面角质,淡黄色至黄棕色。气微,味甜,嚼之有黏性。

鸡头黄精:呈结节状弯柱形,长3~10cm,直径0.5~1.5cm。结节长2~4cm,略呈圆锥形,常有分枝。表面黄白色或灰黄色,半透明,有纵皱纹,茎痕圆形,直径5~8mm。

姜形黄精:呈长条结节块状,长短不等,常数个块状结节相连。表面灰黄色或黄褐色,粗糙,结节上侧有突出的圆盘状茎痕,直径0.8~1.5cm。

【化学成分】 含黄精多糖甲、乙、丙和黄精低聚糖甲、乙、丙,及甾体皂苷、醌类等成分。

【功效】 性平,味甘。补气养阴,健脾,润肺,益肾。用于脾胃气虚,体倦乏力,胃阴不足,口干食少,肺虚燥咳,劳嗽咳血,精血不足,腰膝酸软,须发早白,内热消渴。

玉竹 Polygonati Odorati Rhizoma

【来源】 百合科植物玉竹 *Polygonatum odoratum*(Mill.)Druce 的干燥根茎。

【产地】 主产于湖南、河南、浙江、江苏、辽宁等地。

【采收】 秋季采挖,除去须根,洗净,晒至柔软后,反复揉搓、晾晒至无硬心,晒干;或蒸透后,揉至半透明,晒干。

【性状】 呈长圆柱形,略扁,少有分枝,长4~18cm,直径0.3~1.6cm。表面黄白色或淡黄棕色,半透明,具纵皱纹和微隆起的环节,有白色圆点状的须根痕和圆盘状茎痕。质硬而脆或稍软,易折断,断面角质样或显颗粒性。气微,味甘,嚼之发黏。

【化学成分】含玉竹多糖、甾体皂苷、黄酮类及挥发油类成分。

【功效】 性微寒,味甘。养阴润燥,生津止渴。用于肺胃阴伤,燥热咳嗽,咽干口渴,内热消渴。

土茯苓 Smilacis Glabrae Rhizoma

【来源】 百合科植物光叶菝葜 *Smilax glabra* Roxb. 的干燥根茎。

【产地】 主产于广东、广西、湖南、湖北、浙江、安徽等省。

【采收】 夏、秋二季采挖,除去须根,洗净,干燥;或趁鲜切成薄片,干燥。

【性状】 略呈圆柱形,稍扁或呈不规则条块,有结节状隆起,具短分枝,长5~22cm,直径2~5cm。表面黄棕色或灰褐色,凹凸不平,有坚硬的须根残基,分枝顶端有圆形芽痕,有的外皮现不规则裂纹,并有残留的鳞叶。质坚硬。切片呈长圆形或不规则,厚1~5mm,边缘不整齐;切面类白色至淡红棕色,粉性,可见点状维管束及多数小亮点;质略韧,折断时有粉尘飞扬,以水湿润后有黏滑感。气微,味微甘、涩。

【化学成分】 含黄酮类落新妇苷(astilbin)和异黄杞苷(isoengeletin),及甾醇类胡萝卜苷(β-sitosterol-D-glucoside)等成分。

【功效】 性平,味甘、淡。解毒除湿,通利关节。用于湿热淋浊,带下,痈肿,疥癣,梅毒等症。

五十五、薯 蓣 科

薯蓣科(Dioscoreaceae)约9属,650种。我国仅1属,52种。重要药用属为薯蓣属 *Dioscoreae*,主要生药有穿山龙、山药、黄山药、绵萆薢等。

本科少对生,常具长柄。花多单性,异株或同株,辐射对称,成穗状、总状或圆锥花序;花被片6,成2轮,基部常合生;雄花雄蕊6,有时3枚退化;雌花有时有退化雄蕊3~6或无,子房下位,3心皮3室,每室胚珠2枚。多蒴果,具3棱形的翅。种子常有膜质翅。

本科植物含甾体皂苷、生物碱类化合物。①甾体皂苷:如薯蓣皂苷、纤细薯蓣皂苷、山草薢皂苷,这些成分为本科植物的特征性活性成分,也是合成激素类药物的原料。②生物碱:如薯蓣碱、山药碱。

穿山龙 Dioscoreae Nipponicae Rhizoma

【来源】 薯蓣科植物穿龙薯蓣 *Dioscorea nipponica* Makino 的干燥根茎。

【产地】 主产于辽宁、吉林、黑龙江、河北、山西、河南、陕西、四川等地。

【采制】 春、秋二季采挖,洗净,除去须根和外皮,晒干。

【性状】 呈类圆柱形,稍弯曲,长15~20cm,直径1.0~1.5cm。表面黄白色或棕黄色,有不规则纵沟、刺状残根及偏于一侧的突起茎痕。质坚硬,断面平坦,白色或黄白色,散有淡棕色维管束小点。气微,味苦涩。

【化学成分】 含薯蓣皂苷(dioscin)及其皂苷元(1.5%~2.6%),是合成激素类药物的重要原料。

【功效】 性温,味甘、苦。祛风除湿,舒筋通络,活血止痛,止咳平喘。用于风湿痹病,关节肿胀,疼痛麻木,跌扑损伤,闪腰岔气,咳嗽气喘。

山药 Dioscorea Rhizoma

【来源】 薯蓣科植物薯蓣 *Dioscorea opposita* Thunb. 的干燥根茎。

【产地】 主产于河南,湖南、湖北、江西等省区亦产。

【采制】 冬季茎叶枯萎后采挖,切去根头,洗净,除去外皮和须根,干燥,习称"毛山药片";或除去外皮,趁鲜切厚片,干燥,称为"山药片";也有选择肥大顺直的干燥山药,置清水中,浸至无干心,闷透,切齐两端,用木板搓成圆柱状,晒干,打光,习称"光山药"。

【性状】 毛山药:略呈圆柱形,弯曲而稍扁,长15~30cm,直径1.5~6cm。表面黄白色或淡黄色,有纵沟、纵皱纹及须根痕,偶有浅棕色外皮残留。体重,质坚实,不易折断,断面白色,粉性。气微,味淡、微酸,嚼之发黏。

山药片:为不规则的厚片,皱缩不平,切面白色或黄白色,质坚脆,粉性。气微,味淡、微酸。

光山药:呈圆柱形,两端平齐,长9~18cm,直径1.5~3cm。表面光滑,白色或黄白色。

【化学成分】 含蛋白质与氨基酸、酯类、脂肪酸、多糖类,及3,4-二羟基苯乙胺、植酸(phytic acid)、尿囊素(allantoin)、胆碱(choline)、多巴胺(dopamine)、山药碱(batatasine)等。

【功效】 性平,味甘。补脾养胃,生津益肺,补肾涩精。用于脾虚食少,久泻不止,肺虚喘咳,肾虚遗精,带下,尿频,虚热消渴。麸炒山药补脾健胃。用于脾虚食少,泄泻便溏,白带过多。

五十六、鸢尾科

鸢尾科(Iridaceae)约70~80属,1800种。我国有3属,61种。重要药用属为番红花属(*Crocus*)、射干属(*Belamcanda*)等,主要生药有西红花、射干等。

本科为多年生草本,有根茎、块茎或鳞茎。叶片条形或剑形,基部对折,成2列状套叠排列。花被片6,成2轮,花瓣状,基部常合生成管;雄蕊3;子房下位,3心皮3室,柱头3裂,有时呈花瓣状或管状。蒴果。

本科植物含黄酮类、胡萝卜素类化学成分。①黄酮类:异黄酮和双苯吡酮类是本科植物的特征性化学成分,异黄酮类如鸢尾苷、香鸢尾苷,具抗菌消炎作用。双苯吡酮类如芒果苷。②胡萝卜素类:西红花柱头中含西红花苷等多种色素。

西红花 Croci Stigma

案例 9-38

据 2015 年央视 315 晚会,不少消费者买到的西红花不一定是真的,有些商家用纸制品和毛发染色制造西红花。真正的西红花需要仔细甄别。

问题:

1. 西红花的伪品有哪些?

2. 不用仪器和特殊试剂,如何鉴别西红花的真伪?

【来源】 鸢尾科植物番红花 Crocus sativus L. 的干燥柱头。

【产地】 主产于伊朗、西班牙、意大利、希腊、德国、法国、埃及、克什米尔地区、日本。我国上海、浙江、江苏、山东、北京有栽培。

【采制】 霜降后选晴天早晨采集花朵,然后于室内逐一摘取柱头,50~60℃烘约 4h,但不宜烘得过干,使其色泽鲜艳,品质优良。不宜晒干及阴干。

【植物形态】 多年生草本。鳞茎扁球形,外被褐色膜质鳞叶。叶线形,叶缘反卷,具细毛。花顶生;花被片 6,倒卵圆形,淡紫色,花筒细管状;雄蕊 3;花柱细长,黄色,柱头 3,膨大呈漏斗状。蒴果长圆形。花期 11 月,果期 12 月。

【性状】 呈线形,三分枝,长约 3cm。暗红色,上部较宽而略扁平,顶端边缘显不整齐的齿状,内侧有一短裂隙,下端有时残留一小段黄色花柱。体轻,质松软,无油润光泽,干燥后质脆易断。气特异,微有刺激性,味微苦(图 9-170)。

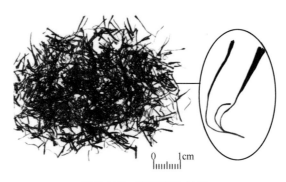

图 9-170 西红花药材图

【显微特征】 粉末橙红色。①表皮细胞表面观长条形,壁薄,微弯曲,有的外壁凸出呈乳头状或绒毛状,表面隐约可见纤细纹理。②柱头顶端表皮细胞绒毛状,直径 26~56μm,表面有稀疏纹理。③草酸钙结晶聚集于薄壁细胞中,呈颗粒状、圆簇状、梭形或类方形,直径 2~14μm(图 9-171)。

【化学成分】 柱头含胡萝卜素类化合物约 2%,主要为西红花苷-Ⅰ、Ⅱ、Ⅲ、Ⅳ(crocin-Ⅰ、Ⅱ、Ⅲ、Ⅳ)、反式和顺式西红花二甲酯(trans-, cis-crocetin dimethyl ester)、α-胡萝卜素,β-胡萝卜素(α-carotene,β-carotene)、α-西红花酸(α-crocetin)、玉米黄素(zeaxanthin)、番茄红素(lycopene)、西红花苦苷(picrocrocin)。此外含挥发油 0.4%~1.3%,油中主要成分为西红花醛(safranal),为西红花苦苷(picroerocin)的分解产物。

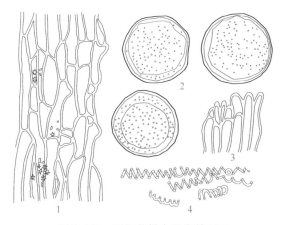

图 9-171　西红花粉末显微特征图

1. 表皮细胞及簇晶;2. 花粉粒;3. 柱头顶端表皮细胞;4. 导管

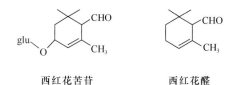

α-西红花酸　R=R₁=H

西红花苷-1　R=R₁=龙胆二糖基

西红花苷-2　R=龙胆二糖基,R₁=D-葡萄糖基

西红花苷-3　R=龙胆二糖基,R₁=H

西红花苷-4　R=D-葡萄糖基,R₁=CH₃

西红花苦苷　　　　　　西红花醛

【理化鉴别】

(1)取本品浸水中,可见橙黄色成直线下降,并逐渐扩散,水被染成黄色,无沉淀。柱头呈喇叭状,有短缝;在短时间内,用针拨之不破碎。

(2)取本品少量,置白瓷板上,加硫酸1滴,酸液显蓝色经紫色缓缓变为红褐色或棕色(西红花苷和苷元反应)。

(3)取本品的甲醇回流提取液,适当稀释后按分光光度法测定,在(458±1)nm 与(432±1)nm 波长处有最大吸收,吸收度458nm 与432nm 处的比值为 0.85~0.90。

(4)本品粉末甲醇超声提取液与西红花对照药材对照品液以乙酸乙酯-甲醇-水(100:16.5:13.5)为展开剂,共薄层展开,分别置日光灯及紫外光灯(365nm)下检视。供试品色谱中,在与对照药材色谱相应的位置上,显相同颜色的斑点或荧光斑点(避光操作)。

【含量测定】　按高效液相色谱法测定,本品按干燥品计算,含西红花苷-Ⅰ($C_{44}H_{64}O_{24}$)和西红花苷-Ⅱ($C_{38}H_{54}O_{19}$)的总量不得少于 10.0%。

【药理作用】　①对血液系统的影响:热水提取物具有显著的抗血凝作用。②对子宫平滑肌的作用:流浸膏及提得的白色结晶对豚鼠、兔、猫及狗的离体子宫不论已孕或未孕均呈兴奋作用,煎剂对小鼠、豚鼠、兔、猫、狗的离体及在体子宫均显兴奋现象。③其他:煎剂对肠管及支气管呈暂时兴奋作用,对麻醉猫、狗可致血压下降,使呼吸兴奋,心脏收缩加强。

【功效】　性平,味甘。活血化瘀,凉血解毒,解郁安神。用于经闭癥瘕,产后瘀阻,温毒发斑,忧郁痞闷,惊悸发狂。

案例 9-38 解析:
1. 市面上常以红花、湿红花、莲须、舌状菊花、玉蜀黍须及纸浆冒充销售。
2. 一可水试,取本品浸水中,可见橙黄色成直线下降,并逐渐扩散,水被染成黄色,无沉淀。二可看性状,顶端边缘显不整齐的齿状,内侧有一短裂隙,"花柱"顶端截面齐整的,反而可能是用纸制品等裁切出来假冒的,需要仔细甄别。

知识拓展

西红花,又名番红花。番红花之名,始见于《本草品汇精要》,但它的实际运用历史,远远比这时期早得多,国外远在公元前 5 世纪克什米尔的古文献中就有记载。我国《本草纲目》中列入草部湿草类,译名"泊夫蓝"、"撒法郎",为本品英文名之译音。李时珍谓:"番红花出西番回回地面及天方国,即彼地红蓝花也。按张华《博物志》言,张骞得红花种于西域,则此即一种,或方域地气稍有异耳。"

射干　Belamcandae Rhizoma

【来源】　鸢尾科植物射干 *Belamcanda chinensis*（L.）DC. 的干燥根茎。

【产地】　主产于湖北、河南、江苏、安徽等地。

【采制】　春初刚发芽或秋末茎叶枯萎时采挖,除去须根和泥沙,干燥。

【性状】　呈不规则结节状,长 3～10cm,直径 1～2cm。表面黄褐色、棕褐色或黑褐色,皱缩,有较密的环纹。上面有数个圆盘状凹陷的茎痕,偶有茎基残存;下面有残留细根及根痕。质硬,断面黄色,颗粒性。气微,味苦、微辛。

【化学成分】　主含黄酮类化合物:鸢尾苷（tectoridin）及其苷元鸢尾黄素（tectorigenin）、野鸢尾苷（iridin）及其苷元野鸢尾黄素（irigenin）、次野鸢尾黄素（irisflorentin）、去甲基次野鸢尾黄素（noririsflorentin）等。

【功效】　性寒,味苦。清热解毒,消痰,利咽。用于热毒痰火郁结,咽喉肿痛,痰涎壅盛,咳嗽气喘。

五十七、姜　　科

姜科（Zingiberaceae）约 50 属,1300 种。我国有 20 属,216 种。重要药用属为豆蔻属 *Amomum*、姜黄属 *Curcuma*、豆蔻属 *Amomum*、山姜属 *Alpinia*、姜属 *Zingiber*、山奈属 *Kaempferia* 等,主要生药有砂仁、莪术、郁金、姜黄、豆蔻、草果、红豆蔻、草豆蔻、益智、高良姜、干姜、山奈等。

本科为多年生草本,具块茎或根茎,通常有芳香或辛辣味。常单叶互生,多 2 列状排列;多有叶鞘和叶舌。花多两性,两侧对称;花被片 6 枚,成 2 轮,外轮花萼状,常合生成管,一侧开裂,内轮花冠状,通常位于后方一枚裂片较大;退化雄蕊 2 或 4 枚,外轮 2 枚称侧生退化雄蕊,呈花瓣状、齿状或不存在,内轮 2 枚联合成显著而美丽的唇瓣,能育雄蕊 1,花丝细长具槽;雌蕊子房下位,3 心皮合生,3 室,少 1 室;花柱细长,被能育雄蕊花丝的槽包裹,从药室间伸出。蒴果,少为浆果。种子具假种皮。

本科植物组织内有油细胞。种子有种皮表皮细胞,外被厚角质层;常有油细胞层和色素层;内种皮常为径向延长的石细胞,内含硅质块。根茎或块根的组织内有油细胞散生;薄壁细胞内常含有众多淀粉粒;螺纹和梯纹导管常见,杆状纤维可见。

本科植物普遍含挥发油,及黄酮类、酚类、皂苷类化合物。①单萜:柠檬烯、龙脑、樟烯、1,8-桉油精,倍半萜:如具有抗肿瘤作用的莪术醇、具有抗菌消炎作用姜烯及姜醇。②黄酮类:山姜属、山奈属某些植物中含之,如山姜素、高良姜素。③酚类:姜与姜黄分别含姜酮、姜黄素。④皂苷类:闭鞘姜属植物根茎和种子中常含有薯蓣皂苷元。

砂仁　Amomi Fructus

案例 9-39

　　据媒体报道,香料市场频频出现假砂仁。因消费者没有较强的鉴别能力,所以容易被骗。由于中药师熟悉常见中药,所以真砂仁目前主要出现在药房里面。

问题:

　　香料市场上假冒砂仁的是什么品种? 与砂仁的区别是什么?

【来源】　姜科植物阳春砂 *Amomum villosum* Lour.、绿壳砂 *Amomum villosum* Lour. var. *xanthioides* T. L. Wu et Senjen 或海南砂 *Amomum longiligulare* T. L. Wu 的干燥成熟果实。

【产地】　主产广东,以阳春、阳江出产最为有名,名"阳春砂";广西的钦州,福建省的同安等地亦产。多栽培。

【采制】　夏、秋二季果实成熟时采收,晒干或低温干燥。

【植物形态】　阳春砂:多年生草本。地下根状茎圆柱形,横走;地上茎直立,无分枝。叶片窄长圆形或条状披针形,上面无毛,下面被微毛,羽状平行脉;叶鞘抱茎,叶舌短小。穗状花序成疏松球形,具花 8~12 朵;花萼筒状,花冠管细长;发育雄蕊 1 枚;雌蕊花柱细长,柱头漏斗状高于花药,子房下位。蒴果近球形,不开裂,成熟时红棕色,具软刺。种子多数,芳香。花期 3~6 月,果期 6~9 月。

　　绿壳砂:与阳春砂相比,根茎先端的芽、叶舌多呈绿色。花期 4~5 月,果期 8~9 月。

　　海南砂:与阳春砂相比,叶舌极长,长 2~4.5cm;蒴果具明显钝棱,果皮厚硬,被片状、分枝的短柔刺。花期 4~6 月,果期 5~9 月。

【性状】　阳春砂、绿壳砂:呈椭圆形或卵圆形,有不明显的三棱,长 1.5~2cm,直径 1~1.5cm。表面棕褐色,密生刺状突起,顶端有花被残基,基部常有果梗。果皮薄而软。种子集结成团,具三钝棱,中有白色隔膜,将种子团分成 3 瓣,每瓣有种子 5~26 粒。种子为不规则多面体,直径 2~3mm;表面棕红色或暗褐色,有细皱纹,外被淡棕色膜质假种皮;质硬,胚乳灰白色。气芳香而浓烈,味辛凉、微苦。

　　海南砂:呈长椭圆形或卵圆形,有明显的三棱,长 1.5~2cm,直径 0.8~1.2cm。表面被片状、分枝的软刺,基部具果梗痕。果皮厚而硬。种子团较小,每瓣有种子 3~24 粒;种子直径 1.5~2mm。气味稍淡(图 9-172)。

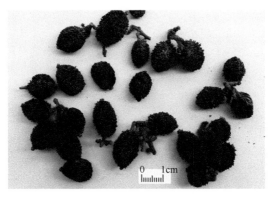

图 9-172　砂仁药材图

【显微特征】　阳春砂种子横切面:①假种皮有时残存;②种皮表皮细胞 1 列,径向延长,壁稍厚;③下皮细胞1列,含棕色或红棕色物;④油细胞层为1列油细胞,长76~106μm,宽16~25μm,含黄色油滴;⑤色素层为数列棕色细胞,细胞多角形,排列不规则;⑥内种皮为1列栅状厚壁细胞,黄棕色,内壁及侧壁极厚,细胞小,内含硅质块;⑦外胚乳细胞含淀粉粒,并有少数细小草酸钙方晶;⑧内胚乳细胞含细小糊粉粒和脂肪油滴(图9-173、图9-174)。

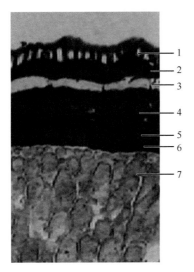

图 9-173　砂仁(种子)横切面详图

1. 表皮;2. 下皮(色素层);3. 油细胞层;4. 色素层;
5. 硅质块;6. 内种皮厚壁细胞;7. 外胚乳

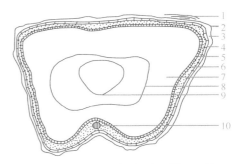

图 9-174　砂仁(阳春砂)种子横切面简图

1. 假种皮; 2. 表皮细胞; 3. 下皮色素层; 4. 油细胞层;
5. 色素细胞层;6. 内种皮厚壁细胞;7. 外胚乳细胞;
8. 外胚乳细胞;9. 胚;10. 种脊维管束

粉末灰棕色。①内种皮厚壁细胞红棕色或黄棕色,表面观多角形,壁厚,非木化,胞腔内含硅质块;断面观为1列栅状细胞,内壁及侧壁极厚,胞腔偏外侧,内含硅质块。②种皮表皮细胞淡黄色,表面观长条形,常与下皮细胞上下层垂直排列。③下皮细胞含棕色或红棕色物。色素层细胞皱缩,界限不清楚,含红棕色或深棕色物。④外胚乳细胞类长方形或不规则形,充满细小淀粉粒集结成的淀粉团,有的包埋有细小草酸钙方晶。⑤内胚乳细胞含细小糊粉粒和脂肪油滴。⑥油细胞无色,壁薄,偶见油滴散在(图9-175)。

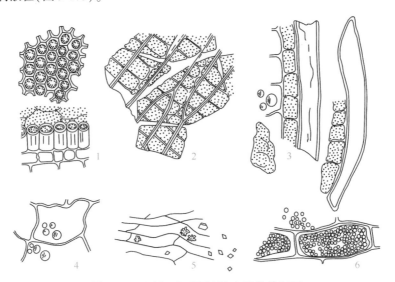

图 9-175　砂仁(阳春砂)粉末显微特征图

1. 内种皮细胞;2. 下皮细胞;3. 种皮表皮细胞;4. 油细胞;5. 假种皮及草酸钙结晶;6. 内胚乳细胞

【化学成分】 种子含挥发油 2.5% ~ 3.9%,油中含乙酸龙脑酯(borneol acetate,53.9%)、樟脑(16.55%)、樟烯(9.55%)、柠檬烯(8.78%)、β-蒎烯(4.13%)、苦橙油醇(nerolidol)等。

【理化鉴别】 取本品粉末经水蒸气蒸馏所得挥发油,加乙醇制成供试品溶液,与乙酸龙脑酯对照品液以环己烷-乙酸乙酯(22∶1)为展开剂,共硅胶 G 薄层展开,喷以 5% 香草醛硫酸溶液,热风吹数分钟后检视。供试品色谱与对照品色谱相应的位置上显相同的紫红色斑点。

【含量测定】

(1)经水蒸气蒸馏法提取挥发油,阳春砂、绿壳砂种子团含挥发油不得少于 3.0%(ml/g);海南砂种子团含挥发油不得少于 1.0%(ml/g)。

(2)按气相色谱法测定,本品按干燥品计算,含乙酸龙脑酯($C_{12}H_{20}O_2$)不得少于 0.90%。

【药理作用】 ①煎剂对豚鼠离体肠管低浓度兴奋,高于 1% 浓度及挥发油饱和水溶液则均呈抑制作用。砂仁煎剂对小鼠能增进肠道运动。②能明显抑制血小板聚集。③乙酸龙脑酯有显著抑制番泻叶所致小鼠腹泻、冰醋酸所致小鼠疼痛和离体家兔小肠平滑肌运动的作用。

【功效】 性温,味辛。化湿开胃,温脾止泻,理气安胎。用于湿浊中阻,脘痞不饥,脾胃虚寒,呕吐泄泻,妊娠恶阻,胎动不安。

【附注】 砂仁壳:为砂仁的果皮,功效同种子而稍弱。

案例 9-39 解析:

艳山姜在香料市场上冒充砂仁销售,而真砂仁只能"躲在"药房里。

砂仁作为中药具有行气宽中、健胃消食、安胎止呕的功效,可用于脘腹胀痛、食欲缺乏、恶心呕吐等症。由于其具有一种特殊的香味,也被当作香料使用,具有药食同源的功效。艳山姜虽然也有一定的香味,可作为调料提味,但根本达不到砂仁的功效。

知识拓展

砂仁原名缩砂蜜,始载于我国唐代《本草拾遗》。砂仁是一种较为温和的中药。在中国的应用已经有1300多年的历史,在古代就有很多书籍对砂仁的药用功效有所记载,其中在《本草纲目》里就有着砂仁可以健脾、化滞、消食的记载。说到健脾养胃,实际上我们大家都比较熟悉的一种 OTC 中成药——香砂养胃丸,砂仁就是其中之君药。砂仁实际上现在大家都知道临床应用很多,具有开胃消食、理气醒脾和中止呕吐的作用。在临床上经常用它治疗气滞食积、腹痛呕吐、肠鸣痢疾等病症,现在药理研究明确证实砂仁对消化系统有调整的作用,在临床上用于治疗溃疡病出现的胃腹胀痛、嗳气等,疗效较显著,现在中医已经把砂仁作为治疗脾胃病的常用药,除此以外,砂仁对孕妇经常出现恶心、呕吐、厌食疗效也特别好。

莪术 Curcumae Rhizoma

案例 9-40

某市药品检验所接到一举报:该市某医院中药房,调配中药汤剂莪术饮片有问题,接到举报后,市药品检验所派人到该医院中药房抽取样品,送药检所中药室检验,药检所的药师从样品的外观上看,感觉被检品莪术饮片与正品较相似,但其断面棕黄色或金黄色,角质状,有蜡样光泽,近外围有一黄色的环纹,中部有黄色的筋脉小点。气香特异,味辛辣,微苦。咀嚼时唾液染黄色;研粉加水湿润后,涂指甲可染成黄色。经快速用水液和口尝等方法就鉴定出被检品是混淆品种。

问题:

药检所的药师是如何快速鉴定该检品是混淆品种的?

【来源】 姜科植物蓬莪术 *Curcuma phaeocaulis* Val.、广西莪术 *Curcuma kwangsiensis* S. G. Lee et C. F. Liang 或温郁金 *Curcuma wenyujin* Y. H. Chen et C. Ling 的干燥根茎。后者习称"温莪术"。

【产地】 蓬莪术主产四川,广西莪术主产广西,温莪术主产浙江。

【采制】 冬季茎叶枯萎后采挖,洗净,蒸或煮至透心,晒干或低温干燥后除去须根和杂质。

【植物形态】 广西莪术:多年生草本,根茎卵圆形至卵形,肉质,根细长,末端膨大成肉质纺锤状,断面白色。叶片长椭圆形,两面密被粗柔毛,叶柄短,长约为叶片的1/4,叶片基部下部苞片卵圆形,淡绿色,腋内有花2至数朵。萼筒白色,先端具3齿;花冠近漏斗状,花瓣3,粉红色,侧生退化雄蕊形状与花瓣相似,淡黄色,唇瓣近圆形,淡黄色,先端微凹;子房下位。花期7月。

蓬莪术:叶片上面沿中脉两侧有1~2cm宽的紫色晕。穗状花序,上部苞片粉红色至紫红色,中、下部苞片淡绿色至白色;花冠淡黄色。花期3~5月。

温莪术:叶片约比广西莪术大1倍,无毛。穗状花序先叶抽出,上部苞片红色较深,花冠白色。花期5月。

【性状】 蓬莪术:呈卵圆形、长卵形、圆锥形或长纺锤形,顶端多钝尖,基部钝圆,长2~8cm,直径1.5~4cm。表面灰黄色至灰棕色,上部环节突起,有圆形微凹的须根痕或残留的须根,有的两侧各有1列下陷的芽痕和类圆形的侧生根茎痕,有的可见刀削痕。体重,质坚实,断面灰褐色至蓝褐色,蜡样,常附有灰棕色粉末,皮层与中柱易分离,内皮层环纹棕褐色。气微香,味微苦而辛。

广西莪术:环节稍突起,断面黄棕色至棕色,常附有淡黄色粉末,内皮层环纹黄白色。

温莪术:断面黄棕色至棕褐色,常附有淡黄色至黄棕色粉末。气香或微香(图9-176)。

【显微特征】 横切面:①木栓细胞数列,有时已除去。②皮层散有叶迹维管束;内皮层明显。③中柱较宽,维管束外韧型,散在,沿中柱鞘部位的维管束较小,排列较密。④薄壁细胞充满糊化的淀粉粒团块,薄壁组织中有含金黄色油状物的细胞散在(图9-177)。

粉末黄色或棕黄色。①油细胞多破碎,完整者直径62~110μm,内含黄色油状分泌物。②导管多为螺纹导管、梯纹导管,直径20~65μm。③纤维孔沟明显,直径15~35μm。④淀粉粒大多糊化(图9-178)。

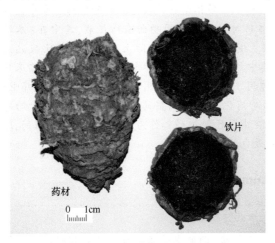

图9-176 莪术药材图

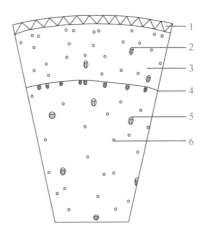

图9-177 莪术(根茎)横切面简图
1. 木栓细胞层;2. 叶迹维管束;3. 皮层;
4. 内皮层;5. 维管束;6. 油细胞

【化学成分】 蓬莪术:含挥发油1.5%~2.0%,油中含吉马酮(germacrone)、β-榄香烯(elemene)、樟脑、表莪术酮(epi-curzerenone)、莪术烯(curzerene)、1,8-桉油精(1,8-cineole)、芳姜黄烯(arcurcumne)等成分。

广西莪术:含挥发油1%~1.2%,油中含 β-榄香烯酮(β-elemenone)、吉马酮、莪术醇(curcumol)、莪术酮(curzerenon)、莪术二酮(curdione)、β-榄香烯、1,8-桉油精、莪术烯、樟脑等。

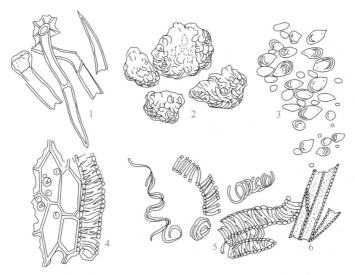

图 9-178　莪术(根茎)粉末显微特征图
1. 非腺毛；2. 糊化淀粉粒团块；3. 未糊化淀粉粒；4. 油细胞；5. 导管；6. 纤维

温莪术：含挥发油 1.4%~2.0%，油中含莪术醇、莪术酮、β-榄香烯、吉马烯(germacrene)、吉马酮、β-蛇床烯(selinene)、1,8-桉油精、樟脑等。

【理化鉴别】　本品粉末石油醚(30~60℃)超声提取液，与吉马酮对照品液以石油醚(30~60℃)-丙酮-乙酸乙酯(94∶5∶1)为展开剂，硅胶 G 板共薄层展开，喷以 1% 香草醛硫酸溶液，在105℃加热至斑点显色清晰。供试品色谱中，在与对照品色谱相应的位置上，显相同颜色的斑点。

【含量测定】　按挥发油水蒸气蒸馏法测定，本品含挥发油不得少于 1.5%(ml/g)。

【药理作用】　①抗癌作用：莪术有直接杀瘤细胞的作用。莪术抗癌作用的方式既有直接作用，也有宿主的免疫反应参与。其主成分有莪术醇与莪术双酮。β-榄烯亦有一定抑制作用。②抗炎作用：莪术油对小鼠乙酸腹膜炎有抑制作用。莪术油腹腔注射，对烫伤小鼠局部水肿有明显治疗作用，对巴豆油引起的小鼠耳部炎症有抑制作用，对大鼠棉球肉芽肿增生有抑制作用。③抗菌作用：莪术挥发油试管内能抑制金黄色葡萄球菌、β-溶血性链球菌、大肠埃希菌、伤寒杆菌、霍乱弧菌等的生长。④活血作用：莪术挥发油可对抗 ADP 和肾上腺素诱导的血小板凝聚时间的延长，水煎醇沉制剂可增加犬股动脉血流量。

【功效】　性温、味辛、苦。行气破血，消积止痛。用于癥瘕痞块，淤血经闭，胸痹心痛，食积胀痛。

【附注】　姜黄(Curcumae Longae Rhizoma)：为姜科植物姜黄 Curcuma Longa L. 的干燥根茎，主产四川、福建、广东、江西等地。按挥发油水蒸气蒸馏法测定，本品含挥发油不得少于 7.0%(ml/g)；按高效液相色谱法测定，本品按干燥品计算，含姜黄素($C_{21}H_{20}O_6$)不得少于 1.0%。性温，味辛、苦。破血行气，通经止痛。用于胸胁刺痛，胸搏心痛，痛经经闭，癥瘕，风湿肩臂疼痛，跌扑肿痛。

郁金(Curcumae Radix)：为姜科植物温郁金、姜黄、广西莪术或蓬莪术的干燥块根。前两者分别习称"温郁金"和"黄丝郁金"，其余按性状不同习称"桂郁金"或"绿丝郁金"。性寒，味辛、苦。活血止痛，行气解郁，清心凉血，利胆退黄。用于胸胁刺痛，胸痹心痛，经闭痛经，乳房胀痛，热病神昏，癫痫发狂，血热吐衄，黄疸尿赤。

案例 9-40 解析：

　　断面棕黄色或金黄色，角质状，有蜡样光泽，近外围有一黄色的环纹，中部有黄色的筋脉小点，这些都是姜黄的鉴别特征。口试及水试染黄也是姜黄的特点(含姜黄素)。莪术不具备上述特征(不含姜黄素)。

知识拓展

　　莪术对癌细胞有直接抑制作用和破坏作用,还可增强人体抵抗力,促进肿瘤消退。莪术提取物制成的榄香烯乳注射液可联合化疗治疗晚期消化道肿瘤,结果比单纯化疗组疗效高,患者生存质量也优于单纯化疗组。亦有报道用莪术油灌注栓塞治疗肝癌 25 例,有效率 25%,瘤体缩小率 76%。此外,莪术尚有抗炎、抗病毒、抗溃疡等作用。

豆蔻　Amomi Fructus Rotundus

　　【来源】　姜科植物白豆蔻 *Amomum kravanh* Pierre ex Gagnep. 或爪哇白豆蔻 *Amomum compactum* Soland ex Maton 的干燥成熟果实。前者称"原豆蔻",后者称"印尼白蔻",用时取种子。

　　【产地】　原豆蔻主产于泰国,印尼白蔻主产于印度尼西亚,我国海南、云南、广东、广西有栽培。

　　【采制】　当果实成熟时剪下果穗,晒干或烘干。

　　【性状】　原豆蔻:呈类球形,直径 1.2~1.8cm。表面黄白色至淡黄棕色,有 3 条较深的纵向槽纹,顶端有突起的柱基,基部有凹下的果柄痕,两端均具浅棕色绒毛。果皮体轻,质脆,易纵向裂开,内分 3 室,每室含种子约 10 粒;种子呈不规则多面体,背面略隆起,直径 3~4mm,表面暗棕色,有皱纹,并被有残留的假种皮。气芳香,味辛凉略似樟脑。

　　印尼白蔻:个略小。表面黄白色,有的微显紫棕色。果皮较薄,种子瘦瘪。气味较弱。

　　【化学成分】　种子含挥发油 3%~6%,油中主要成分为 1,8-桉油精(1,8-cineole)、β-蒎烯(β-pinene)、α-松油醇、d-龙脑等。

　　【功效】　性温,味辛。化湿行气,温中止呕,开胃消食。用于湿浊中阻,不思饮食,湿温初起,胸闷不饥,寒湿呕逆,胸腹胀痛,食积不消。

干姜　Zingiberis Rhizoma

　　【来源】　姜科植物姜 *Zingiber officinale* Rose. 的干燥根茎。

　　【产地】　主产于四川的犍为、沐川,贵州的长顺、兴仁等地。为栽培品。

　　【采制】　冬季采挖,除去须根和泥沙,晒干或低温干燥。趁鲜切片晒干或低温干燥者称为"干姜片"。

　　【性状】　干姜:呈扁平块状,具指状分枝,长 3~7cm,厚 1~2cm。表面灰黄色或浅灰棕色,粗糙,具纵皱纹和明显的环节。分枝处常有鳞叶残存,分枝顶端有茎痕或芽。质坚实,断面黄白色或灰白色,粉性或颗粒性,内皮层环纹明显,维管束及黄色油点散在。气香、特异,味辛辣。

　　干姜片:呈不规则纵切片或斜切片,具指状分枝,长 1~6cm,宽 1~2cm,厚 0.2~0.4cm。外皮灰黄色或浅黄棕色,粗糙,具纵皱纹及明显的环节。切面灰黄色或灰白色,略显粉性,可见较多的纵向纤维,有的呈毛状。质坚实,断面纤维性。气香、特异,味辛辣。

　　【化学成分】　含挥发油 2%~3%。辣味成分为挥发油类姜辣素(gingerol)及其分解产物姜酮(gingerone)、姜烯酚(shogaol)。此外还有二氢姜酚(dihydrogingerol)、六氢姜黄素(curcuminoid)等。

　　【功效】　性热,味辛。温中散寒,回阳通脉,温肺化饮。用于脘腹冷痛,呕吐泄泻,肢冷脉微,寒饮喘咳。

草果　Tsaoko Fructus

　　【来源】　姜科植物草果 *Amomum tsao-ko* Crevost et Lemaire 的干燥成熟果实。

　　【产地】　主产于云南、广西、贵州等地。多为栽培品。

　　【采制】　秋季果实成熟时采收,除去杂质,晒干或低温干燥。

　　【性状】　呈长椭圆形,具三钝棱,长 2~4cm,直径 1~2.5cm。表面灰棕色至红棕色,具纵沟及棱线,顶端有圆形突起的柱基,基部有果梗或果梗痕。果皮质坚韧,易纵向撕裂。剥去外皮,中间有黄棕色隔膜,将种子团分成 3 瓣,每瓣有种子多为 8~11 粒。种子呈圆锥状多面体,直径约 5mm;表面红棕色,外被灰白色膜质的假种皮,种脊为一条纵沟,尖端有凹状的种脐;质硬,胚乳灰白色。有特异香气,味辛、微苦。

【化学成分】 含挥发油约 3%,油中主要成分为 1,8-桉油精(1,8-cineole),其次为 α-蒎烯(α-pinene)、橙花醛(neral)、牻牛儿醇(即香叶醇,geraniol)、牻牛儿醛(即香叶醛,geranial)、反-2-十一碳烯醛[(E)-undec-2-enal]等多种成分。

【功效】 性温,味辛。燥湿温中,截疟除痰。用于寒湿内阻,脘腹胀痛,痞满呕吐,疟疾寒热,瘟疫发热。

草豆蔻 Alpiniae Katsumadai Semen

【来源】 姜科植物草豆蔻 *Alpinia katsumadai* Hayata 的干燥近成熟种子。

【产地】 主产于广东、海南、广西等地。

【采制】 夏、秋二季采收,晒至九成干,或用水略烫,晒至半干,除去果皮,取出种子团,晒干。

【性状】 为类球形的种子团,直径 1.5~2.7cm。表面灰褐色,中间有黄白色的隔膜,将种子团分成 3 瓣,每瓣有种子多数,粘连紧密,种子团略光滑。种子为卵圆状多面体,长 3~5mm,直径约 3mm,外被淡棕色膜质假种皮,种脊为一条纵沟,一端有种脐;质硬,将种子沿种脊纵剖两瓣,纵断面观呈斜心形,种皮沿种脊向内伸入部分约占整个表面积的 1/2;胚乳灰白色。气香,味辛、微苦。

【化学成分】 含挥发油约 4%,油中主成分为 1,8-桉油精(1,8-cineole)、α-蛇麻烯(α-humulene)、反-金合欢醇(trans,trans-farnesol)等。还含有山姜素(alpinetin)、豆蔻素(cardamomin)等黄酮类成分。

【功效】 性温,味辛。燥湿行气,温中止呕。用于寒湿内阻,脘腹胀满冷痛,嗳气呕逆,不思饮食。

益智 Alpiniae Oxyphyllae Fructus

【来源】 姜科植物益智 *Alpinia oxyphylla* Miq. 的干燥成熟果实。

【产地】 主产于海南、广东、广西、福建等地。

【采制】 夏、秋间果实由绿变红时采收,晒干或低温干燥。

【性状】 呈椭圆形,两端略尖,长 1.2~2cm,直径 1~1.3cm。表面棕色或灰棕色,有纵向凹凸不平的突起棱线 13~20 条,顶端有花被残基,基部常残存果梗。果皮薄而稍韧,与种子紧贴,种子集结成团,中有隔膜将种子团分为 3 瓣,每瓣有种子 6~11 粒。种子呈不规则的扁圆形,略有钝棱,直径约 3mm,表面灰褐色或灰黄色,外被淡棕色膜质的假种皮;质硬,胚乳白色。有特异香气,味辛、微苦。

【化学成分】 含挥发油 0.7%~1.5%,油中主含 1,8-桉油精(1,8-cineole)、诺卡酮(nootkatone)、姜烯(zingiberene)、姜醇(zingiberol)等成分。

【功效】 性温,味辛。暖肾固精缩尿,温脾止泻摄唾。用于肾虚遗尿,小便频数,遗精白浊,脾寒泄泻,腹中冷痛,口多唾涎。

五十八、兰 科

兰科(Orchidaceae)约 800 属,25 000 余种。我国有 194 属,1388 种。重要药用属为天麻属 *Gastrodia*、石斛属 *Dendrobium*、白及属 *Bletilla*、杜鹃兰属 *Cremastra* 等,主要生药有天麻、石斛、铁皮石斛、白及、山慈菇等。

本科为多年生草本。常单叶互生。花两性,两侧对称;花被片 6,排成 2 轮,外轮 3 片称萼片,内轮侧生的 2 片称花瓣,中间的 1 片称唇瓣,后者常特化成各种形状,通常由于花梗和子房作 180°

扭转而位于花的下方;雄蕊与花柱合生成合蕊柱,与唇瓣对生;能育雄蕊通常 1 枚,花粉粒粘结成花粉块;雌蕊子房下位,3 心皮合生,1 室,侧膜胎座。蒴果。种子极多,微小呈粉状,无胚乳。

本科植物根茎或块根的组织内有黏液细胞,有草酸钙针晶、多糖团块或颗粒。

本科植物含倍半萜类生物碱、酚苷类、吲哚苷、黄酮类、香豆素类化合物。①倍半萜类生物碱:如石斛碱、毒豆碱。②酚苷类:如天麻苷、香荚兰苷。此外,尚含吲哚苷(indican)、黄酮类、香豆素等。

天麻　Gastrodiae Rhizoma

案例 9-41

2016 年 1 月 18 日中央电视台科技频道(cctv-10)《科技之光》栏目播出云南省昭通市彝良县小草坝天麻的节目《吃天麻就像吃土豆》。彝良县小草坝是世界天麻原产地之一,小草坝天麻个大、肥厚、饱满、半透明,质实无空心,品质优良,史有"云天麻"之称。

问题:

天麻主要分布在哪些地区,为什么小草坝的天麻品质优良?

【来源】　为兰科植物天麻 *Gastrodiae elata* Bl. 的干燥块茎。

【产地】　主产于云南、四川、贵州、湖北、陕西等地。原为野生,今多栽培。

【采制】　冬栽的第 2 年冬季或第 3 年春季采挖,春栽的当年冬季或第 2 年春季采挖。冬至以后年内采挖的称"冬麻",体重饱满质佳;立夏以前采挖的称"春麻",体松皮多皱缩质次。挖出块茎立即洗净,擦去外皮,蒸透,60℃以下烘干或晒干。

【植物形态】　为真菌营养型多年生寄生草本,全株不含叶绿素。块茎横生,肉质长圆形,有环节。茎黄赤色,叶呈鳞片状,膜质,互生,基部鞘状抱茎。总状花序顶生;花淡绿黄色或橙红色,萼片与花瓣合生成壶状,口部偏斜,顶端 5 裂;唇瓣白色,先端 3 裂;合蕊柱长 5~6mm,子房倒卵形。蒴果长圆形至长圆倒卵形。花期 6~7 月,果期 7~8 月。

【性状】　呈椭圆形或长条形,略扁,皱缩而稍弯曲。长 3~15cm,宽 1.5~6cm,厚 0.5~2cm。表面黄白色至黄棕色,有纵皱纹及由潜伏芽排列而成的横环纹多轮,有时可见棕褐色菌索。顶端有红棕色至深棕色鹦嘴状的芽或残留茎基;另端有圆脐形瘢痕。质坚硬,不易折断,断面较平坦,黄白色至淡棕色,角质样。气微,味甘(图 9-179)。

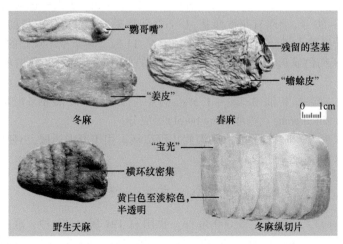

图 9-179　天麻药材及饮片图

【显微特征】　横切面:①表皮有残留。②下皮由 2~3 列切向延长的栓化细胞组成。③皮层为 10

数列多角形细胞,有的含草酸钙针晶束。较老块茎皮层与下皮相接处有 2~3 列椭圆形厚壁细胞,木化,纹孔明显。④中柱占绝大部分,有小型周韧维管束散在。⑤薄壁细胞亦含草酸钙针晶束(图 9-180)。

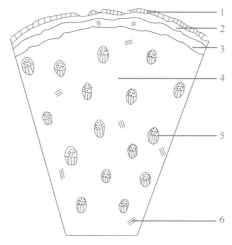

图 9-180 天麻(块茎)横切面简图
1. 表皮;2. 下皮;3. 皮层;4. 中柱;5. 维管束;6. 针晶束

粉末黄白色至黄棕色。①厚壁细胞椭圆形或类多角形,直径 70~180μm,壁厚 3~8μm,木化,纹孔明显。②草酸钙针晶成束或散在,长 25~75(93)μm。③用乙酸甘油水装片观察含糊化多糖类物的薄壁细胞无色,有的细胞可见长卵形、长椭圆形或类圆形颗粒,遇碘液显棕色或淡棕紫色。④螺纹导管、网纹导管及环纹导管直径 8~30μm(图 9-181)。

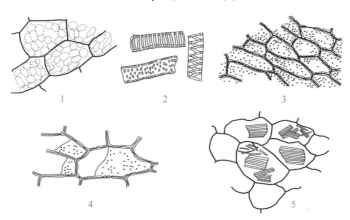

图 9-181 天麻(块茎)粉末显微特征图
1. 糊化多糖团块;2. 导管;3. 木化厚壁细胞;4. 薄壁细胞;5. 草酸钙针晶束

【化学成分】 主要含天麻素(对-羟甲基苯-β-D-葡萄吡喃糖苷,gastrodin)及其苷元对羟基苯甲醇,还有天麻醚苷(gastrodioside)、对羟基苯甲醛、香草醇(vanilly alcohol)等成分。

$$\text{葡萄吡喃糖}-O-\overset{}{\underset{}{\bigcirc}}-CH_2OH$$

天麻素

【理化鉴别】
(1)取本品粉末 1g,加水 10ml,浸泡 4h,随时振摇,滤过。滤液加碘试液 2~4 滴,显紫红色或酒红色。

（2）取本品粉末甲醇超声处理滤液与天麻对照药材及天麻素对照品液以乙酸乙酯-甲醇-水（9∶1∶0.2）为展开剂展开，共薄层展开，喷以 10% 磷钼酸乙醇溶液，在 105℃ 加热至斑点显色清晰。供试品色谱中，在与对照药材色谱和对照品色谱相应的位置上，显相同颜色的斑点。

（3）取（2）项下供试品溶液、对照药材溶液与对羟基苯甲醇对照品液以石油醚（60~90℃）-乙酸乙酯（1∶1）为展开剂展开，共薄层展开，同法显色处理。供试品色谱中，在与对照药材色谱和对照品色谱相应的位置上，显相同颜色的斑点。

【含量测定】　按高效液相色谱法测定，本品按干燥品计算，含天麻素（$C_{13}H_{18}O_7$）和对羟基苯甲醇（$C_7H_8O_2$）的总量不得少于 0.25%。

【药理作用】　①镇静与抗惊厥作用：天麻浸膏小鼠腹腔注射对戊四氮所致惊厥有抗惊厥作用。天麻苷腹腔注射，可减轻马桑内酯诱发的家兔癫痫发作程度。②对心管作用：天麻注射液静脉注射，可使麻醉兔血压下降，心率减慢，心排血量增加，总外用阻力降低，心肌耗氧量降低。③免疫促进作用：天麻注射液对小鼠非特异性免疫和特异性免疫中的细胞免疫及体液免疫均有增强作用。④镇痛作用：天麻有非常明显的镇痛作用。

【功效】　性平，味甘。息风止痉，平抑肝阳，祛风通络。用于小儿惊风，癫痫抽搐，破伤风，头痛眩晕，手足不遂，肢体麻木，风湿痹痛。

案例 9-41 解析：

　　天麻分布于四川、贵州、云南、陕西、湖北、甘肃、安徽、河南、河北、江西、湖南、广西、吉林、辽宁等地，其中贵州西部、四川南部及云南东北部所产为著名地道药材。云南昭通大草坝天麻个大、肥厚、饱满、半透明，质实无空心，天麻素含量最高，据中国科学院昆明植物研究所测定，含量达 1.13%，明显高于其他地区的。

知识拓展

　　徐锦堂，药用植物栽培专家，山西五台人，1958 年毕业于山西农学院农学系。历任中国医学科学院药物研究所栽培室副主任，中国医学科学院药用植物资源开发研究所真菌室主任、研究员。从事天麻无性繁殖栽培和有性繁殖播种的研究，1965 年利用野生菌材伴栽天麻成功，1973 年研究成功天麻菌床栽培法，1976 年试验成功天麻有性繁殖——树叶菌床法，使天麻由野生变为家栽，1980 年获国家发明奖二等奖。

　　徐锦堂为了获得试验用天麻，上山时就带把镢头，碰上就挖几个，有时他自己掏钱买几个。为种活天麻，他把各种适合农作物生长的方法都试验过了，却没有一个天麻成活。然而他并不灰心，仍继续试验。1962 年春天，偶然发现一个碰掉顶芽的天麻，埋了 20 几日长出了小天麻，他恍然大悟，以往的失败在于顶芽抽苔后，天麻就成了空壳。民间传说天麻长有仙人脚，可能就源于此。重复试验，小天麻长出来了，有的新生麻还超过了母麻的重量。可喜的进展，受到中科院植物研究所领导重视。1964 年，天麻野生变家栽被列入研究所正式课题。

　　20 世纪 70 年代，他研究成功天麻无性繁殖固定菌床栽培法，并在陕南各县推广，使天麻产量猛增，不仅满足了市场、扩大了出口，还使陕南十几个县的农民脱贫致富。因此，被栽培产地群众尊为"天麻之父"。

　　20 世纪 80 年代，他发明了天麻有性繁殖树叶菌床法，推广生产后种麻得到复壮，产量得到提高。此后他又经过多次研究，证明了天麻种子萌发必须靠消化侵入种胚的紫萁小菇等萌发菌才能发芽，发芽后的原球茎又必须同化蜜环菌才能正常生长，天麻先后与双菌共生完成从种子到种子的全过程，从而揭开了天麻生长发育的秘密，完成了生物学研究的一项突破。

　　此项成果，荣获卫生部甲等奖，并被国家科委选编入《中华人民共和国重大科技成果选集》中。

石斛　Dendrobii Caulis

【来源】　兰科植物金钗石斛 *Dendrobium nobile* Lindl、鼓槌石斛 *Dendrobium chrysotoxum* Lindl. 或流苏石斛 *Dendrobium fimbriatum* Hook. 的栽培品及其同属植物近似种的新鲜或干燥茎。

【产地】　主产于西南各省区。

【采制】　全年均可采收,鲜用者除去根和泥沙;干用者采收后,除去杂质,用开水略烫或烘软,再边搓边烘晒,至叶鞘搓净,干燥。

【性状】　鲜石斛:呈圆柱形或扁圆柱形,长约30cm,直径0.4~1.2cm。表面黄绿色,光滑或有纵纹,节明显,色较深,节上有膜质叶鞘。肉质多汁,易折断。气微,味微苦而回甜,嚼之有黏性。

金钗石斛:呈扁圆柱形,长20~40cm,直径0.4~0.6cm,节间长2.5~3cm。表面金黄色或黄中带绿色,有深纵沟。质硬而脆,断面较平坦而疏松。气微,味苦。

鼓槌石斛:呈粗纺锤形,中部直径1~3cm,具3~7节。表面光滑,金黄色,有明显凸起的棱。质轻而松脆,断面海绵状。气微,味淡,嚼之有黏性。流苏石斛等呈长圆柱形,长20~150cm,直径0.4~1.2cm,节明显,节间长2~6cm。表面黄色至暗黄色,有深纵槽。质疏松,断面平坦或呈纤维性。味淡或微苦,嚼之有黏性。

【化学成分】　含四氢吡咯类生物碱0.3%~0.8%,主要为石斛碱(dendrobine)和石斛酮碱(nobilonine)。

【功效】　性微寒,味甘。益胃生津,滋阴清热。用于热病津伤,口干烦渴,胃阴不足,食少干呕,病后虚热不退,阴虚火旺,骨蒸劳热,目暗不明,筋骨痿软。

【附注】　铁皮石斛:为自2010年版《中国药典》开始,从"石斛"项下独立出来的品种,为兰科植物铁皮石斛 *Dendrobium officinale* Kimura et Migo 的干燥茎,有"铁皮枫斗"和"铁皮石斛"等规格。

白及　Bletillae Rhizoma

【来源】　兰科植物白及 *Bletilla striata* (Thunb.) Reichb. f. 的干燥块茎。

【产地】　主产于贵州、安徽、江西、浙江等地。

【采制】　夏、秋二季采挖,除去须根,洗净,置沸水中煮或蒸至无白心,晒至半干,除去外皮,晒干。

【性状】　呈不规则扁圆形,多有2~3个爪状分枝,长1.5~5cm,厚0.5~1.5cm。表面灰白色或黄白色,有数圈同心环节和棕色点状须根痕,上面有突起的茎痕,下面有连接另一块茎的痕迹。质坚硬,不易折断,断面类白色,角质样。气微,味苦,嚼之有黏性。

【化学成分】　含白及胶质(系黏液质之一),为一种白及葡萄糖甘露聚糖(bletilla-glucomannan),含量约达60%。

【功效】　性微寒,味苦、甘、涩。收敛止血,消肿生肌。用于咯血,吐血,外伤出血,疮疡肿毒,皮肤皲裂。

第十章　动物类生药

第一节　动物类生药概论

动物类生药在我国的应用有着悠久的历史,远在战国时期《山海经》的"五藏山经"(公元前400年~公元前250年)中就有关于麝、鹿、犀、熊、牛等药用动物的记载。《神农本草经》收载动物药65种(占全书365种的17.8%);唐代《新修本草》收载128种;明代《本草纲目》收载461种(占全书1892种药物的24.4%),并将其分为虫、鳞、介、禽、兽、人各部;清代《本草纲目拾遗》又收载160种。《中药大辞典》(1977年)收载740种,《中国药用动物志》一、二集(1979~1982年)收载药用动物832种,《中国动物药志》(1995年)收载动物药975种和药用动物1546种,《中华本草》(1999年)收载动物药1050种,《动物本草》(2001年)收载动物药1731种和药用动物1567种,2015年版中国药典一部共收载动物类生药50种。

随着生产的发展和科技的进步,动物药研究的各个领域正在与当代最新的科学技术相融合。特别是近20年,我国学者在动物药化学成分、药理作用等方面的研究取得了长足进步;在动物驯化、人工养殖方面,已使不少药用动物由野生变为人工养殖。据不完全统计,现已人工养殖的动物药材有40余种,如人工养麝、活体取香;鹿的驯化、鹿茸生产;还有蛤蚧、龟、鳖、金钱白花蛇、蕲蛇、全蝎、地鳖、刺猬、海马、中国林蛙、穿山甲、复齿鼯鼠等的养殖。加温饲养、人工饲料配比、疾病防治、杂交及人工授精等一些新技术、新方法已成功用于药用动物的驯养。近年来又成功地进行了人工牛黄培植工作,并由手术培育发展到人造胆囊体外循环模拟体内培育牛黄。这些新技术、新方法有力地保护和繁衍了多种濒危灭绝的动物。

我国海域辽阔,海洋药物资源极为丰富,《中国海洋药物辞典》(1994年)收载海洋药物1600种,其中海洋动物药1431种。海洋动物药具有广阔的研究开发前景。

值得注意的是,尽管我国药用动物种类繁多,药用资源丰富,但近年来由于生态系统平衡失调,人为大量捕杀,资源已遭到不同程度的破坏,野生动物日益减少,某些珍贵药用动物已濒临灭绝。为了更好地保护药用动物资源,国家对野生动物实行了"加强资源保护,积极驯养繁殖,合理开发利用"的方针。

一、动物的学名与分类

▌（一）动物的学名

动物的学名是根据国际命名法规,采用瑞典人林奈的双名法,即由属名和种加词组成,其后附命名人姓氏。属名和命名人姓氏的第一个字母大写,如林麝 *Moschus berezovskii* Flerov 等。动物与植物命名也有不同之处,如下所示。

(1)动物种以下的分类等级一般只用亚种,一般不用变种和变型。如果种内有不同的亚种时,则采用三名法,亚种加词紧接在种加词的后面。例如,中华大蟾蜍 *Bufo fufo gargarizans* Cantor 此学名中第一个词 *Bufo* 为属名,第二个词 *bufo* 为种加词,第三个词,*gagarizans* 为亚种加词,Cantor 为亚种定名人姓氏。

(2)如有亚属,则亚属名放在属名和种加词之间,并外加括号,亚属名第一个字母需大写。例如,乌龟 *Chinemys*(*Geoclemys*)*reevesii*(Gray)第一个词为属名,第二个词为亚属名,第三个词为种加词,最后为原学名定名人,外有括号示这一学名是重新组合而来的。

(3)如属名改变,则在定名人姓氏外加括号,如拟海龙 *Syngathoida biaculeatus*(Bloch)。

(二)动物分类的意义和等级

动物分类的基本单位与植物分类的基本单位相同,种(species)是分类上的基本单位。这个基本单位不是动物个体,而是动物群体,即物种。

全世界现存动物约 150 万种,如果加上亚种可能在 200 万种以上,这个数字还在随着各地新种的发现而不断地增加。这么多的动物如果没有科学的分类方法,对整个动物界的认识就会杂乱无章,更无从谈起对动物的调查、鉴定和研究,因此,动物分类的工作十分重要。早期对动物的分类仅根据动物表面特征或习性上的特点,人为因素很多,故称为人为分类法,古代本草书籍多采用此法。目前常采用自然分类系统,因为自然分类系统以动物的基本构造及其发育为分类的依据,能反映出动物之间在进化上的亲缘关系。例如,鲸和鱼,在外观上相似,如果用人为分类法可能同属于鱼类,但鲸的基本构造、生理和发育与哺乳类相同,用自然分类法归属于哺乳类。本教材采用自然分类法进行分类。分类等级与植物界一样,也分界、门、纲、目、科、属、种。这些等级之间也有亚门、亚纲、亚目、亚科、亚属和亚种。以梅花鹿为例:

界 Kingdom	动物界 Animalia
门 Phylum	脊索动物门 Chordata
亚门 Subphylum	脊椎动物亚门 Vertebrata
纲 Class	哺乳纲 Mammalia
亚纲 Subclass	真兽亚纲 Eutheria
目 Order	偶蹄目 Artiodactyla
科 Family	鹿科 Cervidae
属 Genus	鹿属 *Cervus*
种 Species	梅花鹿 *Cervus nippon* Temminck

目前国内外的学者对于动物界分门的数目及各门动物在进化系统上的位置意见尚未统一,所置动物界的分门还未完全一致,有的分为 19 门,有的分为 28 门,还有的分为 33 门。其理论在不同版本的动物学专著中均有介绍。可供药用的动物多分属于以下几门。

1. 腔肠动物门　体形辐射对称,身体呈囊状,具有内外两胚层,外层在体表,内层细胞围成身体内腔,称腔肠。有口与外界相通,食物由口送入腔肠内消化,无肛门,残渣仍由口排出。有骨骼时为钙质或角质。全为水生,营固着或漂浮生活,如生活在海中的海蜇、珊瑚等。

2. 软体动物门　体一般为左右对称,不分节而具次生体腔。体柔软,由头足及内脏团组成,且被体壁延伸而成的外套膜覆盖,并由它分泌出贝壳一个或两个保护体部。口中有角质齿舌,如石决明、珍珠贝、牡蛎、乌贼、蚌等。

3. 环节动物门　体圆柱形或扁平形,由若干相似的环节(体节)组成。具三胚层。多具运动器官刚毛或疣足,消化道完全,有口和肛门。神经系统发达。多为自由生活,如蚯蚓、水蛭等。

4. 节肢动物门　体两侧对称,多有头、胸、腹部的区分,附肢常分节,体外被有几丁质外骨骼。消化系统完整,口器适于咀嚼或吸吮,形式多样。眼的构造特殊,有单眼和复眼两种。水生或陆生。

节肢动物门为动物界最大的一门,又分 3 个亚门、7 个纲,以昆虫纲动物最多,如蜈蚣、中华蜜蜂、地鳖虫、家蚕等。

5. 棘皮动物门　全为海产动物。幼体两侧对称,成体辐射对称。形状多呈星形、圆形、圆柱形或树状分枝;既无体节,又无头部。具有由中胚层形成的内骨骼,主要起支持作用,这些骨骼也形成棘刺伸向体表,故体表有许多棘状突起。具有特殊的水管系统,为体腔的一部分演变而成,是体腔通往各腕的空腔,主要的功能是运动;体腔发达,常见的动物如海参、海胆、海星等。

6. **脊索动物门**　在动物界是身体结构最复杂、进化地位最高等的一门,分布广泛,种类繁多。有脊索(或脊椎),为位于背部的一条支持身体纵轴的棒状结构。高等脊索动物只在胚胎期间有脊索,成长时即由分节的脊柱取代。中枢神经系统呈管状,位于脊索的背面,高等种类中神经管分化为脑和脊髓两部分。

脊索动物门又可分为 3 个亚门,即尾索动物亚门、头索动物亚门和脊椎动物亚门。其中以脊椎动物亚门最高级,最重要的特点是具有高度发达和集中的神经系统,出现了明显的头部。此亚门又分鱼纲(如海马、海龙)、两栖纲(如蟾蜍、林蛙)、爬行纲(如龟、鳖、银环蛇、蛤蚧)、鸟纲(如鸡、鸭)和哺乳纲(如熊、麝、梅花鹿、牛)。

二、动物类生药的分类

动物类生药可按动物分类系统、药用部位、化学成分、药理作用及功能主治等进行分类。按药用部位常将动物类生药分类如下。

1. **全动物类**　水蛭、地龙、全蝎、蜈蚣、土鳖虫、斑蝥、红娘子、青娘子、海龙、海马、金钱白花蛇、蕲蛇、乌梢蛇、蛤蚧等。

2. **角骨类**　鹿茸、鹿角、羚羊角、水牛角、龟甲、鳖甲、豹骨、穿山甲等。

3. **贝壳类**　牡蛎、石决明、蛤壳、珍珠母、瓦楞子、海螵蛸等。

4. **脏器类**　哈蟆油、熊胆、鸡内金、紫河车、桑螵蛸、海狗肾、凤凰衣、鹿鞭、鹿胎等。

5. **生理病理产物**　珍珠、蟾酥、牛黄、麝香、僵蚕、五灵脂、夜明砂、望月砂、白丁香、蝉蜕、蛇蜕、蜂房、蜂蜜、马宝、狗宝等。

6. **加工品**　阿胶、鹿角胶、鹿角霜、鳖甲胶、龟甲胶、水牛角浓缩粉、血余炭等。

三、动物类生药的活性成分

(一)氨基酸、多肽、蛋白质类

1. **氨基酸**　动物类生药普遍含有各种不同的氨基酸,有的氨基酸有直接医疗作用,如牛黄中的牛磺酸(taurine),有刺激胆汁分泌和降低眼压作用;地龙的解热作用与其游离氨基酸含量成正比;紫河车的氨基酸提取物对白细胞减少症有效果。

2. **多肽**　一般由 2~20 个氨基酸分子缩合而成的含有多个肽键的化合物,具直链或环状结构。20 个以上氨基酸组成的多肽与蛋白质无明显界限。动物多肽多具有生物活性,如水蛭多肽有抗凝血作用,蛙皮多肽能舒张血管,海兔抑制素有抗肿瘤作用,眼镜蛇肽毒可用于晚期癌痛、神经痛、风湿关节痛、带状疱疹等顽固性疼痛,麝香的水溶性肽类具有显著的抗炎作用。动物骨如豹骨、狗骨、鸡骨、鲸骨等可治疗骨质增生、风湿及类风湿关节炎,现代科学研究证明其有效成分为多肽类。近年来,海洋生物肽类毒素的研究取得了较大进展,已分离出海葵毒素(anthoplerintoxin)、芋螺毒素(conotoxin)等数十个肽类毒素。

3. **蛋白质**　是由 20 个以上的氨基酸通过肽键结合而成的大分子化合物。不少蛋白质具有生物活性,如促进体内化学反应的生物催化剂(如酶),调节生理功能的肽类激素。蝎毒毒性仅次于蛇毒,具有很强的溶血活性。蜘蛛毒主含蛋白毒素和酶,国外早已用于临床,主要治疗关节痛和神经痛。蜂毒具有抗炎、抗辐射、抗癌、抗凝血等多种作用。多种动物(如鲍鱼、牡蛎、枪乌贼)的糖蛋白有较强的抗菌、抗病毒作用。峨螺、圆蛤中的蛤素有抗肿瘤、抗病毒活性。人尿中的糖蛋白能治疗白血病,促进骨髓内的细胞增殖。

(二)甾体类

甾体成分几乎存在于所有生物体中。具有生物活性的甾体类主要有蟾毒、胆汁酸、甾体激素、蜕皮激素等。

1. 蟾蜍毒素类 蟾蜍及其耳后腺分泌物(蟾酥)为我国重要的传统中药,至今已分离出多种蟾毒配基。蟾毒配基类(bufogenins)为结构类似强心苷类而有毒性的化合物。除蟾蜍属外,其他动物中也发现有蟾毒内酯类存在,如虎斑颈槽蛇(*Rhabdophis tigrinus*)的颈腺毒,精制后得到几种蟾毒内酯。蟾毒配基类具有明显的强心作用,主要表现在增强心肌收缩力,增加心排血量,减慢心率。此外还有抗菌消炎、抗肿瘤、利尿等作用。脂蟾毒配基兼有兴奋呼吸、强心和升高动脉血压等多种药理作用,已用于临床,商品名"蟾力苏"。

2. 胆汁酸类 胆汁是脊椎动物特有的从肝分泌出来的分泌液。胆汁酸是结合的各种胆酸类物质的总称,是胆汁的主要成分,也是特征性成分。胆汁酸经水解产生各种游离胆酸类,称为胆甾酸。已发现的胆甾酸有 100 多种,其中最常见的如胆酸(cholic acjd)、去氧胆酸(deoxycholic acid)、鹅去氧胆酸(chenodeoxycholic acid)、熊去氧胆酸(ursodeoxycholic acjd)、猪去氧胆酸(hyodeoxycholic acid)等,存在于鱼、蛇、鸡、鹅、猪、狗、羊、牛、熊等动物的胆汁中。胆汁酸能促进脂肪酸、胆固醇、脂溶性维生素、胡萝卜素及 Ca^{2+} 等吸收,有利胆作用,对神经系统有镇静、镇痛及解痉作用、还有镇咳、解热、抑菌、抗炎等作用。

3. 甾体激素类 广泛存在于生物体中,是一类重要的内因性生理活性物质。天然存在和人工合成的有生物活性的甾体激素有上千种,按它们的生理作用可分为糖皮质甾类激素、盐皮质甾类激素、雄激素、雌激素、孕激素 5 种类型。它们是机体生长发育、代谢和生殖不可缺少的物质。各类动物药材中已知含有该类成分的品种很多,重要的如紫河车中的黄体酮(progesterone)、鹿茸中的雌酮(estrone)、海狗肾中的雄甾酮(androsterone),麝香乙醚提取物中已知含有甾体激素 15 种以上。

4. 蜕皮激素 在昆虫及甲壳类动物中分布较广泛,分布的种类和数量因动物的种属而异,如蚕类蜕皮激素以 α-蜕皮酮为主,β-蜕皮酮含量极微;在蝗虫中则以 β-蜕皮酮占优势。

蜕皮激素对昆虫类及甲壳动物可促进其细胞生长,刺激真皮细胞分裂,产生表皮并使其蜕皮。经小鼠和大鼠实验证明,蜕皮激素能促进蛋白质合成,排除体内胆甾醇,抑制血糖,维持幼嫩组织高度活性。蜕皮素和蜕皮甾酮有促进人体蛋白质的合成,降血脂和抑制血糖升高等作用。

5. 海洋甾体类 已从海绵动物、腔肠动物、扁形动物、环节动物、节肢动物、棘皮动物等海洋生物中分离出结构新颖的甾类化合物,有的具有重要的生理活性,如异岩藻甾醇(isofucosterol)具有抗菌、抗癌活性,虾夷扇贝甾醇有降低血液胆固醇的作用。

(三) 生物碱类毒素

此类成分归为非肽含氮化合物更为确切,在动物中分布较广,多数具有类似生物碱的性质,分子中多数具有复杂的氮环结构,但直链含氮化合物也不少。重要且常见的类型如下。

1. 环外含氮类 如沙海葵毒素(palytoxin,PTX),最早是从腔肠动物皮沙海葵科沙海葵属毒沙海葵 *Palythoa toxica* 中分离出来的毒性极强的化合物,LD_{50} 0.15μg/kg(小鼠,腹腔注射)。它是迄今为止非蛋白毒素中毒性最强的化合物,具有抗癌、溶血等多种生物活性,并且具有非常强的心血管收缩作用,可以作为药理研究的工具药。另外存在于动物脑、肝、肾、心脏与神经组织中的胆碱,水生动物肌肉中的甜菜碱(betaine)类等均属于此类化合物。

2. 胍类衍生物 如河豚毒素(tetrodotoxin,TTX)最初是从红鳍东方豚 *Fugu rubripes* 的卵巢和肝中分离出来的具有强烈毒性的化合物,结构中含一胍基,有镇痛和局部麻醉作用,麻醉强度为可卡因的 1600 倍,现多作为药理研究的工具药使用。石房蛤毒素(saxitoxin,STX)最早是从海洋贝类大石房蛤 *Saxidomus giganteus* 中分离出来的毒性化合物,其分子中有一对胍基,又有 4 个氮原子在环中,LD_{50} 为 10μg/kg(小鼠,腹腔注射),也属一种神经毒素,其毒性为番木鳖碱的 50 倍,氰化钾的 1000 倍。

3. 吡咯衍生物 此类化合物分子中存在共轭体系,因此具有特殊的吸光能力,能够呈现各种颜色。例如,脊椎动物的血红蛋白,胆汁中的胆红素及氧化产物胆绿素等,具有促进红细胞生成、解热、抗病毒、抗癌、抗衰老等作用。有报道胆红素在清除自由基及超氧离子上起着重要作用。

4. 吲哚类 如从蟾蜍皮肤分泌腺中分离出的活性碱,主要是 5-羟色胺(serotonin)及其衍生物,蟾蜍色胺(bufotenine,cinobufotenine)为基本骨架。有 *O*-甲基蟾蜍色胺、脱氢蟾蜍色胺(dehydro-bufotenine)、蟾蜍色胺内盐(bufotenidine)、蟾蜍绿啶(bufoviridine)等。这些成分对肠管、血管等平滑肌有收缩作用,可引起血压上升,呼吸兴奋。

(四)萜类

动物中萜类活性成分较多,尤其从海洋无脊椎动物中分离出的萜类更多,陆地动物也在陆续发现一些萜类活性物质。例如,从斑蝥中提取的斑蝥素,是一种单萜类细胞毒物质,具有抗癌、抗病毒及抗真菌作用。昆虫来源的倍半萜如信息素、防御物质等,分别具有保护昆虫幼体性状、种内或种间个体传递信息及预防等作用。从海绵动物 *Luffariella variabilis* 中分离出的一种二倍半萜内酯 manoalide 具有抗癌作用。广布于哺乳动物皮肤中的角鲨烯(squalene)为 6 个异戊二烯双键组成的碳氢化物,主要来源于鲨鱼肝油及其他鱼类的鱼肝油。类胡萝卜素是一类由浅黄到深红色的脂溶性色素,分子中含有 4 个异戊二烯单位;海产动物中类胡萝卜素分布较广,两栖动物的蛙类、哺乳动物肝中类胡萝卜素含量很高;类胡萝卜素具有抗光敏、延缓癌的转移作用。

动物体内还含有大量未被开发利用的活性成分,许多具有强烈的药效作用,特别是海洋生物中有相当一部分具有药用价值,常用传统中药海龙、海马、海狗肾、海螵蛸等中又发现了很多有药用价值的新成分。

四、动物类生药的鉴别

动物类生药的鉴别,其方法与植物类生药类似,根据具体情况选用一种或多种方法配合进行,方可得到准确结果。

(1)来源鉴别:依据动物的分类学和解剖学知识,对动物类生药进行来源鉴定。以完整动物入药的,可根据其形态及解剖特征进行动物分类学鉴定,必要时结合 DNA 分子鉴定等以确定其品种。

(2)性状鉴别:可通过观、摸(手试)、嗅、尝、试(水试、火试)等方法识别药材。因动物类生药具有不同于其他类别生药的特殊性,特别要注意其专属性的特征,如观察其形状、表面特征(如纹理、突起、附属物、裂缝等)、颜色(包括表面和断面的颜色)、水试或火试现象,闻其气(如麝香的特异香气),尝其味(如体外培育牛黄味苦而后甘,有清凉感)。

(3)显微鉴别:对于性状鉴别不易识别的动物类生药、贵重或破碎的生药、生药粉末等,常用其显微特征鉴别其真伪。在进行显微鉴别时,常需根据不同的鉴别对象制作合适的显微制片,包括粉末制片、组织切片和磨制薄片(如贝壳类、角类、骨类、珍珠)等。

(4)理化鉴别:是鉴别动物类生药真伪的重要手段,一般的理化鉴别方法大都适用于动物类生药的鉴定,包括一般理化鉴别、常规理化检查、光谱法、色谱法、差热分析法、X 线衍射法等。例如,蜂蜜的常规理化检查中,可测定其相对密度;蜂蜡和虫白蜡等可测定其熔点、溶解度或酸值、皂化值等物理常数;蟾酥药材可采用薄层色谱法以脂蟾毒配基及华蟾酥毒基作对照鉴别;斑蝥中的斑蝥素含量可采用高效液相色谱法测定;利用动物药材所含蛋白质、氨基酸的组成和性质不同,采用凝胶电泳系列技术可成功地把动物药材与其类似品、伪品区别开来,如鉴定不同来源的蛇类、胶类、角类、昆虫类等生药;利用衍射全谱分析法可成功地鉴别牛黄、人工牛黄、管黄、人工结石、猪胆结石等生药。

(5)DNA 分子鉴别:随着分子生物技术的迅猛发展,目前 DNA 分子鉴别已广泛应用于生命科学的各个领域。DNA 分子鉴别技术已越来越多地应用于动物类生药的鉴别,具有准确性高、重复性好的特点。例如,对龟甲、鳖甲、蛇类、鹿类、蛤蚧等生药进行的鉴别研究,在一定程度上克服了仅依据形态、显微特征及理化方法进行此类生药鉴别的不足。2015 年版《中国药典》收载有蛇类生药乌梢蛇、蕲蛇的 DNA 分子鉴别。

第二节 重要动物类生药

鹿茸 Cervi Cornu Pantotrichum

案例 10-1

　　2015 年 3 月,山东烟台市民刘阿姨在参加一次老年人保健品推销讲座时幸运地中了大奖,获赠一大盒花鹿茸。后经食品药品监督管理局的工作人员鉴定,是用一些猪皮或者小牛皮伪做的鹿茸表皮,包裹着一些类似动物血液骨胶后而制成的伪品。

问题:

　　鹿茸的来源是什么?花鹿茸具有哪些性状特征?

【来源】　鹿科动物梅花鹿 *Cervus nippon* Temminck 或马鹿 *Cervus elaphus* Linnaeus 的雄鹿未骨化密生茸毛的幼角。前者习称"花鹿茸",后者习称"马鹿茸"。

【产地】　花鹿茸主产于吉林、辽宁、黑龙江、河北等省;马鹿茸主产于黑龙江、吉林、内蒙古、新疆、青海、云南、四川等省区,现均有人工饲养。梅花鹿为国家一级保护动物,马鹿为国家二级保护动物。现药用鹿茸主要从人工饲养中获取。

【采制】　采取锯茸和砍茸两种方法。

锯茸:一般从 3 岁的鹿开始锯取,二杠茸每年采收两次,第一次多在清明后 45~50 日,习称"头茬茸",采后 50~60 日锯第二次(二茬茸);三岔茸每年只收一次,在 6 月下旬~7 月下旬。锯下的花鹿茸用钉扎口,进行排血、洗茸、煮烫和干燥等加工。马鹿茸加工方法不同处是煮烫时不要排血,煮烫和干燥时间比花鹿茸要长。

砍茸:一般用于老鹿、病鹿、伤残鹿。将鹿头砍下,再将茸连脑盖骨锯下,刮净残肉,绷紧脑皮,进行煮烫、阴干等加工。

【动物形态】　梅花鹿:体长约 1.5m,肩高 0.9~1m。雄鹿有角,雌鹿无角。耳大直立,颈及四肢细长,臀部有明显的白色臀斑,尾短。雄鹿第二年开始生角,不分叉,密被黄色或白色细茸毛,以后每年早春脱换新角,增生 1 叉,长全时共有 4~5 叉。眉叉斜向前伸,第二枝与眉叉较远,主干末端再分小枝。冬毛厚密,呈棕灰色或棕黄色,四季均有白色斑点,夏毛稀薄,无绒毛,红棕色,白斑显著。

马鹿:体形较大。身长 2m 左右,肩高约 1.3m,冬毛灰褐色,臀部有黄赭色斑。夏毛较短没绒毛,呈赤褐色,无白色斑点。角叉多至 6 叉以上。

【性状】　花鹿茸:呈圆柱状分枝,具一个分枝者习称"二杠",主枝习称"大挺",长 17~20cm,锯口直径 4~5cm,离锯口约 1cm 处分出侧枝,习称"门庄",长 9~15cm,直径较大挺略细。外皮红棕色或棕色,多光润,表面密生红黄色或棕黄色细茸毛,上端较密,下端较疏;分岔间具 1 条灰黑色筋脉,皮茸紧贴。锯口黄白色,外围无骨质,中部密布细孔。具两个分枝者,习称"三岔",大挺长 23~33cm,直径较二杠细,略呈弓形,微扁,枝端略尖,下部多有纵棱筋及突起疙瘩;皮红黄色,茸毛较稀而粗。体轻。气微腥,味微咸(图 10-1)。

二茬茸与头茬茸相似,但挺长而不圆或下粗上细,下部有纵棱筋。皮灰黄色,茸毛较粗糙,锯口外围多已骨化。体较重。无腥气。

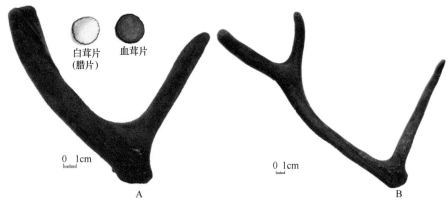

图 10-1　鹿茸(花鹿茸)药材图
A. 二杠茸;B. 三岔茸

马鹿茸:较花鹿茸粗大,分枝较多,侧枝一个者习称"单门",二个者习称"莲花",三个者习称"三岔",四个者习称"四岔"或更多。按产地分为"东马鹿茸"和"西马鹿茸"(图 10-2)。

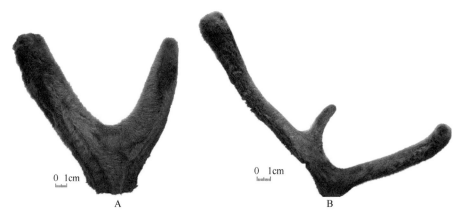

图 10-2　鹿茸(马鹿茸)药材图
A. 单门;B. 莲花

东马鹿茸"单门"大挺长 25~27cm,直径约 3cm。外皮灰黑色,茸毛灰褐色或灰黄色,锯口面外皮较厚,灰黑色,中部密布细孔,质嫩;"莲花"大挺长可达 33cm,下部有棱筋,锯口面蜂窝状小孔稍大;"三岔"皮色深,质较老;"四岔"茸毛粗而稀,大挺下部具棱筋及疙瘩,分枝顶端多无毛,习称"捻头"。

西马鹿茸大挺多不圆,顶端圆扁不一,长 30~100cm。表面有棱,多抽缩干瘪,分枝较长且弯曲,茸毛粗长,灰色或黑灰色。锯口色较深,常见骨质。气腥臭,味咸。

鹿茸均以茸形粗壮、饱满、皮毛完整、质嫩油润、无骨棱、无钉者为佳。

【显微特征】　粉末淡黄色。①表皮角质层表面颗粒状,茸毛脱落后的毛窝呈圆洞状。②毛干中部直径 13~50μm,表面由扁平鳞片状细胞呈覆瓦状排列的毛小皮包围,细胞的游离缘指向毛尖,皮质有棕色色素,髓质断续或无。③毛根常与毛囊相连,基部膨大作撕裂状。④骨碎片表面有纵纹及点状孔隙;骨陷窝呈类圆形或类梭形,边缘骨小管呈放射状沟纹;横断面可见大的圆孔洞,边缘凹凸不平。⑤未骨化组织表面具多数不规则的块状突起物。⑥角化梭形细胞多散在(图 10-3)。

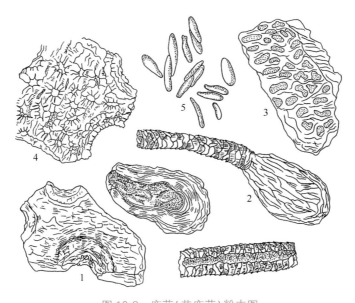

图 10-3 鹿茸(花鹿茸)粉末图

1. 表皮角质层;2. 毛茸;3. 未骨化骨组织碎片;4. 骨碎片;5. 角化梭形细胞

【化学成分】 含氨基酸、胆固醇类、脂肪酸类和多胺类成分。①氨基酸:含量可达 50% 以上,其中以甘氨酸(glycine)、谷氨酸(glutamic acid)、脯氨酸(proline)含量最高。②胆甾醇类:如胆甾醇肉豆蔻酸酯(cholesteryl myristate)、胆甾醇油酸酯(cholesteryl oleate)等。③脂肪酸类:如月桂酸(lauric acid)、肉豆蔻酸(myristic acid)、棕榈酸(palmitic acid)等。④多胺类:如精脒(spermidine)、精胺(spermine)、腐胺(putrescine)。此外尚含硫酸软骨素 A 等酸性多糖类,脑素(ceramide),雌酮(estrone),雌二醇(estradiol),PGE$_1$,PGE$_2$ 等多种前列腺素及多种微量元素。

鹿茸的不同部位所含成分有较大的差异,一般认为顶部浸出液的生物活性较高,基底部生物活性较低,而中间部位的成分和含量基本上可以代表整个鹿茸的平均值。

【理化鉴定】

(1)取本品粉末 0.1g,加水 4ml,加热 15min,放冷,滤过,取滤液 1ml,加茚三酮试液 3 滴,摇匀,加热煮沸数分钟,显蓝紫色;另取滤液 1ml,加 10% 氢氧化钠溶液 2 滴,摇匀,滴加 0.5% 硫酸铜溶液,显蓝紫色。

(2)本品粉末乙醇超声提取液,与鹿茸对照药材及甘氨酸对照品液以正丁醇-冰醋酸-水(3:1:1)为展开剂,共薄层展开,喷以 2% 茚三酮丙酮溶液,在 105℃加热至斑点显色清晰,供试品色谱在与对照药材或对照品色谱相应的位置上显相同颜色的主斑点或显相同颜色的斑点。

【药理作用】 ①强壮作用:经临床观察证实,鹿茸能提高机体的工作能力,减轻疲劳,改善睡眠,促进食欲。②对神经系统的作用:鹿茸提取物能明显延长小鼠戊巴比妥钠睡眠时间,呈现镇静作用;给小鼠灌服鹿茸磷脂,可使小鼠学习记忆障碍得到明显的改善,又可增加脑组织 RNA、蛋白质含量,表明它可能通过促进脑组织蛋白质合成而起强神益智作用。③对心血管系统的作用:大剂量鹿茸精可使心肌收缩力减弱,心率减慢,外周血管扩张,血压下降;中等剂量则可加强心肌收缩力,心率加快,增加心排血量,对疲劳的心脏作用更明显;鹿茸精对氯仿诱发的小鼠心室颤动有明显的保护作用,对氯化钡诱发的大鼠室性心率失常有治疗作用。④尚具有抗脂质过氧化、延缓衰老、增强免疫力、促进生长发育、促进创伤愈合等作用。

【功效】 性温,味甘、咸。壮肾阳,益精血,强筋骨,调冲任,托疮毒。用于肾阳不足,精血亏虚,阳痿滑精,宫冷不孕,羸瘦,神疲,畏寒,眩晕,耳鸣,耳聋,腰脊冷痛,筋骨痿软,崩漏带下,阴疽不敛。

案例 10-1 解析：

鹿茸为鹿科动物梅花鹿 *Cervus nippon* Temminck 或马鹿 *Cervus elaphus* Linnaeus 的雄鹿未骨化密生茸毛的幼角。前者习称"花鹿茸"，后者习称"马鹿茸"。

花鹿茸呈圆柱状分枝，具一个分枝者习称"二杠"，主枝长 17~20cm，锯口直径 4~5cm，离锯口约 1cm 处分出侧枝，长 9~15cm，直径略细。外皮红棕色或棕色，多光润，表面密生红黄色或棕黄色细茸毛，上端较密，下端较疏；分岔间具 1 条灰黑色筋脉，皮茸紧贴。锯口黄白色，外围无骨质，中部密布细孔。具二个分枝者，习称"三岔"，大挺长 23~33cm，直径较二杠细，略呈弓形，微扁，枝端略尖，下部多有纵棱筋及突起疙瘩；皮红黄色，茸毛较稀而粗。体轻。气微腥，味微咸。

知识拓展

鹿茸混清品：市上销售的混清品有驼鹿茸、驯鹿茸、狍茸、草鹿茸、水鹿茸、白唇鹿茸及赤鹿茸等。驼鹿茸为鹿科动物驼鹿 *Alces alces* L. 的幼角。主要特征是整枝较粗大，分叉较粗壮，且后又扁宽。驯鹿茸为鹿科动物驯鹿 *Rangifer tarandus* L. 的幼角。分枝上分叉较多，断面外皮棕色或灰黑色，中央淡棕红色。狍茸为鹿科狍 *Capreolus carpreolus* L. 的幼角，多见带头盖骨的双茸，分叉简单，通常 3 叉，全长 20cm 左右，角干部用手触之有纵棱筋及明显的瘤状突起。草鹿茸、水鹿茸、白唇鹿茸和赤鹿茸的分枝角度均较小，茸毛较粗长，茸形与鹿茸有明显差别。

麝香 Moschus

案例 10-2

"人工麝香研制及其产业化"项目获 2015 年度国家科学技术进步奖一等奖，这是我国第一个拥有自主知识产权的人工合成濒危动物药材替代品。人工麝香项目的成功，为以科技手段助力传统中医药学的传承和发展探出了一条可借鉴的成功之路。

问题：

1. 麝香和人工麝香的来源、功效有何不同？
2. 人工麝香可以替代麝香入药吗？

【来源】　鹿科动物林麝 *Moschus berezovskii* Flerov、马麝 *Moschus sifanicus* Przewalski 或原麝 *Moschus moschiferus* Linnaeus 成熟雄体香囊中的干燥分泌物。

【产地】　主产于四川、西藏、云南等省。野生麝类为国家保护动物。四川省马尔康、都江堰市，陕西省镇坪，安徽省佛子岭等养麝场均已进行家养繁殖。

林麝、马麝、原麝均为国家二级保护动物，数量日见减少，禁止滥捕。

【采制】　野麝多在冬季至次春猎取，猎获后，割取香囊，阴干，习称"毛壳麝香"；剖开香囊，除去囊壳，习称"麝香仁"。家麝直接从其香囊中取出麝香仁，阴干或用干燥器密闭干燥。活体取香后不影响麝的饲养繁殖，并能再生麝香仁，且产量比野生者高。

【动物形态】　林麝：体长 70~80cm，肩高小于 50cm，体重约 10kg。头部较小，雌雄均无角；耳长直立，耳缘、耳端多为黑褐色或棕褐色，耳内白色；眼圆大，吻端裸露，雄性上颌犬齿特别发达，长而尖，露出唇外。四肢细长，后肢比前肢长。尾短，隐于臀毛内。全身橄榄褐色，并有橘红色泽，幼麝背面有斑点，成体背面无斑点。雄麝腹部在脐和阴茎之间有麝香腺呈囊状，略隆起，习称"香囊"，内存麝香。

马麝：体形较大，体长 85~90cm，肩高 50~60cm，体重约 15kg。吻长。成体全身沙黄褐色或灰褐色，颈背部具栗色斑块，上有土黄色毛丛形成 4~6 个斑点，排成两行。

原麝:体形较大,体长 85~90cm,体重约 12kg。吻显著短。通体棕黄褐色或黑褐色,从颈下两侧各有白毛延至腋下成两条白色宽带纹,颈背、体背上有土黄色斑点,排成 4~6 纵行。

【性状】　毛壳麝香:为扁圆形或类椭圆形的囊状体,直径 3~7cm,厚 2~4cm。开口面的皮革质,棕褐色,略平,密生白色或灰棕色短毛,从两侧围绕中心排列,中间有 1 小囊孔。另一面为棕褐色略带紫色的皮膜,微皱缩,偶显肌肉纤维,略有弹性,剖开后可见中层皮膜呈棕褐色或灰褐色,半透明,内层皮膜呈棕色,内含颗粒状、粉末状的麝香仁和少量细毛及脱落的内层皮膜(习称"银皮")(图 10-4)。

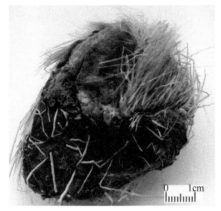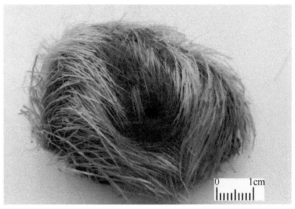

图 10-4　麝香(毛壳麝香)药材图

麝香仁:野生者质软,油润,疏松;其中不规则圆球形或颗粒状者习称"当门子",表面多呈紫黑色,油润光亮,微有麻纹,断面深棕色或黄棕色;粉末状者多呈棕褐色或黄棕色,并有少量脱落的内层皮膜和细毛。饲养者呈颗粒状、短条形或不规则的团块;表面不平,紫黑色或深棕色,显油性,微有光泽,并有少量毛和脱落的内层皮膜。气香浓烈而特异,味微辣、微苦带咸(图 10-5)。

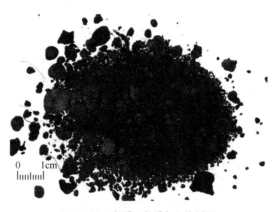

图 10-5　麝香(麝香仁)药材图

另外,《中国药典》收载的传统经验鉴别方法如下。

(1)取毛壳麝香用特制槽针从囊孔插入,转动槽针,提取麝香仁,立即检视,槽内的麝香仁应有逐渐膨胀高出槽面的现象,习称"冒槽"。麝香仁油润,颗粒疏松,无锐角,香气浓烈。不应有纤维等异物或异常气味。

(2)取麝香仁粉末少量,置手掌中,加水润湿,用手搓之能成团,再用手指轻揉即散,不应黏手、染手、顶指或结块。

（3）取麝香仁少量，撒于炽热的坩埚中灼烧，初则迸裂，随即融化膨胀起泡似珠，香气浓烈四溢，应无毛、肉焦臭，无火焰或火星出现。灰化后，残渣呈白色或灰白色。

【显微特征】　粉末棕褐色或黄棕色。①为无数不定形颗粒状物集成的半透明或透明团块，淡黄色或淡棕色。②团块中包埋或散在有方形、柱状、八面体或不规则的晶体。③尚可见圆形油滴，偶见毛及内皮层膜组织（图 10-6）。

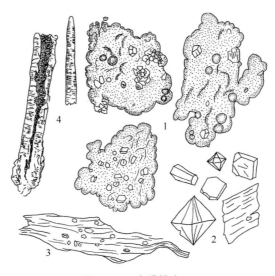

图 10-6　麝香粉末图

1. 分泌物团块；2. 晶体；3. 表皮组织碎片；4. 麝毛

【化学成分】　含麝香酮（muscone）0.93%～4.12%（香气成分，为主要活性成分）、麝香吡啶（muscopyridine）、羟基麝香吡啶（hydroxymuscopyridine）A、B 等大分子环酮。另含 5α-雄甾烷-3，17-二酮（5α-androstane-3,17-dione）、5β-雄甾烷-3，17-二酮（5β-androstane-3,17-dione）等 10 余种雄甾烷衍生物和多肽，（2R，5S）-musclide A$_1$、（2R，5R）-musclide A$_2$、（4S）-musclide A$_2$ 及（2R，5S）-musclide B 等庚二醇亚硫酸酯类成分（强心成分）。尚含多种氨基酸、胆甾醇（cholesterol）、胆酸（cholic acid）、胆甾醇酯等。

【理化鉴定】　取本品，照含量测定项下的方法试验，供试品色谱中应呈现与对照品色谱峰保留时间一致的色谱峰。

【含量测定】　按气相色谱法测定，本品按干燥品计算，含麝香酮（$C_{16}H_{30}O$）不得少于 2.0%。

【药理作用】　①抗炎作用：麝香水提取物对实验性小鼠耳部炎症、关节肿、关节炎均有非常显著的抑制作用。麝香可以刺激肾上腺使其功能增强。②对中枢神经系统的作用：小剂量兴奋中枢，大剂量抑制呼吸；对中枢可增强对缺氧的耐受力，麝香既治中风昏迷，又治惊痫，这可能与其增强中枢耐缺氧能力有关。③对心血管系统的作用：能使大多数蟾蜍心脏收缩增强，表现有强心作用。麝香有显著增加冠状动脉流量的作用。临床上麝香缓解心绞痛，可能与其扩张外周血管，抑制心血管，使心脏处于低水平耗氧状态有关。④子宫兴奋作用：麝香对于家兔、大鼠以及豚鼠的离体子宫，均呈现明显的兴奋作用，妊娠的较非妊娠的更敏感，晚期妊娠的子宫对麝香的敏感更为突出，因此孕妇忌用。此外麝香还有雄激素样作用、抗菌、抗溃疡等作用。

【功效】　性温，味辛。开窍醒神，活血通经，消肿止痛。用于热病神昏，中风痰厥，气郁暴厥，中恶昏迷，经闭，癥瘕，难产死胎，胸痹心痛，心腹暴痛，跌扑伤痛，痹痛麻木，痈肿瘰疬，咽喉肿痛。

【附注】　人工合成麝香：以合成麝香酮（dl-muscone）为主，按规定比例配制而成。经药理试验、理化分析、临床试验证明，与天然麝香的性质和作用近似，并对心绞痛有显著缓解作用。

案例 10-2 解析：

1. 麝香为鹿科动物林麝 *Moschus berezovskii* Flerov、马麝 *Moschus sifanicus* Przewalski 或原麝 *Moschus moschiferus* Linnaeus 成熟雄体香囊中的干燥分泌物。人工麝香即人工合成麝香，是以合成麝香酮（*dl*-muscone）为主，按规定比例配制而成。经药理试验、理化分析、临床试验证明，与天然麝香的功效近似，并对心绞痛有显著缓解作用。

2. 人工麝香自 1994 年上市以来，已在全国 760 家企业应用。除个别品种外，目前绝大多数的含麝香成分的中成药，用人工麝香替代天然麝香。

知识拓展

麝香极稀缺名贵，国家对天然麝香的使用有严格的规定，仅限定于特效药、关键药等重点中成药品种。目前，允许使用天然麝香投料的中成药仅有：厦门中药厂有限公司的八宝丹、北京同仁堂集团公司的安宫牛黄丸、上海雷允上药业有限公司和苏州雷允上药业有限公司的六神丸、漳州片仔癀药业股份有限公司的片仔癀、无锡山禾药业股份有限公司的醒脑静注射液、福建麝珠明眼药股份有限公司的麝珠明目滴眼液、北京同仁堂科技发展有限公司的西黄丸，共 8 个厂家的 7 个品种。

牛黄 Bovis Calculus

案例 10-3

2012 年 12 月 14 日，国家食品药品监督管理局发布通知要求，国家药品标准处方中含牛黄的安宫牛黄丸、回春丹、片仔癀等 38 个品种及其他剂型和规格的临床急重病症用药品种，不得使用人工牛黄，可将处方中的天然牛黄以培植牛黄或体外培育牛黄等量替代投料使用。

问题：

1. 牛黄的来源是什么？

2. 天然牛黄和人工牛黄的主要性状区别是什么？

【来源】 为牛科动物牛 *Bos taurus domesticus* Gmelin 的干燥胆结石。习称"天然牛黄"。

【产地】 主产于华北、东北、西北等地，分别称京牛黄、东牛黄、西牛黄。

【采制】 全年均可收集，牛黄多见于瘦弱的病牛，宰牛时仔细检查胆囊、胆管，如发现有硬块即滤去胆汁（胆囊不能用手挤压），小心取出结石，去净附着的薄膜，用吸湿物及时吸去胆汁，阴干。切忌风吹日晒，以防碎裂或变色。取自胆囊的牛黄习称"胆黄"，取自胆管或肝管的牛黄习称"管黄"或"肝黄"。

【动物形态】 牛头大额广，鼻阔口大，上部有两个大鼻孔。眼、耳部较大。头上有角一对，左右分开，弯曲无分枝。四肢匀称，4 趾，均有蹄甲，其后方 2 趾不着地，称悬蹄。尾较长，尾端具丛毛，毛色大部分为黄色，无杂毛掺混。

【性状】 胆黄：多呈卵形、类球形、三角形或四方形，大小不一，直径 0.6~3（4.5）cm，少数呈管状或碎片。表面黄红色至棕黄色，有的表面挂有一层黑色光亮的薄膜，习称"乌金衣"，有的粗糙，具疣状突起，有的具龟裂纹。体轻，质酥脆，易分层剥落，断面金黄色，可见细密的同心层纹，有的夹有白心。气清香，味苦而后甘，有清凉感，嚼之易碎，不黏牙。本品少量加清水调和后涂于指甲上，能将指甲染成黄色，习称"挂甲"（图 10-7）。

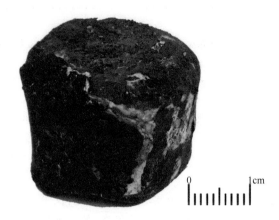

图 10-7　牛黄药材图

　　管黄:多呈短管状,长约 3cm,直径 0.5~1.5cm,或为破碎的小片。表面不平或有横曲纹,有裂纹及小突起,红棕或黄棕色,有的呈棕褐色,较粗糙。断面有较少的层纹,有的中空,色较深。

　　牛黄均以完整、色棕黄、质酥脆,断面层纹清晰而细腻者为佳。

　　【显微特征】　取本品少许,用水合氯醛试液装片,不加热,置显微镜下观察:不规则团块由多数黄棕色或棕红色小颗粒集成,稍放置,色素迅速溶解,并显鲜明金黄色,久置后变绿色(图 10-8)。

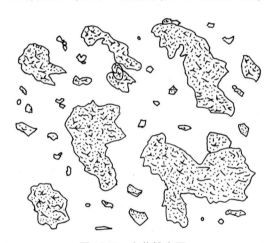

图 10-8　牛黄粉末图

　　【化学成分】　含胆色素 72.0%~76.5%,以胆红素(bilirubin)及其钙盐为主,含量为 25%~70%。胆甾酸与胆汁酸约 10%,如胆酸(cholic acid)0.8%~1.8%、去氧胆酸(deoxycholic acid)3.3%~4.3%、鹅去氧胆酸等。尚含胆固醇、卵磷脂、类胡萝卜素,以及丙氨酸(alanine)、甘氨酸(glycine)、牛磺酸(taurine)等多种氨基酸及酸性肽类成分。

胆红素

【理化鉴定】

(1)本品粉末加三氯甲烷超声提取后,与胆酸、去氧胆酸对照品液以异辛烷-乙酸乙酯-冰醋酸(15∶7∶5)为展开剂,共薄层展开,取出,晾干,喷以10%硫酸乙醇溶液,在105℃加热至斑点显色清晰,置紫外光灯(365nm)下检视。供试品色谱中,在与对照品色谱相应的位置上,显相同颜色的荧光斑点。

(2)本品粉末加氯仿-冰醋酸(4∶1)混合液超声提取后,与胆红素对照品液以环己烷-乙酸乙酯-甲醇-冰醋酸(10∶3∶0.1∶0.1)为展开剂,共薄层展开,取出,晾干。供试品色谱中,在与对照品色谱相应的位置上,显相同颜色的斑点。

【含量测定】 按薄层色谱法进行扫描,测定吸光度积分值计算,本品按干燥品计算含胆酸($C_{24}H_{40}O_5$)不得少于4.0%;照紫外-可见分光光度法,本品按干燥品计算,含胆红素($C_{33}H_{36}N_4O_6$)不得少于25.0%。

【药理作用】

(1)对中枢神经系统的作用如下所示。①镇静作用:牛黄对某些药物引起的小鼠中枢神经兴奋症状有拮抗作用,牛磺酸具有中枢抑制作用。②抗惊厥作用:牛磺酸对多种因素诱发狒狒产生的惊厥均有抑制作用。③解热作用:牛黄对正常大鼠体温无降低作用,对某些药物引起的发热有解热作用,牛磺酸有明显的解热作用。④镇痛作用:小鼠口服牛黄无明显镇痛作用,但口服或注射牛磺酸,均有显著的镇痛作用。

(2)对心血管系统的作用:牛磺酸具有改善心脏功能,可显著对抗异丙肾上腺素注射后诱发的心肌缺血和损伤,有抗心律失常,降血压,降低血胆固醇,增加高密度脂蛋白,防止动脉粥样硬化等作用。

(3)利胆保肝作用:牛磺酸有促进肝细胞康复和预防脂肪肝的作用;胆酸尤其是脱氧胆酸均能松弛胆道括约肌,因而具利胆作用。

(4)尚具有抗炎、抗病毒、抗菌、抗肿瘤、镇咳祛痰等作用。

【功效】 性凉,味甘。清心,豁痰,开窍,凉肝,息风,解毒。用于热病神昏,中风痰迷,惊痫抽搐,癫痫发狂,咽喉肿痛,口舌生疮,痈肿疔疮。

【附注】 人工牛黄:是参考天然牛黄的已知成分,由牛胆粉、胆酸、猪去氧胆酸、牛磺酸、胆红素、胆固醇、微量元素等为原料加工制成。本品为黄色疏松粉末,也有呈不规则球形或块状,质轻,块状者断面无层纹;气微清香,略有腥气,味苦,微甘,入口无清凉感。水溶液也能"挂甲"。按紫外-可见分光光度法,本品按干燥品计算,含胆酸($C_{24}H_{40}O_5$)不得少于13.0%,含胆红素($C_{33}H_{36}N_4O_6$)不得少于0.63%。具清热解毒,化痰定惊的功效。用于痰热谵狂,神昏不语,小儿急惊风,咽喉肿痛,口舌生疮,痈肿疔疮。

体外培育牛黄:以牛科动物牛的新鲜胆汁作母液,加入去氧胆酸、胆酸、复合胆红素钙等制成。本品呈球形或类球形,直径0.5~3cm。表面光滑,呈黄红色至棕黄色。体轻,质松脆,断面有同心层纹。气香,味苦而后甘,有清凉感,嚼之易碎,不黏牙。按薄层色谱法进行扫描,测定吸光度积分值计算,本品按干燥品计算,含胆酸($C_{24}H_{40}O_5$)不得少于6.0%;按紫外-可见分光光度法,本品按干燥品计算,含胆红素($C_{33}H_{36}N_4O_6$)不得少于35.0%。

案例10-3解析:

1. 牛黄的来源为牛科动物牛 *Bos taurus domesticus* Gmelin 的干燥胆结石。习称"天然牛黄"。

2. 天然牛黄多呈块状,大小不一,有的表面挂有一层黑色光亮的薄膜,易分层剥落,可见细密的同心层纹。气清香,味苦而后甘,有清凉感。而人工牛黄多为黄色疏松粉末,也有呈不规则球形或块状,质轻,块状者断面无层纹;气微清香,略有腥气,味微甘而苦,入口无清凉感。

牛黄为最常用的贵重药材,每年消耗量很大,虽然我国产牛黄的地区很广,但每年都需要有大量进口,故在商品上天然牛黄分为国产牛黄与进口牛黄两类。进口牛黄又分为"金山牛黄"和"印度牛黄"两种:金山牛黄主产于阿根廷、乌拉圭、巴拉圭、智利、玻利维亚及加拿大等地;印度牛黄主产于印度。

目前市场上有天然牛黄与人造牛黄两类。"人工牛黄"价格低、产量大,药效较差;"体内培植牛黄"药效较好,价格较高,产量极低;"体外培育牛黄"作为国家一类新药,药效和品质已得到证实,价格居中,还没有产业化。

蟾酥　Bufonis Venenum

案例 10-4

1. 患者,男,经医院诊断为"食管癌",未配合医治,听信游医,给予中药"蟾酥"约 3g 冲服,服药 30min 后即出现恶心、呕吐、两眼上翻、胸闷、心悸、四肢麻木、痉挛抽搐等症状,后送往医院急救,临床诊断为急性药物中毒,经抢救 7 日后病愈。

2. 一新生儿,4 日,因溢奶而 2 次口服"六神丸"10 粒,半小时后出现嗜睡、气促、口唇青紫、口吐白沫等症状,送往医院急救,诊断为超量服用含有蟾酥的六神丸所致中毒。后经吸氧、阿托品、激素对症治疗,住院 4 日后治愈出院。

问题:

蟾酥过量服用会中毒,其毒性成分是多少?

【来源】 蟾蜍科动物中华大蟾蜍 *Bufo bufo gargarizans* Cantor 或黑眶蟾蜍 *Bufo melanostictus* Schneider 的干燥分泌物。

【产地】 主产于华北、东北。

【采制】 多于夏、秋季捕捉蟾蜍,洗净体表,刺激其耳后腺及皮肤腺,使之分泌浆液。将收集的白色浆液放入圆模型中晒干,即称为"团蟾酥";如将白浆直接涂于箬竹叶或玻璃板上晒干,即统称为"片蟾酥"。忌与铁器接触,否则易变黑色,且须立即加工,以免时间过久而变质。加工时,应注意勿使浆汁进入眼中,以免发生肿痛,如已进入,可用紫草汁洗涤,有消肿之效。

【动物形态】 中华大蟾蜍:体粗壮,长约 10cm 以上,雄者略小。全体皮肤极粗糙,除头顶外均布满大小不同的圆形瘰疣。头大,口宽,吻端圆,吻棱显著。眼大而凸出,后方有圆形鼓膜。头顶部两侧各有大而长的耳后腺。躯体短而宽。在生殖季节,雄性背面多为黑绿色,体侧有浅色的斑纹;雌性背面色较浅,瘰疣乳黄色,有时自眼后沿体侧有斜行的黑色纵斑;腹面乳黄色,不光滑,有棕色或黑色的细花斑。前肢长而粗壮,指趾略扁,指侧微有缘膜而无蹼;指长顺序为 3、1、4、2;后肢粗壮而短,胫跗关节前达肩部,趾侧有缘膜,蹼尚发达。雄性前肢内侧 3 指有黑色婚垫;无声囊。

黑框蟾蜍:体长 7~10cm。头部有黑色骨质棱或黑色线;身体布满大小不等圆形瘰疣,背部有黄棕色而略具棕红色的斑纹,腹面色浅;胸腹部有不规则的灰色斑纹。雄性前肢第 1、2 指基部内侧有黑色婚垫;有声囊。

【性状】 呈扁圆形团块状或片状。棕褐色或红棕色。团块状者质坚,不易折断,断面棕褐色,角质状,微有光泽;片状者质脆,易碎,断面红棕色,半透明。气微腥,味初甜而后有持久的麻辣感,粉末嗅之作嚏(图 10-9)。

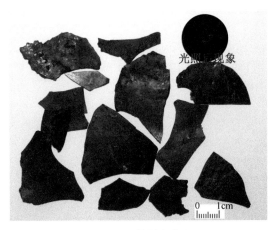

图 10-9 蟾酥生药图

【显微特征】 粉末淡棕色。①用甘油水装片观察,呈半透明或淡黄色不规则形碎块,并附有砂粒状固体。②用浓硫酸装片观察,显橙黄色或橙红色透明的类圆形小块,碎块四周逐渐缩小,表面显龟裂状纹理,稍久置渐溶解消失。③水装片加碘试液观察,不应含有淀粉粒。

【化学成分】 主含蟾蜍甾二烯类、蟾毒色胺类等化学成分。①蟾蜍甾二烯亦为强心甾内酯类化合物,为蟾酥的毒性成分,包括蟾毒配基类(bufogenins,BGs)和蟾蜍毒素类(bufotoxins)。蟾毒配基类是蟾蜍毒素在加工炮制过程中的分解产物,主要有蟾毒灵(bufalin)、蟾毒它灵(bufotalin)、远华蟾毒精(telocinobufagin)、华蟾酥毒基(cinobufagin)、脂蟾毒配基(bufogenin)、华蟾毒它灵(cinobufotalin)、脂蟾毒精(resibufagin)和海蟾蜍精(marinobufagin)等 20 多种;蟾蜍毒素类多存在于加工前新鲜的蟾蜍分泌物中,上述蟾毒配基常在 C_3—OH 与辛二酰精氨酸(suberoylarginine)、庚二酰精氨酸(pimeloylarginine)、丁二酰精氨酸(succinoylarginine)、辛二酸(suberic acid)、硫酸等结合成酯类,统称蟾蜍毒素类。②蟾毒色胺类属于吲哚生物碱类化合物,包括 5-羟色胺、蟾蜍碱(蟾蜍色胺)、蟾酥甲碱(蟾酥季铵)、去氢蟾酥碱(脱氢蟾蜍色胺)、蟾酥硫碱(蟾蜍硫堇)等种吲哚类衍生物。此外,蟾酥还含有甾醇类、氨基酸、有机酸、肾上腺素、吗啡、多肽及多糖等。

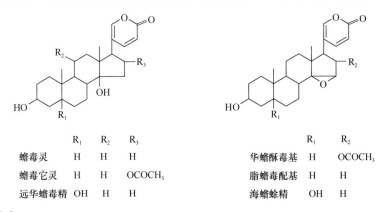

	R_1	R_2	R_3
蟾毒灵	H	H	H
蟾毒它灵	H	H	OCOCH$_3$
远华蟾毒精	OH	H	H

	R_1	R_2
华蟾酥毒基	H	OCOCH$_3$
脂蟾毒配基	H	H
海蟾蜍精	OH	H

【理化鉴定】

(1)蟾酥断面沾水,即呈乳白色隆起。

(2)取粉末 0.1g,加甲醇 5ml,浸泡 1h,滤过,滤液加对二甲氨基苯甲醛固体少量,滴加硫酸数滴,即显蓝紫色(吲哚类化合物反应)。

(3)取粉末 0.1g,加三氯甲烷 5ml,浸泡 1h,滤过,滤液蒸干,残渣加醋酐少量使溶解,滴加硫酸,初显蓝紫色,渐变为蓝绿色(甾类化合物反应)。

(4)本品粉末的乙醇提取物,与蟾酥对照药材及脂蟾毒配基对照品、华蟾酥毒基对照品溶液以环己烷-三氯甲烷-丙酮(4∶3∶3)为展开剂,共薄层展开,喷以10%硫酸乙醇溶液,加热至斑点显色清晰。供试品色谱中,在与对照药材色谱或对照品色谱相应的位置上,显相同颜色的斑点。

【含量测定】 按高效液相色谱法测定,本品按干燥品计算,含华蟾酥毒基($C_{26}H_{34}O_6$)和脂蟾毒配基($C_{24}H_{32}O_4$)的总量不得少于6.0%。

【药理作用】

(1)对心血管系统的作用:①强心作用:蟾酥及其制剂有类似洋地黄的强心作用,能直接加强心肌的收缩力。②对心肌缺血的影响:蟾酥能改善缺血心肌代谢,纠正糖和脂肪酸代谢紊乱,阻止游离脂肪酸堆积造成的心肌损伤。蟾酥还能延长纤维蛋白原的凝集时间,增加冠状动脉灌流量。③升血压作用:蟾酥的升压作用与肾上腺素相似,其升压作用主要来自于外周血管的收缩,部分来自心动作用。

(2)抗肿瘤作用:蟾蜍甾烯类化合物具有明显的抗肿瘤活性,其主要通过诱导恶性肿瘤细胞凋亡、抑制肿瘤细胞增殖、诱导恶性肿瘤细胞分化、抑制肿瘤血管的形成及免疫增强作用等发挥抗癌作用。研究表明,蟾毒配基类(BGs)对小鼠肉瘤 S_{180}、兔 BP 瘤、子宫颈癌、腹水型肝癌等均有抑制作用,并能不同程度地防止化疗和放疗引起的白细胞下降。

(3)消炎、镇痛、局部麻醉作用。

(4)其他:蟾酥还有收缩子宫、抗辐射、抑制血小板凝聚、促进糖原产生、升高血糖和抑制乳酸生成、抑制痢疾杆菌、逆转大肠埃希菌耐药性、抗链球菌感染及其外毒素诱导的单核细胞增殖活性等多种药理作用。

(5)毒性:大剂量服用蟾酥及其制剂可引起呼吸急促、肌肉痉挛、心律不齐,最终导致麻痹而死亡。

【功效】 性温,味辛,有毒。解毒,止痛,开窍醒神。用于痈疽疔疮、咽喉肿痛、中暑神昏、腹痛吐泻。

案例 10-4 解析:
　　蟾酥中含有的强心甾内酯类化合物有毒,易引起中毒甚至死亡。服用蟾酥及含有蟾酥成分的中成药需严格控制剂量。超量服用蟾酥及其制剂可引起呕心、呕吐、胸闷、心悸、口唇及四肢麻木等症状,严重者会发生口唇青紫、抽搐,甚至出现循环、呼吸系统衰竭而死亡。如出现中毒症状,应立即送往医院救治。

知识拓展
　　含蟾酥的中成药有六神丸、牙痛一粒丸、疮毒丸、喉症丸、梅花点舌丸、外科蟾蛉丸、通窍散、复方蟾酥胶囊、牛黄消炎片等。服用此类药要格外慎重,服法、用量、疗程必须严格按照医嘱。

地龙　Pheretima

【来源】 钜蚓科动物参环毛蚓 *Pheretima aspergillum*(E. Perrier)、通俗环毛蚓 *Pheretima vulgaris* Chen、威廉环毛蚓 *Pheretima guillelmi*(Michaelsen)或栉盲环毛蚓 *Pheretima pectinifera* Michaelsen 的干燥体。

【产地】 参环毛蚓主产于广东、广西、福建,习称"广地龙";其他3种主产于上海、河南、山东等省,习称"沪地龙"。

【采制】 广地龙春季至秋季捕捉,沪地龙夏季捕捉,及时剖开腹部,除去内脏和泥沙,洗净,晒干或低温干燥。

【性状】 广地龙呈长条状薄片,弯曲,边缘略卷,长15~20cm,宽1~2cm。全体具环节,背部棕褐色至紫灰色,腹部浅黄棕色;第 14~16 环节为生殖带,习称"白颈",较光亮。体前端稍尖,尾端钝圆,刚毛圈粗糙而硬,色稍浅。雄生殖孔在第 18 环节腹侧刚毛圈一小孔突上,外缘有数环绕的浅皮褶,内侧刚毛圈隆起,前面两边有横排(一排或二排)小乳突,每边 10~20 个不等。受精囊孔 2 对,位于 7/8 至 8/9 环节间一椭圆形突起上,约占节周 5/11。体轻,略呈革质,不易折断,气腥,味微咸。沪地龙长 8~15cm,宽 0.5~1.5cm。全体具环节,背部棕褐色至黄棕色,腹部浅黄棕色;第 14~16 环节为生殖带,较光亮。第 18 环节有一对雄生殖孔。通俗环毛蚓的雄交配腔能全部翻出,呈花菜状或阴茎状;威廉环毛蚓的雄交配腔孔呈纵向裂缝状;栉盲环毛蚓的雄生殖孔内侧有 1 或多个小乳突。受精囊孔 3 对,在 6/7 至 8/9 环节间。

【化学成分】 主含蛋白质(56%~66%),其组分中含 20 多种氨基酸,包括人体所必需的 7 种氨基酸。酯类成分,有 18 种脂肪酸。另含琥珀酸(amber acid)、次黄嘌呤(hypoxanthine)、蚯蚓解热碱(lumbrofebrine)、蚯蚓素(lumbritin)、地龙毒素(terrestro-lumbrolysin)、蚓激酶(vermis kinase)和地龙纤溶酶(earthworm fibrinolytic enzyme)等。

【功效】 性寒,味咸。清热定惊,通络,平喘,利尿。用于高热神昏,惊痫抽搐,关节痹痛,肢体麻木,半身不遂,肺热喘咳,水肿尿少。

珍珠 **Margarita**

【来源】 珍珠贝科动物马氏珍珠贝 *Pteria martensii*(Dunker)、蚌科动物三角帆蚌 *Hyriopsis cumingii*(Lea)或褶纹冠蚌 *Cristaria plicata*(Leach)等双壳类动物受刺激形成的珍珠。

【产地】 海水珍珠主产于广东、广西、台湾等省区;淡水养殖珍珠主产于江苏、安徽、黑龙江及上海等省市。

【采制】 自动物体内取出,洗净,干燥。

【性状】 呈类球形、长圆形、卵圆形或棒形,直径 1.5~8mm。表面类白色、浅粉红色、浅黄绿色或浅蓝色,半透明,光滑或微有凹凸,具特有的彩色光泽。质坚硬,破碎面显层纹。气微,味淡。用火烧有爆裂声。

【化学成分】 主含碳酸钙。少量有机成分壳角蛋白、氨基酸、牛磺酸和类胡萝卜素等。此外,还富含铜、铁、镁、钠、锰、锌、锶等多种无机元素。

【功效】 性寒,味甘、咸。安神定惊,明目消翳,解毒生肌,润肤祛斑。用于惊悸失眠,惊风癫痫,目赤翳障,疮疡不敛,皮肤色斑。

海螵蛸 **Sepiae Endoconcha**

【来源】 乌贼科动物无针乌贼 *Sepiella maindroni* de Rochebrune 或金乌贼 *Sepia esculenta* Hoyle 的干燥内壳。

【产地】 主产浙江、福建、山东、辽宁等沿海地区。

【采制】 收集乌贼鱼的骨状内壳,洗净,干燥。

【性状】 无针乌贼:呈扁长椭圆形,中间厚,边缘薄,长 9~14cm,宽 2.5~3.5cm,厚约 1.3cm。背面有磁白色脊状隆起,两侧略显微红色,有不甚明显的细小疣点;腹面白色,自尾端到中部有细密波状横层纹;角质缘半透明,尾部较宽平,无骨针。体轻,质松,易折断,断面粉质,显疏松层纹。气微腥,味微咸。

金乌贼:长 13~23cm,宽约 6.5cm。背面疣点明显,略呈层状排列;腹面的细密波状横层纹占全体大部分,中间有纵向浅槽;尾部角质缘渐宽,向腹面翘起,末端有 1 骨针,多已断落。

【化学成分】 含碳酸钙(80%~85%)、黏液质、壳角质,并含少量磷酸钙、氯化钠、镁盐及氨基酸等。

【功效】 性温,味咸、涩。收敛止血,涩精止带,制酸止痛,收湿敛疮。用于吐血衄血,崩漏便血,遗精滑精,赤白带下,胃痛吞酸;外治损伤出血,湿疹湿疮,溃疡不敛。

全蝎　Scorpio

【来源】　钳蝎科动物东亚钳蝎 *Buthus martensii* Karsch 的干燥体。

【产地】　主产于山东、河南等省。

【采制】　春末至秋初捕捉,除去泥沙,置沸水或沸盐水中,煮至全身僵硬,捞出,置通风处,阴干。

【性状】　头胸部与前腹部呈扁平长椭圆形,后腹部呈尾状,皱缩弯曲,完整者体长约6cm。头胸部呈绿褐色,前面有 1 对短小的螯肢和 1 对较长大的钳状脚须,形似蟹螯,背面覆有梯形背甲,腹面有足 4 对,均为 7 节,末端各具 2 爪钩;前腹部由 7 节组成,第 7 节色深,背甲上有 5 条隆脊线。背面绿褐色,后腹部棕黄色,6 节,节上均有纵沟,末节有锐钩状毒刺,毒刺下方无距。气微腥,味咸。

【化学成分】　主含蝎毒,蝎毒主要有蛋白成分和非蛋白成分。蛋白成分分为毒性蛋白和酶,酶部分主要有乙酰胆碱酯酶、透明质酸酶、磷脂酸酶等。非蛋白成分有脂类、组胺、有机酸和游离氨基酸等。

【功效】　性平,味辛,有毒。息风镇痉,通络止痛,攻毒散结。用于肝风内动,痉挛抽搐,小儿惊风,中风口㖞,半身不遂,破伤风,风湿顽痹,偏正头痛,疮疡,瘰疬。

僵蚕　Bombyx Batryticatus

【来源】　蚕蛾科昆虫家蚕 *Bombyx mori* Linnaeus 4~5 龄的幼虫感染(或人工接种)白僵菌 *Beauveria assiana*(Bals.)Vuillant 而致死的干燥体。

【产地】　主产于江苏、浙江、四川、广东等。

【采制】　多于春、秋季生产,将感染白僵菌病死的蚕干燥。

【性状】　略呈圆柱形,多弯曲皱缩。长 2~5cm,直径 0.5~0.7cm。表面灰黄色,被有白色粉霜状的气生菌丝和分生孢子。头部较圆,足 8 对,体节明显,尾部略呈二分歧状。质硬而脆,易折断,断面平坦,外层白色,中间有亮棕色或亮黑色的丝腺环 4 个。气微腥,味微咸。

【化学成分】　含蛋白质(52%~63%)、氨基酸、脂肪、草酸铵、核苷酸、酶类等。

【功效】　性平,味咸、辛。息风止痉,祛风止痛,化痰散结。用于肝风夹痰,惊痫抽搐,小儿急惊,破伤风,中风口㖞,风热头痛,目赤咽痛,风疹瘙痒,发颐痄腮。

斑蝥　Mylabris

【来源】　芫青科昆虫南方大斑蝥 *Mylabris phalerata* Pallas 或黄黑小斑蝥 *Mylabris cichorii* Linnaeus 的干燥体。

【产地】　主产于河南、安徽、江苏等省。

【采制】　夏、秋二季捕捉,闷死或烫死,晒干。

【性状】　南方大斑蝥:呈长圆形,长 1.5~2.5cm,宽 0.5~1cm。头及口器向下垂,有较大的复眼及触角各 1 对,触角多已脱落。背部具革质鞘翅 1 对,黑色,有 3 条黄色或棕黄色的横纹;鞘翅下面有棕褐色薄膜状透明的内翅 2 片。胸腹部乌黑色,胸部有足 3 对。有特殊的臭气。

黄黑小斑蝥:体型较小,长 1~1.5cm。

【化学成分】　含斑蝥素(cantharidin)、脂肪油、树脂、蚁酸及色素等。

【功效】　性热,味辛,有大毒。破血逐瘀,散结消癥,攻毒蚀疮。用于癥瘕,经闭,顽癣,瘰疬,赘疣,痈疽不溃,恶疮死肌。

龟甲　Testudinis Carapax et Plastrum

【来源】　龟科动物乌龟 *Chinemys reevesii*(Gray)的背甲及腹甲。

【产地】　主产于江苏、浙江、安徽等省。

【采制】　全年均可捕捉,以秋、冬二季为多,捕捉后杀死,或用沸水烫死,剥取背甲和腹甲,除去残肉,晒干。

【性状】　背甲及腹甲由甲桥相连,背甲稍长于腹甲,与腹甲常分离。背甲呈长椭圆形拱状,长7.5~22cm,宽6~18cm;外表面棕褐色或黑褐色,脊棱3条;颈盾1块,前窄后宽;椎盾5块,第1椎盾长大于宽或近相等,第2~4椎盾宽大于长;肋盾两侧对称,各4块;缘盾每侧11块;臀盾2块。腹甲呈板片状,近长方椭圆形,长6.4~21cm,宽5.5~17cm;外表面淡黄棕色至棕黑色,盾片12块,每块常具紫褐色放射状纹理,腹盾、胸盾和股盾中缝均长,喉盾、肛盾次之,肱盾中缝最短;内表面黄白色至灰白色,有的略带血迹或残肉,除净后可见骨板9块,呈锯齿状嵌接;前端钝圆或平截,后端具三角形缺刻,两侧残存呈翼状向斜上方弯曲的甲桥。质坚硬。气微腥,味微咸。

【化学成分】　主含蛋白质、碳酸钙及天冬氨酸(aspartic acid)、苏氨酸(threonine)、丝氨酸(serine)、谷氨酸(glutamic acid)等18种氨基酸。又含胆固醇、十二烯酸胆固醇、甾醇-4-烯-3-酮等。

【功效】　性微寒,味咸、甘。滋阴潜阳,益肾强骨,养血补心,固经止崩。用于阴虚潮热,骨蒸盗汗,头晕目眩,虚风内动,筋骨痿软,心虚健忘,崩漏经多。

【附注】　鳖甲(Trionycis Carapax):为鳖科动物鳖 *Trionyx sinensis* Wiegmann 的背甲。气微腥,味淡。鳖甲和龟甲都具有滋阴潜阳的功效,鳖甲的滋阴作用不及龟甲强,但其以退虚热之功见长,又能软坚散结,擅治癥瘕积聚之证。

蛤蚧　Gecko

【来源】　壁虎科动物蛤蚧 *Gekko gecko* Linnaeus 的干燥体。

【产地】　主产于广西、云南、广东,可人工养殖。

【采制】　全年均可捕捉,除去内脏,拭净,用竹片撑开,使全体扁平顺直,低温干燥。

【性状】　呈扁片状,头颈部及躯干部长9~18cm,头颈部约占1/3,腹背部宽6~11cm,尾长6~12cm。头略呈扁三角状,两眼多凹陷成窟窿,口内有细齿,生于颚的边缘,无异型大齿。吻部半圆形,吻鳞不切鼻孔,与鼻鳞相连,上鼻鳞左右各1片,上唇鳞12~14对,下唇鳞(包括颏鳞)21片。腹背部呈椭圆形,腹薄。背部呈灰黑色或银灰色,有黄白色、灰绿色或橙红色斑点散在或密集成不显著的斑纹,脊椎骨和两侧肋骨突起。四足均具5趾;趾间仅具蹼迹,足趾底有吸盘。尾细而坚实,微现骨节,与背部颜色相同,有6~7个明显的银灰色环带,有的再生尾较原生尾短,且银灰色环带不明显。全身密被圆形或多角形微有光泽的细鳞。气腥,味微咸。

【化学成分】　含肌肽(carnosine)、胆碱(choline)、肉毒碱(carnitine)、鸟嘌呤(guanine)、蛋白质等。另含甘氨酸等14种氨基酸及多种磷脂和脂肪酸成分。

【功效】　性平,味咸。补肺益肾,纳气定喘,助阳益精。用于肺肾不足,虚喘气促,劳嗽咳血,阳痿,遗精。

阿胶　Asini Corii Colla

【来源】　马科动物驴 *Equus asinus* L. 的干燥皮或鲜皮经煎煮、浓缩制成的固体胶。

【产地】　主产于山东、河南、江苏、浙江等省。

【采制】将驴皮浸泡去毛,切块洗净,分次水煎,滤过,合并滤液,浓缩(可分别加入适量的黄酒、冰糖及豆油)至稠膏状,冷凝,切块,晾干,即得。

【性状】　呈长方形块、方形块或丁状。棕色至黑褐色,有光泽。质硬而脆,断面光亮,碎片对光照视呈棕色半透明状。气微,味微甘。

【化学成分】　基本上是明胶蛋白(glutin),水解产生包括7种必需氨基酸的18种氨基酸,其中以甘氨酸含量最高。

【功效】　性平,味甘。补血滋阴,润燥,止血。用于血虚萎黄、眩晕心悸、肌痿无力、心烦不眠、虚风内动、肺燥咳嗽、劳嗽咯血、吐血尿血、便血崩漏、妊娠胎漏。

哈蟆油　Ranae Oviductus

【来源】　蛙科动物中国林蛙 *Rana temporaria chensinensis* David 雌蛙的干燥输卵管。

【采制】　雌蛙的输卵管,经采制,干燥。

【产地】　主产于辽宁、黑龙江、吉林、内蒙古等省。

【性状】　呈不规则块状,弯曲而重叠,长 1.5~2cm,厚 1.5~5mm。表面黄白色,呈脂肪样光泽,偶有带灰白色薄膜状干皮。摸之有滑腻感,在温水中浸泡体积可膨胀。气腥,味微甘,嚼之有黏滑感。

【化学成分】　主含蛋白质和氨基酸、脂肪和糖,尚含维生素 A、B、C 和多种性激素等。

【功效】　性平,味甘、咸。补肾益精,养阴润肺。用于病后体弱,神疲乏力,心悸失眠,盗汗,痨嗽咳血。

蕲蛇　Agkistrodon

【来源】　蝰科动物五步蛇 *Agkistrodon acutus*(Güenther)的干燥体。

【产地】　主产于浙江的温州、丽水、金华地区。广东、广西、江西、福建、湖北、湖南等亦产。

【采制】　多于夏、秋二季捕捉,剖开蛇腹,除去内脏,洗净,用竹片撑开腹部,盘成圆盘状,干燥后拆除竹片。

【性状】　卷呈圆盘状,盘径 17~34cm,体长可达 2m。头在中间稍向上,呈三角形而扁平,吻端向上,习称“翘鼻头”。上腭有管状毒牙,中空尖锐。背部两侧各有黑褐色与浅棕色组成的“V”形斑纹 17~25 个,其“V”形的两上端在背中线上相接,习称“方胜纹”,有的左右不相接,呈交错排列。腹部撑开或不撑开,灰白色,鳞片较大,有黑色类圆形的斑点,习称“连珠斑”;腹内壁黄白色,脊椎骨的棘突较高,呈刀片状上突,前后椎体下突基本同形,多为弯刀状,向后倾斜,尖端明显超过椎体后隆面。尾部骤细,末端有三角形深灰色的角质鳞片 1 枚。气腥,味微咸。

【化学成分】　含磷脂类、溶血蛋白、胆固醇、氨基酸等成分。

【功效】　性温,味甘、咸,有毒。祛风,通络,止痉。用于风湿顽痹,麻木拘挛,中风口眼㖞斜,半身不遂,抽搐痉挛,破伤风,麻风,疥癣。

金钱白花蛇　Bungarus Parvus

【来源】　眼镜蛇科动物银环蛇 *Bungarus multicinctus* Blyth 的幼蛇干燥体。

【产地】　主产于广西、广东、海南。

【采制】　夏、秋二季捕捉,剖开腹部,除去内脏,擦净血迹,用乙醇浸泡处理后,盘成圆形,用竹签固定,干燥。

【性状】　呈圆盘状,盘径 3~6cm,蛇体直径 0.2~0.4cm。头盘在中间,尾细,常纳口内,口腔内上颌骨前端有毒沟牙 1 对,鼻间鳞 2 片,无颊鳞,上下唇鳞通常各为 7 片。背部黑色或灰黑色,有白色环纹 45~58 个,黑白相间,白环纹在背部宽 1~2 行鳞片,向腹面渐增宽,黑环纹宽 3~5 行鳞片,背正中明显突起一条脊棱,脊鳞扩大呈六角形,背鳞细密,通身 15 行,尾下鳞单行。气微腥,味微咸。

【化学成分】　蛇体含蛋白质、脂肪、鸟嘌呤核苷及氨基酸。头部蛇毒中含多种酶,如三磷酸腺苷酶、磷酸酶等,另含 α-环蛇毒素(α-bungarotoxin)、β-环蛇毒素、K_2-环蛇毒素、K_3-环蛇毒素等多种毒素及神经生长因子。

【功效】　性温,味甘、咸,有毒。祛风,通络,止痉。用于风湿顽痹,麻木拘挛,中风口眼㖞斜,半身不遂,抽搐痉挛,破伤风,麻风,疥癣。

乌梢蛇 Zaocys

【来源】 游蛇科动物乌梢蛇 *Zaocys dhumnades*（Cantor）的干燥体。

【产地】 主产于浙江、江苏、湖南、湖北、广东、广西、福建。

【采制】 多于夏、秋二季捕捉，剖开腹部或先剥皮留头尾，除去内脏，盘成圆盘状，干燥。

【性状】 呈圆盘状，盘径约16cm。表面黑褐色或绿黑色，密被菱形鳞片；背鳞行数成双，背中央2~4行鳞片强烈起棱，形成两条纵贯全体的黑线。头盘在中间，扁圆形，眼大而下凹陷，有光泽。上唇鳞8枚，第4、5枚入眶，颊鳞1枚，眼前下鳞1枚，较小，眼后鳞2枚。脊部高耸成屋脊状。腹部剖开边缘向内卷曲，脊肌肉厚，黄白色或淡棕色，可见排列整齐的肋骨。尾部渐细而长，尾下鳞双行。剥皮者仅留头尾之皮鳞，中段较光滑。气腥，味淡。

【化学成分】 主含蛋白质（22.1%）、氨基酸和脂肪（1.7%），另含核苷（如腺苷、尿苷等）、胶原蛋白质、果糖-1,6-二磷酸酯酶、蛇肌醛缩酶等成分。

【功效】 性平，味甘。祛风，通络，止痉。用于风湿顽痹，麻木拘挛，中风口眼㖞斜，半身不遂，抽搐痉挛，破伤风，麻风，疥癣。

羚羊角 Saigae Tataricae Cornu

【来源】 牛科动物赛加羚羊 *Saiga tatarica* Linnaeus 的角。

【产地】 我国仅新疆西北部有小部分产量。主产于哈萨克、塔吉克、乌兹别克、俄罗斯等国。野生赛加羚羊为国家一级保护动物。

【采制】 全国均可捕捉，一般以8~10月猎取者色泽最好。捕得后，将角从基部锯下，晒干。

【性状】 呈长圆锥形，略呈弓形弯曲，长15~33cm；类白色或黄白色，基部稍呈青灰色。嫩枝对光透视有"血丝"或紫黑色斑纹，光润如玉，无裂纹，老枝则有细纵裂纹。除尖端部分外，有10~16个隆起环脊，间距约2cm，用手握之，四指正好嵌入凹处，习称"合把"。角的基部横截面圆形，直径3~4cm，内有坚硬质重的角柱，习称"骨塞"，骨塞长约占全角的1/2或1/3，表面有突起的纵棱与其外面角鞘内的凹沟紧密嵌合，从横断面观，其结合部呈锯齿状。除去"骨塞"后，角的下半段成空洞，全角呈半透明，对光透视，上半段中央有一条隐约可辨的细孔道直通角尖，习称"通天眼"。质坚硬。气微，味淡。

【化学成分】 含角蛋白（keratin）、磷酸钙、不溶性无机盐、赖氨酸及磷脂类。角蛋白含量最多，该蛋白含硫只有1.2%，是角蛋白中含硫量最少者之一。含赖氨酸（lysine），丝氨酸（serine），谷氨酸（glutamic acid），苯丙氨酸（phenylalanine）等17种氨基酸。磷脂类成分约含0.12%：卵磷脂（lecithine）、脑磷脂（cephalin）、神经鞘磷脂（sphingomyelin）等。

【功效】 性寒、味咸。平肝息风，清肝明目，散血解毒。用于肝风内动，惊痫抽搐，妊娠子痫，高热痉厥，癫痫发狂，头痛眩晕，目赤翳障，温毒发斑，痈肿疮毒。

第十一章 矿物类生药

第一节 矿物类生药概论

矿物类生药（mineral drugs）是可供药用的天然矿物（如朱砂、自然铜、寒水石）、矿物的加工品（如芒硝、轻粉）及动物或其骨骼的化石（如龙骨、浮石、石燕）。

我国矿物类生药的应用历史非常悠久，远在战国时代的《山海经》中便记载有 2 种矿物药。西汉墓出土的医学著作《五十二病方》记载了 21 种矿物药，如丹砂、雄黄。汉代药学专著《神农本草经》收载矿物药 41 种，南北朝（梁）《本草经集注》增加矿物药 32 种，唐代《新修本草》增加矿物药 14 种，唐代《本草拾遗》增加矿物药 17 种，所以在唐代矿物药的种类已达 104 种。宋代《证类本草》等书中记载了 139 种矿物药。明代《本草纲目》收载矿物药 161 种。《本草纲目拾遗》又增加了矿物药 38 种。这说明我们祖先对矿物药的认识和使用是不断发展的。我国 1983～1987 年第 3 次中药资源普查发现，我国药用矿物有 80 种。1999 年出版的《中华本草》记载矿物药 114 种。2014 年出版的《矿物药真伪图鉴及应用》记载矿物药 231 种，其中 166 种有标准收载。2015 年版《中国药典》一部共收载动物类生药 25 种。

虽然矿物药的种类和数目比植物药、动物药少，但矿物药在临床上有多方面的医疗作用，如用含 K、Mg、Na 等成分的矿物药作为泻下、利尿药物；用含 Fe、Cu、P、Ca、Mn 等元素的矿物药作为滋养性和兴奋性药物；用含 Pb、Al、Zn 等成分的矿物药作为收敛药物；用含 S、As、Hg 等成分的矿物药作为治疗梅毒和疥癣的药物等均符合现代医学治病原理；以石膏为主药的"白虎汤"，用于治疗急性传染病，如"流脑"、"乙脑"等症的高热和惊厥，确有显著的疗效。特别是矿物药对一些疑难病、恶性病的治疗有重大发现并取得了一定的突破性研究成果，如用砒石、轻粉等治疗恶性肿瘤，治疗白血病、晚期肝癌，具有抑制肿瘤和延长生命的作用，具有潜在的临床应用价值。因此，矿物药也是生药中的一类重要药物。

因矿物类生药的安全性问题，其临床使用范围有缩小的趋势。近年来，随着对矿物药毒性的研究越来越深入，如对雄黄等含砷类化合物、朱砂等含汞化合物中不同价态砷、汞的毒性效应和生物有效性比较，矿物药的毒效关系将被逐渐揭示，这将进一步推动矿物药的发展。

一、矿物的性质

矿物是由地质作用形成的天然单体（元素）或化合物，除少数是自然元素（如硫黄）以外，绝大多数是化合物，大部分是固体，也有的是液体（如水银）或气体（如硫化氢）。每种固体矿物都具有一定的物理和化学性质，这些性质取决于各自的化学成分及其结晶构造。各种矿物的性质不同，是认识和鉴别不同种类矿物的主要依据。现将具有鉴别意义的特性介绍如下。

1. 结晶形状 晶体即结晶质，非晶体即非结晶质，两者本质上的不同是组成物质的质点是否作有规律的排列。凡是质点呈规律排列者称为晶体，反之称为非晶体。晶体矿物均具有固定的结晶形状，在同一温度时，同一物质晶体三维空间的晶面夹角均是相同的。一般将晶体分为七大晶系，即等轴晶系、四方晶系、三方晶系、六方晶系、斜方晶系、单斜晶系及三斜晶系。通过观察矿物的结晶形状及利用 X 线衍射手段，我们可以准确地鉴别不同的结晶形矿物。

矿物类生药的形态,除单体外,常以许多单体聚集的形式出现,这种聚集的整体称为集合体。集合体的形态多样,例如粒状、晶簇状、放射状、结核状等。

2. 结晶习性　多数固体矿物为结晶体,其中有些是含水矿物。水在矿物中的存在形式可分为两大类:一是不加入晶格的吸附水或自由水;二是加入晶格组成,包括以水分子(H_2O)形式存在的结晶水[如石膏($CaSO_4 \cdot 2H_2O$)、胆矾($CuSO_4 \cdot 5H_2O$)]和以 H^+、OH 离子形式存在的结晶水[如滑石 $Mg_3(Si_4O_{10})(OH)_2$]。水在矿物中存在的形式直接影响到矿物的性质。一般含水的矿物药密度较小,硬度较低。由于含水矿物的失水温度因水的存在形式的不同而不同,常用这种性质对矿物药进行鉴定。

3. 透明度　矿物透光能力的大小。按矿物磨至 0.03mm 标准厚度时比较其透明度,一般将矿物分为 3 类。

(1)透明矿物(transparent mineral):能允许绝大部分光线通过,隔着它能清晰地透视另一物体,如无色水晶、云母。

(2)半透明矿物(semi-transparent mineral):能允许一部分光线通过,隔着它不能看清另一物体,如雄黄、辰砂。

(3)不透明矿物(opaque mineral):光线几乎完全不能通过,如滑石、代赭石。

透明度是鉴定矿物的特征之一。进行显镜鉴定时,透明矿物利用偏光显微镜鉴定,不透明矿物利用反光显微镜鉴定。

4. 颜色　是矿物对光线中不同波长的光波均匀吸收或选择吸收表现的性质。一般分为 3 类。

(1)本色(idiochromatic color):由矿物的成分及内部构造所决定的颜色,如辰砂的朱红色。

(2)外色(allochromatic color):由混入带色杂质或气泡等包裹体所形成的颜色。外色的深浅,除与带色杂质的量相关以外,还与分散的程度有关,如紫石英、大青盐。

(3)假色(pseudochromatism):某些矿物有时可见变彩现象,是由于投射光受晶体内部裂缝面、解理面及表面的氧化膜反射所引起光波的干涉作用而产生的颜色,如云母、方解石(在石决明等一些动物药材中也能见到)。

矿物在白色的毛瓷板上划过后留下的粉末线条,在矿物学中称为“条痕(streak)”。矿物粉末的颜色称条痕色。条痕色比矿物表面的颜色更为固定,具有重要的鉴定意义。有的条痕色与矿物本身颜色相同,如辰砂;有的则不同,如自然铜本身为亮黄色,但其条痕色为黑色。磁石和赭石两者的表面均为灰黑色,不易区分,但磁石条痕色是黑色,而赭石条痕色是桃红色,容易区分。

矿物药的颜色常有许多过渡类型,常用二色法表示。主要的、基本的颜色放在后面,次要的颜色作为形容词放在前面。有时也可以用红中带黄,绿色略带蓝色等来形容。

观察矿物的颜色,以矿物的新鲜面为准,应尽量排除外来带色物质的干扰。

5. 光泽　矿物表面对投射光线的反射能力。反射能力的强弱就是光泽的强度。矿物的光泽由强至弱分为金属光泽(如自然铜)、半金属光泽(如磁石)、金刚光泽(如朱砂)和玻璃光泽(如硼砂)。如果矿物的断口或集合体表面不平滑,并有细微的裂缝,导致一部分反射光发生散射或相互干扰,则形成一些特殊的光泽,如绢丝光泽(石膏)、油脂光泽(硫黄)、珍珠光泽(云母)、土状光泽(高岭石)。

6. 硬度　矿物抵抗外来机械作用(如刻划、研磨、挤压)的能力。不同矿物有不同的硬度,是鉴定矿物的依据之一。矿物的相对硬度通常采用摩氏硬度计来确定。摩氏硬度计是由十种不同硬度的矿物作为标准,按其硬度由大到小分为十级,前面的矿物可以被后面的矿物刻划,但等级的关系是不均衡,不成倍数和比例的,只是比较矿物硬度相对高低的一种方法。从 1 到 10 级分别为滑石、石膏、方解石、莹石、磷灰石、正长石、石英、黄玉石、刚玉石、金刚石。鉴别硬度时,可将样品矿石与上述标准矿石互相刻划,使样品受损的最低硬度等级为该矿石的硬度。在实际工作中常用四级法代替摩氏硬度计法,即指甲(约为 2.5 级)、铜钥匙(约 3 级)、小刀(约 5.5 级)、石英或钢锉(约7 级)等刻划矿物,粗略估计矿物药的硬度。矿物药的硬度一般不大于7。精密测定矿物的硬度,可用测硬仪和显微硬度计等。测定硬度时,必须在矿物单体和新解理面上试验。

7. 比重 在4℃时,矿物与同体积水的重量比,是鉴定矿物重要的物理常数之一,如石膏的比重为2.3,辰砂为8.09~8.20,水银为13.6。

8. 磁性 指矿物可以被磁铁或电磁铁吸引或其本身能吸引铁物体的性质,如磁石(磁铁矿)等。矿物的磁性与其化学成分中含有磁性元素 Fe、Co、Ni、Mn、Cr 等有关。

9. 脆性、延展性和弹性 指矿物遇到压轧、锤击、弯曲、拉引等外力作用时呈现的 3 种力学性质。

(1)脆性:是指矿物容易被击破或压碎的性质,如自然铜、方解石。

(2)延展性:是指矿物能被压成薄片或拉伸成细丝的性质,如金、铜、铝。

(3)弹性:是指矿物在外力作用下变形,除去外力后,能恢复原状的性质,如云母。

10. 解理、断口 解理是指矿物受力后沿一定结晶方向裂开成光滑平面的性能。裂开的光滑平面称为解理面。解理是某些结晶物质特有的性质,其形成和晶体构造的类型有关,是鉴定矿物药的主要特征之一,如云母、方解石等完全解理,石英没有解理。断口是指矿物受力后不是沿着一定结晶方向断裂而形成的断裂面。断口面的形态有:贝壳状(如胆矾)、参差状(如青礞石)、平坦状(如高岭石)、锯齿状(如铜)等。

11. 吸湿性 有的矿物药具有吸着水分的能力,可黏在舌或润湿的嘴唇上,如龙骨、龙齿、高岭土。

12. 气味 有些矿物有特殊的气味,尤其是受锤击、加热或者润湿时更加明显,如雄黄灼烧有蒜臭气味,胆矾具涩味,食盐具咸味等。

二、矿物类生药的鉴定

我国古代本草中已有不少对矿物类生药进行鉴定的记述,宋代人们已能根据矿物的外形、颜色、比重等特征及用理化方法来鉴定矿物药的真伪优劣。目前,对矿物药的鉴定主要采用以下几种方法。

1. 性状鉴定 对外形明显的矿物类生药,首先应根据矿物的一般性质进行鉴定。除检查外形、颜色、质地、气味外,还应注意其硬度、条痕、透明度、解理、断口、有无磁性及比重等的检查。

2. 显微鉴定 对外形无明显特征或呈细小颗粒状,特别是粉末状的矿物生药可利用显微镜观察其形状、透明度和颜色等特征;对矿物磨片可使用偏光显微镜研究透明非金属矿物的晶形、解理、断面、光学性质等;对不透明与半透明的矿物,经磨片后可用反光显微镜进行形态、光学性质及某些物理常数的检测。

3. 理化鉴定 利用物理和化学分析方法,对矿物药所含的主要化学成分进行定性和定量分析,以鉴定矿物药的真伪和品质优良度等。对外形和粉末无明显特征的生药或剧毒的矿物类生药(如玄明粉、信石)进行物理和化学分析尤为重要。对多数矿物类生药的某些主要成分多采用经典的化学分析方法测定。随着现代科学技术的迅速发展,国内外对矿物药的鉴定已采用了许多新技术,如用X线衍射、差热分析和X线荧光分析滑石的成分,用X线衍射法分析龙骨的成分,用原子发射光谱测定龙骨中的元素等。此外,热分析法、荧光分析法、电感耦合等离子体质谱法、红外光谱等多种技术也应用在矿物药的鉴定中。

三、矿物类生药的分类

矿物在矿物学上的分类,通常是以阴离子为依据而进行分类,主要包括氧化物类(如磁铁矿、赤铁矿、砷化矿)、硫化物类(如雄黄、辰砂、黄铁矿)、卤化物类(如大青盐)、硫酸盐类(如石膏、明矾、芒硝)、碳酸盐类(如炉甘石、钟乳石)、硅酸盐类(如滑石)。

根据现代中医药学的观点,矿物药中阳离子通常对药效起重要的作用,故又以矿物中的主要阳离子进行分类,常见的分类如下。

1. 钙化合物类 龙骨[$CaCO_3$、$Ca_3(PO_4)_2$等]、石膏($CaSO_4 \cdot 2H_2O$)、寒水石($CaCO_3$)、钟乳石、方解石、紫石英(CaF_2)等。

2. 钠化合物类 芒硝($Na_2SO_4 \cdot 10H_2O$)、硼砂($Na_2[B_4O_5(OH)_4] \cdot 8H_2O$)、大青盐($NaCl$)等。

3. 钾化合物类 硝石(KNO_3)等。

4. 铝化合物类 白矾[$KAl(SO_4)_2 \cdot 12H_2O$]、赤石脂[$Al_4(Si_4O_{10})(OH)_8 \cdot 4H_2O$]等。

5. 汞化合物类 轻粉(Hg_2Cl_2)、朱砂(HgS)、红粉(HgO)等。

6. 铜化合物类 铜绿、胆矾($CuSO_4 \cdot 5H_2O$)等。

7. 锌化合物类 炉甘石($ZnCO_3$)等。

8. 铁化合物类 自然铜(FeS_2)、赭石(Fe_2O_3)、磁石(Fe_3O_4)等。

9. 镁化合物类 滑石[$Mg_3(Si_4O_{10})(OH)_2$]等。

10. 铅化合物类 铅丹(Pb_3O_4)、密陀僧(PbO)等。

11. 砷化合物类 雄黄(As_2S_2)、雌黄(As_2S_3)、信石(As_2O_3)等。

12. 硅化合物类 浮石(SiO_2)、青礞石、白石英、玛瑙、滑石等。

13. 铵化合物类 白硇砂(NH_4Cl)等。

14. 其他类 琥珀、硫黄(S)等。

第二节 重要矿物类生药

朱砂 Cinnabaris

> **案例 11-1**
>
> 古代皇帝的批文用朱砂书写,叫"朱批",用丹砂写成赐给有功之臣世代享受优遇或免罪的凭证叫"丹书铁卷"。到两汉时,朱砂的使用已十分广泛,可作颜料,可入药,可炼水银,更是道士炼丹所必须的原料。炼丹促进了后世化学的发展,但服丹长生的目的却非常愚昧,当时出现了不少皇帝服丹药中毒的案例。现代,也出现了朱砂及含朱砂的中成药服用不当导致中毒的事件。
>
> **问题:**
>
> 服用朱砂后产生毒性的原因是什么? 如何炮制解毒?

【来源】 硫化物类矿物辰砂族辰砂。

【产地】 主产于贵州、湖南、湖北、四川、广西及云南等地。

【采制】 采挖后,选取纯净者,用磁铁吸净含铁的杂质,再用水淘去杂石和泥沙。

【性状】 粒状或块状集合体,呈颗粒状或块片状。鲜红色或暗红色,条痕红色至褐红色,具光泽。体重,质脆,片状者易破碎,粉末状者有闪烁的光泽。气微,味淡。商品常依据不同性状分为朱宝砂、镜面砂、豆瓣砂。呈细小颗粒或粉末状,色红明亮,触之不染手者,习称"朱宝砂";呈不规则板片状、斜方形或长条形,大小厚薄不一,边缘不整齐,色红而鲜艳,光亮如镜面而微透明,质较松脆者,习称"镜面砂";块较大,方圆形或多角形,色发暗或呈灰褐色,质重而坚,不易碎者,习称"豆瓣砂"(图 11-1)。

【显微特征】 粉末朱红色。在普通显微镜下观察,呈粒度大小不一的不规则颗粒状,部分呈块片状,红棕色,部分有光泽。在反射偏光镜下观察,反射光呈蓝灰色,内反射呈鲜红色,偏光性显著,偏光色常被反射掩盖,反射率 27%(伏黄)。在透射偏光镜下为红色,透明,平行消光,干涉色鲜红色,一轴晶,正光性。折射率:$No = 2.913$,$Ne = 3.272$;双折射率较高,$Ne-No = 0.359$。

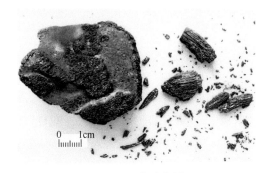

图 11-1 朱砂药材图

【化学成分】 主含硫化汞(HgS)。

【理化鉴别】

(1)取本品粉末,用盐酸湿润后,在光洁的铜片上摩擦,铜片表面显银白色光泽,加热烘烤后,银白色即消失。

(2)取本品粉末 2g,加盐酸-硝酸(3∶1)的混合溶液 2ml 使溶解,蒸干,加水 2ml 使溶解,滤过,滤液显汞盐与硫酸盐的鉴别反应。

【含量测定】 按滴定法测定,本品含硫化汞(HgS)不得少于 96.0%。

【药理作用】 镇静、催眠、抗惊厥、抗心律失常,外用能解毒、防腐。

【功效】 性微寒,味甘,有毒。清心镇惊,安神,明目,解毒。用于心悸易惊,失眠多梦,癫痫发狂,小儿惊风,视物昏花,口疮,喉痹,疮疡肿毒。

案例 11-1 解析:

朱砂的主要成分硫化汞是极难溶于水的化合物,虽难溶于水,但仍有部分可溶性汞和游离汞的存在。这两部分汞的存在是服用朱砂产生毒性的主要原因。故在加工过程中尽可能减少这两部分汞的含量,可降低朱砂的毒性。传统加工朱砂的方法为水飞法。水飞,是利用药物在水中的沉降性质分取药材极细粉末的方法。将药材与水一起研磨,水的用量以能研成糊状为度,再加水搅拌,倾取混悬液,下面粗的再加水继续研,直至全部研细。混悬液静置后分取沉淀物,干燥,研散。实验表明,水飞次数越多,朱砂中可溶性汞含量越低。将朱砂在球磨中磨成 90~100 目的细粉,加水磨成 140 目细粉,再用 2 倍水漂 15 次以上,低温干燥,是较为理想的炮制方法。

知识扩展

1. 含朱砂的中成药有朱砂安神丸、紫雪散、补心丸、活络丸、磁朱丸、参草卫生丸、益元散等,服用这类中成药或朱砂时务必按照医嘱用药,不宜大量服用,也不宜少量久服,以免造成积蓄中毒,特别是孕妇及肝、肾功能不全的患者更应慎服或禁服。

2. 朱砂在服用时,不可与碘化物、溴化物、含氯离子的药物或带甲基的药物同时服用,如溴化钾、溴化铵、盐酸氯丙嗪等同时服用。朱砂所含有的硫化汞能与这些物质发生化学反应,其生成物可与体内酶蛋白的巯基结合导致酶的功能受到抑制,影响细胞的正常代谢,造成口腔、肠、肾的病变,特别是对肾的损害最为厉害。

3. 朱砂急性中毒主要表现为急性胃肠炎和肾损伤的症状。慢性中毒者表现有黏膜损伤、胃肠炎、神经损伤、肾功能损害等。急性中毒者,可以用活性炭洗胃,另外可采用二巯基丙醇油剂或二巯基丙磺酸钠肌内注射,还可采用青霉胺口服。

石膏 Gypsum Fibrosum

【来源】 硫酸盐类矿物硬石膏族石膏。

【产地】 主产于湖北、甘肃、四川、安徽等地。

【采制】 采挖后,除去杂石及泥沙。

【性状】 为纤维状的集合体,呈长块状、板块状或不规则块状。白色、灰白色或淡黄色,有的半透明。体重,质软,纵断面具绢丝样光泽。气微,味淡。(图11-2)。

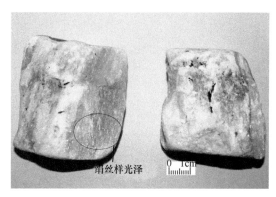

图 11-2 石膏药材图

【化学成分】 主含含水硫酸钙($CaSO_4 \cdot 2H_2O$)。

【理化鉴定】

(1)取本品一小块(约2g),置具有小孔软木塞的试管内,灼烧,管壁有水生成,小块变为不透明体。

(2)取本品粉末0.2g,加稀盐酸10ml,加热使溶解,溶液显钙盐与硫酸盐的鉴别反应。

【含量测定】 按滴定法测定,本品含含水硫酸钙($CaSO_4 \cdot 2H_2O$)不得少于95.0%。

【药理作用】 ①解热作用:生石膏对人工发热动物有一定的降温作用,但对正常体温没有明显的降温作用。临床单用生石膏或用含石膏的方剂治疗高热患者,取得较好的治疗效果。②抗病毒作用:石膏在体内,在有ATP的存在下,经酶和APG的作用,产生硫同位素,使其的血浓度增高,而起到抗病毒作用。

【功效】 性大寒,味甘、辛。清热泻火,除烦止渴。用于外感热病,高热烦渴,肺热喘咳,胃火亢盛,头痛,牙痛。

知识扩展

1. 石膏大寒,且有较强的清热泻火作用,善清气分实热,用于肺胃大热、高热不退、口渴、烦躁、脉洪大、甚至神昏谵语等实热亢盛证,常与知母相须为用,以增强清里热的作用,如白虎汤。

2. 石膏能清泻肺热,用于肺热咳嗽、气喘、心烦口渴等实热证,常配伍麻黄、杏仁以加强宣肺止咳平喘之功,如麻杏石甘汤,治风热实喘等。

3. 石膏能泻胃火,用于胃火亢盛所致的头痛、齿痛、邪龈肿痛证,使热去则痛止,可与知母、牛膝、生地等同用。

4. 煅石膏为石膏加热至108℃失去部分结晶水而成,末有清热,收敛,生肌作用,外用于湿疹、水火烫伤、疮疡溃后不敛及创伤久不收口等,常和知母、黄柏、青黛等同用。

雄黄　Realgar

【来源】　硫化物类矿物雄黄族雄黄。

【产地】　主产于湖南、湖北、贵州、云南、四川。

【采制】　采挖后,除去杂质。

【性状】　块状或粒状集合体,呈不规则块状。深红色或橙红色,条痕淡橘红色,晶面有金刚石样光泽。质脆,易碎,断面具树脂样光泽。微有特异的臭气,味淡。精矿粉为粉末状或粉末集合体,质松脆,手捏即成粉,橙黄色,无光泽。

【化学成分】　主含二硫化二砷(As_2S_2)。本品含砷量以二硫化二砷(As_2S_2)计,不得少于90.0%。雄黄遇热易分解,生成剧毒的三氧化二砷,忌用火煅。

【功效】　性温,味辛,有毒。解毒杀虫,燥湿祛痰,截疟。用于痈肿疔疮,蛇虫咬伤,虫积腹痛,惊痫,疟疾。

【附注】　雌黄:常与雄黄共生,为柠檬黄色块状或粒状体,条痕鲜黄色,主含三硫化二砷(As_2S_3),功效与雄黄类同。

芒硝　Natrii Sulfas

【来源】　硫酸盐类矿物芒硝族芒硝,经加工精制而成的结晶体。

【产地】　全国大部分地区有生产。多产于海边碱土地区,矿泉、盐场附近及潮湿的山洞中。

【采制】　取天然产的芒硝(土硝)加水溶解,放置使杂质沉淀,滤过;滤液经加热浓缩、冷却后析出结晶,习称"朴硝"或"皮硝",再将朴硝重新结晶即为芒硝。

【性状】　棱柱状、长方形或不规则块状及粒状。无色透明或类白色半透明。质脆,易碎,断面呈玻璃样光泽。气微,味咸。

【化学成分】　主含含水硫酸钠($Na_2SO_4 \cdot 10H_2O$)。本品按干燥品计算,含硫酸钠(Na_2SO_4)不得少于99.0%;重金属和砷的含量均不得过百万分之十。

【功效】　性寒,味咸、苦。泻下通便,润燥软坚,清火消肿。用于实热积滞,腹满胀痛,大便燥结,肠痈肿痛;外治乳痈,痔疮肿痛。

【附注】　玄明粉:为芒硝经风化干燥制得,主含硫酸钠(Na_2SO_4),按干燥品计算,含硫酸钠不得少于99.0%。为白色粉末,气微,味咸,有引湿性。泻下通便,润燥软坚,清火消肿。用于实热积滞,大便燥结,腹满胀痛;外治咽喉肿痛,口舌生疮,牙龈肿痛,目赤,痈肿,丹毒。

赭石　Haematitum

【来源】　氧化物类矿物刚玉族赤铁矿。

【产地】　主产于山西、河北、山东、四川。

【采制】　采挖后,除去杂石。

【性状】　鲕状、豆状、肾状集合体,多呈不规则的扁平块状。暗棕红色或灰黑色,条痕樱红色或红棕色,有的有金属光泽。一面多有圆形的突起,习称"钉头";另一面与突起相对应处有同样大小的凹窝。体重,质硬,砸碎后断面显层叠状。气微,味淡。

【化学成分】　主含三氧化二铁(Fe_2O_3)。本品含铁(Fe)不得少于45.0%。

【功效】　性寒,味苦。平肝潜阳,降逆,止血。用于眩晕耳鸣,呕吐,嗳气,呃逆,喘息,吐血,衄血,崩漏下血。

龙骨　Fossilia Ossis Mastodi

【来源】　古代哺乳动物如三趾马、象类、犀类、牛类、鹿类等的骨骼化石或象类门齿的化石。前者习称"龙骨",后者习称"五花龙骨"。

【产地】　主产于山西、内蒙古、甘肃、陕西、河北。

【采制】　全年可采,挖出后除去杂质。

【性状】　龙骨呈骨骼状,已破碎的呈不规则块状,大小不一。表面白色、灰白色,多较平滑,有的具纵纹裂隙或具斑点和棕色条纹。质硬,不易破碎,砸碎后断面不平坦,有的中空,有多数蜂窝状小孔,吸湿性强,舔之黏舌。气微、无味。在无色火焰中灼烧,应不发烟、不变黑、无异臭。五花龙骨呈不规则块状或圆柱状,直径6~25cm。呈淡灰白色或淡黄色,夹有红棕色及蓝灰色深浅粗细不同的花纹,表面平滑或略有光泽,有时有小裂隙。质硬、较酥脆,易片状剥落,吸湿性强,易风化破碎。气微,无味。一般认为五花龙骨为优。

【化学成分】　主含碳酸钙($CaCO_3$)和磷酸钙[$Ca_3(PO_4)_2$],主成分含量为 CaO 48.73% ~ 54.98%,CO_2 4.5% ~ 27.4%,P_2O_5 19.68% ~ 33.74%。尚含乙酸、丙酸、丁酸、异丁酸及 d-龙脑(d-borneol)等。

【功效】　性平,味甘、涩。镇静安神,收敛涩精。用于心悸易惊,失眠多梦,遗精,自汗,盗汗,崩漏带下,疮口不敛,阴囊湿疹等。

滑石　Talcum

【来源】　硅酸盐类矿物滑石族滑石,习称硬滑石。

【产地】　主产于山东、辽宁、江西。

【采制】　采挖后,除去泥沙和杂石。

【性状】　多为块状集合体。呈不规则的块状。白色、黄白色或淡蓝灰色,有蜡样光泽。质软、细腻,手摸有滑润感,无吸湿性,置水中不崩散。气微,味淡。

【化学成分】　主含含水硅酸镁[$Mg_3(Si_4O_{10})(OH)_2$],其中 SiO_2 63.5%,MgO 31.7%,H_2O 4.8%。常含氧化铁、氧化铝等杂质。

【功效】　性寒,味甘、淡。利尿通淋,清热解暑;外用祛湿敛疮。用于热淋,石淋,尿热涩痛,暑湿烦渴,湿热水泻;外治湿疹,湿疮,痱子。

【附注】　软滑石:为天然的硅酸盐类黏土矿物高岭石。呈不规则土块状,大小不一;白色或杂有浅红色、浅棕色、灰色,无光泽或稍有光泽;质松软,手摸有滑腻感;微有泥土样气,无味、有黏舌感。主含含水硅酸铝($Al_2O_3 \cdot 2SiO_2 \cdot 2H_2O$)。功效类同滑石。

信石　Arsenicum

【来源】　氧化物类矿物砷华矿石,或由雄黄、毒砂(硫砷铁矿,FeAsS)等矿物经加工制得。

【产地】　主产于江西、湖南、广东及贵州。有红信石和白信石两种,但白信石极少见,药用以红信石为主。

【采制】　少数选取天然的砷华矿石,多数为加工烧炼而成。加工方法较多,目前较常用方法:选取纯净雄黄,砸成小块,入容器内使雄黄燃烧,分解成三氧化二砷及二氧化硫,然后通过冷凝管道,使三氧化二砷得到充分冷凝,即得信石,SO_2另从烟道排出。

【性状】　红信石呈不规则块状,淡黄色、淡红色或红黄相间,略透明或不透明,质较脆,断面凸凹不平或呈层状,稍加热有蒜臭气或硫黄臭气。白信石无色或白色。

【化学成分】　主含三氧化二砷(As_2O_3)。常含硫、铁等杂质,故呈红色。

【功效】　性大热,味辛、酸,有大毒,白信石毒性较红信石更剧烈。祛痰平喘,截疟。用于哮喘,疟疾;外用能杀虫,蚀疮去腐,用于溃疡腐肉不脱,疥癣,瘰疬,牙疳,痔疮等。

【附注】　砒霜:系信石升华精制而成的三氧化二砷(As_2O_3),为白色粉末,微溶于热水,毒性比信石强烈,功效类同信石。

生药中文名索引

生药拉丁名索引